Die „Monographien aus dem Gesamtgebiete der Neurologie und Psychiatrie" stellen eine Sammlung solcher Arbeiten dar, die einen Einzelgegenstand dieses Gebietes in wissenschaftlich-methodischer Weise behandeln. Jede Arbeit soll ein in sich abgeschlossenes Ganzes bilden. Diese Vorbedingung läßt die Aufnahme von Originalarbeiten, auch solchen größeren Umfanges, nicht zu.

Die Sammlung möchte damit die Zeitschriften „Archiv für Psychiatrie und Nervenkrankheiten, vereinigt mit Zeitschrift für die gesamte Neurologie und Psychiatrie" und „Deutsche Zeitschrift für Nervenheilkunde" ergänzen. Sie wird deshalb deren Abonnenten zu einem Vorzugspreis geliefert.

Manuskripte nehmen entgegen

aus dem Gebiete der Psychiatrie:	Prof. Dr. H. W. GRUHLE Bonn, Nervenklinik
aus dem Gebiete der Anatomie:	Prof. Dr. H. SPATZ Gießen, Friedrichstraße 24
aus dem Gebiete der Neurologie:	Prof. Dr. P. VOGEL Heidelberg, Voßstraße 2

MONOGRAPHIEN AUS DEM GESAMTGEBIETE DER NEUROLOGIE UND
PSYCHIATRIE

HERAUSGEGEBEN VON

H. W. GRUHLE · BONN · H. SPATZ · GIESSEN · P. VOGEL · HEIDELBERG

HEFT 79

PNEUMENCEPHALOGRAPHISCHE UND PSYCHOPATHOLOGISCHE BILDER BEI ENDOGENEN PSYCHOSEN

VON

DR. MED. GERD HUBER

PRIVATDOZENT FÜR PSYCHIATRIE UND NEUROLOGIE
WISSENSCHAFTLICHER ASSISTENT AN DER PSYCHIATRISCHEN
UND NEUROLOGISCHEN KLINIK DER UNIVERSITÄT HEIDELBERG

MIT 91 ABBILDUNGEN

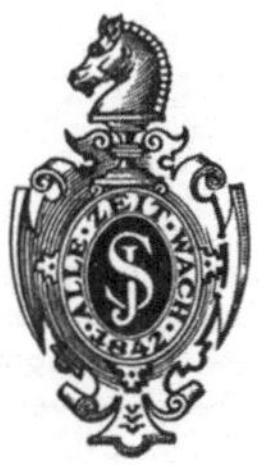

SPRINGER-VERLAG BERLIN HEIDELBERG GMBH

1957

ISBN 978-3-540-02197-1 ISBN 978-3-642-87886-2 (eBook)
DOI 10.1007/978-3-642-87886-2

Herrn Professor Dr. Dr. Dr. h. c. Kurt Schneider

zum 70. Geburtstag

in Dankbarkeit

gewidmet

Inhaltsverzeichnis

A. Einleitung

1. Ursprung, Fragestellung und Ziel der Arbeit

Die Gruppe der sogenannten „endogenen" Psychosen (Schizophrenie und Cyclothymie) hat bis heute und unverändert seit der KRAEPELINschen Ära ihre Sonderstellung zwischen den körperlich begründbaren Psychosen bei bekannten organischen Gehirnerkrankungen und den Variationen seelischen Wesens beibehalten und immer wieder sind alle Bemühungen auf neuroanatomischem oder pathophysiologischem Gebiet gescheitert, bei den beiden Formen der Schizophrenie und der Cyclothymie (= manisch-depressives Irresein) eine — primäre oder sekundäre — Gehirnkrankheit nachzuweisen. Bei diesem nach Jahrzehnten intensiver Forschung im ganzen immer noch negativen Ergebnis aller auf die Entdeckung einer Somatose Schizophrenie gerichteten Untersuchungen ist man vielerorts nicht mehr gewillt, geduldig weiter auf die Auffindung des Morbus Schizophreniae zu warten und eher bereit, das Krankheitspostulat bei der Schizophrenie und Cyclothymie aufzugeben und alle Hoffnungen auf die psychologische Forschung und psychogenetische Deutung zu setzen. Diese sich anbahnende Wandlung in der Schizophrenieauffassung kommt sehr deutlich in dem letzten großen, von M. BLEULER erstatteten Schizophreniereferat (1951) zum Ausdruck. BLEULER gelangt zu der Feststellung, daß die Pathophysiologie der Schizophrenie nicht mehr auf der Grundlage einer spezifischen schizophrenen Somatose zu erklären sei, sich vielmehr weitgehend in die physiologischen Folgen der Emotionen einfüge, ferner die Neurologie und Neuroanatomie keine allgemein anerkannten positiven Beiträge für die Schizophrenieforschung zu liefern vermochten. Auf Grund der negativen Ergebnisse der somatischen Schizophrenieforschung sowie der zunehmenden Tendenz, in den Ergebnissen der Familienforschung nicht mehr den Beweis der Vererbung zu erblicken, zog BLEULER die Konsequenz, daß sämtliche klassischen Annahmen der Schizophrenielehre und darunter auch jene, die Schizophrenie sei eine körperlich bedingte Krankheit und nicht psychisch verursacht, schwer erschüttert sind. Doch sind die klassischen Anschauungen, wie BLEULER andererseits ausdrücklich konzediert, nicht endgültig widerlegt, sondern nur durch mannigfache Tatsachen „viel unwahrscheinlicher" als früher.

Wir selbst gingen in früheren Arbeiten zum Schizophrenieproblem und auch in der vorliegenden Untersuchung aus von der Voraussetzung, daß die Schizophrenie und Cyclothymie, oder wenigstens ein großer Teil der heute hierzu gerechneten Fälle psychischer Erkrankungen, nicht einen eigenen Bestand, etwa eine nur dem Menschen zukommende, spezifische seelische Störung ohne leibliches

Substrat darstellen, sondern daß die „endogenen Psychosen"[1] eine einmal erkennbare somatische Grundlage besitzen. Während allerdings bestimmte, seltenere Fälle von paranoider Schizophrenie immer wieder daran zweifeln lassen, ob sich hier wirklich eine eines Tages faßbare krankhafte Veränderung im Leib abspielt und einem beim konkreten Fall dann tatsächlich eine hirnpathologische Erklärung der Schizophrenie wie ein „altes Ammenmärchen" erscheinen mag, sind wir bei der Mehrzahl der Fälle von Schizophrenie und bei der Cyclothymie der Überzeugung, daß es sich um eine somatisch bedingte Erkrankung handeln muß; dabei kann es heuristisch nützlich sein, nicht mehr eine Krankheit Schizophrenie, sondern mit M. BLEULER „Einzelkrankheiten in der Schizophreniegruppe" anzunehmen. Wir halten es also mit KURT SCHNEIDER für zweckmäßig und richtig, bei den endogenen Psychosen an dem „Postulat" der Krankheit als Arbeitshypothese festzuhalten und haben in den letzten Jahren versucht, pneumencephalographische und neurohistologische Befunde aufzuzeigen, die uns geeignet erschienen, dieses Postulat zu stützen.

Bei *neurohistologisch* nachgewiesenem pathologischem Hirnbefund, wie wir ihn bei letal endenden, klinisch als katatone Schizophrenie aufgefaßten Fällen beschrieben, ergibt sich allerdings sogleich die Frage, ob diese Fälle noch den endogenen Psychosen zugerechnet werden können, nicht vielmehr nur als symptomatische schizophrene Syndrome einen Hinweis abgeben für die von WEITBRECHT hervorgehobene fehlende Spezifität psychopathologischer endogener Syndrome, wir auf diese Weise autoptisch nur einzelne Fälle herauszulösen und so die Kerngruppe der mit heutigen Methoden noch nicht körperlich begründbaren, „genuinen" Schizophrenie reiner darzustellen vermögen. Doch stießen wir auch hier auf Fälle im Grenzgebiet organischer und endogener Psychosen, die eine sichere Einordnung hier oder dort auch bei einer Synopsis der klinischen und anatomischen Daten nicht erlaubten und in mancherlei Hinsicht geeignet erscheinen, eine Brücke von den endogenen Psychosen zu den organischen Hirnprozessen zu schlagen. Man muß sich den vorläufigen, konventionellen Charakter des heute gültigen Schizophreniebegriffes vor Augen halten, den Umstand, daß es sich sehr wahrscheinlich nicht um eine einheitliche Krankheit handelt und sich daran erinnern, daß bei der Aufstellung dieser rein im Psychischen bleibenden, durch in wesentlichen Symptomen gleichartige psychische Bilder und eine ähnliche Verlaufsrichtung gekennzeichneten „kleinen Krankkeitseinheit" (KURT SCHNEIDER) von vornherein mit der Möglichkeit gerechnet werden mußte, ein mehr oder weniger großer Teil der Fälle würde bei Auffindung eines somatischen Substrates zur Gruppe der organischen, körperlich begründbaren Psychosen hinüberwechseln und damit den Charakter einer nur „symptomatischen" Schizophrenie gewinnen. So, d. h. also organisch, hatten wir unsere letal verlaufenden schizophren-katatonen Psychosen auf dem Boden nicht rubrizierbarer Hirnprozesse aufgefaßt und grundsätzlich — auch wenn gelegentlich der Einzelfall eine sichere Entscheidung klinisch-anatomisch nicht gestattet — die scharfe nosologische Grenzziehung zwischen Organischem und Endogenem unbeschadet der Überschneidungen im klinischen Bild aufrechterhalten: Mit der Auffindung einer körperlichen Grundkrankheit gilt uns der Formenkreis der endogenen Psychose Schizophrenie verlassen, und zwar auch dann, wenn jene neurohistologisch nachzuweisende Grundkrankheit selbst ein nicht geläufiger und nicht näher bestimmbarer und rubrizierbarer Hirnprozeß ist. Pathologisch-anatomisch und mit der heute vorhandenen neurohistologischen Methodik läßt sich also nicht mehr erreichen als eine *„Säuberung" der Schizophreniegruppe* von klinisch nicht als organisch erkannten und oft auch nicht erkennbaren, erst autoptisch hirnpathologisch begründbaren Fällen organischer

---

[1] Wir behalten hier diese Bezeichnung trotz ihrer neuerdings noch von KURT SCHNEIDER (Klinische Psychopathologie 1955) herausgestellten Fragwürdigkeit bei und verstehen darunter immer die körperlich bis heute nicht faßbaren Psychosen „Schizophrenie" und „Cyclothymie" mit all ihren Übergängen und atypischen Zwischen-Fällen im Unterschied zu den körperlich faßbaren, auf eine bekannte Gehirnerkrankung zurückführbaren Psychosen, die wir der Einfachheit halber, der klinischen Umgangssprache folgend, oft kurz als „organische" Psychosen bezeichnen.

Psychosen mit endogen aussehendem Bild; im Rahmen einer Klinik können dabei lediglich die akuten schizophrenen Katatonien mit tödlichem Ausgang zum Gegenstand der Untersuchung gemacht werden.

Im Gegensatz zu dieser begrenzten Fragestellung bei tödlichen schizophrenen Katatonien ging es bei unseren früheren *pneumencephalographischen* Untersuchungen an Schizophrenen (1953 u. 1955) um die *eigentliche Kerngruppe schizophrener Erkrankungen selbst.* Das der vorliegenden Studie zugrunde gelegte Material entspricht dem, was man heute wohl überall und unabhängig von den verschiedenen Auffassungen Schizophrenie bzw. Cyclothymie (manisch-depressives Irresein) zu heißen pflegt und umfaßt das Gros der Schizophreniediagnosen des klinischen Alltags, die nicht nach besonderen Gesichtspunkten ausgelesen sind und bei denen an der Diagnose kein Zweifel bestand (s. unten). Wie wir 1953 herausstellten, ist unsere Kenntnis über die röntgenologische Gehirnbeschaffenheit bei der Schizophrenie und den übrigen endogenen Psychosen unzureichend und es kann keine Rede davon sein, daß die pneumencephalographische Untersuchungsmethode bei den endogenen Psychosen voll ausgeschöpft wurde. Zwar wurde sie schon bald nach ihrer Einführung (1920) von JACOBI u. WINKLER und später von anderen Autoren bei der Schizophrenie an einem mehr oder weniger kleinen Krankengut angewandt. Doch fanden die Ergebnisse dieser Untersucher keine Beachtung, die einschlägigen Publikationen sind den meisten Psychiatern unbekannt geblieben; die Befunde wurden von mehreren Autoren angezweifelt oder gänzlich in Abrede gestellt (s. unten) und werden in den modernen Lehrbüchern der Psychiatrie in den die körperlichen Veränderungen bei der Schizophrenie abhandelnden Kapiteln überhaupt nicht erwähnt. Angesichts dieser Situation machten wir es uns daher seit 1951 zur Aufgabe, durch systematische pneumencephalographisch-psychopathologische Untersuchungen an einem großen unausgelesenen Krankengut eine Klärung der bis heute offenstehenden Fragen herbeizuführen, *ob pneumencephalographische Veränderungen bei der Schizophrenie und anderen endogenen Psychosen vorkommen, in welchem Ausmaß und in welcher Häufigkeit, bei welchen Formen und in welchen Prozeßstadien sie beobachtet werden* (Teil B) und weiter, *ob u. U. eine gleichwie geartete Beziehung zur Prozeßpsychose besteht, welcher Art diese Beziehung ist und was für Indizien hierfür beigebracht werden können* (Teil C). Eine Beantwortung dieser Fragen in der einen oder anderen Richtung könnte, wie wir glauben, einen vielleicht nicht unwesentlichen Beitrag liefern für die Auffassung der endogenen Psychosen überhaupt; die Ergebnisse der Untersuchung könnten ein Argument *für* oder *gegen* die immer häufiger vertretene Anschauung, die Grundlagen der Schizophrenie dürften nicht mehr in einer Hirnkrankheit gesucht werden, darstellen.

2. Frühere Untersuchungen

a) Pneumencephalographische Befunde bei endogenen Psychosen

Wir geben einen Überblick über die Literatur in chronologischer Reihenfolge.

Nach Einführung der „Ventrikulographie" und „Pneumoencephalographie" durch DANDY (1918) und BINGEL (1920) haben als erste 1927 JACOBI u. WINKLER pneumencephalographische Studien an chronischen, größtenteils jugendlichen Schizophrenen vorgenommen und fanden in 18 von insgesamt 19 Fällen einen deutlichen Hydrocephalus internus meist mittleren oder geringen Grades, mindestens aber eine Erweiterung einzelner Abschnitte des Ventrikelsystems; in 3 Fällen bestand außerdem ein stärkerer Hydrocephalus externus, bei 6 Fällen eine mäßige Erweiterung der Subarachnoidealräume. In einer *zweiten* Untersuchungsreihe (1928) an 15 Schizophrenen, bei denen der Prozeß erst kürzere Zeit lief, ergaben sich wieder in der Mehrzahl der Fälle Erweiterungen des Ventrikelsystems und des Subarachnoidealraumes, doch weniger hochgradig wie bei chronischen Schizophrenen. Daneben erwähnen die Verfasser auch Fälle, bei denen das Encephalogramm nach jahrelanger Krankheitsdauer völlig normal war, so bei einem Hebephrenen mit 8 jähriger Verlaufsdauer und starker Charakterveränderung, „Gefühls- und Willensabstumpfung".

GÖTTE (1929) sah bei zum Teil gemeinsam mit BERINGER an der Heidelberger Psychiatrischen Klinik durchgeführten Untersuchungen zur Kenntnis des normalen (!) Encephalogramms unter 24 relativ frischen Schizophreniefällen in keinem Fall einen ausgesprochenen Hydrocephalus, in 3 Fällen „mäßig, wohl eben pathologisch weite" Seitenventrikel, in 3 weiteren Fällen weite, doch nicht sicher pathologische Seitenventrikel, dagegen bei den übrigen 18 Schizophrenen eine normale Ventrikelgröße; er war daher geneigt, bei einem Teil der JACOBI-WINKLERschen Fälle eine artifizielle Ventrikelerweiterung infolge besonders reichlicher Luftfüllung anzunehmen. Schon früher (1927) hatte FISCHER bei einem schizophrenen Defekt mit einer „völlig stumpfen Verblödung" eine enorme Erweiterung beider Seitenventrikel und des 3. Ventrikels ohne wesentliche Oberflächenatrophie festgestellt, während GUTTMANN (1929) bei vorgeschrittenen Schizophrenen in 2 Fällen eine verstärkte Oberflächenzeichnung in der Stirnregion bei — in 1 Fall — normalen Seitenventrikeln gesehen hat (im 2. Fall war das Ventrikelsystem nicht dargestellt).

Bei chronischen Schizophrenen der Landesheilanstalt Neustadt in Holstein zeigten sämtliche 15, von EBERHARD encephalographierten Fälle (1930) eine mehr oder weniger starke Vergrößerung der Ventrikel, Asymmetrien sowie eine stärkere Luftfüllung des Subarachnoidealraumes. FORSTER (1933) fand bei 21 Schizophrenen (Angaben über Prozeßdauer und psychisches Bild fehlen) in allen Fällen eine mäßige, aber sichere Erweiterung der Seitenventrikel und des 3. Ventrikels und eine vermehrte Oberflächenzeichnung, Befunde, die ihm deutliche organische Abbauvorgänge im Gehirn beweisen.

MOORE, NATHAN, ELLIOT u. LAUBACH (1933) beschrieben bei 60 ausgewählten Schizophrenien — Fälle mit Meningitis, Kopftraumen, Geburtsschädigungen in der Anamnese wurden ausgeschlossen — in allen Fällen eine vorwiegend Scheitellappen und Inselgegend betreffende Rindenatrophie mehr oder weniger starken Ausmaßes und in 25 Fällen eine Erweiterung der Ventrikel und der Basiszisternen. In einer 2. *Mitteilung* der amerikanischen Autoren (1935), die sich auf weitere 11 Fälle, also insgesamt ein Krankengut von 71 Schizophrenen mit einer Krankheitsdauer von 6 Monaten bis zu 18 Jahren stützen konnte, glaubten sie stets Abweichungen vom normalen Hirnrindenbau feststellen zu können und konstatieren einen höheren Grad geistiger Abschwächung bei jenen Fällen, die encephalographisch eine umschriebene Scheitellappenatrophie aufwiesen. Diese Befunde erscheinen allerdings hinsichtlich der Bewertung der Encephalogramme fragwürdig (s. S. 110).

GUERNER und Mitarbeiter (1935) fanden in 8 Fällen von Schizophrenie eine Rindenatrophie im Fronto-parieto-occipital-Gebiet, die bei 7 Kranken in erster Linie den Parietallappen betraf, während nur in 2 Fällen eine starke, in einem Fall eine mäßige Erweiterung der Ventrikel und in 5 Fällen eine Erweiterung der Basiszisternen zu verzeichnen war. Die beiden Fälle mit *starken* Veränderungen betrafen Patienten, bei denen die Schizophrenie schon lange bestand. Aus Nagoya berichtete KISIMOTO (1936) über Encephalographien bei 55 Schizophrenen, wobei von 24 Katatonen 16 eine Ventrikeldilatation bzw. -asymmetrie, von 30 Hebephrenen 9 ein leicht pathologisches Ventrikelbild und 24 eine vergröberte Oberflächenzeichnung über dem Stirnhirn zeigten. Nach dem japanischen Autor soll das pathologische Encephalogramm mit der Krankheitsdauer fortschreiten, während sich nur vereinzelt stärkere encephalographische Veränderungen schon bei frischen Fällen ergaben.

LEMKE, der 1936 über das bis heute umfangreichste Encephalogramm-Material von Schizophrenen berichtete, versuchte bei seinen Studien über die soziale Prognose der Schizophrenie das Encephalogramm als prognostisches Hilfsmittel mit heranzuziehen und fand unter 100 meist chronischen Schizophrenen von langjähriger Verlaufsdauer 84 mit „gröberer Hirnoberflächenveränderung" und 50 mit Hydrocephalus internus. LEMKE glaubt den Hydrocephalus bei der Schizophrenie mit dieser Krankheit in direkte Beziehung setzen zu können, die Schwere des Krankheitsbildes geht nach ihm mit den encephalographischen Veränderungen parallel; da sie jedoch unabhängig waren von der Prozeßdauer und bei Nachuntersuchungen einiger der früher von JACOBI encephalographierten Fälle keine Progredienz der Hirnatrophie zu erkennen war (s. auch S. 247), sind sie für LEMKE nicht Folge des schizophrenen Prozesses, sondern Ausdruck einer „angeborenen Hirnanomalie", die im besonderen Maße zu einer schweren Schizophrenieerkrankung disponiert.

Spätere Arbeiten konnten sich durchweg nur auf ein relativ kleines Krankengut von Schizophrenen stützen. Bei 20 frischen Schizophreniefällen sah LOVELL bei 14 Patienten ein völlig normales Bild; bei den übrigen 6 Kranken hatten die beobachteten Veränderungen keinerlei typischen Charakter. Deutliche, wenn auch nicht sehr hochgradige encephalographische Veränderungen (Ventrikelerweiterung und -asymmetrie, Vergröberung der Furchen) fand SATTA bei 9 von insgesamt 12 Schizophrenen, wobei ihm der Grad der Veränderungen weder mit dem Lebensalter noch mit der Schwere und Dauer der Schizophrenie zusammenzuhängen schien. DE WHITAKER (1939) beschreibt bei 9 Fällen einen mehr oder weniger ausgesprochenen Hydrocephalus internus und externus mit Atrophie der Regio fronto-parieto-occipitalis und der Inselgegend; die Encephalographie kann, wie er glaubt, Aufschluß über die Schwere des Krankheitsprozesses geben. YAMAMOTO (Fukoka 1940) sah unter 56 Schizophrenen bei 58% eine Erweiterung und bei 3,6% eine Verkleinerung der Seitenventrikel, ferner bei 56% aller Kranken eine verstärkte Oberflächenzeichnung, die in der Hälfte der Fälle den Frontallappen betraf. Die atrophischen Befunde waren bei „Terminalverblödeten" ziemlich hochgradig und der Grad der Veränderungen ging nach dem Autor annähernd mit der Krankheitsdauer parallel so daß er, wie schon vor ihm JACOBI u. WINKLER, eine Progredienz der Veränderungen und eine günstige therapeutische Ansprechbarkeit der Fälle mit noch geringen Veränderungen annimmt. YAHN u. DA SILVA (1939) konnten bei 16 nach SAKEL behandelten Schizophrenen keine Beziehung zwischen encephalographischem Befund und therapeutischen Ergebnissen feststellen und glauben entgegen LEMKE nicht an die Möglichkeit einer pneumencephalographischen Prognose bei der Schizophrenie, während wiederum nach SANTAGATI und DE SANCTIS (1953) die encephalographischen Veränderungen bei einer größeren Anzahl der Fälle einen Schluß auf die Schwere und Dauer der Psychose ermöglichen sollen. Diese Untersucher fanden bei insgesamt 50 Fällen in 30% schwere und in 16% leichte Veränderungen, die in einer totalen oder partiellen Erweiterung der Liquorräume bestanden, wobei die partiellen vorzugsweise frontal, fronto-parietal und parietal lokalisiert waren. Zuletzt hat H. E. KEHRER (1955) 6 meist ziemlich frische Schizophreniefälle (Angaben über das Lebensalter und das klinische Bild werden nicht gemacht) mit Oberflächenatrophie ohne Bevorzugung bestimmter Hirnteile und ohne Ventrikelerweiterung erwähnt.

Von besonderer Bedeutung für unsere Fragestellung scheinen noch nicht veröffentlichte pneumencephalographische Untersuchungen von SCHULTE zu sein, die an der Anstalt Bethel alle Schizophrenien von jahrzehntelanger Prozeßdauer erfassen. Bei den bisher untersuchten Fällen fanden sich „beinahe ausnahmslos[1] Erweiterungen, die sicherlich über die physiologische altersbedingte Ventrikelerweiterung hinausgehen" und mit denen SCHULTE „in diesem Ausmaß trotz der schon von JACOBI vor 20 Jahren gemachten Beobachtungen nicht gerechnet" hatte, wie er in seiner Monographie über hirnorganische Dauerschäden nach schwerer Dystrophie am Rande erwähnt.

Bei der *Cyclothymie* fehlen an einem größeren Material gewonnene pneumencephalographische Erfahrungen. JACOBI u. WINKLER bemerken, daß die bei Schizophrenie angetroffenen Befunde niemals bei manisch-depressiven Kranken beobachtet wurden und deren „zahlreich vorliegende Encephalogramme mit Regelmäßigkeit als der Norm entsprechend" angesehen werden müssen. Wenn MOORE, NATHAN, ELLIOT und LAUBACH (1935) auch bei manisch-depressivem Irresein bei sämtlichen 38 encephalographierten Fällen Abweichungen vom normalen Hirnrindenbau festgestellt haben wollen, so bleibt es fragwürdig, ob es sich wirklich um Fälle reiner Cyclothymie gehandelt hat und ob die Befunde tatsächlich schon pathologisches Ausmaß erreichten. Sonst findet man hier und dort in der Literatur verstreut Angaben über Einzelfälle von manisch-depressivem Irresein mit normalen encephalographischen Verhältnissen (H. E. KEHRER, 1 Fall).

Bei einer *zusammenfassenden Betrachtung* der in der gesamten Literatur bis heute niedergelegten pneumencephalographischen Befunde bei Schizophrenen

---

[1] Vom Referenten hervorgehoben.

erhält man ein widerspruchsvolles und uneinheitliches Bild und die zum Teil entgegengesetzten Resultate erlauben keine eindeutige Beantwortung der eingangs formulierten Fragen hinsichtlich der pneumencephalographischen Gehirnbeschaffenheit bei den endogenen Psychosen. Zwar kamen wir früher (1953) zu der Feststellung, daß bei der Mehrzahl, zumindest aber bei der Hälfte der encephalographierten Schizophrenen von den Untersuchern als pathologisch angesehene Veränderungen im Sinne einer Hirnatrophie konstatiert wurden. Doch wurden diese Ergebnisse der Autoren mit positiven Befunden von Nachuntersuchern nicht bestätigt (LOVELL, GÖTTE, JANTZ) und in kritischen Stellungnahmen seitens repräsentativer Autoren der somatischen Forschungsrichtung innerhalb der Psychiatrie angezweifelt oder gänzlich abgelehnt. Schon STEINER u. STRAUSS stellten in ihrem Handbuchbeitrag die erstmals von JACOBI u. WINKLER bei Schizophrenen erhobenen hydrocephalen Veränderungen in Frage[1] und verweisen auf die negativen Befunde von GÖTTE — die allerdings ebenso wie die überwiegend normalen Befunde von LOVELL an relativ *frischen* Fällen von Schizophrenie erhoben wurden, was schon jetzt immerhin bemerkenswert erscheint. JANTZ (1944) gelangt in einem Sammelreferat über die Fortschritte der Röntgendiagnostik der Hirn- und Rückenmarksräume zu dem Schluß, daß die Hirnröntgenologie bei der Klärung der Schizophrenie und dem manisch-depressiven Irresein ohne Belang blieb und Mitteilungen, die andere Meinungen vertreten, wenig überzeugend seien. Von besonderer Bedeutung ist, daß JANTZ auch bei Durchsicht eigener, bei Schizophrenen gefertigter Encephalogramme keine der von LEMKE getroffenen Feststellungen hinsichtlich pathologischer Erweiterungen der äußeren und inneren Liquorräume bei der Schizophrenie bestätigen konnte. So bleibt für ihn nur die Annahme, daß es sich bei den von LEMKE beschriebenen encephalographischen Veränderungen um „Eigentümlichkeiten des thüringischen Untersuchungsgutes" handelt, um so mehr, als auch die übrigen Autoren zu dieser Frage außer leichten Ausweitungen des Ventrikelsystems nichts hätten anführen können, „was für Schizophrenie charakteristisch wäre". Zuletzt hat GRÜNTHAL (1954), der von den „bei Schizophrenie angeblich gefundenen Veränderungen des Encephalogrammes" spricht, eindeutig das Vorkommen pneumencephalographisch faßbarer hirnatrophischer Befunde bei der Schizophrenie verneint. Vielmehr wird nach GRÜNTHAL eine „Hirnatrophie bei chronisch bestehender Schizophrenie *stets*[2] durch akzidentelle, andersartige organische Hirnerkrankungen bewirkt", wie anatomisch nachzuweisen sei. Hierauf werden wir später zurückkommen.

In den neueren Lehrbüchern der Psychiatrie und Neurologie fanden wir die mit der pneumencephalographischen Methode gewonnenen Ergebnisse nur bei EWALD erwähnt, der ihnen keine Bedeutung für die Schizophrenie beimißt[3]. LINDGREN sieht sich nicht in der Lage, auf Grund der bisher in der Literatur niedergelegten

---

[1] STEINER u. STRAUSS schreiben auf Seite 287 des Schizophrenie-Bandes: „JACOBI u. WINKLER glaubten durch encephalographische Studien bei chronischen Schizophrenen in 18 bei 19 Fällen einen deutlichen Hydrocephalus internus feststellen zu können. *Selbst wenn dies richtig wäre* (vom Ref. hervorgehoben!), so beweist es natürlich nichts für die Pathogenese des schizophrenen Prozesses".

[2] Vom Referenten hervorgehoben.

[3] Auf Seite 397 seines Lehrbuches (2. Aufl. 1948) schreibt er: „Die geringen Unregelmäßigkeiten des Ventrikulogramms und ein gelegentlich beobachteter leichter Hydrocephalus internus besagen nichts".

Ergebnisse eine systematische Darstellung eventueller encephalographischer Veränderungen bei Psychosen zu geben: Mangelhafte Technik, Heterogenität des Materials, Unklarheit des ursächlichen Zusammenhangs sind Faktoren, die ein solches Vorhaben verhindern.

b) Das neuroanatomische Wissen

Autoptisch festzustellende makroskopisch-quantitative Hirnveränderungen bei der Schizophrenie und den übrigen endogenen Psychosen sind der modernen Hirnpathologie nicht geläufig. Nach JOSEPHY (1928) ist makroskopisch am Gehirn Schizophrener „im allgemeinen" nichts Krankhaftes zu finden und auch das Hirngewicht meist als normal zu bezeichnen. Von SPATZ und von PETERS (1951)[1] werden atrophische Gehirnbefunde bei der Schizophrenie nicht erwähnt, nach M. BLEULER ist das Gehirn makroskopisch unverändert. Von besonderer Bedeutung ist eine auch heute noch gültige Stellungnahme von SCHOLZ (1937), der bezweifelt, ob die Art des psychischen Defektes bei der Schizophrenie überhaupt einen morphologischen Dauerschaden erwarten lasse und u. a. darauf hinweist, daß die Hirngewichte langjähriger schizophrener Defektzustände nicht unter der Norm liegen und sich demnach bei der Schizophrenie kein wesentlicher destruktiver Prozeß am Parenchym abspielt, sich kein Anhalt für eine im Verlauf der schizophrenen Prozeßerkrankung stattfindende Hirnsubstanzverminderung ergibt. BROSER fand bei 219 Fällen langdauernder Schizophrenie keine wesentliche Gewichtsdifferenz zu den Gehirnen Geistesgesunder. Auch im Rahmen allgemeinpathologischer Untersuchungen vorgenommene Wägungen an Gehirnen von Schizophrenen, Epileptikern und Geistesgesunden ergaben in allen 3 Gruppen etwa gleiche Durchschnittsgewichte (MOORE, MERRILL und LENNOX). WINKELMANN u. BOOK (1949) kamen bei der Untersuchung von 10 sicheren, makroskopisch unveränderten Schizophreniegehirnen zu der Ansicht, daß man im Gegensatz zur Encephalographie, die häufig eine Atrophie zeige, eine solche beim herausgenommenen Gehirn nicht feststellen könne. Neuerdings (1954) ergab sich MOREL u. WILDI bei einer messenden autoptischen Untersuchung der Ventrikel von 59 Schizophreniegehirnen eine besonders *kleine* Ventrikelkapazität, freilich gegenüber dem Durchschnitt anderer *Geisteskrankheiten*. Die Ergebnisse scheinen den Verfassern geeignet, die Hypothese von Ventrikelerweiterungen als Folge eines atrophischen Prozesses bei der Schizophrenie zu widerlegen.

Während man so nach der heute gültigen Lehrmeinung irgendwelche *quantitativen atrophischen Gehirnveränderungen bei der Schizophrenie nicht kennt*, begegnet man in den die pathologische Anatomie abhandelnden Kapiteln *alter* Lehrbücher der Psychiatrie des öfteren der Feststellung eines bei Schizophrenen vorkommenden Hydrocephalus internus und externus. Nach der 1. und 2. Auflage des BLEULERschen Lehrbuches der Psychiatrie (1916 und 1923) nimmt im Verlauf einer lange bestehenden Schizophrenie das Gehirngewicht ab[2], nach KURE u. SHIMODA (1924) liegt das Gehirngewicht Schizophrener deutlich unter der Norm und BESSALKO wie RUPP sahen bei Schizophrenen bzw. bei „funktionellen Psychosen" häufig atrophische Gehirnveränderungen.

Eine Erklärung dieser Diskrepanz zwischen der neueren und älteren Literatur sowie jener zwischen der Erfahrung der modernen Hirnpathologie und den mittels der „Anatomie am Lebenden" von mehreren Autoren gewonnenen positiven hirnatrophischen Befunde, ist nicht ohne weiteres möglich. Man kann daran denken, daß das makroskopische Aussehen der Gehirne Schizophrener zu wenig beachtet und eine Atrophie, die im allgemeinen sicher bei weitem nicht so ausgeprägt ist, wie etwa bei den primären präsenilen hirnatrophischen Prozessen, übersehen wurde. Ein Vergleich des Sektionsbefundes mit dem pneumencephalographischen Bild ist weiter schon deswegen nicht ohne Vorbehalt erlaubt, weil das

---

[1] Neuerdings (1956) verweist PETERS auf die „zahlreichen, bei Sektionen gemachten Feststellungen der fehlenden Hirnatrophie".

[2] In seiner Monographie (1911) schreibt E. BLEULER: „Die Anatomie zeigt uns in vorgeschrittenen Fällen eine leichte Hirnatrophie".

Gehirn sowohl agonal durch ein Ödem wie auch postmortal durch Liquorresorption eine Flüssigkeits- und Volumzunahme erfährt, die gleichzeitig eine Verkleinerung der Ventrikelgröße zur Folge hat (Böning, Wolff u. Brinkmann). Diese terminalen und postmortalen, vielleicht bei bestimmten Gehirnen in stärkerem Maße eintretenden Veränderungen des Gehirnzustandes lassen es auch fraglich erscheinen, ob tatsächlich die postmortale Ventrikelmessung sich nicht von dem mittels der Luftencephalographie während des Lebens gewonnen Bild entfernt, wie Morel u. Wildi unter Hinweis auf Vergleichsuntersuchungen (Weintraub) an organischen, wohl umschriebene Krankheitseinheiten darstellenden Hirnprozessen annahmen.

Auch eine Hirnschwellung scheint uns bei den Schizophreniegehirnen von Morel u. Wildi nicht sicher ausgeschlossen. Zwar wird man den Autoren darin beipflichten, daß der niedrige Reichardtsche Koeffizient und das kleine Ventrikelvolumen ihrer Schizophreniefälle *nicht* von einer Hirnschwellung abhängig sind, die sich histologisch fassen läßt; vielleicht aber liegen der Hirnvolumenvermehrung doch histologisch *nicht* faßbare Hirnschwellungsvorgänge zugrunde[1].

Wir glauben nach unseren Erfahrungen an autoptischem Material und pneumencephalographischen Röntgenbildern annehmen zu dürfen, daß das *Pneumencephalogramm den tatsächlichen Gehirnverhältnissen eher entspricht als der Sektionsbefund* und der röntgenologische Nachweis eines Hydrocephalus die Folgerung auf eine Hirnatrophie auch dort noch gestattet, wo der makroskopische Gehirnbefund eine solche nicht mehr mit Sicherheit diagnostizieren läßt. Zwar ist die pneumencephalographische Methode relativ grob, doch u. E. immer noch empfindlicher und verläßlicher als die makroskopische Hirninspektion und auch die autoptisch angewandten messenden Verfahren, die Formveränderungen der Hirnventrikel und umschriebene Erweiterungen einzelner Abschnitte der Liquorräume nicht erfassen können: *Die Pneumencephalographie sieht mehr als die autoptische Hirninspektion und die ventrikelmessenden postmortalen Methoden.*

3. Methodische und technische Voraussetzungen bei der Pneumencephalographie

Bei unserem Vorhaben, Kenntnis über die anatomisch-pneumencephalographische Gehirnbeschaffenheit der endogenen Psychosen zu erlangen, müssen zwei Vorbedingungen erfüllt sein: Das untersuchte Material muß homogen und diagnostisch eindeutig abgrenzbar sein (s. S. 15); die Bewertung des röntgenologischen Befundes muß nach einem einheitlichen und feststehenden Bewertungsmaßstab erfolgen.

a) Die Abgrenzung des Pathologischen im Pneumencephalogramm

Zur Beurteilung pathologischer Größen- und Formveränderungen der Liquorräume im Encephalogramm ist eine Kenntnis des normalen Hirnkammer- und Hirnoberflächenbildes Voraussetzung. Die Erfahrung der encephalographischen

---

[1] Morel u. Wildi fanden histologisch nur in etwa 10% ihrer Fälle eine akute Schwellung der Ganglienzellen und glauben, durch diesen negativen histologischen Befund eine Hirnschwellung ausschließen zu können; doch ist gerade die Hirnschwellung nach Auffassung maßgeblicher Autoren durch das Fehlen eines histologischen Befundes gekennzeichnet (Peters, Jaburek).

Diagnostik erlaubt nun wohl auf Grund der an einem großen psychiatrisch-neurologischen Krankengut seit Einführung der Methode bis heute gewonnenen Unterlagen mit ziemlicher Sicherheit für ein bestimmtes Lebensalter und eine bestimmte Schädelform die Abgrenzung eines pathologischen Encephalogrammes hinsichtlich lokaler oder allgemeiner hydrocephaler Veränderungen, wenn es auch — wie überall in der Medizin — Grenzfälle gibt, bei denen die Entscheidung „noch normales" oder „schon pathologisches" Encephalogramm nicht ohne Zwang möglich ist. Auch kann man für die Abgrenzung des Pathologischen im Bereich der inneren Liquorräume — an den äußeren Liquorräumen sind Messungen ohnehin nicht möglich[1] — absolute, vorbehaltlos gültige Maßzahlen nicht angeben.

Die hauptsächliche Schwierigkeit bei der Beurteilung pneumencephalographischer Bilder ist jedoch eine andere. WOLFF u. BRINKMANN gingen in ihrer Arbeit über das normale Encephalogramm nicht von der klinischen Diagnose, sondern vom röntgenologischen Befund aus und fanden unter 966 Encephalogrammen der Würzburger Nervenabteilung nur 37 zur Abgrenzung des normalen Encephalogrammes geeignet. Die alte BONHÖFFERsche Forderung, 100 völlig Hirngesunde zu encephalographieren, ist jedoch bis heute aus begreiflichen Gründen nicht erfüllt, und es fehlen nach wie vor statistische, an einer großen Anzahl völlig Gesunder gewonnene encephalographische Vergleichswerte. Man kennt so zwar das „*normale Encephalogramm*", jedoch nicht das „*Encephalogramm des Normalen*", d. h. *man weiß nicht, in welcher Häufigkeit und in welchem Ausmaß auch bei einer* (in neurologischer und psychiatrischer Hinsicht völlig unauffälligen) *Durchschnittsbevölkerung infolge aller möglichen, das Zentralnervensystem intrauterin und während des Lebens treffender Schädlichkeiten pathologische Liquorraumveränderungen* (die keine Entsprechung im Psychischen besitzen, klinisch dauernd „stumm" bleiben) *vorkommen.* Dem „Encephalogramm des Normalen" am nächsten kommen noch die von HEINRICH angestellten Untersuchungen über das normale Encephalogramm in seiner Abhängigkeit vom Lebensalter, in denen die Encephalogramme von 100 in neurologischer Hinsicht völlig gesunder Menschen verschiedener Altersstufen (z. B. Neurosen, Kopfschmerzen nicht neurologischer Natur, „nervös Gesunde") ausgewertet wurden und der Autor die bei Berücksichtigung des Alterungsvorganges erstaunlich konstante Form der Seitenventrikel herausstellt. Man kann so zwar bei einem Encephalogramm, wenn man lediglich den röntgenologischen Befund berücksichtigt, ohne große Schwierigkeiten das Vorliegen normaler Verhältnisse oder aber pathologische Abweichungen konstatieren, doch kann die Bedeutung des pathologischen Befundes, seine Beziehung zum klinischen Krankheitsbild, oft fragwürdig bleiben. Auf diese wesentliche Schwierigkeit der pneumencephalographischen Methode im Bereich nur quantitativer hirnatrophischer Veränderungen, die Frage des Zusammenhanges mit dem jeweiligen klinischen Bild, wird hinsichtlich der endogenen Psychosen im dritten Hauptteil der Arbeit (Abschn. C., I.) eingegangen.

In dieser Situation liegt es nahe, *statt der fehlenden Encephalogramme einer normalen, psychiatrisch-neurologisch unauffälligen Durchschnittsbevölkerung diejenigen von nicht als krankhaft angesehenen seelischen Abnormitäten,* von Fällen, die als psychopathische oder psychogene Zustandsbilder aufgefaßt werden oder von Patienten mit nicht objektivierbaren subjektiven

---

[1] Man kann allenfalls die Breite einzelner Furchen der Hirnoberflächenzeichnung messen, die nach DAVIDOFF u. DYKE normalerweise selten größer ist als 0,3 cm.

Beschwerden, heranzuziehen. Dies ist jedoch u. E. nicht statthaft; man dürfte pneumencephalographische Veränderungen bei endogenen Psychosen nicht als innerhalb der Variations-
breite der Norm gelegen beurteilen, weil man sie in gleicher Art und Häufigkeit und in gleichem
Ausmaß bei einem derartigen nach psychiatrischen und neurologischen Gesichtspunkten ausgelesenen Vergleichsmaterial von „Normalfällen" findet. Denn man wird eben damit rechnen
müssen, daß kaum je, wie von GÖLLNITZ u. E. mit Recht festgestellt wurde, ein völlig Hirn-
gesunder zur Encephalographie gelangt. Vielmehr wird man im klinischen Betrieb den encephalographischen Eingriff nur durchführen, wenn man zumindest mit der Möglichkeit einer
hirnorganischen Schädigung rechnet, ihn aber keinem Patienten zumuten, bei dem es sich
zweifelsfrei um ein rein psychogenes, psychopathisches oder „neurotisches" Bild handelt.
Auf Grund eigener Erfahrungen an unserem Klinikkrankengut sind wir in den letzten Jahren
mehr und mehr zu der Ansicht gelangt, daß aus der Psychopathie-Gruppe bestimmte, psychopathologisch noch näher zu differenzierende und meist von vornherein als bloße Variationen
seelischen Wesens nicht recht befriedigende Fälle als *Pseudopsychopathien* bzw. *-psychogenien*
herausgenommen und als Krankheitsfolge aufgefaßt werden müssen, wobei die Luftencephalographie eine entscheidende diagnostische Methode sein kann. Bei diesem eigenen, andernorts
mitgeteilten Material von „Normalfällen" und „Psychopathien" mit pathologischem Encephalogramm handelt es sich fast ausnahmslos um Folgezustände von Krankheiten, nämlich
von perinatal oder später erworbenen Hirnschädigungen, oder aber um beginnende, chronisch-
schleichend verlaufende, zur Zeit der Untersuchung noch nicht näher definierbare Hirnprozesse. Eine besondere, durch hypochondrische Zustandsbilder gekennzeichnete Gruppe der
hirnorganisch bedingten pseudopsychopathischen und pseudopsychogenen Syndrome mit
hirnatrophischem encephalographischem Befund wird im Zusammenhang mit bestimmten
schizophrenen Verlaufsformen an anderer Stelle noch herauszuheben sein. Hier sei nur auf den
Tatbestand des Vorkommens pathologischer encephalographischer Veränderungen bei „Psychopathen" hingewiesen und gesagt, daß auch in der Erwachsenenpsychiatrie u. E. die hinsichtlich kinderpsychiatrischer Störungen von manchenAutoren und besonders vonVILLINGER
vertretene Meinung in engen Grenzen und *bei bestimmten Fällen* Gültigkeit hat, *Psychopathie*
nämlich sei *„nur noch per exclusionem" zu diagnostizieren.*

Die Forderung, pathologische pneumencephalographische Befunde bei endogenen Psychosen müßten, um einen Zusammenhang mit der psychotischen Erkrankung wahrscheinlich
zu machen, hier prozentual häufiger vorkommen als bei einer normalen Durchschnittsbevölkerung, ist wohl berechtigt, aber aus den dargelegten Gründen nicht durchführbar: Es ist
praktisch nicht möglich, ein Vergleichsmaterial von „Normalen-Encephalogrammen" zu
erhalten; die statt dessen herangezogenen Befunde von oft nur scheinbar nicht krankhaften
psychiatrischen Fällen aber gestatten u. E. keine Rückschlüsse auf die Verhältnisse bei einer
normalen Durchschnittsbevölkerung. Das Vorkommen pneumencephalographischer Veränderungen bei klinisch als Psychopathie aufgefaßten Fällen beweist nichts gegen den pathologischen Wert encephalographischer Befunde bei Schizophrenen, da die Psychopathie noch in
weiten Bezirken abgebaut werden muß und sich *hinter vielen heute noch hierher gerechneten
psychiatrischen Diagnosen hirnorganisch bedingte Pseudopsychopathien verbergen.*

Da auf diesem Wege encephalographische Vergleichsbefunde nicht zu erlangen
sind, könnte man *statt des Encephalogramms psychisch dauernd Gesunder dasjenige
phasisch verlaufender endogener Psychosen* vom Typus der Cyclothymie heranziehen,
indem sich folgende, zunächst noch außerordentlich grobe Hypothese anbietet:

Die *schubweise* verlaufenden, zu einem mehr oder weniger ausgeprägten psychischen Defekt
führenden schizophrenen Prozesse zeigen auch einen entsprechenden hirnatrophischen Defekt
im Encephalogramm, wenigstens in einem mehr oder weniger großen Teil der Fälle; die schizophrenen Defekte ohne encephalographischen Defekt unterscheiden sich auch psychopathologisch von den schizophrenen Defektzuständen mit hirnatrophischem Defekt. Die *phasenhaft*
verlaufenden Cyclothymien sind psychisch wie auch somatisch-encephalographisch ohne Defekt, d. h. die völlige psychische Restitution und Wiederherstellung der Ausgangspersönlichkeit geht mit einem normalen Encephalogramm einher und eine cerebrale Atrophie ist hier
nicht zu erwarten. (Bei sog. progressiven Cyclothymien bzw. Manien mit psychischer Defekt-
heilung — wie auch bei den organisch ausmündenden cyclothym-depressiven Syndromen von
WEITBRECHT — ist dagegen ein hirnatrophischer Defekt von vornherein wahrscheinlich.)

Wenn man bei den phasisch verlaufenden Cyclothymien prozentual wesentlich weniger pathologische Encephalogramme findet als bei den Schizophrenien, könnte dies die Annahme stützen, daß es sich bei der Schizophrenie oder wenigstens bei der mit Hirnatrophie einhergehenden Schizophrenie um Krankheiten handelt, die auf einem noch unbekannten Weg zu einer cerebralen Atrophie führen, während bei den episodischen Cyclothymien ein rein funktionelles, reversibles krankhaftes Geschehen vorliegt. Der Einwand, daß es sich bei pathologischen encephalographischen Befunden bei der Schizophrenie um von ihr unabhängige (durch frühkindliche Hirnschädigung usw. entstandene) Veränderungen handelt, wäre dadurch weitgehend entkräftet, da solche mit der Psychose nicht im Zusammenhang stehenden Schädigungen in gleicher Weise und in gleichem Maße auch das Gehirn der Cyclothymen treffen müßten — außer man würde sagen: Schizophrene sind eben Dysplastiker, die ein für alle möglichen Noxen anfälliges Zentralnervensystem besitzen.

Wir haben von dieser Möglichkeit, dem Encephalogramm einer (psychiatrisch und neurologisch unauffälligen) Durchschnittsbevölkerung nahekommende oder entsprechende encephalographische Vergleichswerte zu gewinnen, Gebrauch gemacht, doch sehen wir uns hier derselben Schwierigkeit gegenüber, die auch die Erlangung des „Normalen-Encephalogrammes" unmöglich macht: Eine Pneumencephalographie wird man aus klinisch-diagnostischer oder prognostischer Indikation im allgemeinen nur dort vornehmen, wo man einen pathologischen Befund vom Klinischen her schon erwarten oder zumindest nicht sicher ausschließen kann, wie es bei der Schizophrenie — unsere Untersuchungen werden dies zeigen — der Fall ist. Bei einem Krankheitsbild wie der Cyclothymie jedoch, bei dem keine pathologischen encephalographischen Befunde zu erwarten sind und für gewöhnlich durch die moderne somatische Therapie in relativ kurzer Zeit eine völlige Heilung erzielt werden kann, werden wir den Patienten eine Encephalographie nicht zumuten und uns im allgemeinen nur dann mit dieser Methode Einblick in den Gehirnzustand verschaffen, wenn das Bild nicht mehr rein cyclothym ist, vielmehr atypisch zum Schizophrenen hin modifiziert oder organisch gefärbt ist. Daher wird sich auch ein genügend großes encephalographisches Material reiner Cyclothymien nicht beschaffen lassen.

b) Pneumencephalographischer Befund und klinisch-psychopathologisches Bild

Aus den erörterten Schwierigkeiten der pneumencephalographischen Diagnostik ergeben sich die Bedenken, die häufig hinsichtlich der klinischen Bedeutung quantitativer, diffuser pneumencephalographischer (und anatomischer) Veränderungen geäußert werden und die sich besonders angesichts der nicht allzu seltenen Fälle mit fehlender Übereinstimmung zwischen pneumencephalographischem Befund und psychischem Bild, etwa einem encephalographisch nachzuweisenden Hydrocephalus bei psychischer Intaktheit, erheben. Eine solche der pathologischen Anatomie nicht unbekannte, *mangelnde Parallelität zwischen morphologischem Befund und klinisch-psychopathologischem Bild* kann aber nicht die Fragwürdigkeit pneumencephalographischer hirnatrophischer Befunde insgesamt erweisen; vielmehr muß man sich daran erinnern, daß durch die Encephalographie lediglich ein (patho-)morphologischer Befund erfaßt werden kann, der nicht die einzige Bedingung für die gewöhnlich daraus folgende — pathologische — Funktion darstellt: *Die „Penetranz" anatomischer Veränderungen* gegenüber der „individuellen Funktionsbeherrschung" *ist variabel* (H. Jacob), die Kompensationsfähigkeit des menschlichen Gehirns eine sehr große und von Fall zu Fall wechselnde, und ein anatomisch massiver Schaden *kann* ohne Funktionsdefekt bleiben[1]. Zu berücksichtigen ist ferner die röntgenologisch nicht zu treffende Unterscheidung zwischen „hirnatrophischem Defekt", der Ausdruck einer früher durchgemachten cerebralen Schädigung ist, und „hirnatrophischem Prozeß", in dem wir eine fortschreitende atrophisierende Hirnerkrankung vor uns haben; hier wird eine mehr oder weniger weitgehende Kompensation allenfalls bei den langsam progredienten, u. U. lange Zeit stationär bleibenden hirnatrophischen Prozessen möglich sein, wie sie Bronisch für das mittlere Lebensalter beschrieben hat. Diese allgemein nur lockere Entsprechung zwischen morphologisch-anatomischem Befund und klinischer Symptomatologie ist also von vornherein in Rechnung zu stellen. Wir hatten früher die Meinung vertreten, daß es eine bei Längsschnittbetrachtung psychopathologisch *dauernd* „stumme", d. h. keine — akuten oder chronischen — psychopathologischen Symptome zeigende cerebrale Atrophie von erheblichem Ausmaß nicht gebe, sofern man die schon im frühen Kindesalter zur Zeit noch vorhandener Ausdehnungsmöglichkeit der Schädelkapsel entstandenen Liquorraumerweiterungen (die nicht zu einer Parenchymreduktion zu führen brauchen) ausnehme, und darauf hingewiesen, daß ein hirnatrophischer Defekt sein Korrelat im Psychischen u. U. nur auf der Persönlichkeitsseite haben könne. Man wird nun im Hinblick auf die variable Penetranz anatomischer Veränderungen, die Kompensationsfähigkeit des Zentralnervensystems, die Möglichkeit weitgehender „Rehabilitation" anerkennen, daß erhebliche Hydrocephali mit gut erhaltener geistiger Leistungsfähigkeit vorkommen, bei Kindern mit Hydrocephalus zwar eine Leistungsschwäche, aber keine Intelligenzschwäche beobachtet wird (Stutte), schließlich auch konzedieren (wofür auch anatomische Erfahrungen von Russel[2] zu sprechen scheinen), daß es „das ganze Leben bestehende weite Ventrikel ohne jedes pathologische cerebrale Zeichen" gibt (Grünthal). Doch scheint uns der Schluß falsch, hydrocephal-hirnatrophische Befunde als Korrelat psychischer Dauerveränderungen, ihre klinische Bedeutung überhaupt abzulehnen, weil die gleichen Befunde auch bei psychisch unauffälligen und intakten Personen gefunden werden. Diese Folgerung ist u. E. ebenso unzulässig wie jene, die histopathologischen Veränderungen bei der senilen Demenz seien nicht das Substrat des Greisenblödsinns, weil die gleichen Veränderungen auch bei gesunden Greisen vorkommen, was von H. Jacob in einer auch für unsere Betrachtung wichtigen Untersuchung herausgestellt wurde. Unbeschadet der auch heute noch nicht ausreichenden empirischen Unterlagen ist auf Grund des bisherigen neuropsychiatrischen Erfahrungsmaterials u. E. daran festzuhalten, daß in der überwiegenden Mehrzahl der Fälle, d. h. nicht mit absoluter, doch mit biologischer Regelmäßigkeit und im Groben (Ausmaß der Atrophie und Grad des psychischen Abbaus stehen — bei chronischen körperlich begründbaren Psychosen — nur in ungenauer Abhängigkeit

---

[1] Hier ist auch auf die neueren Erfahrungen über die „Rehabilitation" von neurologischen und auch psychischen Funktionen, insbesondere nach Hemisphärenektomien (!), bei Littlescher Krankheit sowie bei Glioblastomen hinzuweisen.

[2] Russel fand leichte Ventrikelerweiterungen mit geringer Trübung der Hirnbasismeningen als Zufallsbefund bei Todesfällen, die wegen einer nicht cerebralen Erkrankung zur Autopsie kamen und bei denen eine Meningitis in der Anamnese nicht bekannt war. Allerdings fehlen nähere Daten über die psychische Verfassung solcher Patienten.

voneinander) eine Beziehung zwischen atrophischen, encephalographisch nachweisbaren Gehirnveränderungen und klinisch-psychopathologischem Bild besteht.

c) Pneumencephalographischer und autoptischer Befund

Schon oben (S. 7 ff.) hatten wir unserer Überzeugung Ausdruck verliehen, daß die Pneumencephalographie als „Anatomie am Lebenden" und in Anbetracht einer „Verwischung" des pathologischen Gehirnzustandes durch postmortale und agonale Vorgänge mehr sehe als die autoptische Hirninspektion. Systematische Untersuchungen, die den pneumencephalographisch während des Lebens vorhandenen Gehirnzustand mit dem autoptisch sich ergebenden anatomischen Hirnbefund vergleichen, liegen kaum vor. Bei hirnatrophischen Prozessen auf der Grundlage wohlumschriebener, bekannter Hirnerkrankungen wie progressive Paralyse, senile Demenz, Morbus Alzheimer und Pick sowie Chorea Huntington sollen nach WEINTRAUB die durch postmortale Ventrikelmessung gewonnenen, von MOREL u. WILDI mitgeteilten Ergebnisse den pneumencephalographischen Befunden entsprechen. Die hierauf sich stützende Feststellung von MOREL u. WILDI, die postmortale Ventrikelmessung stimme mit der Pneumencephalographie intra vitam überein, müßte dann jedenfalls in ihrer Gültigkeit zunächst auf die genannten organischen Hirnprozesse beschränkt bleiben. Auch CHODOFF, SIMON und FREEMAN konnten bei Morbus Pick und Alzheimer eine pneumencephalographische Erweiterung der Seitenventrikel meist auch anatomisch bestätigen. BRONISCH hat dagegen in seiner Monographie über hirnatrophische Prozesse im mittleren Lebensalter auf einzelne Fälle mit encephalographisch deutlichem Hydrocephalus externus hingewiesen, bei denen der Pathologe eine irgendwie bemerkenswerte Rindenatrophie nicht erkennen konnte. Wir selbst konnten diese Beobachtungen an Hand eigener Erfahrungen bei 2 Fällen organischer Psychosen, die wenige Wochen nach der eine mäßige Rindenatrophie anzeigenden Pneumencephalographie ad exitum und zur Autopsie kamen, bestätigen.

d) Technische Bedingungen

Der Weg der Luftfüllung an sich hat keinen Einfluß auf die Größen- und Formverhältnisse der Liquorräume. Die Luftfüllung erfolgte bei unseren Kranken in den ersten Jahren der Untersuchung suboccipital, später — seit Anfang 1954 — überwiegend lumbal nach der von BECKER u. RADTKE angegebenen Methode, wobei unser Bestreben dahin ging, bei sehr langsamem Luft-Liquoraustausch mit möglichst kleinen Gesamtluftmengen eine möglichst vollständige Darstellung der äußeren und inneren Liquorräume zu erzielen. Bei suboccipitalem Vorgehen kamen wir durchschnittlich mit Luftmengen von 50 cm³, bei lumbaler Methode nach BECKER u. RADTKE mit solchen von 30—40 cm³ aus.

Hinsichtlich der *Aufnahmetechnik* ist zu beachten, daß der Abstand der Röntgenröhre (Focus) vom Röntgenfilm (Bildebene) sowie die Kopflagerung konstant bleiben. Es soll auch der Zeitabstand zwischen Vornahme der Luftfüllung und Anfertigung der Röntgenaufnahmen in allen Fällen ungefähr gleich bleiben, d. h. die *Röntgenaufnahmen* sollen möglichst *unmittelbar nach der Luftfüllung* erfolgen (Sofort-Encephalogramm), worauf bei unseren Patienten besonders geachtet wurde.

Im Verlauf der folgenden Stunden ist nämlich in manchen Fällen, wie SCHATZKY, BAXTER und TROLAND sowie BRONISCH gezeigt haben, mit nachträglichen Größen- und Formveränderungen der Liquorräume (Zunahme der Weite der Seitenventrikel bzw. Vorderhörner) zu rechnen, die in erster Linie bei pathologischen Erstbefunden, kaum je bei normalem Sofortencephalogramm eintreten und sich noch später wieder zum Anfangszustand des Sofortencephalogramms zurückbilden, das demnach den morphologischen Dauerzustand des Gehirns repräsentiert (BRONISCH).

Eine konstante *Kopflagerung* ist von Belang, weil die Form der Schmetterlingsfigur der Seitenventrikel vom Grad der Frontal- bzw. Mentalwärtsneigung des Kopfes abhängig ist und bei Frontalwärtsneigung — d. h. nicht angezogenem Kinn — das Ventrikelsystem niedriger wird und die Kontrastierung der Cella media wie auch die Differenzierung des 3. Ventrikels[1] (auf der a.p.-Aufnahme) verschwindet. Alle Röntgenaufnahmen bei unseren Fällen erfolgten bei einem einheitlichen *Focusabstand* von 70 cm und gleichbleibender Kopflagerung, wobei sich die oberen Pyramidenkanten etwa in der Mitte der Orbitae projizieren. Auf eine planimetrische Auswertung wurde vorläufig verzichtet, weil dieses Verfahren noch zu viele Fehlerquellen aufweist und noch keine objektiven Werte für das Verhältnis Hirnquerschnitt:Ventrikelquerschnitt errechnen läßt, wie RENNERT kürzlich darlegte.

Eine Fehlerquelle könnte sich aus der mehrfach diskutierten Möglichkeit einer technisch bedingten *Variabilität der Liquorraum-* und besonders der *Ventrikelgröße* im Einzelfall bei wiederholten, in einem mehr oder weniger großen Zeitabstand (Tage bis Monate) vorgenommenen Luftfüllungen ergeben. Hier sind die Feststellungen von H. E. KEHRER sowie von BACH wichtig, die bei ihrem großen Material niemals einen Rückgang der Ventrikelerweiterung beobachten konnten (abgesehen von den Fällen eines akuten Stauungshydrocephalus, der u. U. nach einer Operation sich zurückbilden kann). Bei Fällen postdystrophischer Hirnatrophie ergab sich SCHULTE eine „verläßliche Konstanz" der Ventrikelerweiterung bei Wiederholungsencephalographien. Bei unserem eigenen Material endogener Psychosen und atrophisierenden Hirnerkrankungen verschiedenster Genese können wir die Erfahrung, daß eine einmal vorhandene röntgenologische Erweiterung der Hirnkammern (ausreichende Luftfüllung vorausgesetzt, s. unten) bei Wiederholungsencephalographien unverändert nachzuweisen ist und sich nicht zurückbildet, ohne Einschränkung bestätigen (s. S. 132).

Von Bedeutung für unsere Untersuchung ist ferner die wiederholt aufgeworfene Frage der *Aufblähbarkeit der Ventrikel*. GÖTTE hielt die Hirnventrikel durch größere Luftmengen für beträchtlich dilatierbar und nahm an, daß die Größe der Ventrikel mit Zunahme der Menge der eingeblasenen Luft zunehme. Wir selbst halten nach unseren Erfahrungen an endogenen Psychosen und an anderem Material das Vorkommen einer stärkeren artifiziellen Hirnventrikelerweiterung für wenig wahrscheinlich. Tatsache ist, daß die Größe der Seitenventrikel und auch

---

[1] Von einer nennenswerten Variabilität der Weite des 3. Ventrikels in Abhängigkeit von den praktisch vorkommenden, geringgradigen Abweichungen der Kopflagerung (HEIDRICH), insbesondere einer mehr oder weniger starken Mentalwärtsneigung konnten wir uns bei zahlreichen Fällen, in denen wir beim gleichen Patienten unmittelbar hintereinander a.p.-Aufnahmen mit stärker oder geringer angezogenem Kinn anfertigten, nicht überzeugen. Wir fanden, daß bei der praktisch in erster Linie als Fehlerquelle in Betracht kommenden, nicht ausreichenden Mentalwärtsneigung die Weite des 3. Ventrikels eher geringer erscheint als bei ausreichend angezogenem Kinn, d. h. Projektion der Pyramidenkanten in die Mitte der Orbitae.

des 3. Ventrikels auf den Röntgenprojektionen mit dem *Grad der Luftfüllung* bis zu einem bestimmten Füllungsgrad zunimmt; bei geringen, nur die Vorderhornspitzen oder das ganze Vorderhorn darstellenden Luftmengen wird das Ventrikelsystem — auf der a.p.-Projektion — kleiner und schmäler erscheinen als bei einer ausgiebigen, die — weiter nach lateral herausragende — Cella media in ihren rostralen und vollends in ihren occipitalen Anteilen mit erfassender Füllung der Hirnkammern, wie sich aus den anatomischen Gegebenheiten unschwer ableiten läßt. Es ist daher ein ausreichender Luftfüllungsgrad erforderlich, worunter wir eine Füllung zumindest (auf dem Vorderhornseitenbild) bis in die Höhe des Foramen Monroi, möglichst aber noch 2 Querfinger weiter nach occipital verstehen. Sofern überhaupt ein genügender Luftfüllungsgrad erreicht wird, ist die Größe und Form der Hirnventrikel nicht wesentlich von der Menge der eingeblasenen Luft abhängig, wie auch SCHIERSMANN annimmt; man kann jedenfalls weder die Seitenventrikel noch den 3. Ventrikel durch Injektion größerer Luftmengen gewissermaßen „aufblasen", vollends nicht bei den von uns verwendeten, relativ geringgradigen und sehr langsam zugeführten Luftmengen.

Im besonderen ist eine artifizielle Dilatation des *3. Ventrikels* bei der Encephalographie nach unseren Erfahrungen nicht möglich. KEHRER, der eine „Aufblasung" der Ventrikel für „höchst unwahrscheinlich" hält, hat auf die „Überlaufventil"-Funktion der engen Öffnungen am kaudalen Ende des 4. Ventrikels hingewiesen, die ein Eindringen von Gas unter Überdruck in das Ventrikelsystem verhindert. Wir selbst sahen in zahlreichen Fällen verschiedener klinischer Diagnosen, die wiederholt und mit unterschiedlicher Technik pneumencephalographiert wurden, keine Veränderung der Weite des 3. Ventrikels. So war bei Patienten mit traumatischer Hirnschädigung, die früher „aktiv" durch reichliche Injektion von Luft mittels der Rekordspritze, später jedoch nach der „Aspirationsmethode" (man läßt die Luft nach Absetzen der Spritze rein passiv „einschlürfen") gefüllt worden waren, der 3. Ventrikel auf dem Wiederholungsencephalogramm völlig unverändert gegenüber der Erstencephalographie und in gleicher Stärke erweitert dargestellt.

4. Diagnose und Auswahl des Materials

Neben der Vergegenwärtigung der bei der Bewertung der röntgenologischen Befunde zu berücksichtigenden prinzipiellen Schwierigkeiten und Schwächen des pneumencephalographischen Verfahrens ist eine weitere wesentliche Voraussetzung für unsere Untersuchung die *Einheitlichkeit des untersuchten Materials*. Die *Diagnosenstellung* bei dem der Untersuchung zugrundeliegenden Krankengut erfolgte einheitlich nach dem klar abgrenzbaren Schizophrenie- und Cyclothymiebegriff[1], wie ihn die klinische Psychopathologie von KURT SCHNEIDER gibt. Entsprechend wurde das entscheidende Gewicht bei der Diagnose auf den *Zustand* und nicht auf den Verlauf der Psychose gelegt, was für unsere Untersuchung besonders bei den Cyclothymien und den atypischen endogenen Psychosen, den Zwischen-Fällen von KURT SCHNEIDER, von Belang ist. Eine Psychose mit erstrangiger schizophrener Symptomatik wurde auch dann als Schizophrenie diagnostiziert, wenn sie restlos ausheilte, eine psychopathologisch reine Cyclothymie auch dann als Cyclothymie, wenn sie im weiteren Verlauf — ohne Auftreten schizophrener Symptomatik — zu einer Defektbildung führte. Es wurden nur Fälle in unser

---

[1] Die Bezeichnung Cyclothymie wird, KURT SCHNEIDER folgend, für das zirkuläre oder manisch-depressive „Irresein" im ganzen Umfange gebraucht.

Material aufgenommen, bei denen auf Grund der (meist mehrfachen) stationären Beobachtung und der in allen Fällen durchgeführten katamnestischen Nachuntersuchungen die Diagnose einer endogenen Psychose (Schizophrenie oder Cyclothymie) zweifelsfrei gesichert war, und alle unsere Fälle würden wohl überall, unbeschadet einer anderenorts vielleicht etwas verschiedenen Handhabung der Differentialtypologie Schizophrenie—Cyclothymie, als endogene Psychosen aufgefaßt werden.

Bei unserem insgesamt 217 Fälle endogener Psychosen — 195 Männer und 22 Frauen — umfassenden Material handelt es sich fast ausschließlich um selbst gesehene Kranke. 175 Fälle wurden in den Jahren 1951—1955 auf der eigenen Station beobachtet und behandelt; auch die Pneumencephalographie wurde in allen Fällen vom Verfasser selbst vorgenommen, ebenso spätere katamnestische Erhebungen. 34 Fälle lagen auf anderen Stationen der Klinik meist zur Behandlung, in einigen Fällen auch nur zur Begutachtung, wurden aber alle von uns selbst untersucht und größtenteils auch encephalographiert. Nur *8 Fälle* des gesamten Krankengutes wurden *durch Sichtung des Encephalogramm-Materials und Krankenblatt-Archivs* der Klinikjahrgänge 1946—1950 gewonnen, indem alle diejenigen (nach dem Krankenblatt diagnostisch sicheren) Fälle endogener Psychosen herausgesucht wurden, bei denen ein Encephalogramm angefertigt worden war.

Es ergab sich also die bemerkenswerte und überraschende Tatsache, daß in einem Zeitraum von 5 Jahren nur 8 Fälle endogener Psychosen, und zwar ausschließlich Schizophrenien, einer Encephalographie unterzogen wurden. Zahlreiche andere pneumencephalographisch untersuchte Fälle, bei denen in der vorläufigen Diagnose ebenfalls eine Schizophrenie oder Cyclothymie angenommen, daneben oder im weiteren Verlauf aber auch ein organischer Hirnprozeß erwogen wurde, erwiesen sich entweder letzten Endes doch als organisch (wobei der Prozentsatz organisch ausmündender cyclothymer Syndrome, wie sie WEITBRECHT herausgestellt hat, besonders hoch war) oder aber sie blieben auch für die Dauer unklar, und eine Entscheidung organisch-endogen war auch nach längerer Beobachtung nicht möglich. Wegen der Seltenheit, mit der reine endogene Psychosen zur Encephalographie gelangen, wird eine Sichtung eines aus früheren Jahren vorhandenen Encephalogramm-Materials auf endogene Psychosen wohl immer wenig ergiebig bleiben.

Von jenen 8 nachträglich herausgesuchten Fällen konnten 2 mehrere Jahre nach dem stationären Klinikaufenthalt zu Hause katamnestisch untersucht werden, so daß nur 6 Fälle des gesamten Materials ohne eigene Anschauung blieben. Ein großer Teil des Krankengutes wurde später, Monate oder Jahre nach der Klinikentlassung, in Heilanstalten oder zu Hause katamnestisch erfaßt, während wir uns in den übrigen Fällen auf Briefkatamnesen bzw. Einsicht in die Krankenblätter der Heilanstalten beschränken mußten.

Von vorn herein *ausgeschlossen* bzw. nachträglich aus unserem Material eliminiert wurden (Schizophrenie- bzw. Cyclothymie-)*Fälle mit nach Anamnese oder klinischem Befund wahrscheinlich oder sicher vorgeschädigtem Gehirn* (perinatale Schäden, Schädeltraumen, entzündliche Hirnaffektionen aller Art, Intoxikationen des ZNS, Kombination der endogenen Psychose mit anderen psychiatrischen oder neurologischen Erkrankungen wie Epilepsie u. a.), da ja der der endogenen Psychose zugehörige Gehirnzustand erkannt werden soll.

Hierher gehören u. a. 2 Fälle von Schizophrenie bei *cerebraler Kinderlähmung*, die einmal als spastische Diplegie, das andere Mal als extrapyramidale Bewegungsstörung sich manifestierte, weiter 2 Fälle von Schizophrenie bzw. Cyclothymie mit einer anamnestisch wahrscheinlichen *Kohlenoxydschädigung* des Gehirns sowie 1 Fall einer Schizophrenie bei einem

Patienten, der im Alter von 18 Jahren einen apoplektischen Insult infolge *Hirnembolie* erlitt und eine spastische Hemiparese sowie eine große Cyste im Encephalogramm zeigte. In einem weiteren nicht erfaßten Fall, der im Abstand von 13 Jahren 2 als Schizophrenie aufgefaßte Psychosen durchmachte, sich aber in seiner Persönlichkeit nicht verändert hatte, wurde der im Encephalogramm vorhandene leichte Hydrocephalus in Anbetracht der klinischen Befunde einer positiven Luesreaktion im Blut und einer Säbelklingentibia auf eine *konnatale Lues* bezogen.

Ausgeschlossen blieben auch Fälle, bei denen nach der Anamnese *Hirnschäden* infolge früher durchgemachter Erkrankungen oder Schädeltraumen *in Erwägung zu ziehen waren,* auch wenn diese Erkrankungen (z. B. eine Hungerdystrophie oder ein Fleckfieber) oder Traumen nach den anamnestischen Angaben und dem sonstigen klinisch-neurologischen Befund anscheinend folgenlos überstanden wurden. In einigen nachträglich ausgesonderten Schizophreniefällen wurden erst durch die Encephalographie organische Hirnschäden aufgedeckt.

In 2 Fällen ergab das Encephalogramm Hinweise auf eine durchgemachte *Toxoplasmose,* indem es neben einem Hydrocephalus mit lokaler Ausweitung intrakranielle Verkalkungen erkennen ließ; in beiden Fällen konnten dann auch die typischen Augenhintergrundveränderungen festgestellt werden.

Schließlich blieben auch klinisch zweifelsfrei als schizophrene Psychosen aufgefaßte Fälle unberücksichtigt, die in den Monaten vor Ausbruch der Schizophrenie ein leichtes Kopftrauma aufwiesen; 2 hierher gehörende Beobachtungen werden an anderer Stelle beschrieben.

Abgesehen vom Ausschluß der Fälle mit sicher, wahrscheinlich oder möglicherweise vorgeschädigtem Gehirn wurde eine *Auswahl* des Materials nicht getroffen. In den ersten Jahren wurden nur jugendliche, später auch ältere Schizophrene und Cyclothyme unserer Männerabteilung untersucht; es war unser Bestreben, möglichst — bei der Schizophrenie — Fälle aller Stadien, Unterformen und Verlaufsweisen zu erfassen. Doch ließ sich eine *unbeabsichtigte Auslesewirkung* innerhalb des Klinikkrankengutes von Schizophrenen nicht sicher vermeiden, da nicht alle auf der Station aufgenommenen endogenen Psychosen ausnahmslos zur Encephalographie gelangten. Nicht untersucht wurden alle diejenigen Fälle, bei denen die Patienten selbst oder deren Angehörige nicht mit dem Eingriff einverstanden waren; daher sind vielleicht bestimmte, besonnene und formal geordnete paranoide Formen schizophrener Psychosen, die sich durch absolute Wahngewißheit, Unbeeinflußbarkeit und völlig fehlendes Krankheitsgefühl auszeichen, in unserem Material verhältnismäßig selten vertreten. Erregte Katatonien wurden seltener untersucht, weil hier der Eingriff nur schwer oder erst nach einer Krampftherapie durchführbar ist, wir die Fälle aber *vor* Einleitung irgendeiner somatischen Therapie erfassen wollten.

5. Psychopathologische und therapeutische Wirkungen der Pneumencephalographie

Die Luftencephalographie wurde im allgemeinen von unseren schizophrenen und cyclothymen Patienten gut vertragen; zu stärkeren subjektiven Beschwerden kam es nur in einigen wenigen Fällen, die infolge ihrer schon vor dem Eingriff bestehenden psychotischen Erregung oder aber im Zusammenhang mit einer unmittelbar nach dem Eingriff auftretenden Aktivierung der Psychose nicht im Bett

zu halten waren. Zwischenfälle bei der Pneumencephalographie oder postence-
phalographische Komplikationen haben wir bei über 300 sowohl suboccipital wie
lumbal vorgenommenen Encephalographien an endogenen Psychosen nicht erlebt.
Die lumbale Encephalographie mit sehr langsamem Austausch kleiner Luft-
Liquormengen kann u. E. bei der Schizophrenie und Cyclothymie als ein absolut
ungefährlicher Eingriff gelten, der bei medikamentöser Vorbereitung des Patienten
und örtlicher Novocainanaesthesie für gewöhnlich keine stärkeren Beschwerden
verursacht.

Auch hier ist die psychologische Führung vor und während dem Eingriff und insbesondere
die „Stationsatmosphäre", die Einstellung der Ärzte und des Pflegepersonals zu der Pneumencephalographie von Bedeutung. Der Luftfüllung muß das Odium eines gefährlichen und
schädlichen Eingriffes, des „Genickschusses" bzw. der „Rückenmarkspunktion" genommen
werden; sie kann bei manchen Schizophreniefällen sogar mit einer gewissen Berechtigung als
„Heilfüllung" (siehe die „cerebrale Pneumotherapie" ausländischer Autoren) dem „Heil-
krampf" zur Seite gestellt werden.

Von Anfang an richteten wir die Aufmerksamkeit auf evtl. Veränderungen des
psychischen Zustandsbildes im Anschluß an die Pneumencephalographie, auf
psychopathologische und therapeutische Wirkungen des Eingriffs.

Ein *therapeutischer Effekt* der Luftencephalographie bei endogenen Psychosen wurde von
einer Reihe von Autoren behauptet. Schon EBERHARD (1932) sah die Lösung eines Stupors
nach der Encephalographie. In den folgenden Jahren beobachteten MOORE und Mitarbeiter
(1933), KISIMOTO (1935), WHITAKER (1937) einzelne Fälle von Schizophrenien und Cyclothymien, bei denen die Encephalographie eine günstige Beeinflussung des Zustandsbildes zur
Folge hatte. MOORE und Mitarbeiter sahen eine klinische Besserung besonders bei Katatonien
und in einem Fall sogar eine „vollständige Remission". PAULIAN u. CHILIMAN beschrieben 1940
eine „Heilung" eines schizophrenen Syndromes durch „*cerebrale Pneumotherapie*", wobei 2 im
Abstand von 10 Tagen vorgenommene Lufteinblasungen zu einer starken meningealen Reizung
geführt hatten; die Autoren sprachen sogar von einer „neuen Behandlungsmethode der
Psychosen". DELAY (1944) stellte fest, daß die Encephalographie bei cyclothymen Depressionen
gelegentlich zu einer Besserung führe. GUIRAUD u. MORICE (1946) berichteten über eine
Behandlungsmethode mit fraktioniertem Luft-Liquor-Austausch, mit der sie von 7 Psychosen
5 geheilt zu haben glaubten. BOREL u. POUJOL (1949) behandelten die Schizophrenie mit
massivem Luft-Liquor-Austausch (Gesamtaustausch 100 cm³) und sahen unter 9 frischen
Fällen 6 mit mehr oder minder kompletter Remission nach einmaliger Behandlung, während
8 ältere Fälle unbeeinflußt blieben. Die Autoren empfehlen eine kombinierte Therapie von
Elektroschock und Encephalographie und erklären die therapeutische Wirkung mit einem
Reiz auf die Wände des 3. Ventrikels und das Zwischenhirn (!), wodurch blockierte seelische
Funktionen wieder in Gang kämen. — Eine deutliche, doch vorübergehende therapeutische
Wirkung der Encephalographie sahen SANTAGATI und DE SANCTIS bei 2 Schizophrenen
(unter 50!). Auch KEHRER glaubt den therapeutischen Wert der Pneumencephalographie an
Hand verschiedener Beobachtungen bestätigen zu können, die Encephalographie ist nach ihm
in allerdings seltenen Fällen „sogar einer Elektroschockbehandlung überlegen".

Gegenüber diesen zum Teil sehr optimistischen und positiven Berichten über therapeutische
Effekte der Encephalographie sehr zurückhaltend und vorsichtig äußerte sich JANTZ, der zwar
einräumt, es könne durch die Encephalographie ein schizophrener Schub infolge einer unspezifischen Reizwirkung da und dort einmal günstig beeinflußt werden, nach dem jedoch
irgendein durchgehender Erfolg niemals erzielt wurde.

Von Bedeutung für die Erklärung und Theorie derartiger therapeutischer Wirkungen der
Luftfüllung sind entsprechende Beobachtungen bei *symptomatischen* Schizophrenien und
Cyclothymien. DE BOOR berichtet über ein psychopathologisches Syndrom nach Carotis-
ligatur mit progredienter Wesensveränderung, bei dem es im Verlauf einer als symptomatisch
aufgefaßten schizophrenen Psychose zu einer unerwarteten, schlagartigen Wendung und
symptomatischen „Heilung" unmittelbar nach dem Eingriff kam. Hierdurch glaubt DE BOOR
den Einwand widerlegt, es könne sich um eine zufällig hinzukommende echte Schizophrenie

handeln, da „Heilungen einer Schizophrenie nach Encephalographie bisher nicht beschrieben wurden". Bei seinen cyclothymen Syndromen auf der Grundlage hirnathropischer Prozesse sah WEITBRECHT nicht selten für kurze Zeit im Anschluß an eine Encephalographie eindrucksvolle psychopathologische Remissionen.

Wir selbst sahen nicht selten *Veränderungen des psychopathologischen Zustandsbildes in unmittelbarem Anschluß an die Pneumencephalographie*, die auf die Wirkung des Eingriffs zurückzuführen und schwerlich durch spontane Schwankungen im Krankheitsverlauf erklärbar sind.

a) Zurückgehen der Symptome

Die therapeutisch günstigen Beeinflussungen der Psychose durch die Encephalographie bestanden in einem Zurücktreten oder Verschwinden der akuten psychotischen Erlebnisweisen oder der subjektiven Beschwerden oder in einer bloßen „Temperaments"wirkung, einer Änderung katatoner Symptome mit Auflockerung oder Durchbrechung eines Stupors bzw. einer Katatonie.

α) Zurücktreten der akuten psychotischen Erlebnisproduktionen

Bei einem Schizophrenen (Fall II, 51)[1], der in einem akuten paranoid-halluzinatorischen Zustand in die Klinik kam und 2 Tage nach der Aufnahme encephalographiert wurde, traten die vorher massenhaft vorhandenen akustischen Halluzinationen am Tag nach dem Eingriff nur noch ganz vereinzelt auf; der Patient gab spontan eine deutliche Besserung an und fühlte sich subjektiv freier. Objektiv war er nicht mehr getrieben und wahnhaft-erregt wie zuvor, diskussionsfähig und einsichtig in das Krankhafte seiner Erlebnisse. — Ein anderer Schizophrener (I, 36) berichtete spontan, die Stimmen seien in den Stunden nach der Luftfüllung „zu 70%" weg gewesen und überhaupt sei sein ganzer Zustand danach besser geworden, die Kopfschmerzen und die Schwindelanfälle seien ebenso wie der „Druck auf der Leber- und Herzgegend" verschwunden. — Bei einem paranoiden Schizophrenen (IV, 8) ist im Krankenblatt eine „Änderung des Zustandsbildes unmittelbar nach der Encephalographie", eine „Korrektur der Wahnideen und vernünftige Einstellung zu seiner Krankheit" vermerkt; ausdrucksmäßig war der Patient jetzt freier, kontaktnäher. — Ein zuvor unter dem Einfluß von Bedeutungserlebnissen stehender Hebephrener (II, 20) wurde am Tag nach der Encephalographie völlig frei von seinen Eigenbeziehungen und sprach selbst von einer „kolossalen Erleichterung". — Sehr quälende Icherlebnisstörungen bei einer Studentin im 1. schizophrenen Schub (I, 20) traten nach der Encephalographie ebenso wie die Kopfschmerzen ganz in den Hintergrund. — Bei einer ängstlich-getriebenen atypischen cyclothymen Depression (VI, 10) verschwanden eine Reihe beherrschender zwanghafter Befürchtungen am 2. Tag nach der Encephalographie für dauernd und der Patient gab an, alle die quälenden Gedanken und Ängste seien jetzt weg, er fühle sich nur noch „sehr matt und schwach".

β) Zurücktreten von Leibsensationen und subjektiven Beschwerden

Das Verschwinden der akuten schizophrenen Erlebnisweisen war meist, wie schon die angeführten Fälle zeigen, mit einem Zurücktreten subjektiver Beschwerden, leiblicher Mißempfindungen und körperlicher Störungen verbunden.

Ein ängstlich-erregter Schizophrener (I, 43), bei dem mannigfache körperliche Mißempfindungen bis zu ausgesprochenen leiblichen Beeinflussungserlebnissen im Vordergrund des psychopathologischen Bildes standen, gab einen Tag nach der Encephalographie spontan eine wesentliche Besserung an: Die Kopfschmerzen, das „Zucken" im ganzen Körper, das „Knakken" im Genick sei samt der Angst ganz verschwunden, es sei ihm jetzt viel leichter; objektiv war der Patient jetzt frei, unpsychotisch, seine zuvor bestehende ängstliche Verzweiflung und wahnhafte Gewißheit, an einer unheilbaren, in dem „Knacken" und „Zucken" sich äußernden

---

[1] Die Zahlen beziehen sich auf die Übersichtstabellen I—VI (s. Teil B); Fall II, 51 will heißen: Fall 51 der Tabelle II.

Krankheit sterben zu müssen, kann er sich selbst nicht erklären: „Es war wie verhext." — Ein äußerlich geordneter Schizophrener mit einer Fülle von Leibsensationen (II, 73), doch relativ unbeeindruckt und nicht eigentlich ängstlich oder leidend, gab nach der Encephalographie eine Erleichterung an; die gesamten, zum Teil außerordentlich bizarr geschilderten Mißempfindungen erschienen ihm wesentlich gebessert, während er bei der später durchgeführten Elektroschockbehandlung keinerlei Veränderung seines Zustandes feststellen konnte.

Gerade bei Schizophrenen, bei denen leibliche Mißempfindungen und körperliche Beschwerden das Bild beherrrchen, war *verhältnismäßig häufig eine günstige Wirkung der Luftfüllung auf diese Symptome* zu beobachten. In einigen Fällen erfolgte eine 2. Encephalographie bei solchen Kranken, die sich von dem Eingriff nach ihren Erfahrungen bei der 1. Encephalographie eine Besserung versprachen, auf ihren eigenen ausdrücklichen Wunsch hin. Bei diesen hier gemeinten Schizophreniefällen, die wir später als leibhypochondrisch-coenaesthetische Form der Schizophrenie herausheben werden (s. S. 237 ff.), kann die Vornahme einer Encephalographie aus therapeutischen und prognostischen Gründen indiziert sein.

γ) Beeinflussung katatoner Zustände

Ein Einfluß der Luftfüllung auf katatone Syndrome wurde wiederholt gesehen.

Ein 16jähriger Patient (I, 6) der im ersten schizophrenen Schub ein substuporöses Bild zeigte, wurde am Tag nach der Encephalographie kontaktfähig und explorierbar, gab an, er sei plötzlich „aufgewacht" und berichtete erstmals über (zurückliegende, nicht neu aufgetretene) psychotische Erlebnisse. Die Remission hielt an, so daß der Junge 1 Woche später — ohne Krampftherapie — entlassen werden konnte. — Eine 30jährige, aggressive Katatonica (II, 9) mit uneinfühlbaren Gewalttätigkeiten wurde nach der Encephalographie ruhig, traktabel und zugewandt; es war jetzt eine geordnete Exploration möglich, in der die Patientin erstmals über schizophrene Erlebnisweisen Auskunft gab. — Ein völlig mutistischer, depressiver schizophrener Stupor wurde gleichfalls einen Tag nach der Encephalographie zugänglich, zugetan, kontaktfähig und stimmungsmäßig aufgelockert (I, 5). — Ein 16jähriger negativistisch-mutistisch katatoner Schizophrener (II, 2) spricht und ißt am Tag nach dem Eingriff erstmals von selbst und gibt seine ablehnende, widerstrebende Haltung auf. — Ein auffälliger Wandel des psychopathologischen Zustandsbildes war bei einem als atypische cyclothyme Depression aufgefaßten Patienten (VI, 5), der ein faxenhaft-theatralisches Bild mit hochgradiger Bewegungsunruhe grotesken Ausmaßes zeigte, zu verzeichnen: Wenige Stunden nach der Luftfüllung hatte er sein bizarres Gehabe völlig abgelegt und fing auch in der Folge nicht wieder damit an.

Trotz dieser uns unbezweifelbar erscheinenden nicht seltenen günstigen Wirkung der Luftfüllung auf katatone Symptome erlauben es unsere bisherigen Erfahrungen nicht, die Pneumencephalographie als therapeutische Methode bei katatonen Schizophrenien zu empfehlen. In den meisten Fällen wurde doch noch zusätzlich von der Konvulsionsmethode Gebrauch gemacht, für die wenigen ausschließlich einer Encephalographie unterzogenen Fälle (so Fall 1 der Kasuistik) läßt sich der Einwand einer spontanen, zufällig nach der Encephalographie eingetretenen Remission nicht entkräften. Es läßt sich nicht mit Sicherheit sagen, ob mit einer einmaligen Pneumencephalographie eine Durchbrechung bzw. Beruhigung eines katatonen Zustandes auf so lange Dauer möglich ist, daß man von einer Remission des Schubes sprechen kann. Allerdings haben wir nicht den von den französischen Autoren vorgeschlagenen Austausch *großer* Liquormengen (100 cm³!) durchgeführt und in keinem Fall 2mal in kurzem zeitlichem Abstand pneumencephalographiert (wie PAULIAN u. CHILIMAN); es ist durchaus denkbar, daß bei einem massiven Luft-Liquor-Austausch oder sogar restlosen Ersatz des

Liquors durch Luft der Effekt ein anderer und stärkerer ist, als bei unseren kleinen Liquormengen von durchschnittlich 40—50 cm³. Im ganzen sahen wir bei der von uns angewandten „kleinen" Pneumencephalographie nach einmaliger Behandlung eindeutige und ohne weiteres in die Augen springende therapeutische Effekte nur bei einem relativ kleinen, etwa 15% des Gesamtmaterials umfassenden Teil des Krankengutes an endogenen Psychosen.

b) Aktivierung der Psychose

Neben einer Symptomabnahme, einer Beseitigung psychotischer Erlebnisproduktionen, Impulsstörungen und Körpersensationen nach der Pneumencephalographie ist aber auch, wenn auch vergleichsweise seltener, das Umgekehrte zu beobachten, nämlich eine Exacerbation der Psychose.

α) Neuauftreten abnormer Erlebnisweisen

Hier handelt es sich um eine Aktivierung der Psychose mit einem erstmaligen Auftreten gerade der typischen erstrangigen schizophrenen Erlebnisweisen, einer „enthüllenden Symptomzunahme", wie sie v. BAEYER bei der Konvulsionstherapie beschrieben hat. Ein zunächst uncharakteristisches, farbloses und erlebnisarmes Erscheinungsbild, das oft noch nicht die Diagnose einer Psychose und einer Schizophrenie erlaubt, wird durch die Pneumencephalographie „aufgekratzt" und es kommt zu einer Produktion — vorher nicht vorhandener und nicht nur nicht eruierbarer — schizophrener Symptome ersten Ranges.

Ein 31jähriger, innerlich unruhiger und ängstlich-getriebener, gut zugänglicher Patient (II, 60), bei dem inhaltlich mannigfache leibliche Mißempfindungen im Vordergrund stehen, erlebt einen Tag nach der Encephalographie erstmals zahlreiche akustische Halluzinationen; gleichzeitig kam es zu einer Steigerung der emotionalen Erregung mit der wahnhaften, völlig unbeeinflußbaren Angst, sterben zu müssen. Im weiteren Verlauf verschwinden die Halluzinationen und die wahnhaften Ängste unter einer Krampfbehandlung, es blieb ein als leichter Defekt angesehener Zustand hypochondrischer vitaler Mißbefindlichkeit.

Ein 55jähriger Patient (III, 24) bot in den ersten Wochen der Beobachtung wie schon bei einem früheren, ³/₄ Jahre zurückliegenden Klinikaufenthalt ein als atypische cyclothyme Depression aufgefaßtes Zustandsbild mit depressiver Verstimmung, innerer Unruhe, Schlaf- und Appetitlosigkeit sowie leiblichen Mißempfindungen. Während eine Elektroschockbehandlung keine Änderung brachte, kam es in der Nacht nach der Encephalographie erstmals zu akustischen Halluzinationen in Form imperativer Stimmen und zu sehr massiven Geruchshalluzinationen. Im ganzen Zimmer verspürte der Patient einen vorher noch nie wahrgenommenen, „eigentümlich stechenden, einfach widerlichen, süßlichen" Geruch „wie Arznei oder Gas", drängte in ängstlicher Erregung aus dem Bett, öffnete überall die Fenster und war nicht zu beruhigen. Die halluzinatorischen Erlebnisse blieben in den folgenden 2 Wochen bestehen, der Patient hielt jetzt auch das Essen für vergiftet, wurde zunehmend paranoid, verdächtigte Mitpatienten und war in seiner wahnhaften Überzeugung, man wolle ihn beiseite schaffen und vergiften, nicht zu korrigieren; erst nach einer intensiven Krampftherapie trat eine Beruhigung ein, doch nahm er immer noch deutlich den „ekligen Geruch" wahr, sprach aber nicht mehr davon, „weil die anderen mir doch nicht glauben".

Ein 28jähriger Patient (II, 40) bot zunächst ein cyclothym-depressives Bild mit Gefühl der Gefühllosigkeit, als Vitalstörungen aufgefaßten abnormen Leibgefühlen und unbestimmter, inhaltloser innerer Unruhe und Angst; am Abend nach der Encephalographie traten erstmals schizophrene Symptome in Form von Wahnwahrnehmungen, Wahneinfällen und Geruchshalluzinationen auf und der Patient berichtete diese wahnhaften Erlebnisse in einem gegenüber der vorhergehenden depressiven Gequältheit gehobenen, fast beglückenden Gefühlszustand des Klarsehens und Klarwerdens: Vor der Punktion habe er alles so „verschleiert" erlebt, als wenn er im Dunkeln dahin schreite, jetzt sei es „ganz hell und klar" und er wisse Bescheid.

In den letzten 3 Fällen konnte die Diagnose einer Schizophrenie erst *nach* der Encephalographie und der durch sie hervorgerufenen Exacerbation der Psychose gestellt werden. Die Encephalographie kann also, ebenso wie in seltenen Fällen die Konvulsionstherapie, eine *Provokationsmethode* darstellen, mit deren Hilfe vorher nicht vorhandene, eine Schizophrenie beweisende Symptome noch herausgeholt werden können. Es ist besonders interessant, daß in einem Fall eine vorausgegangene Behandlung mit 8 Elektroschocks keinerlei Veränderung des Zustandes zur Folge hatte und erst eine Encephalographie den Umschlag eines vorher vergleichsweise uncharakteristischen in ein zweifelsfrei schizophrenes Zustandsbild brachte. Die Zunahme der psychopathologischen Symptomatik ist meist von einer *Veränderung des Stimmungs- und Gefühlszustandes* begleitet und geht oft mit einer Steigerung der Affektdynamik einher (Temperamentswirkung der Pneumencephalographie); die Wandlungen im Bereich der Affektivität sind jedoch nicht nur rein intensitative, sondern auch qualitative, wie unser letzter Fall zeigt.

β) Neuauftreten von Leibsensationen

Entgegen der relativ häufigen Beobachtung eines Zurücktretens oder Aufhörens von Leibsensationen nach der Encephalographie konnten wir das Gegenteil, nämlich ein erstmaliges Auftreten von abnormen schizophrenen Leibgefühlen nach der Encephalographie, so gut wie nie feststellen.

Nur ein 17jähriger Schizophrener (I, 32) mit Stimmenhören und Störungen des Icherlebnisses berichtet erstmals nach der Encephalographie und für die Dauer von 5 Tagen neben einer Intensitätszunahme, einem Lauter- und Eindringlicherwerden der Stimmen über eigenartige Sensationen in der Magen- und Herzgegend, ein angstvolles Gefühl „als ob die Herzadern sich verstopften" und als ob er ersticken müsse.

Die Tatsache der *Seltenheit der Provokation schizophrener Leibsensationen durch die Pneumencephalographie* kann ein Hinweis sein, daß es sich bei diesen Störungen um vergleichsweise obligate Symptome schizophrener Prozesse handelt, die als Ausdruck aktueller Krankheitsvorgänge bei floriden, akuten schizophrenen Psychosen kaum je vermißt werden und daher auch fast niemals wie die mehr fakultativen — diagnostisch freilich ungleich wertvolleren — spezifischen schizophrenen Erlebnisproduktionen erst durch die Pneumencephalographie zum Vorschein gebracht werden[1].

γ) Auftreten katatoner Symptome

Während wir unter einer Konvulsionsbehandlung ebenso wie nach einer Pneumencephalographie nicht allzu selten eine Zunahme der Erlebnisproduktivität oder der Affektdynamik, etwa einen Umschlag eines bland-farblos-affektarmen Stadiums einer Schizophrenie in ein ängstlich-gespannt-aggressives Verhalten sehen, konnten wir nie ein Auftreten eines ausgeprägten katatonen Syndromes unmittelbar nach einer Schockbehandlung, wohl aber in 2 Fällen nach einer Luftfüllung beobachten.

Ein jugendlicher Schizophrener (II, 82) mit blanden hypochondrischen Klagen und paranoiden Inhalten wurde nach der Encephalographie stuporös mit mutistisch-negativistischem Verhalten, Nahrungsverweigerung und zeitweiliger impulsiver Aggressivität gegen das

---

[1] Dagegen beobachtet man nicht selten bei bereits bestehendem „leibhypochondrischem" Syndrom *während* der Lufteinblasung das erneute Auftreten von jeweils einige Minuten anhaltenden, qualitativ eigenartigen Leibgefühlen, besonders von thermischen und Elektrisierungssensationen an den verschiedensten Körperstellen — ein Phänomen, das bei nichtschizophrenen Kranken in dieser Form nicht vorzukommen scheint.

Pflegepersonal; eine Elektroschock- sowie Winterschlafbehandlung blieb zunächst ohne jeden Effekt, bis durch eine erneute Krampfsetzung das gesamte akute Bild „wie weggewischt" wurde. — Ein äußerlich geordneter, ruhiger und nur durch seine steife Förmlichkeit und blande Denkzerfahrenheit auffälliger Schizophrener (I, 3) mit Wahnwahrnehmungen und Gedankenausbreitung geriet 2 Tage nach der Encephalographie in einen katatonen Erregungszustand, aus dem er durch eine Elektroschockbehandlung wieder herausgeholt wurde.

In diesen beiden Fällen ging also die Temperamentswirkung der Pneumencephalographie über die von der Elektroschockbehandlung her bekannte Umstimmung des affektiven und antriebsmäßigen seelischen Hintergrundes (v. BAEYER) hinaus, indem die Exacerbation der Psychose sich in ausgesprochenen katatonen Impulsstörungen zeigt. Solche sehr seltenen, von uns bei 300 Pneumencephalographien nur 2mal gesehenen Vorkommnisse könnten bedenklich stimmen. Doch scheint eine Aktivierung bestimmter blander, affekt- und antriebsarmer Formen und Stadien der Schizophrenie und auch mancher „neurotoider" Schizophrenien mit enthüllendem Symptomwandel nach der Pneumencephalographie (s. Fall I, 34 S. 121) therapeutisch nicht unbedingt unerwünscht und ungünstig, und es ist denkbar, daß man in solchen Fällen erst über eine Exacerbation der Psychose und einen Umschlag ins Katatone bzw. Florid-Psychotische noch eine Remission des Schubes erreichen kann. Unsere 2 Patienten mit pneumencephalographisch ausgelösten katatonen Syndromen erlebten beide eine gute soziale Remission.

B. Pneumencephalographische Phänomenologie

Unser Gesamtmaterial von 217 Fällen endogener Psychosen setzt sich zusammen aus Schizophrenien, Cyclothymien und atypischen endogenen Psychosen. Entsprechend diesen 3 klinischen Diagnosen erfolgt die Darstellung der pneumencephalographischen Befunde in 3 Gruppen. Hierbei ist die Gruppe der Schizophrenie mit 190 Patienten die weitaus stärkste, während demgegenüber die Cyclothymie und die atypischen endogenen Psychosen nur ein kleines Krankengut von 11 bzw. 16 Patienten umfassen.

I. Das Pneumencephalogramm der Schizophrenien

Bei den hierher gehörigen 190 Patienten handelt es sich überwiegend um relativ jugendliche Schizophrene, und zwar liegt das Lebensalter zwischen 10—30 Jahren bei 88 Patienten, zwischen 30 und 50 Jahren bei 83 Patienten, über 50 Jahre bei 19 Patienten.

Von den 190 Schizophrenen wurden 5 Patienten nach Erreichung eines gegenüber der Erstencephalographie höheren Defektgrades zum 2. Mal encephalographiert, so daß diese 5 Patienten je 2mal in verschiedenen Remissionsgradgruppen erfaßt sind (Fälle: Herbert N.: I, 29 und II, 46; Erich H.: II, 6 und III, 43; Frieda S.: II, 95 und III, 21; Anton H.: III, 27 und IV, 11; Leo W.: III, 29 und IV, 10). *Wenn später von einem Gesamtmaterial von 195 Schizophreniefällen die Rede ist, sind also diese 5 Wiederholungsencephalographien mit berücksichtigt.*

In den ersten beiden Jahren unserer Untersuchung wurden ausschließlich jugendliche Schizophreniefälle bis zu 30 Jahren encephalographiert, später auch Schizophrene mit einem höheren Lebensalter. Dabei hatten wir uns von der Erfahrung leiten lassen, die sich uns aus dem übrigen klinischen Encephalogrammmaterial ergab, daß nämlich ungeachtet der vielleicht schon mit 30—35 Jahren[1] einsetzenden „physiologischen Altersatrophie" bis zum 50. Lebensjahr wesentliche Veränderungen der Liquorraumform und -größe normalerweise nicht zu erwarten sind. HEINRICH war bekanntlich bei seinen Studien über Alternsvorgänge im Röntgenbild sogar zu der Ansicht gelangt, daß bis zum 60. bis 64. Lebensjahr die Ventrikelgröße nur eine geringe, dagegen erst vom 65. Lebensjahr an eine starke Alterszunahme erkennen lasse. Die 190 ausgewerteten Fälle von Schizophrenien verteilen sich auf die Altersstufen wie folgt:

Tabelle 1. *Altersverteilung der Schizophreniefälle*[2]

Alter (Jahre)	10—20	21—30	31—40	41—50	über 50
Zahl der Fälle	29	59	43	40	19

Bei der *Beschreibung und Bewertung der pneumencephalographischen Befunde* ließen wir uns von folgenden Gesichtspunkten leiten. Für die Beurteilung der Ventrikelgröße wurde als objektive Verhältniszahl[3] der *Seitenventrikelindex nach* SCHIERSMANN bestimmt, der eine Vergleichszahl für Nachuntersucher abgeben kann; weiter wurden die von ihm angegebenen Durchschnittsgrenzwerte zur Festlegung pathologischer Größenveränderungen zugrunde gelegt, die sich uns auch sonst bei der Beurteilung von Pneumencephalogrammen als ungefährer objektiver Anhaltspunkt als brauchbar erwiesen. SCHIERSMANN setzt die auf der a.p.-Aufnahme gemessene größte Schädelbreite zur größten Ventrikelbreite in Beziehung, so daß sich für dieses Verhältnis ein Index ergibt. Werte von 3,0 und darunter sprechen für einen sicheren, erheblichen Hydrocephalus, solche von 3,0—3,5 für eine mäßige hydrocephale Erweiterung der Seitenventrikel; Werte von 3,5—4,0 weisen auf eine allgemein *plumpe Ventrikelform*, die durch eine erhebliche, meist beidseitige Abstumpfung der lateralen Ventrikelspitzen (der „Umschlagstellen"), eine Verbreiterung der Stammganglientaille und eine Erweiterung der ventralen Pole der Schmetterlingsfigur gekennzeichnet ist; ein Seitenventrikelindex über 4,0 läßt dagegen eine allgemeine Erweiterung nahezu ausschließen. Bei der Bestimmung der größten Schädelbreite wurde von uns besonders beachtet, daß diese auf dem a.p.-Bild in einem Teil der Fälle *unterhalb* einer durch die lateralen Ventrikelspitzen gelegten Horizontalebene — etwa in Höhe der Schläfenschuppen — liegt; bei diesen Fällen würde bei Messung der — hier geringeren — Schädelbreite in Höhe der lateralen Ventrikelspitzen ein oft beträchtlich niedriger liegender, d. h. mehr zum Pathologischen hin verschobener Seitenventrikelindex resultieren.

Im Gegensatz zu den Seitenventrikeln kann der *3. Ventrikel* infolge seiner günstigen Lage in der Medianebene bei der üblichen Aufnahmetechnik auf dem a.p.-Bild direkt gemessen

---

[1] Nach SPATZ soll die physiologische Altersatrophie erst zwischen dem 50. und 60. Lebensjahr beginnen.

[2] Die Wiederholungsencephalographien blieben hier unberücksichtigt.

[3] Absolute Maße für die Größe der Seitenventrikel lassen sich nicht angeben, da die mittels der üblichen Röntgentechnik gewonnenen Aufnahmen eine exakte Beurteilung der Größenverhältnisse infolge der projektionsbedingten Verzeichnung, d. h. Vergrößerung der Ventrikel *und* des knöchernen Schädels, nicht erlauben. Die von SCHALTENBRAND eingeführte neuartige klinische Untersuchungsmethode des Spaltblendenverfahrens („Orthoradiographie") wird hier eine technische Vervollkommnung darstellen und instand setzen, projektionsbedingte Verzeichnungen völlig zu vermeiden; doch fehlen zu einer Definition der Größenverhältnisse des normalen Ventrikelsystems vorläufig noch Erfahrungen an einem größeren Untersuchungsgut (NÜRNBERGER und SCHALTENBRAND).

werden; ein Verhältnismaß, wie es für die Seitenventrikel der Seitenventrikelindex, das Verhältnis der größten Schädelbreite zur größten Ventrikelbreite darstellt, ist für die Beurteilung des 3. Ventrikels nicht erforderlich, da er vorwiegend vom Zentralstrahl abgebildet wird und zwischen Schädelgröße und Größe des Ventrikelsystems nicht unbedingt ein Zusammenhang zu bestehen braucht (BOENING u. KONSTANTINU)[1]. Nach der bis heute gültigen Auffassung kommt ein 3. Hirnventrikel mit einem größten Querdurchmesser (auf dem a.p.-Bild) unter 0,5 cm meist bei normalen Fällen vor, Werte über 0,5 cm dagegen deuten auf eine pathologische Erweiterung hin (SCHIERSMANN, GÖLLNITZ, SCHIFFER, SCHMIEDER, FROWEIN u. HARRER). SIMMA spricht sogar von einem „normalerweise 0,15—0,3 cm breiten" 3. Ventrikel. *Wir* rechneten in der vorliegenden Untersuchung die Werte unter 5 mm sowie Grenzwerte von 5—5,9 mm als normal. Bei Werten zwischen 6 und 7,9 mm sprechen wir von einer „*leichten Erweiterung*" des 3. Ventrikels, bei solchen zwischen 8 und 9,9 mm von einer „*mäßigen Erweiterung*", bei einem Querdurchmesser zwischen 10 und 11,9 mm von einer „.*erheblichen Erweiterung*" und bei einer Weite von 12 mm und darüber von einer „*hochgradigen Erweiterung*" des 3. Ventrikels; als *sicher pathologisch wurde jedoch erst eine Weite von 8 mm und darüber gewertet* (s. S. 107).

1. Pneumencephalogramm und Verlaufsdauer der Schizophrenie

Das gesamte Material wurde zunächst auf Grund einer Aufgliederung nach der Verlaufsdauer der schizophrenen Psychosen ausgewertet. Hierzu wurden 5 Gruppen mit einer Verlaufsdauer von 0—1 Jahr, 1—3 Jahren, 3—5 Jahren, 5—10 Jahren sowie 10—20 Jahren und mehr gebildet[2].

Unter *Verlaufsdauer* wird die Zeitdauer verstanden, die seit der erstmaligen Manifestation der Schizophrenie bis zum Zeitpunkt der Pneumencephalographie vergangen ist; bei den schubweise verlaufenden, nicht im 1. Schub encephalographierten Fällen mit mehr oder weniger langen Remissionen zwischen den Schüben wird dabei der gesamte Zeitraum seit dem Beginn des 1. Schubes gerechnet, auch wenn zwischen den Schüben längere symptomfreie Intervalle liegen. Der Zeitpunkt des Einsetzens der psychotischen Veränderung ließ sich unter Heranziehung eingehender Fremd- und Eigenanamnesen in den meisten Fällen hinlänglich genau festlegen, wenn auch manche Anfangsstadien und u. U. lange Zeit bestehende leichte Prodromalerscheinungen klinisch oft nicht zu fassen und zeitlich nicht scharf abzugrenzen sind.

Wir beschränken uns auf einen zusammenfassenden Überblick über die pneumencephalographischen Ergebnisse in den 5 Verlaufsdauergruppen, wie ihn die Tabelle 2 vermitteln soll.

Die Angaben erfolgen der besseren Vergleichbarkeit halber in *Prozentsätzen*. Dabei wurde für die Berechnung des Prozentsatzes in der Rubrik „Seitenventrikelindex" die Gesamtzahl der Fälle in den einzelnen Verlaufsdauergruppen, in der Rubrik „pathologische Ventrikelformen" die Zahl der Fälle mit einem Seitenventrikelindex über 4,0 zugrundegelegt, d. h. es blieben hier die Fälle mit einem Seitenventrikelindex unter 4,0 (also diejenigen mit verplumptem und hydrocephalem Ventrikelsystem) unberücksichtigt. Beim 3. Ventrikel sowie bei den äußeren Liquorräumen der Konvexität („Hirnoberfläche") wurden die wenigen Fälle mit fehlender Darstellung des 3. Ventrikels bzw. fehlender Oberflächenzeichnung nicht mit berücksichtigt.

Die Zusammenstellung zeigt u. a., daß *abnorm kleine Hirnventrikel* mit einem Seitenventrikelindex über 4,7 bei den Fällen mit langjähriger Verlaufsdauer über

---

[1] Neuerdings wurde aber von NÜRNBERGER und SCHALTENBRAND eine Korrelation der Weite des normalen 3. Ventrikels zu den Schädelmaßen festgestellt, wobei sich — je nach der Schädelbreite — eine durchschnittliche Weite des 3. Ventrikels von 3—6 mm ergab.

[2] Die Wiederholungsencephalographien wurden nur insofern in den 5 Gruppen erfaßt, als sie nach dem Zeitpunkt der Kontrollencephalographie in *verschiedene* Verlaufsdauergruppen fielen: 1 Fall ist also nicht mehr als einmal in einer Gruppe vertreten.

Tabelle 2. *Encephalogramm und Verlaufsdauer der Schizophrenie*

Verlaufsdauer (Jahre)	Zahl der Fälle	Seitenventrikel															3. Ventrikel			Subarachnoidealraum				
		Seitenventrikel-Index					Pathologische Ventrikelformen bei Fällen mit SV-Index über 4,0						Seitendifferenz der Seitenventrikel							Hirnoberfläche			Bais-zisternen	
							Abstumpfung der Umschlagstellen			Erweiterung der basalen Teile			zugunsten rechts		zugunsten links									
		ab und über 4,7	ab und über 4,5	über 4,0	unter 4,0 bis 3,5	3,5 bis 3,0	leicht	mäßig	stark	leicht	mäßig	stark	mäßig-gradig	hoch-gradig	mäßig-gradig	hoch-gradig	normal (unter 6 mm)	leichte Erw. (6—7,9 mm)	mäßige bis hochgrad. Erw. (8—14 mm)	leichte Vergröb.	mäßige Vergröb.	starke Vergröb.	leichte Erw.	stärkere Erw.
		%	%	%	%	%	%	%	%	%	%	%	%	%	%	%	%	%	%	%	%	%	%	%
0— 1	72	15,3	33,3	83,3	16,7	—	43,3	6,7	—	61,7	13,3	—	27,8	—	23,6	1,4	19,8	38,0	42,2	31,4	4,3	—	34,7	8,3
1— 3	42	14,3	30,9	85,7	14,3	—	44,4	16,7	2,8	41,7	27,8	2,8	14,3	2,4	19,0	4,8	14,6	29,3	56,1	36,5	4,9	—	45,2	4,8
3— 5	25	16,0	24,0	76,0	16,0	8,0	63,1	21,0	—	42,1	31,6	—	16,0	—	24,0	4,0	12,0	24,0	64,0	30,4	8,7	—	36,0	8,0
5—10	30	—	6,7	50,0	43,3	6,7	26,7	40,0	6,7	33,3	40,0	—	16,7	—	30,0	6,7	—	30,0	70,0	50,0	6,7	—	36,7	13,3
10—20 u. mehr	33	15,1	18,2	51,5	42,4	6,1	35,3	11,8	11,8	52,9	29,4	5,9	15,1	6,1	21,2	15,1	6,1	36,4	57,6	22,6	41,9	—	36,4	3,0

10 Jahren etwa in gleicher Häufigkeit vorkommen wie bei den Fällen mit kurzem Verlauf. Die *plumpen Ventrikel* mit einem Seitenventrikelindex zwischen 3,5 und 4,0 werden *bei den Fällen mit einem Krankheitsverlauf über 5 Jahren wesentlich häufiger*, sie bilden hier 43 bzw. 42% des Gesamtmaterials gegenüber 14 bis 16% bei den Krankheitsverläufen unter 5 Jahren; entsprechend trifft man ausgesprochen *hydrocephale Ventrikel* (Seitenventrikelindex unter 3,5) *erst in den 3 letzten Gruppen* mit längeren Verläufen. Bei den der Größe nach sicher nicht pathologischen Fällen mit einem Seitenventrikelindex über 4,0 sind *pathologische Formveränderungen* („mäßig" und „stark") *am Ventrikelsystem in den letzten Gruppen* mit längerem Krankheitsverlauf (mehr als 3 Jahre) *häufiger und ausgeprägter* als in den beiden ersten Gruppen. Hochgradige Asymmetrien der Seitenventrikel begegnet man am häufigsten in der letzten Gruppe mit dem längsten Verlauf. Gleichsinnig zu den Befunden im Bereich der Seitenventrikel sind *Veränderungen an den Subarachnoidalräumen* (der Hirnoberfläche) *am häufigsten bei den Fällen der beiden letzten Gruppen* mit längerem Krankheitsverlauf und zwar findet man eine leichte Oberflächenvergröberung in der Hälfte der im 2. Krankheitsjahrfünft stehenden Fälle, eine mäßige, deutlich frontal betonte Rindenatrophie bei etwa 42% der Fälle mit einem Verlauf von 10 bis 20 Jahren und mehr.

Auch der pneumencephalographische Befund am *3. Ventrikel*

läßt anscheinend eine Beziehung zur Verlaufsdauer erkennen. Die *leichte* Erweiterung der 3. Hirnkammer trifft man prozentual am häufigsten in der 1. Gruppe *bei den Fällen mit kürzestem Verlauf*. Ein normaler 3. Ventrikel wird im Verlauf des 1. Krankheitsjahrzehnts immer seltener; dagegen wird der *mäßige bis hochgradige Hydrocephalus des 3. Ventrikels* (Weite von 8—14 mm) *im 1. Krankheitsjahrzehnt proportional der Verlaufsdauer häufiger* und ist in der 4. Gruppe in 70% der Fälle nachzuweisen gegenüber 42% in der 1. Gruppe.

Von vornherein konnte man bei einer Darstellung der pneumencephalographischen Gehirnbeschaffenheit im Hinblick auf die Verlaufsdauer schizophrener Psychosen eine eindeutige und durchgehende Zunahme pathologischer Gehirnbefunde proportional der Krankheitsdauer auch dann nicht erwarten, wenn man als Hypothese annimmt, daß pneumencephalographisch nachweisbare Gehirnveränderungen bei der Schizophrenie in zeitlichem Zusammenhang mit der Persönlichkeitsveränderung im Verlauf des schizophrenen Prozesses entstanden sind. „Verlaufsdauer" ist nicht immer gleich „Prozeßdauer", und der Begriff wird bei den Fällen mit jahre- bis jahrzehntelangen symptomfreien Intervallen zwischen den Schüben fragwürdig. *Die Verlaufsdauer an sich besagt nichts über das Eintreten einer Persönlichkeitsveränderung*, über das Vorhandensein oder Fehlen eines schizophrenen Defektes, der schon nach kurzem Verlauf und bei der ersten Klinikaufnahme ausgebildet sein oder aber nach jahrzehntelangem, schubweisem Verlauf ausbleiben kann.

Tabelle 3. *Verlaufsdauer und Defekt*

Verlaufs-dauer (Jahre)	Zahl der Fälle	Remissionsgrad			
		defektfrei	leichter Defekt	stärkerer Defekt	schwerer Defekt
0—1	72	45,8% (33)	47,2% (34)	6,9% (5)	—
1—3	42	14,3% (6)	66,7% (28)	16,7% (7)	2,4% (1)
3—5	25	24,0% (6)	48,0% (12)	20,0% (5)	8,0% (2)
5—10	30	6,7% (2)	43,3% (13)	40,0% (12)	10,0% (3)
10—20	33	3,0% (1)	39,4% (13)	45,4% (15)	12,1% (4)

Trotzdem wird im ganzen, wie die Tabelle 3 zeigt, der Anteil der leicht und besonders der stärker defekten Schizophreniefälle gegenüber den defektfrei remittierten bei längerer Krankheitsdauer ansteigen und damit auch — falls unsere Hypothese zutrifft — der Anteil pathologischer pneumencephalographischer Befunde.

Man erkennt auf der Tabelle „Verlaufsdauer und Defekt", wie die defektfreien Fälle vom 2. und besonders vom 5. Krankheitsjahr an zurückgehen, wie dagegen die leichten Defekte schon in der 2. Verlaufsdauergruppe (1—3 Jahre) häufiger vertreten sind. *Der Anteil der stärkeren und schweren Defekte* (Defektgruppe 3 und 4) *erfährt von der 1. bis zur 5. Verlaufsdauergruppe hin*, besonders aber in den beiden letzten Gruppen mit einer längeren Verlaufsdauer als 5 Jahre, *eine deutliche Zunahme.*

Tatsächlich zeigt unsere Zusammenstellung „Encephalogramm und Verlaufsdauer der Schizophrenie" (Tabelle 2), *daß pathologische encephalographische Veränderungen von den kürzeren zu den längeren schizophrenen Krankheitsverläufen hin nach Häufigkeit und Ausmaß zunehmen und scheint dafür zu sprechen, daß es im Verlauf der Schizophrenie zu pneumencephalographisch faßbaren atrophischen Veränderungen im Bereich der inneren* (Seitenventrikel und 3. Ventrikel) *und auch im*

Bereich der äußeren Liquorräume (Hirnrinde) *kommt,* die über die übliche „physiologische" Alterszunahme und Altersveränderung der Liquorraumgröße und -form deutlich hinaus gehen.

Den wirklichen Verhältnissen dürften aber die Ergebnisse unserer Untersuchung „Encephalogramm und Verlaufsdauer der Schizophrenie" aus einem anderen Grunde nicht vollständig gerecht werden. Dieser liegt in der *Verschiedenartigkeit des Untersuchungsgutes in den einzelnen Verlaufsdauergruppen* infolge der *Auslesewirkung*[1], die bei Verwendung eines reinen Klinikmaterials in Betracht zu ziehen ist. In unserer 1. Gruppe mit einer Verlaufsdauer bis zu 1 Jahr werden nämlich nahezu *alle* überhaupt vorkommenden Schizophreniefälle und -verläufe vertreten sein, in den übrigen Gruppen mit längerer Verlaufsdauer als 1 Jahr jedoch zunehmend *überwiegend die relativ günstig,* schubweise und ohne gröbere Defektbildung verlaufenden Fälle, da die ungünstig verlaufenden und rasch zu einem Persönlichkeitszerfall führenden Formen erfahrungsgemäß nicht mehr wie die frischen Fälle des 1. Krankheitsjahres in der Klinik, sondern zum größten Teil — im 2. oder 3. Schub — in den Heilanstalten zur Aufnahme gelangen[2]. Von den Schizophreniefällen mit längerer Verlaufsdauer aber werden im allgemeinen nur solche in die Klinik aufgenommen werden, die sich zuhause bis zum Auftreten einer neuerlichen Exacerbation der Psychose in relativ gut remittiertem Zustand gehalten haben[3]. Unsere Verlaufsdauergruppen 2—5 werden demnach *keinen Ausschnitt der Gesamtheit schizophrener Verläufe* repräsentieren, sondern nur einen Teilaspekt, wie ihn eben eine Klinik mit ihrem in gewisser Hinsicht schon ausgelesenen Aufnahmematerial zu vermitteln vermag. Es ist damit zu rechnen, daß tatsächlich und bei Berücksichtigung von allen, sowohl der in den Kliniken wie der in den Heilanstalten aufgenommenen Schizophrenieverläufe der Prozentsatz der schweren Defektschizophrenien und damit u. U. auch derjenige pathologischer atrophischer pneumencephalographischer Befunde noch wesentlich höher liegt.

Da die Aufteilung nach Verlaufsdauergruppen wegen jenem bei ausschließlicher Arbeit mit Klinikmaterial nicht auszuschaltenden Faktor einer positiven Krankenauslese bei den älteren Fällen und der daraus resultierenden Ungleichartigkeit des Materials der einzelnen Gruppen nicht vollständig befriedigen kann, ist für eine eingehendere Darstellung der pneumencephalographischen Phänomenologie der Schizophrenie eine Gliederung des Materials nach anderen Gesichtspunkten, nämlich nach dem *Remissions- bzw. Defektgrad,* vorzuziehen. Eine solche Aufteilung des Schizophreniematerials nach dem psychischen Zustand scheint auch in anderer Hinsicht vorteilhafter und ergiebiger.

[1] v. BAEYER, der bei der Schockbehandlung der Schizophrenie Vollremissionen in der Gruppe mit langer Prozeßdauer (über 5 Jahre) etwa ebenso oft fand wie in frischen Fällen, hat ausdrücklich auf diese in einem Klinikkrankengut sich bemerkbar machende Auslesewirkung, die positive Auslese von remissionsgeneigten älteren Fällen, hingewiesen.

[2] Im Klinikmaterial fehlen so auch weitgehend die Fälle mit 2—3 Jahren nach dem Ausbruch und meist mit dem 3. Schub eintretendem schwerem und endgültigem Zerfall, den MAUZ „schizophrene Katastrophe" nannte (1930) und der in 15% der schizophrenen Aufnahmen stattfinden soll.

[3] Wenn man bedenkt, daß fast alle *schweren* schizophrenen Verblödungen (98%) spätestens 3—4 Jahre nach Ausbruch der Krankheit eintreten sollen (MAUZ), wird weiter verständlich, daß in den längeren schizophrenen Verläufen unseres Klinikmaterials (unsere Verlaufsdauergruppen 3—5 Jahre, 5—10 Jahre, 10—20 Jahre und mehr) *schwere* schizophrene Demenzen relativ selten vertreten sind.

2. Encephalogramm und Remissionsgrad der Schizophrenie

Die Gliederung des Materials erfolgt nach dem psychischen Bild. Dabei ist nicht die akute Prozeßsymptomatik, die produktive Symptomatologie des Schubes (in dem die Encephalographie vorgenommen wurde) maßgeblich, sondern das postpsychotische Persönlichkeitsbild, das Fehlen oder mehr oder weniger ausgeprägte Vorhandensein von *irreversiblen defektiven Symptomen* nach Abklingen der akuten Symptomatik, d. h. der *Remissionsgrad*. Bei den nicht schubhaft abklingenden, sondern bei der Entlassung bzw. Verlegung in eine Heilanstalt noch *akuten* Fällen war das psychopathologische Zustandsbild ½ Jahr nach Vornahme der Pneumencephalographie entscheidend für die Festlegung des Remissionsgrades. Aber auch bei den unter der Beobachtung remittierenden Fällen wurde der Remissionsgrad nicht nur auf Grund des psychischen Bildes nach Abklingen des Schubes und bei der Klinikentlassung bestimmt, sondern es wurden *katamnestische Erhebungen nach* ½ *Jahr* für die endgültige Beurteilung des psychopathologischen Bildes mit herangezogen. Ferner wurden für die endgültige Einstufung *Spät*katamnesen nach 1 bis 5 Jahren in denjenigen Fällen erhoben, in denen die Nachuntersuchung nach ½ Jahr noch eine mehr oder weniger akute Symptomatologie zeigte und kein klares Bild über das Vorliegen oder den Grad eines Defektes zu vermitteln vermochte. Erst die katamnestischen Untersuchungen erlaubten so in nicht seltenen Fällen eine sichere Entscheidung über das Vorliegen einer Persönlichkeitsveränderung, eine Überprüfung der Dauerhaftigkeit von zur Zeit der Klinikentlassung angenommenen Vollremissionen („Scheinremissionen") oder umgekehrt eine richtige Rubrizierung von Fällen, die bei der Entlassung wegen des Vorhandenseins einer defektähnlichen, in Wirklichkeit aber dem akuten Schub zugehörigen und rückbildungsfähigen affektiven Veränderung zu Unrecht als „defekt" beurteilt wurden („Scheindefekte").

Bei diesem aus den dargelegten Gründen in einem Teil der Fälle nicht zu umgehenden *zeitlichen Auseinanderfallen* zwischen der Feststellung des pneumencephalographischen Gehirnzustandes und der Festlegung des psychischen Remissionsgrades muß man freilich mit der Möglichkeit rechnen, daß sich in dem seit der Encephalographie verflossenen Zeitraum der Gehirnzustand geändert hat, etwa atrophische Veränderungen eingetreten sind. Daher wurden auch die Spätkatamnesen für die Rubrizierung der Fälle in den Remissionsgradgruppen nur dann verwertet, wenn die Nachuntersuchung nach ½ Jahr (bei noch floriden, akuten psychotischen Symptomen) keine sichere Bestimmung des Remissionsgrades erlaubte.

Bei den von vornherein defekten und den chronisch progredienten Schizophreniefällen konnte die Festlegung des Defektgrades schon nach dem psychischen Bild zur Zeit des Klinikaufenthaltes, während dem die Encephalographie durchgeführt wurde, erfolgen.

Problematik des Defektbegriffes

Bei dem Versuch einer solchen Gliederung des Materials, die sich auf das Vorhandensein bzw. Ausmaß eines schizophrenen Defektes gründet, stößt man auf eine Reihe von Schwierigkeiten, die sich aus der Problematik des Defektbegriffes bei der Schizophrenie überhaupt ergeben. Zunächst ist vielfach eine *Unterscheidung von Prozeß- und Defektsymptomen* oder besser von produktiven, grundsätzlich reversiblen und defektiven, irreversiblen Symptomen nicht ohne weiteres möglich, und die defektiven Dauersymptome lassen sich nur schwer von der reversiblen „Gesamtveränderung der Persönlichkeit" in der akuten Psychose trennen.

Wir haben schon auf die *Pseudodefekte* hingewiesen, die im Querschnitt als solche oft nicht erkennbar und von einem echten, irreversiblen Defekt nicht unterscheidbar sind, doch nach kürzerem oder längerem Bestehen, gelegentlich als überraschende Spätgenesungen sogar erst nach Jahren, noch eine weitgehende oder vollständige Remission erleben.

Bei den unzweifelbar dauernden, irreversiblen Auffälligkeiten und Eigenarten einer Persönlichkeit nach einem durchgemachten schizophrenen Schub kann sich die Frage ergeben, ob es sich tatsächlich um eine *Veränderung*, einen Defekt im Sinne eines *Andersgewordenseins* handelt, oder ob diese Eigenarten noch der präpsychotischen Persönlichkeit entsprechen, die wir ja kaum je aus eigener Anschauung kennen. *Leichteste* Persönlichkeitsveränderungen, ein oft nur von den nächsten Angehörigen bemerktes Stiller-, Kälter- oder Steiferwerden, eine Abnahme von Regsamkeit und nuancierter seelischer Schwingungsfähigkeit, entziehen sich oft der Feststellbarkeit.

Die Hauptschwierigkeit scheint in der *gradmäßigen Festlegung* eines schizophrenen Defektes zu liegen. Läßt sich schon sein Wesen an sich kaum begrifflich fassen und definieren, haben wir vollends keine sicheren psychopathologischen oder sozialen Kriterien für die Beurteilung des Defektgrades. Einen theoretischwissenschaftlich einwandfreien Defektbegriff, eine exakte Möglichkeit zur Bestimmung des Defektgrades bei der Schizophrenie gibt es nicht; wir müssen uns daher bei unserer Untersuchung mit praktisch brauchbaren und — wie wir glauben — für die statistische Auswertung eines größeren Krankengutes ausreichenden Kriterien begnügen.

Fest steht u. E., daß es irreversible, nicht wiederherstellbare schizophrene Defektzustände *gibt*, klinische Dauerformen, bei denen uneinbringliche und unwiderrufliche Ausfälle auf dem Gebiet der Affektivität und des Antriebs bestehen. Man hat zwar immer wieder vor einer zu grob materialistischen, allzu starren Auffassung des Defektbegriffes bei der Schizophrenie, seiner Gleichsetzung mit dem einer „totalen Irreversibilität" (v. BAEYER) gewarnt, und diese berechtigte Warnung kann durch die Ergebnisse unserer Untersuchung, wie wir sehen werden, auch von der somatischen Seite her in gewisser Hinsicht eine Bestätigung finden. Man hat darauf hingewiesen, daß ein Schizophrener seinen Stupor aufgeben, seine Schizophrenie gewissermaßen „an den Nagel hängen" kann, man erinnert an die „guten Tage", an das Lucidwerden ante finem, an die durch Schockbehandlung herbeigeführten Zeiten einer überraschenden Aufhellung, Auflockerung und Einsicht (WEITBRECHT) bei den Defektschizophrenen und zuletzt hat KURT SCHNEIDER ausdrücklich die große situative Formbarkeit schizophrener Psychosen betont, wie sie sich etwa bei Fliegerangriffen zeigt und wie man sie nicht ausschließlich bei akuten Zuständen, sondern auch bei fortgeschrittener Persönlichkeitsveränderung erleben kann. Allerdings ist diese Abhängigkeit der schizophrenen Symptomatik von der Situation nicht immer und nicht in allen Fällen vorhanden und es gibt Schizophrene, die völlig starr und unformbar durch psychische Einflüsse sind. So findet man schon bei E. BLEULER (1911) die Beobachtung, daß eine Anzahl von schizophrenen Patienten bei einem Anstaltsbrand aus den bedrohten Abteilungen geführt werden mußten, da sie sich sonst nicht vom Platz bewegt und ohne Affekt hätten ersticken oder verbrennen lassen. *Diese* Defektschizophrenen waren also nicht imstande, ihre Psychose „wegzulegen" und zeigten nicht das vernünftige und angemessene Verhalten in einer bedrohlichen Situation wie manche Schizophrene bei Luftalarm usw.

Es scheint uns denkbar, daß sich hinter diesem unterschiedlichen Verhalten der Schizophrenen doch wieder der Wesensunterschied von produktiv-reversiblen, sozusagen positiven und defektiv-irreversiblen, sozusagen negativen Symptomen verbirgt. Bei einer Katatonie ist eine Unterbrechung oder ein Aufhören der katatonen Impulsstörung unter dem Druck der Situation möglich, bei einem schweren antriebs- und spontaneitätsverarmten echten Defekt jedoch keine Wiederkehr elementarer Antriebsfunktionen, sofern es sich eben nicht um einen „Pseudodefekt" mit potentiellem Vorhandensein jener psychischen Funktionen, um eine Veränderung des Seelenlebens ohne Zerstörung[1] bzw. eine grundsätzlich wieder aufhebbare „Lähmung" oder „Sperrung" psychischer Abläufe handelt. Allerdings ist zugegeben und immer wieder zu betonen, daß eine klinisch-psychopathologische Abgrenzung solcher echter, irreversibler Defekte von den reversiblen, im Erscheinungsbild ähnlichen Pseudodefekten auf Grund des Querschnittsbildes nicht in allen Fällen gelingt.

Unbeschadet der Möglichkeit von Episoden psychischer Regsamkeit, plötzlicher Bahnung endgültig verloren scheinender psychischer Abläufe — die jedoch auch bei *nicht* schizophrenen organischen Demenzen vorkommt — ist aber, wie v. BAEYER feststellt und wie es u. E. für die überwiegende Mehrzahl der klinisch als (schizophrener) End- oder Defektzustand aufgefaßten Fälle zutreffen wird, im Grunde Defekt doch Defekt, bleibt auch bei jenen zeitweiligen Besserungen chronischer Anstaltsdefekte „wohl ausnahmslos ein Rest von Fremdem, Unauflöslichem", eine „Verformung und Zerstörung der Persönlichkeit, die den Hintergrund aller Symptome bildet und trotz aller Schwankungen des Bildes unwiderruflich ist" (v. BAEYER).

Trotz dieser aufgezeigten Schwierigkeiten — der Unterscheidung der produktiven und der defektiven Seite der schizophrenen Symptomatik und der Erkennung der Persönlichkeitsveränderung im Sinne des Andersgewordenseins — läßt sich u. E. in der überwiegenden Mehrzahl der Fälle mit praktisch ausreichender Sicherheit feststellen, ob etwas uneinbringlich verloren, ein Zustand irreversibel defekt ist und auch, ob eine deutliche, wenn auch nur leichte Persönlichkeitsveränderung gegenüber dem präpsychotischen Persönlichkeitsniveau zurückblieb, wenn man die Patienten unter ausgiebiger Heranziehung von Eigen- und Fremdanamnesen sowie -katamnesen im Längsschnitt verfolgt und sich nicht nur auf das Querschnittsbild verläßt. Auch die Abgrenzung der von uns gewählten 3 Defektgrade scheint uns an Hand der nachstehend gegebenen Definitionen, die psychopathologische und soziale Kriterien umfassen, durchführbar. Es gibt bis heute keinen Begriff der „Ausheilung" (im Sinne der Vollremission) bzw. des Defektes, der Anspruch auf theoretisch-wissenschaftliche Verbindlichkeit erheben könnte. Unsere psychopathologischen Begriffe und Bestimmungen sind auch hier — und noch mehr als sonst in der Psychiatrie — grob empirisch und gewissermaßen vorläufig, aber dank ihrer Wirklichkeitsbezogenheit u. E. doch imstande, etwas Richtiges zu treffen und zu einer wissenschaftlichen Erkenntnis zu führen.

Kriterien der Remissionsgrade (Defektgruppen)

Wir unterscheiden *4 Remissionsgrade*, nämlich *die Remission ohne sicher nachweisbaren Defekt* (defektfrei remittierte Schizophrenie, Remissionsgrad I), den *leichten Defekt* (Remissionsgrad II), den *stärkeren Defekt* (Remissionsgrad III) und

---

[1] Wir kommen hier dem JASPERSschen Begriff des „psychischen Prozesses" nahe, für den freilich nach JASPERS die Forderung einer „dauernden Veränderung" prinzipiell gilt.

den *schweren Defekt* (Remissionsgrad IV). Die Aufteilung des Materials auf die Remissionsgrade war im allgemeinen bei Berücksichtigung der angeführten Gesichtspunkte und Würdigung der klinischen Gesamtlage einschließlich des Längs-schnittbildes ohne Zwang möglich.

In die *erste Gruppe* gehören alle Fälle, bei denen zur Zeit der Klinikentlassung *keine sicheren Defektsymptome* nachgewiesen werden konnten und die auch später (bei größtenteils persönlichen katamnestischen Erhebungen) defektfrei und voll berufsfähig waren. Weiter wurden diejenigen Fälle hier registriert, bei denen zur Zeit der Entlassung zwar der Verdacht auf einen leichten Defekt geäußert oder ein sicherer Defekt angenommen wurde, die aber bei der Nachuntersuchung bei voller Berufsfähigkeit keinerlei Auffälligkeiten boten und auch nach den Angaben der Angehörigen gegenüber früher nicht verändert waren. Es handelt sich hier um die erwähnten „Scheindefekte" mit reversibler, noch als Prozeßsymptom auf-zufassender affektiver Veränderung, wie wir sie bei unseren Früh- und Spät-katamnesen überraschenderweise nicht allzu selten feststellen konnten: Fälle, die etwa nach erfolgloser Krampfbehandlung als leer, stumpf, läppisch und maniert mit äußerst ungünstiger Prognosestellung versuchsweise nach Hause entlassen worden waren und bei der Nachuntersuchung einige Jahre später ein hinsichtlich defektiver schizophrener Symptomatik völlig unauffälliges psychisches Bild zeig-ten (s. Fall I, 15 der Kasuistik).

Die Angaben der Angehörigen wurden hinsichtlich der Konstatierung einer defektfreien Heilung nur mit größter Vorsicht bewertet und dienten allenfalls als Bestätigung des psycho-pathologischen Gesamteindruckes, den wir selbst durch die persönliche Untersuchung gewon-nen hatten; niemals wurde ein Fall allein auf Grund der Angaben der Angehörigen, der Patient sei „wieder ganz wie früher", als defektfrei rubriziert. Im ganzen war jedoch wohl unser Maß-stab für die Beurteilung „defektfrei" nicht so streng, wie der mancher anderer Autoren, was schon aus unserer Bestimmung „ohne *sicher nachweisbaren* Defekt" hervorgeht. So wurde etwa ein sonst auch bei der Nachuntersuchung unauffälliger Fall, bei dem z. Z. der Klinikent-lassung der Verdacht auf eine Herabsetzung der affektiven Schwingungsfähigkeit geäußert wurde, noch als defektfrei gewertet. Wir verlangten den positiven Nachweis von eindeutigen Defektsymptomen, ein bloßer Verdacht genügte nicht für die Deklarierung einer Persönlich-keitsveränderung; wir supponierten also psychische Intaktheit und restitutio ad integrum, wo wir trotz genauem Suchen keine defektiven Symptome fanden. Es soll nicht unerwähnt bleiben — wir werden in der Kasuistik besonders darauf hinweisen —, daß auch unter den defekt-frei remittierten Schizophrenen bei späteren eingehenden Katamnesen in einzelnen Fällen ein *leichtester „Knick" im Sinne eines angedeuteten „neurasthenischen" Schwächezustandes* mit oft nur zeitweise vorhandenen körperlichen und vegetativen „nervösen" Beschwerden (z. B. Fall I, 25 der Kasuistik) faßbar wurde, doch dann gut kompensiert und nicht so ausgeprägt wie bei den als „leichter Defekt" gewerteten, unten beschriebenen „asthenischen Defekten".

Bei einer bestimmten Schizophrenieform, nämlich den formal dauernd oder jedenfalls relativ lange Zeit geordneten und nicht denkgestörten, meist später beginnenden chronischen paranoiden Formen mit absoluter Wahngewißheit ist man grundsätzlich im Unklaren, ob man von einem Defekt sprechen soll oder nicht. Ist die Unkorrigierbarkeit des Wahnes bei vorhan-dener Reflexion und Kritik Ausdruck einer Persönlichkeitsveränderung, die ihrem Wesen nach zum schizophrenen Defekt gehört (v. BAEYER), die wir bisher nicht beschreiben können, aber doch voraussetzen müssen (JASPERS)? Wir haben solche, in unserem Material nur 2mal vorkommende (Fall Nr. 30 und 35 der Tabelle I) besonnene paranoide Formen als defektfrei eingeordnet, weil zur Zeit der Encephalographie Zeichen eines schizophrenen Defektes im üblichen Sinne bei ihnen nicht faßbar waren, die Persönlichkeit außerhalb der wahnhaften Komplexe in jeder Hinsicht intakt und besonders das Gefühlsleben unversehrt erschien.

Die *2. Gruppe* (leichter Defekt, Remissionsgrad II) umfaßt die Schizophrenien, bei denen sich eindeutig Zeichen einer nicht sehr ausgeprägten, *leichten schizophrenen*

Persönlichkeitsveränderung bei der Klinikentlassung und der Nachuntersuchung fassen ließen. In sozialer Hinsicht bedeutet dieser Defektgrad eine weitgehende Restitution, die Patienten bleiben sozial brauchbar und werden meist wieder berufsfähig; in differenzierten Berufen allerdings ist nicht selten ein Berufswechsel notwendig.

Wir brauchen nicht besonders zu betonen und auszuführen, in welchem Ausmaß bei der sozialen Restitution und Wiedereingliederung *außerhalb* des Patienten liegende Faktoren eine Rolle spielen; daher kann die soziale Restitution als Maßstab für den psychischen Remissionsgrad nur von bedingtem Wert sein.

Man kann bei den mit leichtem Defekt remittierten Schizophreniefällen verschiedene Typen unterscheiden, so den mehr emotionalen von dem mehr antriebsmäßigen Defekt. Besonders hervorheben möchten wir außerhalb des Schubs nicht schizophren aussehende Fälle, die zur Zeit der Klinikentlassung nach Affektivität, Ausdruck, Kontakt und Aktivität intakt erscheinen und erst zuhause, im alten sozialen Milieu sich als deutlich persönlichkeitsverändert zu erkennen geben, wobei dann ein asthenisches Versagen oder eine blande, mit Körpersensationen verbundene Hypochondrie das Bild kennzeichnen. Diese von uns als „*asthenischer*" (bzw. „*asthenisch-leibhypochondrischer*") oder „*leibhypochondrischer*" *Defekt* bezeichneten Defekttypen sind nicht typisch schizophren, lassen oft die schizophrene Affektivität vermissen und sind ohne Kenntnis der Vorgeschichte häufig nicht als Schizophrenie bzw. als schizophrener Defekt diagnostizierbar; für ihre Erkennung und richtige Beurteilung erwiesen sich die katamnestischen Nachuntersuchungen als besonders wertvoll und unentbehrlich (s. auch S. 119ff.).

Bei den Fällen der *3. Gruppe* (Remissionsgrad III) liegt eine *stärkere schizophrene Persönlichkeitsveränderung* vor, die in allen Fällen ohne weiteres als erheblicher Defekt imponiert. Die Patienten sind hier sozial nur sehr bedingt brauchbar, in erlernten Berufen berufsunfähig, größtenteils invalide und fast ausnahmslos geschäftsunfähig. Nur unter günstigen Bedingungen ist ein Verbleib in der häuslichen Umgebung möglich, an und für sich sind sie durchweg anstaltsbedürftig und unfähig zu einer eigenen Lebensführung, wenn auch einzelne von ihnen völlig vereinsamt und weitgehend verwahrlost draußen als Sonderlinge ihr Leben fristen. Den „asthenischen" und den „(leib)hypochondrischen" Defekttypus gibt es auch — bei stärkerer Ausprägung — in dieser Gruppe.

In der *4. Gruppe* (Remissionsgrad IV) sind die in unserem Material sehr seltenen Fälle eines *schweren schizophrenen Zerfalls* enthalten, wie sie zur Begutachtung oder aus anderen Gründen vereinzelt von draußen kamen oder aber vorübergehend aus einer Anstalt in die Klinik verlegt wurden. Diese schweren Defektschizophrenen sind geschäftsunfähig, meist dauernd anstaltsbedürftig und sozial unbrauchbar; allerdings können sie, wenigstens zeitweise, zu einfachen mechanischen Arbeiten herangezogen werden.

Bevor wir mit der Darstellung der pneumencephalographischen Befunde an Hand der nach dem Remissionsgrad aufgestellten 4 Tabellen I—IV beginnen, sind einige *Erläuterungen zu den tabellarischen Zusammenstellungen* vorauszuschicken[1].

Bei dem Umfang des Materials ist eine einigermaßen erschöpfende und vollständige Darstellung der Befunde nicht möglich; wir mußten uns daher in den Tabellen auf die uns am wichtigsten erscheinenden Daten beschränken und auf manche Einzelheiten des klinischen und

---

[1] Siehe hierzu auch S. 24 ff.: „Beschreibung und Bewertung der pneumencephalographischen Befunde".

psychischen sowie des pneumencephalographischen Befundes verzichten. Als Krankheitsformen unterscheiden wir *4 Unterformen* (katatone, einfache, paranoide und leibhypochondrische Schizophrenie), die als Typen zu verstehen sind und zu denen ein Fall im Sinne des
„Nominatio fit a potiori" mehr oder weniger gerechnet werden kann; ist nämlich schon bei den
akuten initialen Psychosen eine Zuordnung zu dem einen oder anderen Verlaufstyp nicht immer
möglich, so wurde die Unterscheidung bei den längeren Verläufen noch schwieriger, da die einzelnen Formen auch beim gleichen Patienten ineinander übergehen, sich kombinieren und ablösen können. Solche Fälle mit „gemischten" Bildern und sonstige Schizophrenieverläufe, die
ohne Zwang nicht bei einer unserer 4 Formen unterzubringen waren, werden am Schluß der
Tabelle zusammengestellt. Innerhalb der 4 Unterformen sind die Fälle nach ihrer Verlaufsdauer geordnet.

Bei der *einfachen Schizophrenie* wird der *hebephrene Typus* in den Tabellen I—IV gesondert
angeführt; wir sprechen dann von einer Hebephrenie, wenn die einfache Form in der Jugend
auftritt und — nur pathoplastisch? — die charakteristischen Züge dieses Alters, das „Schnösel"-
oder „Flegel"-, „Backfisch"- oder „Gänschen"-Syndrom (KURT SCHNEIDER) zeigt. Selten
trifft man „hebephrene" Bilder auch bei *später* ausbrechenden Schizophrenien (in unserem
Material nur 1 Fall). *Einfache* Schizophrenien heißen wir die ohne akute und produktive Symptome langsam zu einer Persönlichkeitsveränderung führenden Formen, bei denen die Störungen der Affektivität, des Antriebs und des Denkens das Bild prägen. „*Paranoid*" heißen
alle produktiven, wahnhaften Formen, auch die akuten, mit anderen schizophrenen Erlebnissen
verbundenen, halluzinatorischen und oft verworrenen wahnhaften Zustände mit „fluktuierender
Wahnstimmung" (v. BAEYER), also nicht etwa nur die meist später beginnenden, äußerlich dauernd geordneten, chronischen paranoiden Formen mit systematischem, thematisch einheitlichem
und oft isoliertem Wahn („Paraphrenie"), die in unserem Material fast vollständig fehlen.   ·

Neben der klassischen, auf KRAEPELIN und E. BLEULER zurückgehenden Dreiteilung in die
Katatonie, einfache Schizophrenie (Schizophrenia simplex) und das Paranoid haben wir noch
eine weitere Unterform unterschieden, die später näher beschrieben wird (S. 237 ff.) und die
wir vorläufig als „*leibhypochondrische*" Schizophrenie bezeichnen. Es handelt sich dabei um
einen Krankheitstypus „hypochondrischen" Gepräges, bei dem abnorme Erlebnisse auf dem
Gebiet der Leibempfindungen im Vordergrund stehen.

In der Rubrik „*Krankheitsform und -verlauf*" wird nur dann besonders angegeben, um den
wievielten Schub es sich handelt, wenn die Schizophrenie bisher in anamnestisch klar abgrenzbaren Schüben mit folgenden mehr oder weniger weitgehenden Remissionen verlief; die in der
Tabelle nicht besonders gekennzeichneten Fälle verliefen mehr chronisch, wobei jedoch auch
hier akute Exacerbationen katatonen und paranoiden Gepräges vorkommen und maßgeblich
für die Zuordnung zu einer bestimmten Unterform sein können.

Im pneumencephalographischen Befund wird die Seitenventrikelgröße bei einem Seitenventrikelindex nach SCHIERSMANN über 4,7 als „*klein*" bezeichnet; außerdem wird eine ohne
weiteres auffällige ausgesprochene *Mikroventrikulie* als solche noch besonders gekennzeichnet.
In einigen Fällen fehlt der Seitenventrikelindex, da eine exakte Bestimmung infolge unvoll-
ständiger Darstellung der Cella media einer Seite nicht möglich war. Einige weitere encephalographische Einzelbefunde an den Seitenventrikeln werden in der Rubrik „*sonstige Befunde*"
nur dann angeführt, sofern die betreffenden Abschnitte der Seitenventrikel (Vorderhornpole,
Trigona) im Verhältnis zum übrigen Ventrikelsystem auffällige Veränderungen im Sinne der
Erweiterung zeigten. Bestimmte Veränderungen der Ventrikelwände am Dach der Seitenventrikel im Bereich der Vorderhörner und der Cella media, die sich pneumencephalographisch als
Furchen- oder Rillenbildungen, als kleinwellige oder mehr ausgestanzte Füllungsdefekte und
Aussparungen darstellen, werden mit einem in der angelsächsischen Literatur (DYKE u. DAVI-
DOFF) üblichen, nichts präjudizierenden Terminus als „*ribbing*" (wörtlich „Äderung") bezeichnet. Sie sind nach DYKE u. DAVIDOFF Ausdruck einer unregelmäßigen Entwicklung des Gehirns, nach LINDGREN Formvarianten ohne pathologische Bedeutung und durch Faserbündel
der Balkenquerstrahlung bedingt; nach anderen Autoren sind sie durch in das Hirnkammer-
lumen hineinragende Blutgefäße verursacht und werden als Hydrocephaluszeichen gewertet.

Von einer „*diffusen*" Vergröberung der *Hirnoberfläche* sprechen wir dann, wenn die frontale, parietale und temporale Region betroffen ist, während die occipitale Region, die sich so
gut wie niemals an der encephalographisch nachweisbaren Erweiterung der äußeren Liquorräume beteiligt, außer Betracht bleiben kann. Bei den *basalen Zisternen*, von denen nur die

Brücken- und Hirnschenkelzisterne ziemlich regelmäßig dargestellt waren, bleibt eine normale Größe unberücksichtigt und es wird nur eine — leichte oder mäßige — Erweiterung vermerkt.

Bei den 2mal innerhalb der gleichen Remissionsgradgruppe encephalographierten Fällen wurde das Ergebnis der *Wiederholungsencephalographie* in den Tabellen angeführt, jedoch bei der Auswertung *nicht* berücksichtigt; diese Befunde werden später gesondert besprochen. Hinsichtlich der in den Tabellen verwendeten *Abkürzungen* verweisen wir auf die der Tabelle I beigegebene Zeichenerklärung (s. S. 35 u. 39).

a) Das Encephalogramm bei Schizophrenien ohne nachweisbaren Defekt

Die Tabelle I umfaßt 46 defektfrei remittierte Schizophrenien. Wir finden darunter 13 katatone, 7 hebephrene, 18 paranoide, 4 leibhypochondrische und 4 Mischformen. Die Verlaufsdauer ist in der Mehrzahl der Fälle und besonders bei den Katatonien nur kurz und liegt unter einem Jahr; in 12 Fällen ist der Verlauf länger als 1 Jahr, in einigen Fällen mit langdauernden Intermissionen liegt der Krankheitsbeginn viele Jahre (bis zu 11 Jahren) zurück. Bei fast allen Kranken — bis auf 1 Fall — verlief die Psychose in Schüben, wobei es sich meist um den 1. (etwa 70% der Fälle), selten um den 2. Schub (etwa 30% der Fälle) handelt.

Zeichenerklärung der Tabellen I—VI

paran.	= paranoid
heb.	= hebephren
kat.	= kataton
leibhyp.	= leibhypochondrisch
simpl.	= Schizophrenia simplex
depr.	= depressiv
chr. schl.	= chronisch schleichend
prog.	= progredient
schubw.	= schubweise
halluz.	= halluzinatorisch
Mo.	= Monate
J.	= Jahre
Wo.	= Wochen
mi.	= mikroventrikulär
kl.	= kleine Seitenventrikel mit Seitenventrikelindex über 4,7
hy.	= hydrocephale Seitenventrikel mit Seitenventrikelindex unter 3,5
pl.	= plumpe Seitenventrikel mit Seitenventrikelindex unter 4,0
n.	= normal
(+)	= *leichte* Abstumpfung der Umschlagstellen bzw.
	= leichte Erweiterung der basalen Teile bzw.
	= leichte Vergröberung der Hirnoberflächenzeichnung bzw.
	= leichte Erweiterung der Basiszisternen
+	= *mäßiggradige* Abstumpfung der Umschlagstellen bzw.
	= mäßiggradige Erweiterung der basalen Teile bzw.
	= mäßiggradige Vergröberung der Hirnoberfläche bzw.
	= mäßiggradige Erweiterung der Basiszisternen
++	= *starke* Abstumpfung der Umschlagstellen bzw.
	= starke Erweiterung der basalen Teile bzw.
	= starke Vergröberung der Hirnoberflächenzeichnung bzw.
	= starke Erweiterung der Basiszisternen
bds.	= beiderseits
re. >	= *mäßiggradige* Seitendifferenz der Seitenventrikel zugunsten des rechten
bzw. li. >	bzw. linken Seitenventrikels

3*

Tabelle I. *Defektfrei remittierte Schizophrenien (Remissionsgrad I)*

Lfd. Nr.	Name	Alter	Krankheitsform und -verlauf	Verlaufs-dauer	Größe (SV-Index)	Form		Seiten-differenz	Sonstige Befunde	3.Ventrikel (Weite)	Hirn-oberfläche	Basiszisternen und sonstige Besonderheiten
						Laterale Umschlag-stellen	Basale Teile					
1	Heinz W.	24	kataton, 1. Schub	3 Wo.	n. (4,28)	n.	(+) bds.		VHP	7	n.	(+) i.p.
2	Paula N.	46	maniform-kataton, 1. Schub	3 Wo.	n. (4,35)	n.	n.	re. >	(+) li. ribbing (+)	7	(+) fro.	+ p.
3	Jakob M.	29	kataton, 1. Schub	1 Mo.	n. (4,67)	n.	(+) bds.			n.(5)	(+) fro.	(+) p.
4	Manfred S.	23	kataton, 1. Schub	2 Mo.	n. (4,28)	n.	(+) bds.			7,5	n.	+ p. und i.p.
5	Durward B.	33	kataton, 1. Schub	3 Mo.	n. (4,30)	(+) re.	(+) re.	re. >		6	(+) fro	(+)
6	Karl-H. R.	16	kataton, 1. Schub	3 Mo.	n. (4,55)	n.	noch n.			4,5	n.	(+) p.
7	Johannes H.	33	kataton, 1. Schub	3 Mo.	n. (4,60)	(+) li.	(+) bds.			7	n.	
8	Herbert K.	26	kataton (-depressiv), 1. Schub	3 Mo.	n. (4,10)	(+) li.	n.	li. >		7	n.	
9	Pirmin L.	20	(sub-)kataton, 1. Schub	4 Mo.	mi. (5,50)	n.	n.	li. >		n.	n. feinstr.	(+) i.p.
				6 Mo.	mi. (5,40)	n.	n.	li. >		n.	n.	(+) i.p.
10	Ernst H.	34	kataton, 2.—3. Schub	6 Mo.	kl. (5,04)	n.	n.			n.	(+) fro.	
11	Frieda K.	42	kataton, 2.—3. Schub	1 J.	n. (4,02)	(+) bds.	(+) bds.			7	(+) diff.	(+)
12	Elfriede H.	36	kataton, 2. Schub	3 J.	mi. (5,06)	n.	n.			5,5	(+) fro.-pol.	
13	Anneliese V.	30	(maniform-)kataton, 2. Schub ?	3 J.	kl. (4,80)	n.	n.			n.(3,5)	(+) diff., + fro.-pol.	(+) p.
14	Karl H.	19	hebephren, 1. Schub	4 Wo.	mi. (5,02)	n.	(+) bds.		ribbing(+)	n.(4,5)	n. feinstr.	(+) p.
15	Ruthild H.	16	hebephren, 2. Schub	5 Mo.	n. (4,51)	n.	n.			n.(5)	n.	
16	Helmut B.	19	hebephren, 1. Schub	5 Mo.	n. (4,21)	n.	(+) re.	re. >		n.(4)	n.	(+)
				7 Mo.	n. (4,20)	n.	(+) re.	re. >		n.(4)	n.	
17	Alfred G.	15	hebephren, 1. Schub	6 Mo.	n.	n.	n.		VHP (+) bds.	∅	n.	(+) p.

18	Valentin M.	20	hebephren, 1. Schub	6 Mo.	n. (4,62)	(+) li.	n.			n.(5)	(+) fro.	
19	Werner S.	13	hebephren, 1. Schub	1 J.	kl. (4,86)	n.	n.			7	n.	(+) p.
20	Christa H.	22	hebephren, 2. Schub	5 J.	n. (4,54)	(+) bds.	(+) li.			6,5	n.	
21	Elisabeth W.	40	paranoid (-halluz.) 1. Schub	10 Tg.	n. (4,66)	n.	(+) bds.		ribbing +	n.(5)	n.	
22	Günther Z.	16	paranoid, 1. Schub	4 Wo.	n.	(+) re.	(+) re.	re. >		n.	n.	
23	Werner H.	32	paranoid, 1. Schub	1,5 Mo.	n. (4,20)	(+) li.	(+) li.	li. >		8	(+) diff.	(+)
24	Rudolf H.	41	paranoid, 1. Schub	2 Mo.	n. (4,57)	n.	(+) re.	re. >		6,5	(+) fro. u. par.	
25	Siegfried W.	38	paranoid, 1. Schub	2 Mo.	n. (4,20)	(+) re.	+ re.	re. >		8,5	n.	
26	Erwin D.	28	paranoid, 1. Schub	3 Mo.	n. (4,10)	(+) bds.	n.			7	n.	
27	Konrad H.	43	(depressiv-)paranoid, 1. Schub	4 Mo.	n. (4,23)	n.	(+) bds.		VHP (+) bds.	8	n.	
28	Hans E.	48	paranoid, 1. Schub	4 Mo.	kl. (4,75)	(+) bds.	(+) bds.			n.	(+) fro. u. par. vereinz.	
29	Herbert N.	33	(depressiv-)paranoid, 2. Schub	6 Mo.	n.	(+) bds.	(+) bds.	li. >		7	∅	(+) substent. L.
30	Walter S.	35	paranoid, 1. Schub	7 Mo.	n. (4,67)	n.	(+) re.	re. >		n.(5)	(+) diff.	(+)
31	Rudolf O.	33	paranoid, 1. Schub	8 Mo.	n. (4,10)	(+) re.	(+) re.	re. >		8	n.	(+)
32	Rudolf G.	17	paranoid, 1. Schub	1,5 J.	n. (gracil)	n.	n.			n.(5)	n.	(+) p.
33	Cornelius B.	33	paranoid, 2. Schub	2 J.	n.	n.	n.			n.	(+) fro.	(+) p.
34	Eberhard B.	27	paranoid, 2. Schub	2 J.	n. (4,30)	(+) re.	(+) re.	re. >	VHP (+) re.	6	(+) fro.	
				3,5 J.	n. (4,10)	(+) re.	(+) re.	re. >	VHP (+) re.	6	(+) fro.	
35	Josef R.	22	paranoid, ohne akuten Beginn	2—3 J. ?	kl. (4,73)	n.	n.			n.	n.	
36	Heinrich F.	33	paranoid (-halluz.), 2. Schub	3 J.	n. (4,43)	(+) li.	n.		Trigona (+) bds.	7—8	n.	(+) p.
37	Helmut W.	32	paranoid, 2. Schub	6 J.	n.	n.	n.			6,5	n.	(+)
38	Arthur R.	43	paranoid, 2. Schub	11 J.	n. (4,30)	++ li.	+ li.	li. ≫		6,5	n.	

Tabelle I *(Fortsetzung). Defektfrei remittierte Schizophrenien (Remissionsgrad I)*

Lfd. Nr.	Name	Al-ter	Krankheitsform und -verlauf	Verlaufs-dauer	Seitenventrikel					3.Ven-trikel (Weite)	Subarachnoidealraum	
					Größe (SV-Index)	Form		Seiten-differenz	Sonstige Befunde		Hirn-oberfläche	Basis-zisternen und sonstige Besonder-heiten
						Laterale Umschlag-stellen	Basale Teile					
39	Herbert B.	21	leibhyp., 1. Schub	2 Mo.	n. (4,50)	n.	(+) bds.			8	n.	(+) p.
40	Herbert P.	31	leibhyp., 1. Schub (noch akut)	3 Mo.	n. (4,41)	(+) bds.	(+) re.	re. >		6	n.	
41	Friedrich B.	23	leibhyp., noch akut	1 J.	n. (4,18)	n.	noch n.			n. (5 bis 5,5)	noch n.	(+) s. corp. call. supt. L.
42	Karl O.	42	leibhyp., 2. Schub	6 J.	n. (4,04)	+ bds.	(+) bds.			10	(+) fro.	
43	Franz M.	30	paranoid-leibhyp., 1. Schub	5 Wo.	n. (4,69)	noch n.	(+) bds.		ribbing (+)	8	n.	
				7 Mo.	n. (4,69)	(+) li.	(+) bds.		ribbing (+)	8	n.	
44	Günther K.	22	hebephren-paranoid, 1. Schub	2 Mo.	n. (4,64)	n.	(+) re.	re. >	VHP (+) re.	n.	n.	+ p.
45	Karl G.	33	paranoid-leibhyp., 1. Schub	6 Mo.	n. (4,61)	(+) li.	n.			6	n.	+ p.
46	Alois M.	27	paranoid-kataton, 2. Schub	26 Mo.	kl. (4,75)	(+) li.	(+) li.	li. >	VHP (+) li.	5	n.	

re. ≫   = *hochgradige* Seitendifferenz der Seitenventrikel zugunsten des rechten
bzw. li. ≫   bzw. linken Seitenventrikels

VHP   = Vorderhornpole
Trig.   = Trigona

rostral >   = Verplumpung bzw. Abstumpfung rostral stärker als caudal

p.   = cisterna pontis
i. p.   = cisterna interpeduncularis
dg.   = durchgehend
subtent. L.   = subtentorielle Luftansammlung
c. corp. call. = cisterna corporis callosi
amb.   = cisterna ambiens
vereinz.   = vereinzelt
sow. dargest. = soweit dargestellt
diff.   = diffuse Vergröberung der Oberflächenzeichnung (frontal, parietal und
              temporal)
fro.   = frontal
par.   = parietal
temp.   = temporal
fro.-pol.   = fronto-polar

Wir geben an Hand der Tabelle I eine zusammenfassende Beschreibung der encephalographischen Veränderungen an den einzelnen Hirnteilen.

Die Seitenventrikel

Das Pneumencephalogramm zeigt am Ventrikelsystem unserer defektfrei remittierten Schizophreniefälle in *keinem* Fall einen Hydrocephalus internus oder eine allgemeine Verplumpung; der Seitenventrikelindex nach SCHIERSMANN liegt in allen Fällen über 4,0. Eine Erweiterung des Ventrikelsystems im ganzen war also stets auszuschließen.

Von den 46 Fällen zeigen 29 Fälle leichte und 3 Fälle stärkere („mäßiggradige" bzw. „starke") Formveränderungen an den lateralen Umschlagstellen oder an den basalen Abschnitten der Seitenventrikel isoliert oder sowohl hier wie dort; 14 Fälle sind völlig frei von Formveränderungen an den Seitenventrikeln. In 15 von den 32 Fällen mit Formveränderungen ist die Abstumpfung der Umschlagstellen mit einer Erweiterung der basalen Teile kombiniert, während in 17 Fällen die Formveränderungen die lateralen Umschlagstellen bzw. die basalen Teile allein betreffen.

Eine mäßiggradige *Seitendifferenz der Seitenventrikel* fand sich in 5 Fällen zugunsten des linken, in 11 Fällen zugunsten des rechten Seitenventrikels; eine hochgradige Ventrikelasymmetrie bestand nur in 1 Fall.

An sonstigen Befunden an den Seitenventrikeln ist das Vorkommen eines ausgeprägten „ribbing" (Balkenquerstrahlung) am Ventrikeldach in 4 Fällen, und zwar meist bei relativ kleinen Ventrikeln, zu erwähnen. Außergewöhnlich *kleine Seitenventrikel* mit einem Seitenventrikelindex über 4,7 finden sich in 9 Fällen, solche mit einem Seitenventrikelindex zwischen 4,5 und 4,69 in 13 Fällen.

Der 3. Ventrikel

Weite und Form der 3. Hirnkammer waren in insgesamt 20 Fällen (von 46) nicht pathologisch verändert, wobei in 9 Fällen der Querdurchmesser zwischen

5 und 5,9 mm lag (Grenzbefund). In 18 Fällen bestand eine *leichte Erweiterung* des 3. Ventrikels (6—7,9 mm); in 6 Fällen war der 3. Ventrikel *mäßig* (8—9,9 mm), in 1 Fall *erheblich* (10—11,9 mm) erweitert; in 1 weiteren Fall war er nicht dargestellt.

Bei den Fällen mit erweitertem 3. Ventrikel ist seine *Form* in etwa einem Drittel der dann fast immer nur eine leichte Erweiterung zeigenden Fälle *tropfen- oder birnenförmig* mit mehr der Basis zu gelegenem größtem Querdurchmesser, in den übrigen Fällen — wobei dann der Anteil der Fälle mit stärkerer Erweiterung (Weite 8—10 mm) größer wird — ist die 3. Hirnkammer mehr *spindelförmig, längsoval oder in ganzer Höhe gleichmäßig erweitert.*

Die äußeren Liquorräume

Eine *leichte* Vergröberung der Furchenzeichnung an der *Hirnoberfläche* besteht in 15 Fällen, davon in 9 Fällen im Bereich des Stirnhirns, in 2 Fällen im Bereich des Stirn- und Scheitelhirnes; in 4 Fällen war die leicht vergröberte Oberflächendarstellung über allen Hirnregionen (frontal, parietal und temporal) zu erkennen, dabei in 1 Fall frontopolar betont. Die *basalen Zisternen* bieten in 21 Fällen eine leichte, in 4 Fällen eine mäßige Erweiterung. Als sicher pathologisch gewertete Befunde im Bereich der äußeren Liquorräume fehlen also in der Remissionsgradgruppe I vollständig.

Eine zusammenfassende Übersicht der wichtigsten pneumencephalographischen Veränderungen bei defektfrei remittierter Schizophrenie gibt die Tabelle 4.

Tabelle 4. *Pneumencephalographische Veränderungen bei defektfrei remittierter Schizophrenie*[1]

| Zahl der Fälle | Seitenventrikel | | | 3. Ventrikel | | Subarach-noidealraum |
| | plump (SVI unter 4,0) | Formveränderungen an lat. Umschlagstellen oder bas. Teilen bei Fällen mit SVI über 4,0 | | leichte Erweiterung | mäßige bis erhebl. Erweiterung | leichte Vergröberung |
		leicht	mäßig bis stark			
46	—	29	**3**	18	7	15

Kasuistik

Wir werden im kasuistischen Teil aus dem Gesamtmaterial der 4 Remissionsgradgruppen jeweils einige Fälle herausgreifen und in ihren klinisch-psychopathologischen Daten unter Hinzufügung des pneumencephalographischen Bildes summarisch beschreiben; die pneumencephalographischen Daten sind samt einigen klinischen Angaben (Name, Alter, Krankheitsform, Verlaufsdauer) den tabellarischen Zusammenstellungen I—IV zu entnehmen.

Aus Raumgründen mußten wir uns auf die Reproduktion der Aufnahme in Hinterhauptlage bei antero-posteriorem Strahlengang (sagittales Vorderhornbild), welche für die Darstellung der inneren Liquorräume am aufschlußreichsten ist, beschränken, während die dazugehörige, das sagittale Bild ergänzende Aufnahme in Hinterhauptlage bei horizontalem Strahlengang („horizontales Vorderhornbild", „Profilbild") nicht wiedergegeben werden kann. Selbstverständlich sind für die Beurteilung eines Pneumencephalogramms jeweils Aufnahmen

---

[1] Sicher pathologische Befunde sind durch Fettdruck hervorgehoben.

in 2 Ebenen (als sich ergänzendes „Bildpaar") heranzuziehen und neben den beiden Aufnahmen in Hinterhauptlage 2 weitere Aufnahmen in Stirnlage (bei postero-anteriorem und bei horizontalem Strahlengang) sowie 2 Übersichtsaufnahmen in Seitenlage (mit Anliegen der linken bzw. der rechten Schädelseite) zugrunde zu legen. In allen unseren Pneumographien wurden diese 6 Standardaufnahmen regelmäßig angefertigt und bei der Abfassung des Befundes berücksichtigt. Die a.p.-Aufnahme ist für die Beurteilung des Ventrikelsystems ohne Zweifel die wichtigste Projektion, da die Seitenventrikel in ihren vorderen Abschnitten nach Größe und Form am wenigsten individuellen Schwankungen unterliegen und außerdem der 3. Ventrikel nur auf dieser Aufnahme in seiner Weite und Form zur Darstellung gelangt.

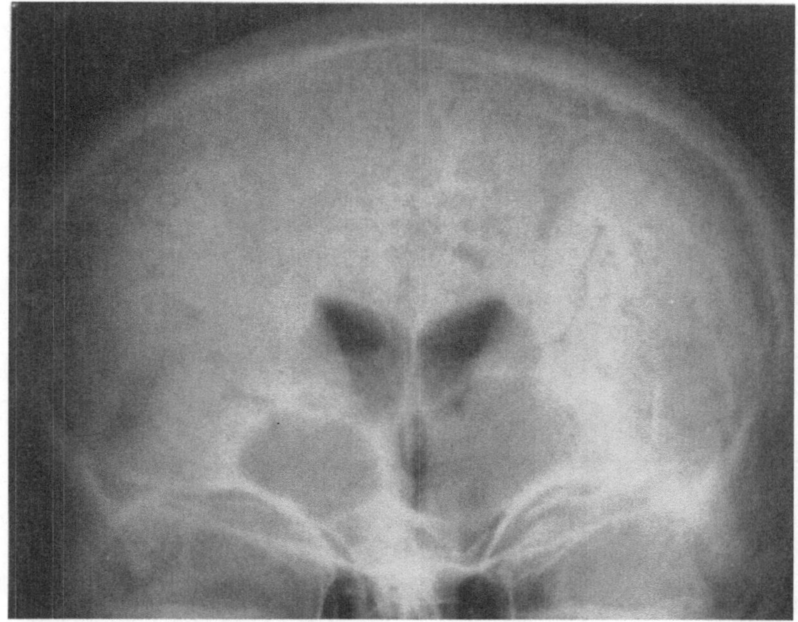

Abb. 1

Fall I, 1[1]: 24jähriger Landwirt. Guter Schüler, fleißig und tüchtig. Seit 3 Wochen (April 1954) lust- und interesselos, Müdigkeit, anfallsartige Kopfschmerzen, „Luftnot"- und Spannungsgefühl. Selbsterlebte Veränderung, fern, eher apathisch als depressiv trotz angstvoller innerer Unruhe.

Das *Encephalogramm* (s. Abb. 1 und Tabelle I, 1[1]) liegt im Bereich der Norm. Nach wenigen Elektroschocks subjektiv frei, aufgeschlossen und gut kontaktfähig, keine Defektsymptome. Bei einer späteren Aufnahme (Herbst 1955) erstmals schizophrene Erlebnissymptome, u. a. akustische Halluzinationen und Wahnwahrnehmungen; auch jetzt defektfreie Remission.

Fall I, 2: 46jährige, präpsychotisch unauffällige Hausfrau, bei der erstmals mit 46 Jahren (März 1955) ein schizophrener Schub maniform-katatonen Gepräges auftritt. Hier hochgradig kataton erregt, inkohärent, wirr, muß isoliert werden.

Das *Encephalogramm* zeigt keine sicher pathologischen Veränderungen (s. Abb. 2 und Tabelle I, 2). Etwa 2 Monate nach Beginn vollständige Remission. Die Patientin blieb bis heute (März 1955) gesund, versieht ihren Haushalt und ist nach den Angehörigen unverändert gegenüber früher; psychopathologisch sind keine Defektsymptome nachweisbar.

Fall I, 12: 36jährige syntone Hausfrau (Abiturientin), bei der mit 33 Jahren ein erlebnisreaktiv ausgelöster, nur wenige Tage anhaltender und spontan abklingender Zustand kata-

---

[1] Die Bezeichnung der Fälle erfolgt entsprechend der fortlaufenden Nummer in den jeder Gruppe vorangestellten Tabellen I—IV. Fall I, 1 bedeutet also: Fall Nr. 1 der Tabelle I (defektfreie Schizophrenie); Fall II, 24: Fall Nr. 24 der Tabelle II (leichte Defektschizophrenie).

toniformer Erregung auftrat. Jetzt (Juni 1951) seit 3 Monaten in zeitlichem Anschluß an ein subjektiv gewichtiges Erlebnis (Untreue des Mannes) körperliche Mißempfindungen wie Elektrisierungssensationen, Bandkopfschmerzen bis 17.00 Uhr (s. S. 179ff.); Steifwerden und „automatische" Streckung der Finger, weiter Anfälle von Herzklopfen mit Angst, starke Gewichtszunahme und Hypertonie (s.S. 218ff.). Hier wirkt die Patientin zeitweise „massiv demonstrativ"; zeigt komplexe Hyperkinesen und Bewegungsstereotypien wie Wälzen, Strampeln, Kratzen, Reiben, „bizarre Verrenkungen"; später Bild einer katatonen Erregung mit zahlreichen schizophrenen Formalsymptomen wie optische und akustische Halluzinationen, leibliche Beeinflussungserlebnisse, Störungen des Icherlebnisses. Dazwischen „vernünftige", luzide Intervalle.

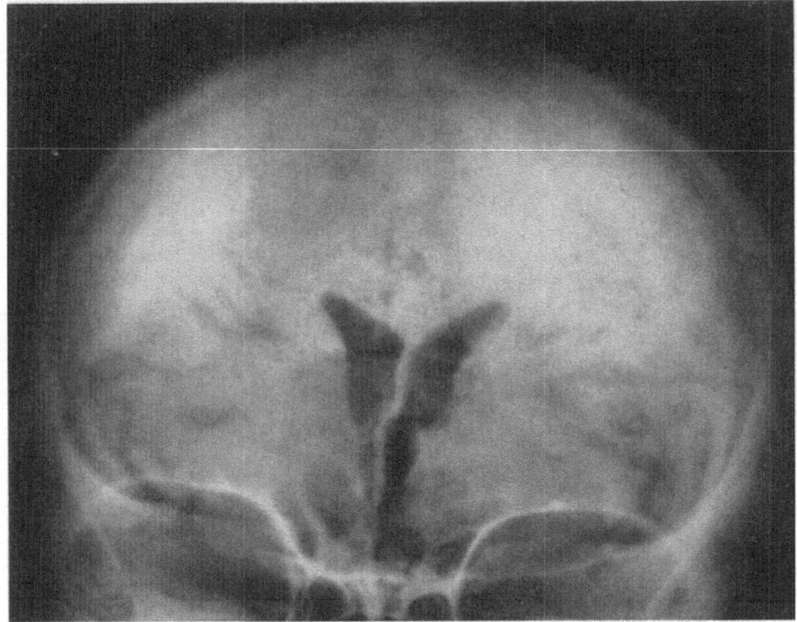

Abb. 2

Das *Encephalogramm* zeigt bei einem sehr kleinen Ventrikelsystem keine sicher pathologischen Veränderungen (s. Abb. 3 und Tabelle I, 12). Bei der Entlassung „völlige Remission", ruhig, geordnet. Katamnestische *Nachuntersuchungen* 1952 und 1955 ergeben anhaltendes Wohlbefinden; die Patientin war nicht mehr in Behandlung und zeigt auch jetzt keine Auffälligkeiten in Affektivität und Antriebsverhalten.

Fall I, 15: 16jähriges Mädchen, das seit der Schulentlassung im elterlichen Haushalt mithilft; seit je „nervös und zappelig", immer zurückhaltend und gehemmt. Vor 5 Monaten kurzdauernder, ängstlich gefärbter substuporöser Zustand mit akustischen und optischen Halluzinationen. Jetzt[1] (Nov. 1952) Beginn mit Kopfschmerzen und Erbrechen, dann hebephrenes Bild, wirkt läppisch und maniert, affektiv leer und stumpf, dabei inkohärent und zeitweise erregt.

Normales *Encephalogramm* (s. Abb. 4 und Tabelle I, 15). Nach 13 Elektroschocks keine wesentliche Besserung, die Patientin erscheint weiterhin „leer und substanzlos, läppisch, maniert, zerfahren und stundenlang untätig" und wird als Defektzustand mit „äußerst ungünstiger Prognose" versuchsweise nach Hause entlassen (Jan. 1953). Eine *Nachuntersuchung* nach 2 Jahren (Januar 1955) ergibt überraschenderweise keine psychischen Auffälligkeiten, die als schizophrene Defektsymptome gewertet werden könnten. Wie die Mutter berichtet, verschwand nach der Entlassung allmählich das „Unnatürliche und Komische" vollständig, die

---

[1] Bezieht sich ebenso wie das Lebensalter stets auf den Zeitpunkt der (ersten) Encephalographie!

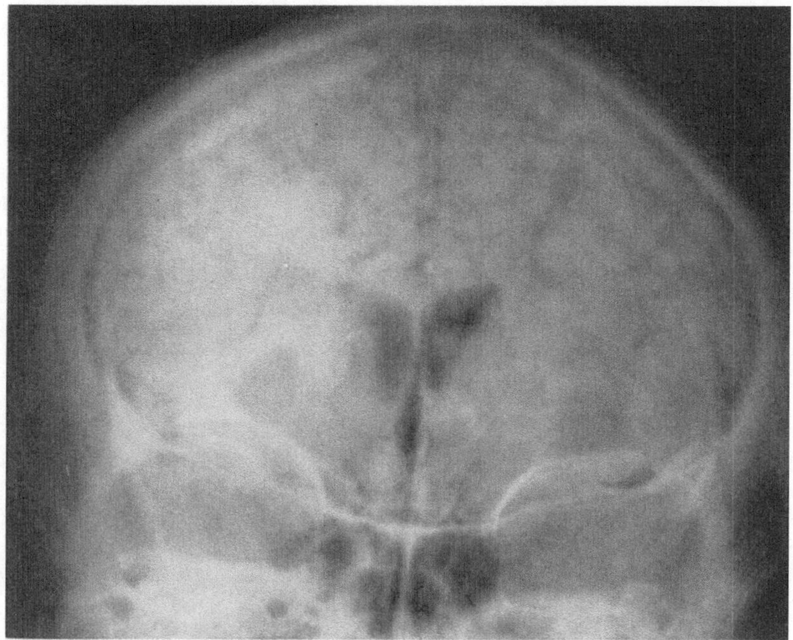

Abb. 3

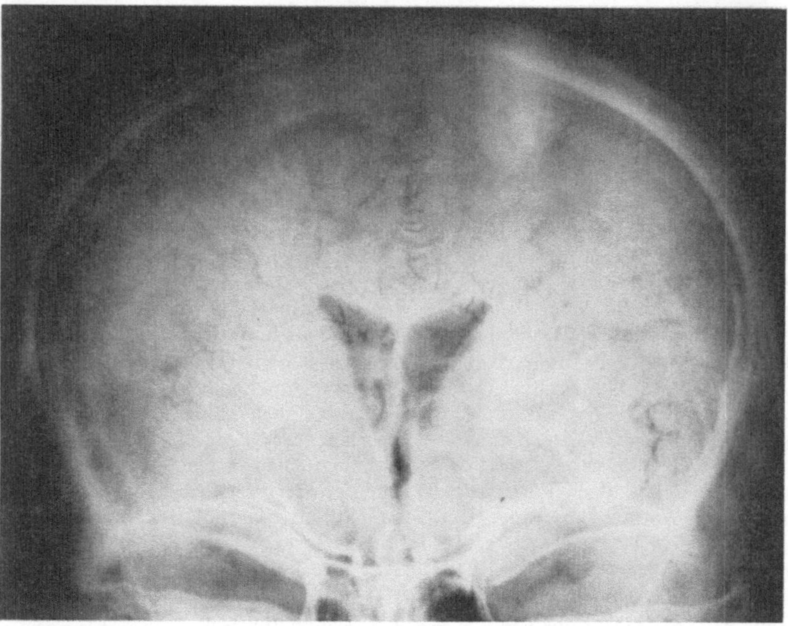

Abb. 4

Patientin arbeitet wieder wie zuvor regelmäßig bei den Eltern, erwies sich in der ganzen Zeit als sehr zuverlässig und umsichtig; die Patientin habe sich eher zu ihrem Vorteil verändert, gehe jetzt mehr aus sich heraus als früher. Subjektiv beschwerdefrei; bei der Exploration

nuanciert und natürlich schwingungsfähig, frisch und spontan, gute emotionale Kontaktfähigkeit, nachdem eine anfängliche Befangenheit überwunden ist.

Fall I, 18: 20jähriger Schreinergeselle mit familiärer schizophrener Belastung. Seit 6 Monaten (Herbst 1952) psychische Veränderung mit akustischen Halluzinationen und Bedeutungserlebnissen; hier hebephrenes Bild mit läppischer Heiterkeit und distanzloser Flegelhaftigkeit;
überheblich-großsprecherisch, sorglos-gleichgültig.

Encephalogramm ohne sicher pathologischen Befund (s. Abb. 5 und Tabelle I, 18). Nach
8 Elektroschocks noch „umtriebig und flegelhaft, läppisch", Verlegung in Heilanstalt. Dort
gespannt und zerfahren; nach einer Insulinbehandlung (60 Comata) „sehr gute vollständige

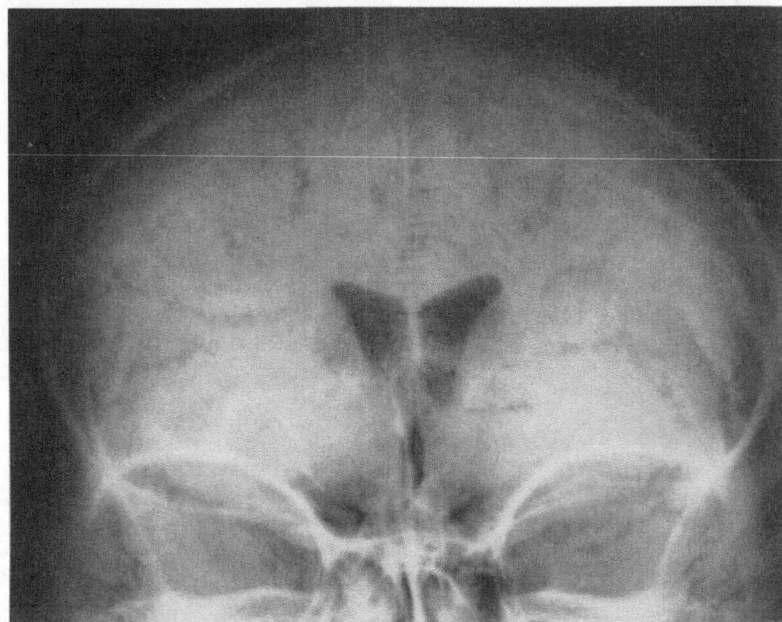

Abb. 5

Remission", wird bei anhaltend günstigem Zustand voll arbeitsfähig nach Hause entlassen
(August 1953). *Katamnese* im Februar 1955: Der Patient stand inzwischen nicht mehr in
ärztlicher Behandlung, hat regelmäßig in seinem Beruf als Schreiner gearbeitet, ist subjektiv
beschwerdefrei; objektiv kein Anhalt für eine schizophrene affektive oder antriebsmäßige
Veränderung, reagiert lebhaft, gefühlswarm und ist gut kontaktfähig.

Fall I, 25: 38jähriger Arbeiter. Seit 2 Monaten Schlaf- und Appetitstörung, nächtliche
Sterbeangst in Verbindung mit Körpersensationen, zunehmendes Paranoidwerden, zuerst
„ganz allgemein", dann gegen die Arbeitskollegen und schließlich gegen die Frau. Zahlreiche
Wahneinfälle und Wahnwahrnehmungen, körperlich stark „vegetativ stigmatisiert".

Das *Encephalogramm* zeigt eine schon als pathologisch zu wertende Erweiterung des 3. Ventrikels neben mäßiggradigen Formveränderungen am rechten Seitenventrikel (s. Abb. 6 und
Tabelle I, 25). Spontane Besserung, doch Verdacht auf Dissimulation, vorzeitige Entlassung
im Dezember 1953. Eine *Katamnese* 1½ Jahre später findet den Patienten voll arbeitsfähig
und ohne sichere Defektsymptome. Auffällig ist nur, daß er auch nach der Klinikentlassung
gelegentlich über verschiedenartige, meist nur kurze Zeit anhaltende körperliche Beschwerden
zu klagen hat: Herzsensationen, Luftnotgefühl, „Beklemmungen"; zeitweise Schlafstörungen
und vom Arzt festgestellte Blutdruckerhöhung (s. S. 222 ff.).

Fall I, 26: 28jähriger Patient, präpsychotisch selbstunsicher, gehemmt und stimmungs-
labil. Seit Mai 1954 Kopfschmerzen, Müdigkeitsgefühl, Schlaflosigkeit. Innerlich unruhig, unschlüssig-ratlos, vage Verfolgungsstimmung, Wahnwahrnehmungen. Schwankt zwischen Kritik
und wahnhafter Überzeugung.

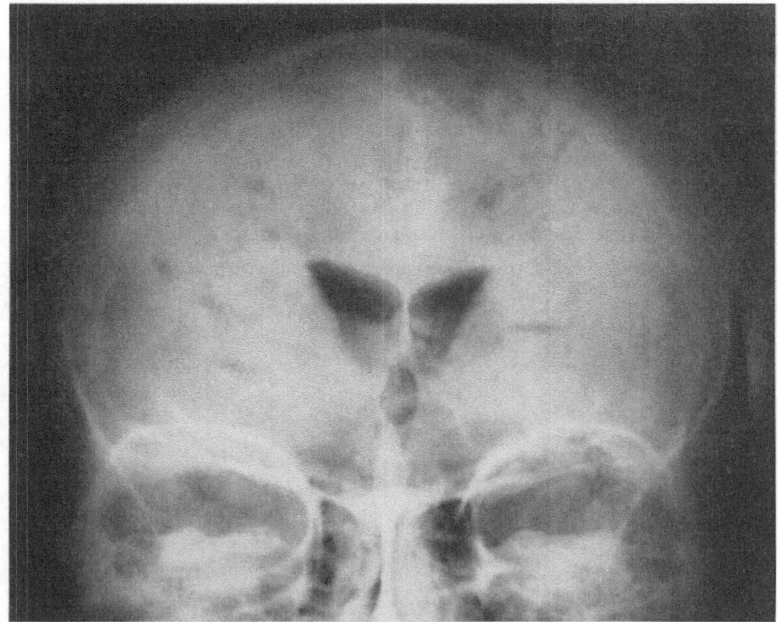

Abb. 6

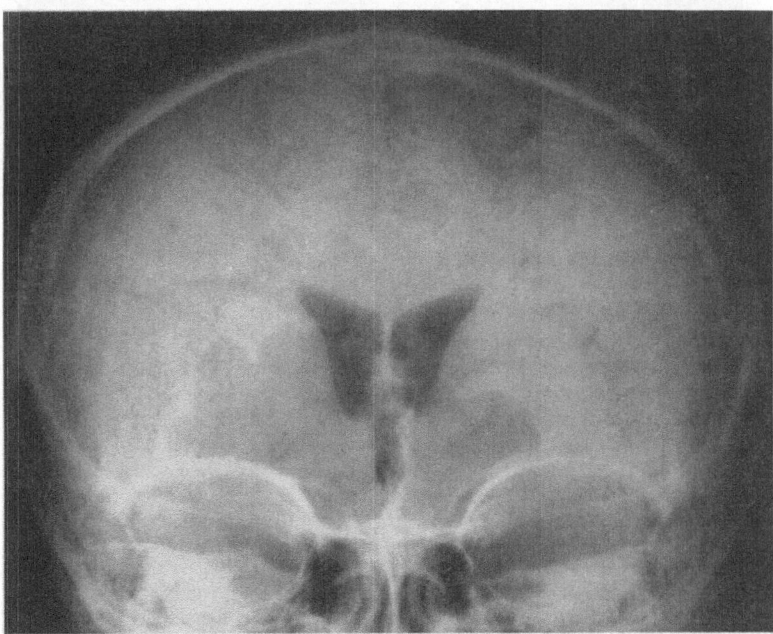

Abb. 7

Im *Encephalogramm* keine sicher pathologischen Veränderungen (s. Abb. 7 und Tabelle I, 26). Nach 6 Elektroschockbehandlungen völlig frei, gut kontaktfähig, keine Defektsymptome faßbar. Die Remission erweist sich bei einer *Katamnese* nach ½ Jahr als dauerhaft.

Fall I, 30: 35 jähriger Facharbeiter, der seit November 1952 über mannigfache körperliche Beschwerden zu klagen hat, u. a. brennende Sensationen über dem Herz und „rheumatische" Schmerzen bei allgemeinem Müdigkeitsgefühl; schon seit 1 Jahr starke Gewichtszunahme. Im Dezember 1952 4 Elektrokrämpfe in Heilanstalt. Hier (Mai 1953) paranoid-halluzinatorische Schizophrenie mit leiblichen Beeinflussungserlebnissen, Stimmenhören, Gedankenausbreitung, Vergiftungsangst; formal geordnet.

Encephalogramm ohne pathologische Veränderung (s. Abb. 8 und Tabelle I, 30). Bei der Entlassung ist der Patient noch nicht völlig frei von psychotischen Erlebnissen; er wird im Krankenblatt als „warm und kontaktnah, gemütlich ansprechbar, affektiv sehr nahe, auf-

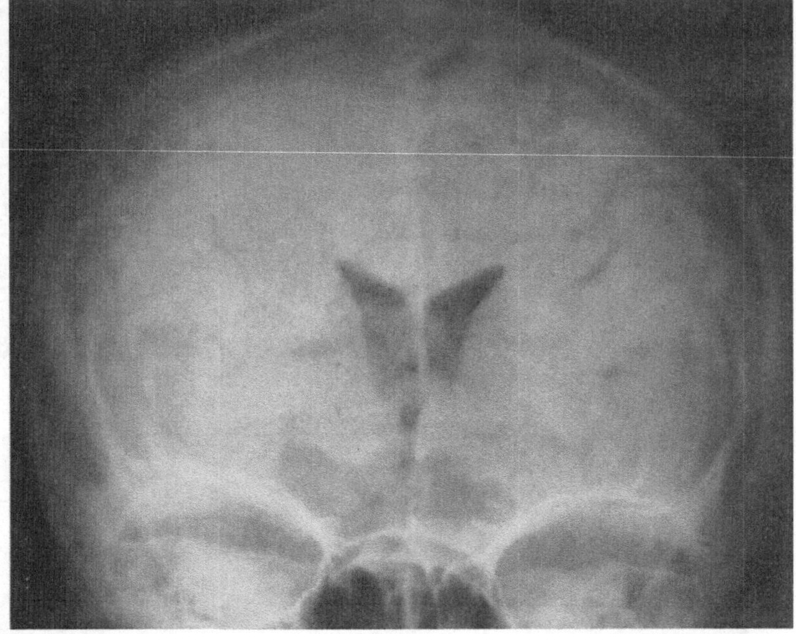

Abb. 8

geschlossen und zugewandt" beschrieben. Auch bei der *Nachuntersuchung* nach ½ Jahr lassen sich keine Defektsymptome nachweisen.

Fall I, 39: 21 jähriger kaufmännischer Angestellter. Seit April 1954 „hypochondrisch gefärbte Herz- und Magenbeschwerden", Herzanfälle mit raschem Puls und Angst, sterben zu müssen, „Ziehen im Kopf", ziehende Sensationen „vom Herz zum Gehirn", Gefühl „gar nicht atmen zu müssen", der Körper sei „so leer" und andere Leibsensationen. Diagnostisch (stationäre Aufnahme im April 1954) wird zunächst eine selbstunsicher-asthenische Psychopathie mit hypochondrischer Einstellung angenommen. Unter der Beobachtung Umschlag der Affektivität ins Psychotische, Auftreten schizophrener Erlebnisweisen wie Wahnwahrnehmungen, leibliche Beeinflussungserlebnisse, akustische Halluzinationen; Phasen angstvoller Erregung wechseln mit „hebephrenen" Episoden, während der der Patient flegelhaft-schlaksig erscheint. Während der „Herzanfälle" läßt sich eine Tachykardie (100—110) nachweisen.

Im *Encephalogramm* findet sich eine mäßige Erweiterung des 3. Ventrikels bei sonst normalen Verhältnissen (s. Abb. 9 und Tabelle I, 39). Nach 8 Elektroschocks noch sehr labil, voller Hypochondrismen, ähnliches Bild wie bei der Aufnahme, das die Diagnose „hic et nunc" nicht ermöglichen würde. Bei der Entlassung (Juni 1954) wird die Prognose als nicht sehr günstig beurteilt. Bei einer *Nachuntersuchung* im Januar 1955 bietet der Patient keine psychischen Auffälligkeiten und fühlt sich beschwerdefrei, die körperlichen Mißempfindungen und hypochondrischen Ängste sind verschwunden; ein Persönlichkeitsdefekt ist nicht zu erkennen.

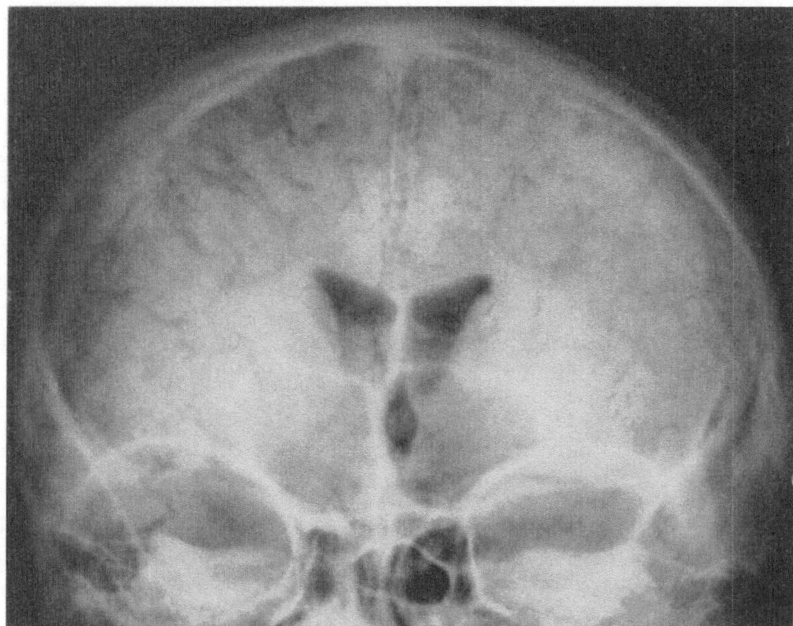

Abb. 9

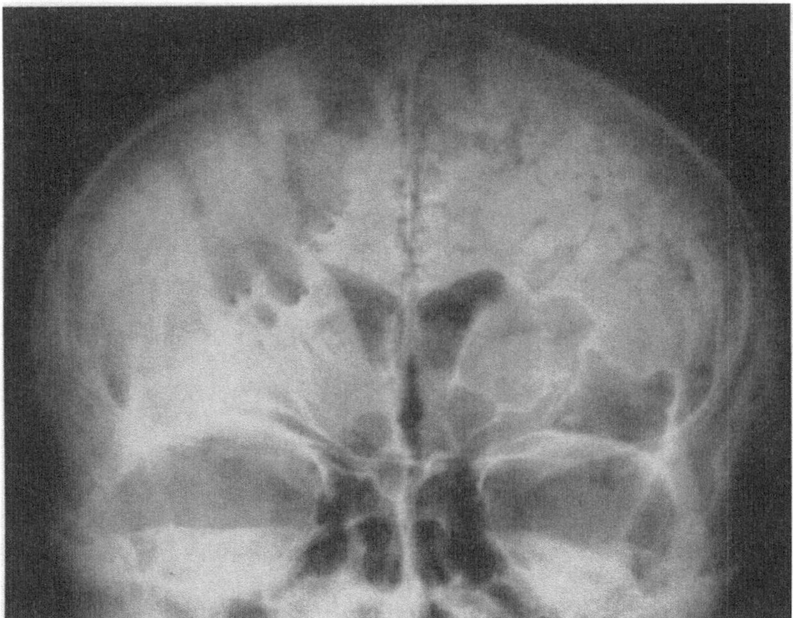

Abb. 10

Fall I, 45: 33 jähriger Arbeiter, familiäre Belastung mit Schizophrenie. Seit 6 Monaten zunehmend paranoid, vielfältige Körpersensationen, hypochondrischer Wahn (unheilbar krank zu sein) Eigenbeziehungen und Personenverkennungen. *Hier* (Mai 1954) in kurzen Zeiträumen stark und oft schlagartig wechselndes Bild; auch hier immer wieder Tage, in denen er völlig beschwerdefrei ist und unpsychotisch wirkt, sachlich und anschaulich berichtet; zeitweise hoffnungslos verzweifelt und suicidal; später Bild einer rechthaberischen, matt-fanatischen, unbeeinflußbaren Hypochondrie, die sich nichts sagen läßt und kaum hinhört.

Im *Encephalogramm* (Mai 1954) 3. Ventrikel an der oberen Grenze der Norm, auch sonst ohne sicher pathologischen Befund (s. Abb. 10 und Tabelle I, 45). Nach Elektroschockbehandlung unverändert; erst nach mit Cardiazolschock kombinierter Insulinbehandlung (61 Comata) Remission der Psychose und Entlassung (September 1954) als geschäftsfähig und voll arbeitsfähig ohne sichere Defektsymptome. *Katamnese* (im Juni 1955): Der Patient hat seither und bis heute regelmäßig gearbeitet; doch schon seit November 1954 wieder mannigfache Körpersensationen und leicht paranoide Einstellung. Dazwischen von Zeit zu Zeit — nach der Ehefrau — „... Wochen, in denen er sich wohl fühlt, nichts spürt und ganz wie früher ist, wie umgewandelt".

2 weitere zur Remissionsgradgruppe I gehörige Fälle (I, 9; I, 34) werden bei den Wiederholungsencephalographien (S. 121) beschrieben.

b) Das Encephalogramm bei Schizophrenien mit leichtem Defekt

Unsere 2. nach dem Remissionsgrad aufgestellte Tabelle (Tabelle II) ist die größte und umfaßt 95 Schizophreniefälle, die das Bild eines leichten schizophrenen Defektes bieten. Die *Verteilung der einzelnen Krankheitsformen* unterscheidet sich deutlich von derjenigen in der Tabelle I: Wir haben 14 katatone, 19 einfache bzw. hebephrene, 26 paranoide und 16 leibhypochondrische Schizophrenien sowie 20 Mischformen; die hebephrenen, leibhypochondrischen sowie die nicht einzuordnenden Formen sind also unter unseren mit leichtem Defekt remittierten Schizophrenien prozentual häufiger vertreten als bei den vollremittierten Schizophreniefällen. Die *Verlaufsdauer* ist sehr verschieden; während 43 Fälle im 1. Krankheitsjahr stehen, beträgt sie in mehr als der Hälfte der Fälle, nämlich bei 52 Schizophrenen mehr als 1 Jahr und zwar in 27 Fällen bis zu 3 Jahren und in 25 Fällen mehr als 3 Jahre. Die Schizophrenie verläuft auch hier überwiegend (in 54% der Fälle) in deutlich abgrenzbaren Schüben; in etwa 18% dieser Fälle handelt es sich dabei um den 1., in 13% um den 2., in 9% um den 3. und in 14% um den 4.—8. Schub.

Die Seitenventrikel

Im pneumencephalographischen Bild zeigen in dieser Gruppe 22 Fälle (von 95) ein *allgemein verplumptes Ventrikelsystem* mit einem Seitenventrikelindex unter 4,0.

Von den übrigen 73 Fällen mit einem Seitenventrikelindex über 4,0, bei denen also eine Erweiterung des Ventrikelsystems im ganzen sicher nicht vorlag, zeigen 42 Fälle geringgradige und 24 Fälle stärkere *Formveränderungen* im Bereich der Seitenventrikel, während nur 7 Fälle völlig frei von Formveränderungen sind und so in diesen Teilen dem Bild eines normalen Encephalogramms entsprechen. In 40 von den 66 Fällen mit Formveränderungen ist die Abstumpfung der Umschlagstellen mit einer Erweiterung der basalen Teile kombiniert, in 26 Fällen betreffen die Formveränderungen die lateralen Umschlagstellen bzw. die basalen Teile allein.

Eine mäßig ausgeprägte *Ventrikelasymmetrie* besteht in 27 Fällen zugunsten links, in 19 Fällen zugunsten rechts; eine hochgradige Ungleichheit der Seitenventrikel zeigen 5 Fälle, und zwar 4 zugunsten der linken, 1 Fall zugunsten der rechten Seite.

Insgesamt 27 Fälle bieten ein *kleines* Ventrikelsystem, wobei der Seitenventrikelindex in 16 Fällen über 4,7 und in 11 Fällen zwischen 4,5 und 4,7 liegt. Veränderungen am Seitenventrikeldach im Sinne des „ribbing" finden sich in 9 Fällen und überwiegend bei einem kleinen Ventrikelsystem: In 7 Fällen mit ausgeprägtem „ribbing" liegt der Seitenventrikelindex über 4,5, davon in 5 Fällen über 4,7. 2 Fälle lassen ein nichtkommunizierendes *Cavum septi pellucidi* (sog. 5. Ventrikel) erkennen. Die *Trigona* sind in 4, die Vorderhornpole in 7 Fällen auffällig weit im Verhältnis zum übrigen Ventrikelsystem.

Der 3. Ventrikel

Der 3. Ventrikel zeigt in dieser Gruppe *in 91 von 94 Fällen eine Erweiterung* und liegt nur in 3 Fällen im Bereich der Norm; in 1 Fall war er nicht dargestellt. In der Mehrzahl der Fälle, nämlich *bei 60 Schizophrenen bestand eine stärkere Erweiterung* des 3. Ventrikels (8—12 mm und mehr) und zwar in 41 Fällen eine mäßige Erweiterung (8—9,9 mm), in 14 Fällen eine erhebliche (10—11,9 mm) und in 5 Fällen eine hochgradige Erweiterung (12 mm und mehr) der 3. Hirnkammer. In 31 Fällen war der 3. Ventrikel leicht erweitert.

Der erweiterte 3. Ventrikel zeigt in knapp $^1/_5$ (18%) der Fälle eine *tropfen- oder birnenförmige* Gestalt mit der größten Breitenausdehnung basal, in der weit überwiegenden Mehrzahl der Fälle (82%) eine mehr *spindelförmige bis konzentrisch-rundblasige Form* oder — bei Fällen mit nur leichter Erweiterung — eine in der ganzen Höhe der 3. Hirnkammer gleichmäßig ausgeprägte Erweiterung, ohne daß je eine ausgesprochene dattelkernartige Formveränderung des 3. Ventrikels vorlag, wie sie von SCHIFFER und OSTERTAG herausgestellt wurde. Die tropfen- oder birnenförmige Erweiterung ist dabei in der Mehrzahl der Fälle eine nur geringgradige mit einem größten Querdurchmesser von 6—7,9 mm, während bei der mehr konzentrisch-rundblasigen und auch noch bei der spindeligen Form des 3. Ventrikels die Fälle mit mäßiger bis hochgradiger Erweiterung (Weite 8—14 mm) überwiegen.

In einem Teil der Fälle mit Größen- und Formveränderung des 3. Ventrikels fiel auf, daß sein *vorderer (Hypothalamus-) Anteil,* der sich auf der a.p.-Aufnahme bei ausreichender Mentalwärtsneigung des Kopfes als tiefst gelegener Abschnitt des 3. Ventrikels gut differenzieren läßt, *im Verhältnis zu den übrigen* — mittleren und hinteren — *Partien besonders stark erweitert* schien.

Die äußeren Liquorräume

Eine leichte Vergröberung der Furchenzeichnung an der Hirnoberfläche findet sich in insgesamt 30 Fällen und betrifft in 13 Fällen das Stirnhirn (davon in 3

Tabelle 5. *Pneumencephalographische Veränderungen bei leichtem schizophrenem Defekt*

Zahl der Fälle	plump (SVI unter 4,0)	Seitenventrikel		3. Ventrikel		Subarach-noidealraum	
		Formveränderungen an lat. Umschlagstellen od. bas. Teilen bei Fällen mit SVI über 4,0		leichte Er-weiterung	mäßige bis hochgr. Er-weiterung	leichte Ver-gröberung	mäßige Ver-gröberung
		leicht	mäßig bis stark				
95	22	42	24	31	60	30	7

Tabelle II. *Schizophrenien mit leichtem Defekt (Remissionsgrad II)*

(Zeichenerklärung siehe Tabelle I)

Lfd. Nr.	Name	Al- ter	Krankheitsform und -verlauf	Verlaufs- dauer	Seitenventrikel					3.Ven- trikel (Weite)	Subarachnoidealraum	
					´ Größe (SV- Index)	Form		Seiten- differenz	Sonstige Befunde		Hirn- oberfläche	Basis- zisternen und sonstige Besonder- heiten
						Laterale Umschlag- stellen	Basale Teile					
1	Adolf E.	18	kataton	1—2 Wo.	n. (4,18)	n.	(+) bds. kastenf.			12	(+) fro.-pol.	
2	Hans T.	17	kataton, 1. Schub	2 Mo.	mi. (5,66)	n.	(+) bds. kastenf.			8	(+) diff.	
3	Emilie E.	45	kataton, Pfropf- schizophr., 1. Schub	5 Mo.	kl. (4,80)	(+) li.	(+) li.	li. >		7,4	(+) fro. u. par.	(+)
4	Alfred H.	23	kataton-maniform, 1. Schub	6 Mo.	pl. (3,86)	(+) bds.	(+) bds.	re. >		7,5	(+) fro.	
5	Günther H.	34	kataton, 1. Schub	8 Mo.	n. (4,16)	(+) re.	(+) re.	re. >		8,5	n.	
				10 Mo.	n. (4,16)	(+) re.	(+) re.	re. >		8,5	n.	
6	Erich H.	19	kataton(-hebephr.)	1 J.	n. (4,62) niedr., leicht dysplast.	n.	n.			8	n.	(+) p.
7	Wilhelm H.	19	kataton	14 Mo.	kl. (4,80)	n.	noch n.	re. >	VHP (+) re.	4	n.	(+)
				17 Mo.	n. (4,62)	n.	(+) re.	re. >	VHP (+) re.	7	n.	(+)
8	Philipp G.	21	kataton	1—2 J.	n. (4,60)	+ li.	+ li.	li. ≫ re.		7—8	n.	
9	Anita S.	30	kataton, 2. Schub ?	2 J.	n. (4,20)	+ bds.	(+) bds.	li. >		7—8	n.	
10	Hans H.	19	kataton, 2. Schub	3 J.	n. (4,11)	(+) li.	n.			6,5	n.	+
11	Friedrich S.	22	kataton, 3. Schub	7 J.	n. (4,21)	(+) re.	+ re.	re. >		6,5	n.	(+)
12	Lydia R.	46	kataton, 2. Schub	9 J.	n. (4,10)	++ li. (+) re.	+ li. (+) re.	li. ≫		7	(+) fro.	(+)
13	Nikolaus S.	45	kataton, 5. Schub	28 J.	n. (4,46)	n.	(+) bds.			6,5	+ fro.	(+)
14	Otto K.	55	kataton, 4.—5. Schub	34 J.	n. (4,26)	(+) bds.	noch n.			7	(+) fro.	

15	Hermann G.	18	hebephren	5 Mo.	n. (4,41)	(+) re.	(+) re.	re. >		7—8	n.	(+)
16	Manfred N.	19	hebephren	6 Mo.	n. (4,32)	(+) li.	(+) li.			8	n.	
17	Rolf D.	16	hebephren	7 Mo.	kl. (4,83)	n.	(+) li. kastenf.	li. >		6	n.	(+)
18	Günther D.	17	hebephren	1 J.	n. (4,35)	(+) re.	(+) bds.	re. >		7	n.	(+)
19	Heinrich H.	24	hebephren	1 J.	n. (4,50)	n.	(+) bds.			7	n.	(+)
20	Hans W.	20	hebephren	2 J.	n.	(+) bds.	(+) bds.			12	n.	
21	Heinz V.	18	hebephren, 2. Schub ?	2 J.	n. (4,20)	(+) re.	(+) re.	re. >		10	n.	
22	Manfred B.	18	hebephren	2 J.	mi. (4,33)	n.	n.	li. >		6,5	n.	(+)
23	Ruth K.	18	hebephren, 3. Schub	3 J.	n. (4,12)	(+) li.	noch n.	li. >		8	n.	+ p.
24	Walter B.	21	hebephren	4 J.	mi. (4,94)	n.	(+) li.	li. >		7,5	n.	
25	Josef S.	26	hebephren 2.—3. Schub	6 J.	n. (4,61) gracil	n.	n.			7—8	n.	(+)
26	Willi W.	26	hebephren	8 J.	pl. (3,70) rostral>	(+) bds.	+ bds.	li. >		11	n.	+ i.p.
27	Emil K.	33	hebephren, 6. Schub	11 J.	n. (4,17)	(+) li.	(+) li.	li. ≫		6,5	n.	+
28	Helmut K.	31	hebephren, 3. Schub	16 J.	pl. (3,74)	+ li. (+) re.	+ li.	li. >		7	n.	(+) p.
29	Fritz W.	57	hebephren, 4. Schub	37 J.	pl. (3,71)	++ bds.	++ bds.			9,5 bis 10	+ fro. u. temp.	
30	Anton M.	17	simplex	5 Mo.	n. (4,06)	+ li. (+) re.	+ li.	li. >		11	n.	
31	Lothar D.	18	simplex	1 J.	n. (4,35)	+ li.	(+) li.	li. >	VHP (+) bds.	7	n.	+
32	Herbert M.	28	simplex, 2. Schub ?	2,5 J.	pl. (3,73) dg	+ bds.	(+) bds.			14	n.	
33	Walter G.	23	simplex	4 J.	mi. (5,28)	n.	n.	re. >		5 (relat. erw.)	n.	
34	Karl-H. M.	25	paranoid	8 Wo.	n. (4,10)	(+) re.	(+) re.			9,5	(+) fro.	
35	Karl-H. K.	21	paranoid(-halluz.)	3 Mo.	n. (4,16)	n.	(+) re.	re. >		7	n.	
36	Kurt F.	22	paranoid(-halluz.), 1. Schub	3 Mo.	n. (4,51)	(+) li.	noch n.	li. >		7,5	n.	
37	Walter S.	19	paranoid(-halluz.), 1. Schub	5 Mo.	pl. (3,78)	++ bds.	+ bds.	re. >		11	n.	

Tabelle II *(Fortsetzung). Schizophrenien mit leichtem Defekt (Remissionsgrad II)*

Lfd. Nr.	Name	Alter	Krankheitsform und -verlauf	Verlaufs- dauer	Seitenventrikel					3.Ventrikel (Weite)	Subarachnoidealraum	
					Größe (SV-Index)	Form		Seiten- differenz	Sonstige Befunde		Hirn- oberfläche	Basis- zisternen und sonstige Besonder- heiten
						Laterale Umschlag- stellen	Basale Teile					
38	Heinz S.	32	paranoid(-halluz.), 1. Schub	6 Mo.	pl. (3,77) dg	+ bds.	+ bds.			9	+ diff.	(+) p.
39	Albert W.	48	paranoid, 1. Schub	6 Mo.?	n. (4,03)	+ bds. rostral >	+ bds.			10,5	(+) diff.	
40	Werner G.	28	(depr.-)paranoid, 1. Schub	6,5 Mo.	n. (4,10)	+ li.	+ li.	li. > dg.		10	n.	
41	Heinz S.	24	paranoid	8 Mo.	n. (4,30)	(+) re.	+ re.	re. ≫ dg.		7	n.	(+)
42	Alexander S.	47	paranoid(-halluz.), 1. Schub	9 Mo.	n. (4,42)	n.	+ bds.		Trigona (+) bds., ribbing	11	n.	
43	Alfred C.	38	paranoid	10 Mo. 21 Mo.	n. n.	n. ∅	(+) bds. (+) bds.	li. > li. >		8 ∅	(+) par. (+) fro. u. par.	
44	Jakob J.	25	paranoid(-halluz.),	1 J. 20 Mo.	n. (4,47) n. (4,47)	(+) li. (+) li.	(+) bds. + li. (+) re.		VHP (+) bds., VHP (+) bds., ribbing	7 7	n. n.	(+) (+)
45	Rudolf B.	33	paranoid, 2. Schub	13 Mo.	n. (4,52)	(+) li.	n.			5	n.	
46	Herbert N.	34	(depr.-)paranoid, 3. Schub	16 Mo.	n. (4,11)	+ bds.	+ bds.	li. >		9	(+) fro. u. temp.	
47	Helene R.	64	paranoid(-halluz.), 2. Schub	2—3 J.	kl. (4,86) dysplast.	n.	(+) bds. kastenf.		VHP (+) bds. ribbing	8	n.	subtent. L.
48	Walter J.	33	paranoid	2—3 J.	n. (4,04)	(+) bds.	(+) bds. kastenf.			8	(+) diff.	
49	Emil J.	31	paranoid, 2.—3. Schub	2—3 J.	n. (4,60)	n.	+ re.	re. >		8—9	+ diff. bes.fro.	+

50	Peter S.	53	paranoid, 3. Schub	3 J.	pl. (3,91)	++ li.	++ li.	li. ≫ + re.		9	(+) fro.	(+)
51	Johann L.	38	paranoid(-halluz.), 2. Schub	3,5 J.	pl. (3,63)	++ bds.	+ bds.			8	(+) fro.	
52	Josef S.	23	paranoid	4 J.	n. (4,31)	+ li.	+ li.	li. >		8	n.	
53	Josef G.	25	paranoid(-halluz), 5. Schub	5 J.	n. (4,30)	(+) bds.	(+) bds.			10	∅	(+) p.
54	Karl B.	29	paranoid(-halluz.)	7 J.	n.	(+) re.	(+) re.	re. >		8—9	(+) par.	
55	Richard B.	45	paranoid, 5.—6. Schub	8 J.	n. (4,16)	(+) bds.	n.			8—9	sow. darg. n.	
56	Hans W.	37	paranoid(-halluz.)	17 J. ?	pl. (3,95)	+ li. (+) re.	n.	li. > dg.	Trig. (+) bds.	7	n.	(+)
57	Gustav R.	52	paranoid, 7.—8. Schub	28 J.	n. (4,61)	(+) li.	(+) bds.			8—9	n.	
58	Albert P.	57	paranoid, 6.—7. Schub	36 J.	mi. (4,88) dyspl.-niedrig	n.	n.		ribbing	8	(+) fro. u. par. vereinz.	
				37 J.	mi. (4,88)	n.	n.		ribbing	8	(+) fro. u. par.	
59	Otto J.	64	paranoid(-halluz.), 6. Schub	39 J.	kl. (4,70) dyspl.-niedrig	n.	(+) bds.			8	n.	
60	Rudolf K.	30	leibhyp. (-halluz.)	6 Mo.	n. (4,08)	(+) li.	+ bds.	li. >	VHP (+) bds.	9	∅	(+)
61	Hans M.	29	leibhyp., 2. Schub	6 Mo.	pl. (3,97)	+ bds.	++ bds.	re. >		11	n.	
62	Hans W.	44	leibhyp., 2. Schub ?	7 Mo.	pl. (3,58)	+ bds.	+ bds.	re. >		9,5	n.	subtent. L.
63	Willi S.	21	leibhyp., 1. Schub	8 Mo.	pl. (3,66) rostral>	++ bds.	++ bds.			13,5	n.	
64	Valentin G.	43	leibhyp.	11 Mo.	kl. (4,80) dyspl.-niedrig	n.	(+) bds.		ribbing nicht kommu-niz. 5. Ventr.	9	(+) diff.	(+)
65	Emil S.	36	leibhyp., 1. Schub	2 J. ?	n. (4,30)	(+) bds.	+ bds. kastenf.			10	(+) fro. u. temp.	(+) p.

Tabelle II *(Fortsetzung). Schizophrenien mit leichtem Defekt (Remissionsgrad II)*

Lfd. Nr.	Name	Alter	Krankheitsform und -verlauf	Verlaufs-dauer	Größe (SV-Index)	Laterale Umschlag-stellen	Basale Teile	Seiten-differenz	Sonstige Befunde	3.Ventrikel (Weite)	Hirn-oberfläche	Basis-zisternen und sonstige Besonder-heiten
66	Adolf W.	30	leibhyp., 1. Schub	22 Mo.	n. (4,17)	+ bds.	(+) bds.			8,5	n.	
67	Adolf B.	30	leibhyp.	2—3 J.	n. (4,13)	(+) bds. rostral >	+ li.	li. >		8	n.	
				4 Mo. später	n. (4,10)	+ li. (+) re.	+ li. (+) re.	li. >		9	n.	
68	Erwin S.	31	leibhyp.(-halluz.)	4 J.	n. (4,36)	(+) bds.	noch n.			9	n.	(+)
69	Wilhelm H.	38	leibhyp.	7 J.	n. (4,59) gracil	n.	(+) bds.		VHP (+) bds. ribbing	7—8	(+) fro.-pol. u. fro.-par.	
				7,5 J.	n. (4,52)	n.	(+) bds.		VHP (+) bds. ribbing	7—8	(+) fro.-pol.	
70	Alfred B.	36	leibhyp.	8 J.	n. (4,42)	+ li.	+ li. (+) re. rostral >	li. >		10	(+) fro.-pol.	n.
71	Philipp S.	51	leibhyp.	9 J.	pl. (3,76)	++ bds.	++ bds.	li. >		9,5	(+) diff.	+ p.
72	Erich K.	24	leibhyp., 4. Schub	9 J.	pl. (3,90)	+ bds.	+ bds.			9	n.	
73	Josef S.	33	leibhyp.	10 J.	pl. (3,69)	++ bds.	+ bds.			9,5	(+) diff. ?	
74	Luise K.	46	leibhyp., 3.—4. Schub	12 J.	pl. (3,93)	++ bds.	+ bds.	li. >		7—8	n.	(+)
75	Eugen S.	43	leibhyp.	17 J.	kl. (4,94)	n.	(+) bds. kastenf.	li. >	SV-Dach re. verkürzt, ribbing	8	(+) diff. + fro.	(+) subtent. L.

76	Wilhelm G.	52	kataton-paranoid 1. Schub	6 Wo.	pl. (3,89)	++ bds.	+ re. (+) li.	re.>		8	(+) diff.	
				9 Wo.	pl. (3,95)	++ bds.	+ re. (+) li.	re.>		8	(+) diff.	
77	Willi R.	40	depr.-paranoid 1. Schub	3 Mo.	pl. (3,70)	+ bds.	(+) bds.	li.>		10	+ diff., bes. fro. u. fro.-pol.	
78	Kurt H.	20	simplex-leibhyp., 1. Schub	5 Mo.	n. (4,55)	(+) li.	(+) bds.	li.>		9	(+) diff.	(+) p.
79	Kurt S.	20	leibhyp.-halluz. 3.Schub	7 Mo.	kl. (4,94)	(+) li.	n.		ribbing+	7,5	n.	(+)
				14 Mo.	kl. (4,70)	(+) li.	n.		ribbing+	8	n.	(+)
80	Eugen H.	23	kataton-leibhyp. 1. Schub	8 Mo.	pl. (3,95)	+ bds.	(+) re.	re.>	Hinterhornsporn li.	6,5	n.	
81	Arthur K.	41	asthen.-paranoid-leibhyp.	1 J.	n. (4,45)	+ bds.	(+) bds.			8	(+) fro.	
				2 J.	n. (4,34)	+ bds.	(+) bds.			10	(+) fro.	
82	Wilfried K.	25	paranoid-kataton-leibhyp., 2.—3. Schub	13 Mo.	pl. (3,76)	+ bds. dg.	(+) bds.		VHP (+) bds.	8	n.	(+) i.p.
83	Rudolf H.	30	paranoid-leibhyp.	17 Mo.	n. (4,23)	+ bds.	+ bds.	li.>	ribbing	9	n.	(+) i.p.
84	Fritz N.	33	paranoid-stuporös	17 Mo.	n. (4,11)	(+) bds.	(+) bds.			11	n.	(+)
85	Klaus G.	45	depr.-manif.-paranoid	18 Mo.	pl. (3,76)	++ bds.	+ bds.	li.>		8	∅	
86	Wilhelm S.	18	paranoid-amentiell	19 Mo.	n. (4,51)	(+) bds.	(+) re.	re.>		6,5	n.	
				28 Mo.	n. (4,42)	(+) bds.	(+) re.	re.>		6,5—7	n.	(+)
87	Karl J.	22	hebephren-paranoid	2 J.	mi. (5,20)	n.	n.			∅	n.	
88	Franz S.	30	leibhyp.-asthen.-paranoid	3 J.	n. (4,33)	(+) re.	+ re. (+) li.	re.>		8	(+) fro.	(+)
89	Hedwig K.	46	leibhyp.-paranoid	3 J.	kl. (4,91)	n.	(+) bds.			7	(+) diff.	(+) p.
90	Karl T.	49	paranoid-halluz.	4 J.	n. (4,26)	(+) li.	(+) li.	li.>		9,5	(+) fro.	(+)
91	Eugen S.	47	kataton-paranoid 2.—3. Schub	4,5 J.	n. (4,00)	+ bds.	+ bds.			10	n.	(+) p.
92	Erna B.	28	hebephren-paranoid	5 J.	n. (4,09)	+ bds.	n.		Trigona (+) bds., nicht kommuniz. 5. Ventr.	7—8	(+) fro.	+ p.

Tabelle II *(Fortsetzung)*. *Schizophrenien mit leichtem Defekt (Remissionsgrad II)*

Lfd. Nr.	Name	Alter	Krankheitsform und -verlauf	Verlaufsdauer	Seitenventrikel					3.Ventrikel (Weite)	Subarachnoidealraum	
					Größe (SV-Index)	Form		Seitendifferenz	Sonstige Befunde		Hirn-oberfläche	Basiszisternen und sonstige Besonderheiten
						Laterale Umschlagstellen	Basale Teile					
93	Arthur B.	49	depr.-kataton, 4. Schub	9 J.	n. (4,37)	+ bds.	+ bds.	re. >		13	+ diff.	
94	Franz S.	52	leibhyp.-paranoid-halluz., 4.—5. Schub	18 J.	kl. (5,02)	n.	(+) bds. kastenf.			8,5	(+) fro.-pol.	
95	Frieda S.	60	leibhyp.-kataton	18,5 J.	n. (4,12)	(+) bds.	(+) re.			8	+ fro.	subtent. L.

Fällen nur das fronto-polare Gebiet), in je 3 Fällen die frontale und parietale bzw. die frontale und temporale Region sowie in 2 weiteren Fällen die Parietalregion allein; in 9 Fällen besteht eine diffuse leichte Oberflächenvergröberung. In 7 Fällen läßt sich eine *mäßige* Rindenatrophie feststellen, und zwar in 4 Fällen in diffuser Ausbreitung (dabei in 2 Fällen frontal betont) und in 3 Fällen nur im Bereich des Stirnhirns. In 3 Fällen fehlt die Oberflächendarstellung. — Die *Basiszisternen* sind in 34 Fällen leicht, in 8 Fällen mäßig erweitert. Eine stärkere *subtentorielle Luftansammlung* ist in 4 Fällen zu verzeichnen.

Eine zusammenfassende Übersicht der wichtigsten pneumencephalographischen Veränderungen bei leichtem schizophrenem Defekt gibt die Tabelle 5.

Kasuistik

Fall II, 2: 17jähriger Schreinerlehrling. Seit August 1953 Kopfschmerzen, Schlaflosigkeit, Schweißausbrüche und Herzklopfen, Luftnotgefühl und Angst, sterben zu müssen, Lust- und Interesselosigkeit. *Hier* (September 1953) stuporöses Bild mit kataleptischer Kopfhaltung, vage Wahnstimmung.

Im Encephalogramm bei kleinen Seitenventrikeln mäßige Erweiterung des 3. Ventrikels (s. Abb. 11 und Tabelle II, 2). Nach 19 Elektroschocks noch ratlos-verstört, subkataton, versuchsweise nach Hause (November 1953). *Katamnese* nach 1½ Jahren: Der ehemalige Patient hat seine Schreinerlehre aufgegeben und ist jetzt als Hilfsarbeiter in der Schmuckindustrie, wo er seit der Klinikentlassung regelmäßig arbeitet. Seit dem Schub Neigung zum Schwitzen (die vorher nicht bestand) und zwar nur auf der linken Körperseite, abnorm gesteigertes Schlafbedürfnis (10—11 Std) und leichte Ermüdbarkeit. Psychopathologisch matt, spontaneitätsarm, unselbständig und infantil; im ganzen deutlicher Antriebsfedekt.

Fall II, 4: 23jähriger Abiturient. Seit Sommer 1952 depressive Verstimmung, im Dezember 1952 maniform-katatone Psychose mit Inkohärenz; später läppisch-euphorisch und flegelhaft-umtriebig.

Im Encephalogramm leichte Verplumpung an den Seitenventrikeln; der 3. Ventrikel liegt mit einer Weite von 7,5 mm an der oberen Grenze der Norm (s. Abb. 12 und Tabelle II, 4). Bei der Entlassung (März 1953) lässig-gleichgültig und unbeeindruckt, affektiv flach und sorglos-unbekümmert. Eine *Katamnese* nach 2 Jahren bestätigt das Vorliegen eines

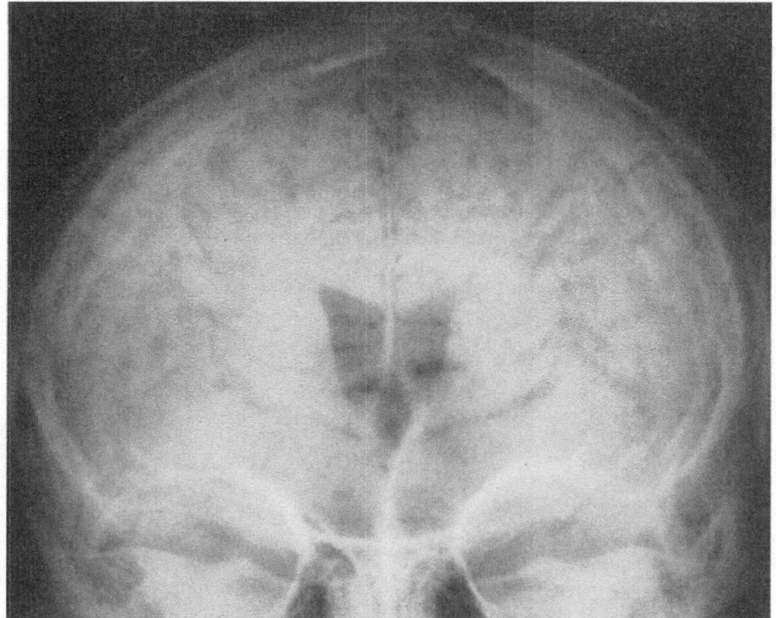

Abb. 11

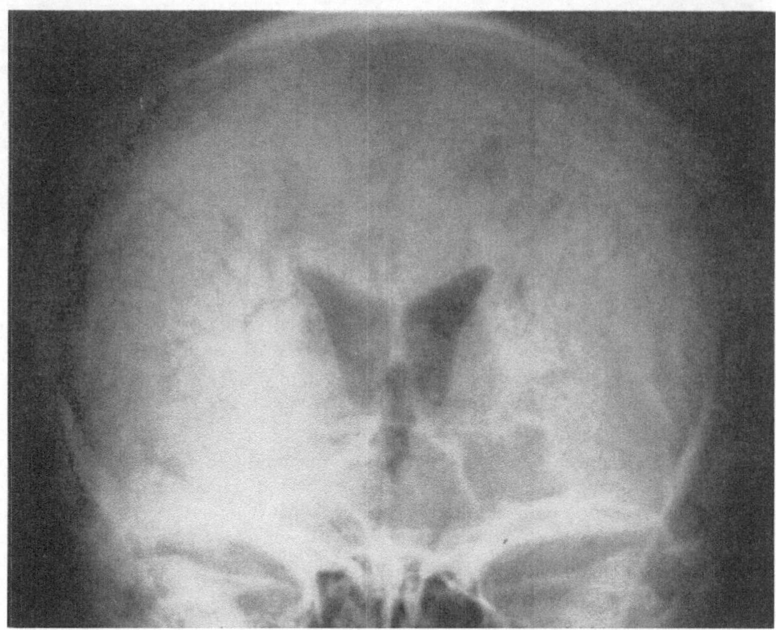

Abb. 12

leichten schizophrenen Defektes; der Patient hat seine Laufbahn als Justizangestellter aufgegeben und arbeitet in der Landwirtschaft.

Fall II, 5: 34jähriger Goldschmied. Seit Januar 1954 Müdigkeit, Schwächegefühl in den Armen, thermische Sensationen, ängstliche Verstimmung. *Hier* (August 1954) substuporös, ratlos-gespannt, unbestimmte Verfolgungsstimmung.

Im *Encephalogramm* mäßige Erweiterung des 3. Ventrikels (s. Abb. 13 und Tabelle II, 5).
Nach ausgiebiger Elektroschockbehandlung bei der Entlassung im Dezember affektive Matt-
heit und Spontaneitätsarmut. Im April 1955 bei der *Nachuntersuchung* Zeichen eines leichten
Antriebsdefektes, doch arbeitsfähig im alten Betrieb.

Fall II, 16: 19jähriger Schlossergeselle. Seit Frühjahr neben initialen Kopfschmerzen und
Magenbeschwerden Appetitlosigkeit, Lärmüberempfindlichkeit, selbstempfundene Wesensveränderung und Eigenbeziehungen. *Hier* zunächst als Erlebnisreaktion aufgefaßt, depressiv; dann
unschlüssig-ratlos, schließlich dissoziiert im Denkablauf, akustische Halluzinationen und Wahnwahrnehmungen, die thematisch in engem Zusammenhang mit seiner Lebensproblematik stehen.

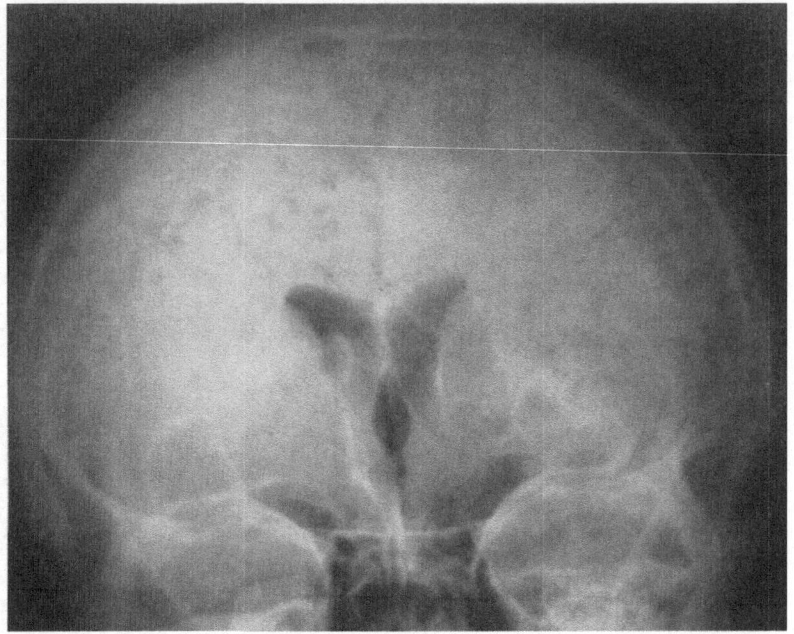

Abb. 13

Im *Encephalogramm* mäßige Erweiterung des 3. Ventrikels (s. Abb. 14 und Tabelle II, 16).
Nach Elektro- und Cardiazolschockbehandlung bei der Entlassung im Oktober 1954 noch deutlich dissoziiert, affektiv matt, uneinsichtig und unbeeindruckt, verspielt, wirklichkeitsfern und
spontaneitätsarm; im ganzen leichter hebephrener Defekt, der sich auch bei einer *Katamnese*
nach ½ Jahr bestätigt.

Fall II, 20: 20jähriger Abiturient. Seit 2 Jahren allmählich einsetzende subjektiv empfundene Wesensveränderung mit Nachlassen der geistigen Leistungsfähigkeit, (pseudo-)neur-
asthenischen Beschwerden wie starker Ermüdbarkeit, Wetterfühligkeit, Kopfdruck, Schlafstörungen, weiter periodische Antriebsstörung mit Wechsel von Phasen gesteigerten Antriebs
mit solchen von Antriebshemmung; schließlich auch paranoide Unsicherheit mit Eigenbeziehungen. *Hier* (April 1955) zum Hebephrenen hin verändert, nur oberflächliche, rationale Kontaktfähigkeit, affektarm, großsprecherisch-flegelhaft und überheblich; Grimassieren, zum Teil
mehr ticartige Gesichtsunruhe. Körperlich leichte Blutdruckerhöhung und Zeichen einer starken vegetativen Übererregbarkeit.

Im *Encephalogramm* starke Erweiterung des 3. Ventrikels (s. Abb. 15 und Tabelle II, 20).
Nach längerer Elektroschockbehandlung keine Remission, im Gegenteil weitere Verschlechterung. Ganz ausgesprochene affektive Störung, kühl und steif mit völligem Verlust der Sympathiegefühle, sorglos, unbekümmert und maniert, „bereits deutliche Zeichen eines Defektes". Wird den Eltern gegen Revers mit nach Hause gegeben.

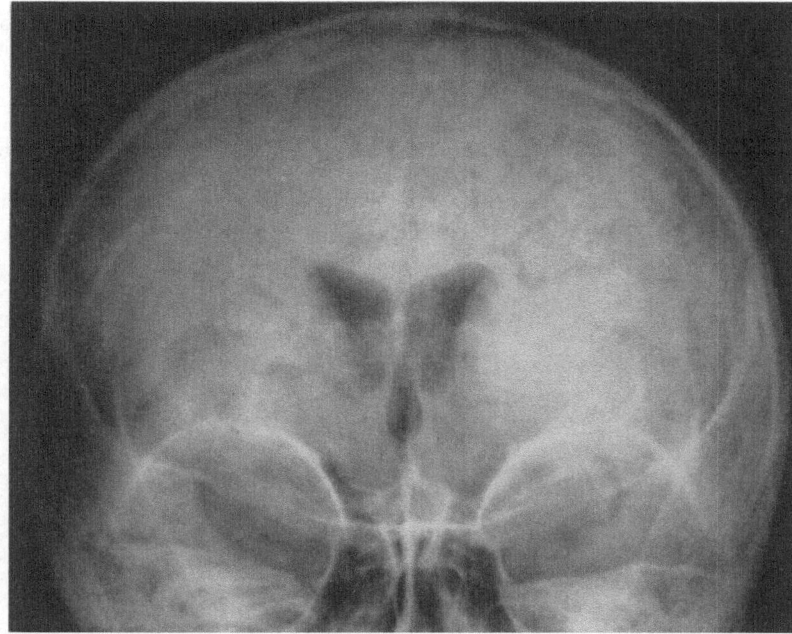

Abb. 14

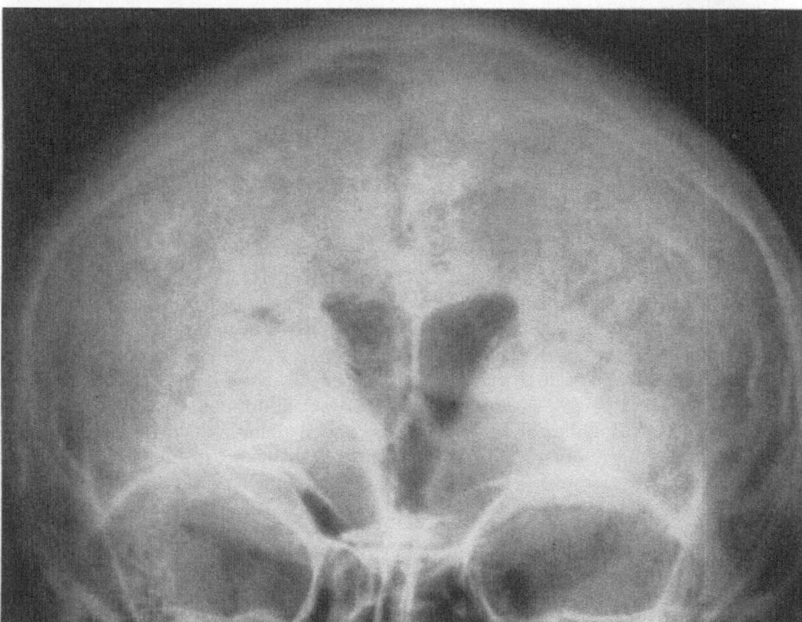

Abb. 15

Fall II, 21: 18jähriger kaufmännischer Lehrling aus mit Schizophrenie belasteter Familie. Guter Schüler. Schon 1946 (mit 16 Jahren) kurzdauernde depressive Verstimmung. Seit Sommer 1948 lust- und interesselos, Nachlassen in der Lehrstelle, Kopfschmerz und Gewichtszunahme. Hier bei der *1. Aufnahme* (November 1948) „Verdacht auf Schizophrenie" (keine schizophrenen Erlebnisweisen).

Im *Encephalogramm* erhebliche Erweiterung des 3. Ventrikels neben leichten, noch nicht sicher pathologischen Formveränderungen (s. Abb. 16 und Tabelle II, 21). Im Frühjahr 1951 bei der *2. klinischen Aufnahme* (inzwischen Entlassung durch den Betrieb) hebephren, durch schnöselige Aufdringlichkeit, lümmelhafte Ungeniertheit und Großsprecherei gekennzeichnetes Bild. War in den letzten Monaten durch hemmungsloses Rauchen, persönlichkeitsfremde und alberne Streiche, eine dranghafte motorische Unruhe, unstetes Wesen und leichte Ablenkbarkeit aufgefallen, blieb bei keiner Arbeit. Sprunghafter Gedankenablauf. Ärgert und belästigt Mitpatienten, stiehlt immer wieder Zigaretten und zeigt sich hinterher völlig unbeeindruckt. Bei der Entlassung im Juni 1951 affektiv verflacht, anmaßend-kritiklos, „deutliche hebephrene

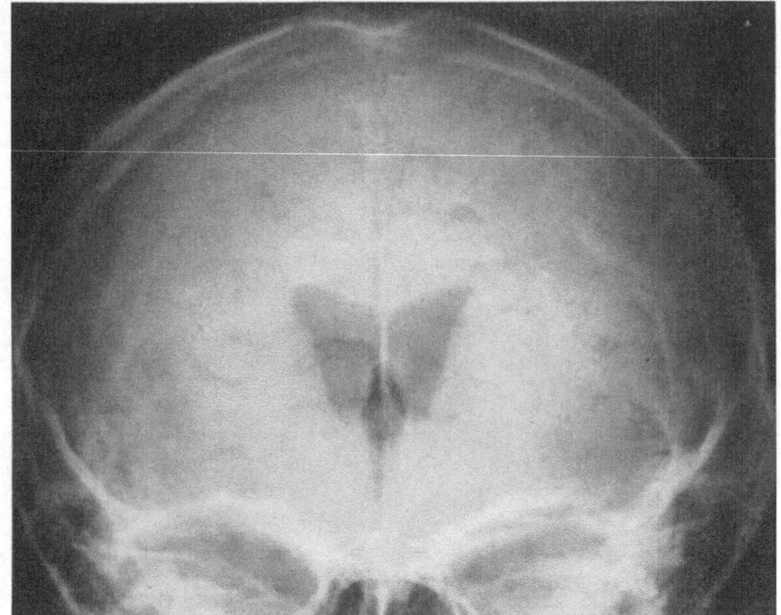

Abb. 16

Persönlichkeitsveränderung". *Nachuntersuchung* im Juni 1955: Arbeitet bei einer amerikanischen Bank. Uneinsichtig für seine Erkrankung. Hat im Sommer 1953 noch die kaufmännische Gehilfenprüfung bestanden! Hält sich selbst für „ernster und gereifter". Tatsächlich vermißt man jede affektive Regung, der ehemalige Patient wirkt kühl, fern, modulationsunfähig, unjugendlich-schwunglos; kennt „nichts als seine Arbeit", hat keinerlei Interessen, auch nicht für Mädchen. Körperlich Abgeschlagenheit, Wetterempfindlichkeit, braucht bedeutend mehr Schlaf als früher. Auffallend ist in erster Linie neben dem schlechten körperlichen Aussehen die gleichmäßig-ernste, nuancelose Affektivität, das unfrische, kühle, steife Wesen, das besonders gegenüber der warmen, jugendlich-kontaktnahen und spontanen Art des Bruders absticht. Aus dem Bericht der Angehörigen geht gleichfalls das affektive Anderssein bzw. Andersgewordensein des Patienten hervor.

Fall II, 23: 18jährige Haustochter mit familiärer schizophrener Belastung. 1951 erster, Frühjahr 1953 zweiter schizophrener Schub. Wird aus auswärtiger Klinik nach mehrmonatiger Behandlung als „leichter schizophrener Defektzustand, leer, affektverarmt und antriebslosläppisch" entlassen. *Hier* (Dezember 1953) wahnhafte Erlebnisse (Beobachtungsideen, Personenverkennung), Gedankeneingebung, Störung der Meinhaftigkeit sowie optische Halluzinationen, inkohärent, flach-ungeniert, geziert, läppisch.

Im *Encephalogramm* neben leichten nicht als pathologisch gewerteten Formveränderungen eine mäßige Erweiterung des 3. Ventrikels (s. Abb. 17 und Tabelle II, 23). Muß ungebessert (Januar 1954) als „hebephren, leicht defekte Persönlichkeit" entlassen werden.

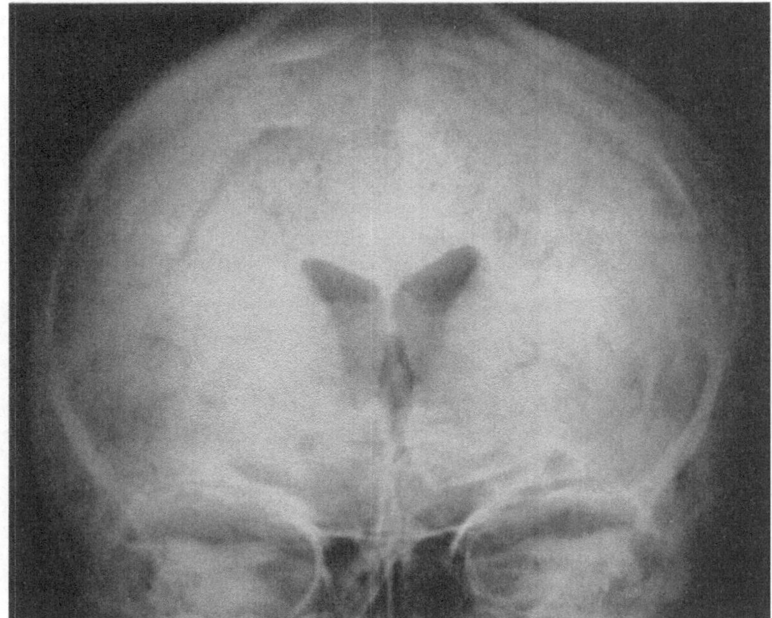

Abb. 17

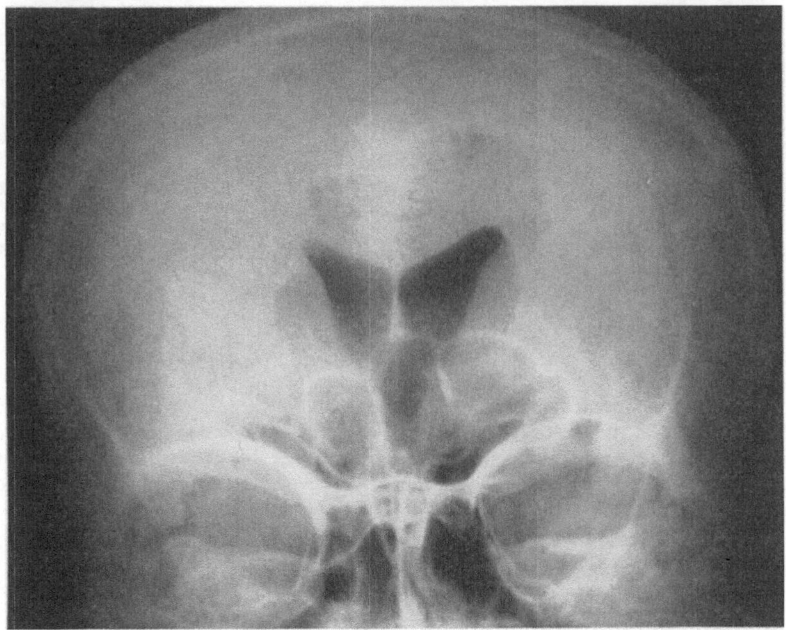

Abb. 18

Fall II, 26: 26jähriger früherer Oberschüler, der in Unterprima wegen allmählich zunehmender Kopfschmerzen und anderer körperlicher Beschwerden abging (1946) und seither — weil sich seine Beschwerden schon bei kleinen Anstrengungen verstärkten — untätig zu Hause herumsaß. 1946 wurde erstmals ein hoher Blutdruck festgestellt. 1954 mehrmals längere Zeit stationär in medizinischer Universitätsklinik. Diagnose: „Juvenile Hypertonie, neurozirkulatorische Dystonie"; innere Organe o.B. Bei uns (September 1954) hebephrenes Bild mit läppischer Euphorie und flegelhafter Unbekümmertheit; außerdem an schizophrenen Erlebnisweisen Wahnwahrnehmungen und Wahneinfälle; vielfältige körperliche Beschwerden und Sensationen, starke vegetative Stigmatisierung.

Im *Encephalogramm* findet sich eine leichte Verplumpung der inneren Liquorräume mit erheblicher Erweiterung des 3. Ventrikels (s. Abb. 18 und Tabelle II, 26). Nach Elektroschockbehandlung verschwinden die akuten psychotischen Symptome, es bleibt eine deutliche Persönlichkeitsveränderung mit affektiver Nivellierung.

Fall II, 29: Der jetzt (1954) 57jährige mit Schizophrenie belastete Patient war erstmals 1917 — mit 21 Jahren — als Hebephrenie mit Halluzinationen und Wahnideen hier in unserer

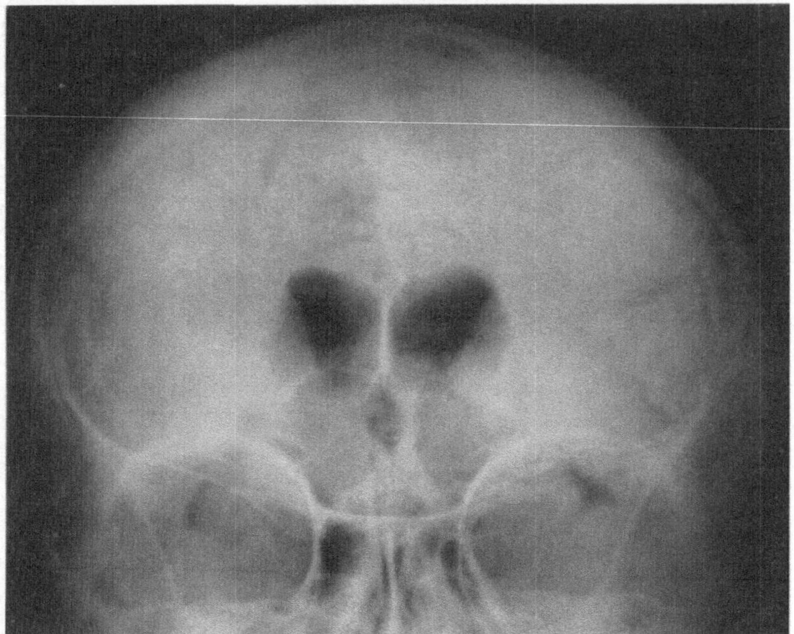

Abb. 19

Klinik und wurde damals als 50% erwerbsgemindert, „stumpf und initiativearm, inaktiv" entlassen; hat aber bis 1939 regelmäßig als Schiffer gearbeitet. 1939 *2. Schub* mit Wahnwahrnehmungen, akustischen und optischen Halluzinationen, Vergiftungsideen und Zerfahrenheit. Nach 50 Insulincomata noch „schwere Persönlichkeitsveränderung", „weitgehende gemütliche Verödung, affektiv versteift". 1954 (Patient hat in der Zwischenzeit im Beruf gearbeitet!) Bild einer schweren psychomotorischen Hemmung, ängstlich-depressiv und ratlos-starr. Ohne Kenntnis der Vorgeschichte hätte nach dem psychopathologischen Zustandsbild die Differentialdiagnose Cyclothymie-Schizophrenie offen bleiben müssen.

Im *Encephalogramm* findet sich eine leichte Verplumpung des Ventrikelsystems, erheblich erweiterter 3. Ventrikel sowie mäßige frontale Oberflächenvergröberung (s. Abb. 19 und Tabelle II, 29). Nach einer Elektroschockbehandlung weitgehende Remission; der Patient bietet jetzt ein uncharakteristisches, nicht ohne weiteres als schizophren erkennbares Bild eines nicht sehr hochgradigen asthenischen Defektes mit Spontaneitätsverarmung und Neigung zu kurzdauernden depressiven Verstimmungen sowie hypochondrisch anmutenden körperlichen Beschwerden. Im Vergleich mit dem psychopathologischen Befund von 1939 ist die emotionale Kontaktfähigkeit überraschend gut, der Affekt natürlich und adäquat. Der Fall zeigt die oft zu beobachtende phänomenologische Angleichung von Schizophrenie und Cyclothymie im fortgeschrittenen Alter unter Vorherrschen depressiver Züge sowie die „Lösung der Affekte" im Sinne des 2. Knicks (s. S. 118).

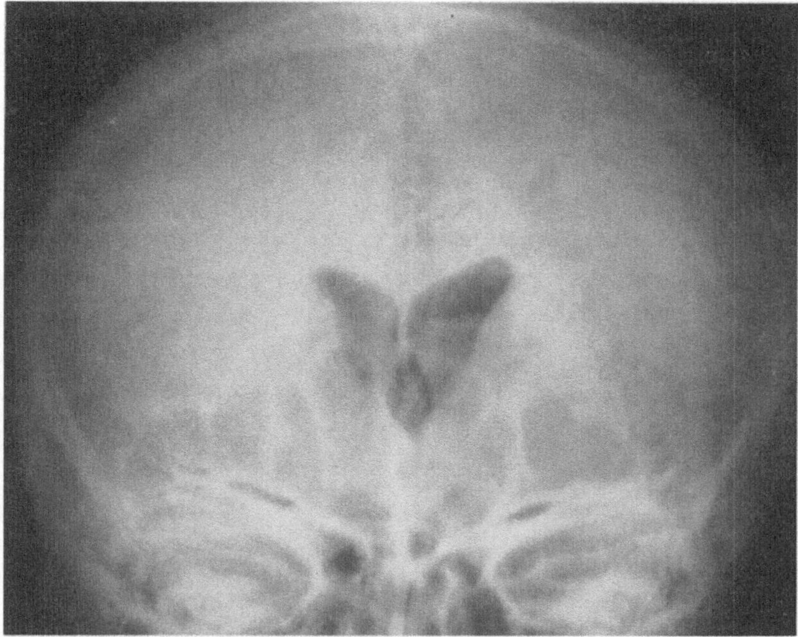

Abb. 20

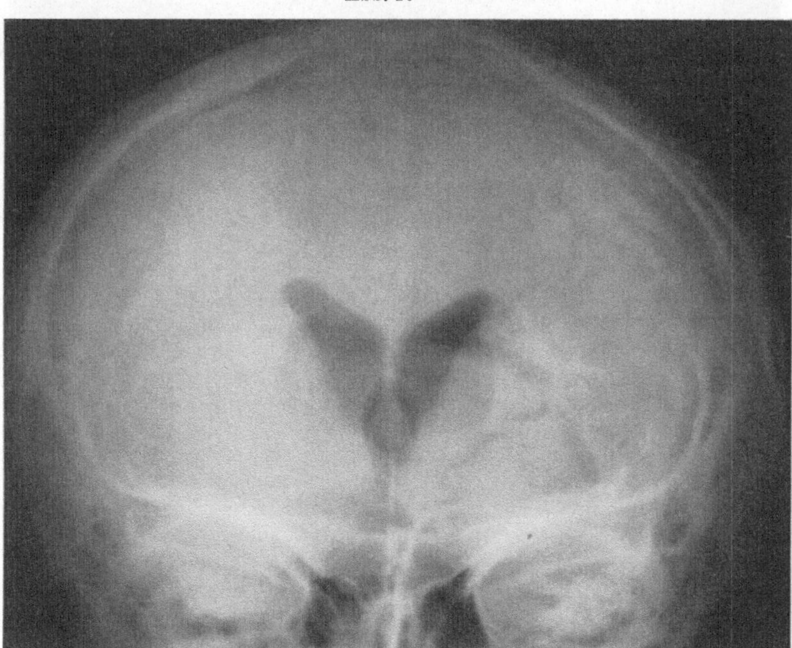

Abb. 21

Fall II, 30: 17jähriger Schlosserlehrling. Starke Belastung mit Gemütskrankheiten (Schizophrenie ?, Cyclothymie ?). Seit Ostern 1953 starkes Müdigkeitsgefühl, Energie- und Interesselosigkeit, Neigung zu Grübeleien; wird leicht paranoid, bleibt schließlich den ganzen Tag im Bett. *Hier* (August 1953) völlig unbeteiligt, lahm und matt, ohne jeden Kontakt mit der Umgebung bei leidlicher Kontaktfähigkeit bei der Exploration, sorglos und gänzlich inaktiv in den Tag hineinlebend, „still versandende Hebephrenie“. Körperlich ausgeprägte vegetative Labilität.

Im *Encephalogramm* mäßiggradige Formveränderungen an den Seitenventrikeln und erhebliche hydrocephale Erweiterung des 3. Ventrikels (s. Abb. 20 und Tabelle II, 30). Nach Elektroschockbehandlung etwas lebendiger, doch deutlicher hebephrener Antriebsdefekt. *Katamnese* Juni 1955: Der Patient arbeitet in der Fabrik, die Wesensveränderung ist im Gespräch und nach den Aussagen der Angehörigen unverkennbar.

Fall II, 32: Ein Zwillingsbruder leidet an Schizophrenie. Der jetzt 28jährige Schlosser war erstmals 1952 hier stationär; damals unbestimmte körperliche Beschwerden, „rheumatische“

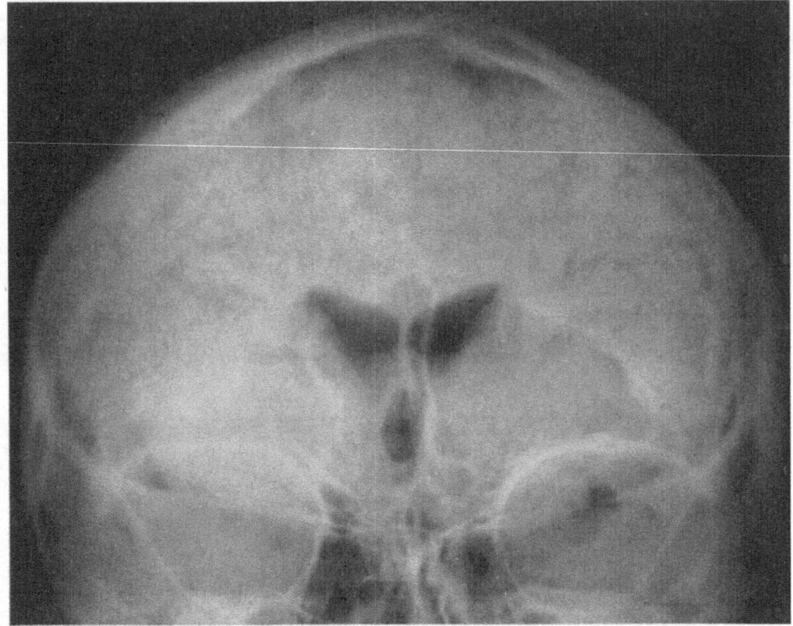

Abb. 22

Schmerzen ohne objektivierbaren Befund; affektiv matt, nur oberflächlich kontaktfähig. Hat seither gearbeitet, war jedoch nach den Eltern „sehr klagsam und wehleidig“ geworden, klagt häufig über Schlaf- und Appetitstörungen, allgemeines Schwächegefühl, Kopfschmerzen. Bei der *2. Aufnahme* (Oktober 1954) vielfältige leibliche Mißempfindungen, Klagen über seit ½ Jahr bestehende „Überempfindlichkeit der Haut am ganzen Körper, nicht direkt schmerzhaft, aber unangenehm“ (s. S. 210 ff.); die Kopfschmerzen seien „so ein eigentümlicher Druck, nicht wie sonst Kopfschmerzen“. Eigenbeziehungen, ausdrucksmäßig zeremoniell-verschroben.

Im *Encephalogramm* Verplumpung des Ventrikelsystems mit starker Erweiterung des 3. Ventrikels (s. Abb. 21 und Tabelle II, 32). Nach einer Elektroschockbehandlung verschwinden die Bedeutungserlebnisse sowie die Hautüberempfindlichkeit; noch sehr matt und antriebsarm, formal geordnet; „deutlicher schizophrener Persönlichkeitsdefekt“.

Fall II, 34: 25jähriger Metzgergeselle. Seit 8 Wochen ängstlich-verstört, schon vorher müde und abgeschlagen, Bedürfnis, sich auszuruhen und sich hinzulegen. *Hier* (Oktober 1953) akutparanoides Bild mit Gedankenenteignung, olfaktorischen und akustischen Halluzinationen sowie Wahnwahrnehmungen; außerdem Körpersensationen, u. a. Elektrisierungserlebnisse. Starke vegetative Labilität mit Tremor, Hyperreflexe, Hyperhidrosis, Dermographismus.

Im *Encephalogramm* mäßiggradige Erweiterung des 3. Ventrikels und leichte, nicht sicher pathologische Formveränderungen (s. Abb. 22 und Tabelle II, 34). Nach Elektroschockbehandlung und Cardiazolschocks beschränkt arbeitsfähig und gebessert als „leichter schizophrener Defekt“ entlassen (Dezember 1953). *Nachuntersuchung* (Mai 1955): Der ehemalige Patient

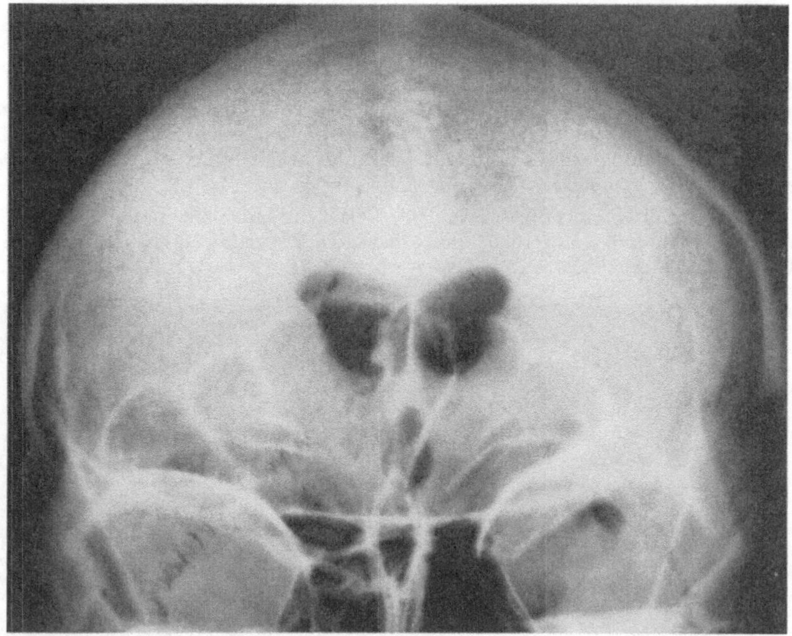

Abb. 23

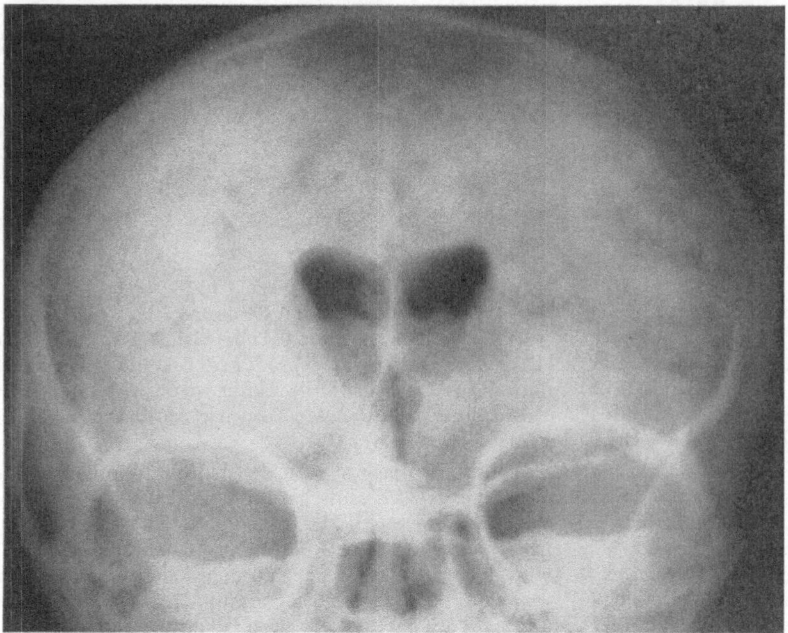

Abb. 24

arbeitet in der Metzgerei des Vaters; die Eltern geben an, sie hätten ursprünglich ihre ganze Hoffnung auf den Jungen gesetzt, hielten ihn jetzt aber nicht mehr für fähig zur Übernahme des Betriebes. Er sei nicht mehr so wie zuvor, sei leicht erregbar und ohne Unternehmungsgeist, „leutscheu", am liebsten allein, immer müde und sehr empfindlich in körperlicher Hinsicht.

Fall II, 37: 19jähriger Arbeiter. Seit Oktober 1952 verändert. *Hier* (Februar 1953) paranoid-halluzinatorisches Bild mit Wahneinfällen, Wahnwahrnehmungen und akustischen Halluzinationen sowie Leibsensationen und -halluzinationen.

Im *Encephalogramm* Verplumpung des Ventrikelsystems und erhebliche Erweiterung des 3. Ventrikels (s. Abb. 23 und Tabelle II, 37). Nach Elektro- und Cardiazolschockbehandlung sowie Insulinbehandlung gebessert und beschränkt arbeitsfähig, doch noch initiativearm-einsilbig: „leichte schizophrene Wesensveränderung".

Fall II, 39: 48jähriger Schmied. Familiäre Belastung mit Schizophrenie. Seit ½ Jahr zunehmend paranoid. *Hier* (Mai 1955) akute paranoide Psychose mit Wahnwahrnehmungen, Vergiftungs- und Sterbeangst.

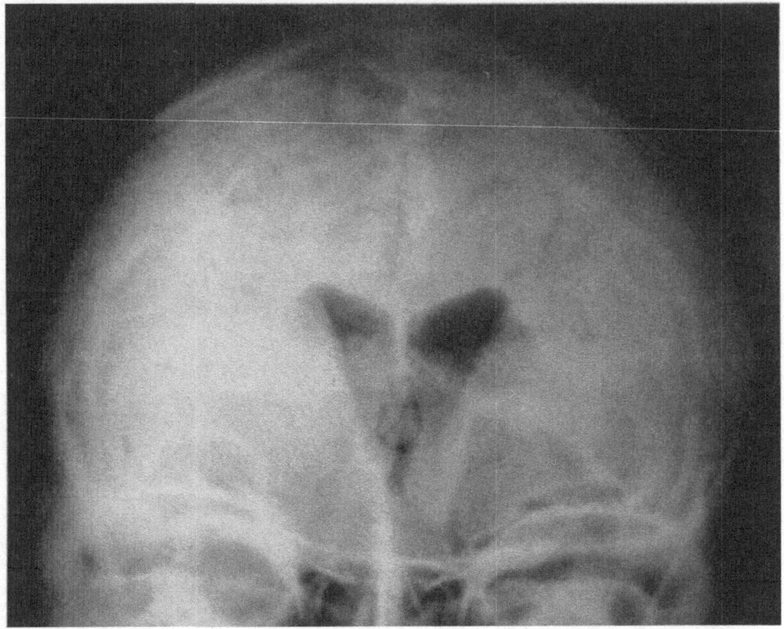

Abb. 25

Im *Encephalogramm* mäßige Formveränderungen an beiden Seitenventrikeln und erhebliche Erweiterung des 3. Ventrikels (s. Abb. 24 und Tabelle II, 39). Nach Elektroschockbehandlung Zurücktreten der psychotischen Erlebnisproduktionen, doch noch leichte paranoide Unsicherheit. *Nachuntersuchung* im Herbst 1955: Arbeitet wieder, doch nur noch einfache Verrichtungen; psychopathologisch und nach den Angaben der Angehörigen handelt es sich um einen leichten asthenischen Defekt.

Fall II, 40: 28jähriger Mann, präpsychotisch synton, lebensfroh. Familiäre Belastung mit Geisteskrankheiten. Seit Oktober 1952 Veränderungsgefühl, Appetit- und Schlafstörung, Abstumpfung aller vitalen Triebe, leichte Erschreckbarkeit, vielfältige Leibsensationen (vor allem thermische und Oberflächensensationen), Gefühl der Gefühllosigkeit. Starke vegetative Labilität.

Im *Encephalogramm* (April 1953) neben mäßigen Formveränderungen an den Seitenventrikeln eine erhebliche Erweiterung des 3. Ventrikels (s. Abb. 25 und Tabelle II, 40). Nach der Encephalographie erstmals schizophrene Erlebnisweisen (Wahnwahrnehmungen, Geruchshalluzinationen, leibliche Beeinflussungserlebnisse). Eine Elektroschockbehandlung bringt ein Zurücktreten der akuten psychotischen Symptomatik, doch keine vollständige Remission. *Katamnese* im Januar 1955: Der Patient wurde nicht wieder berufsfähig; deutlicher asthenisch-hypochondrischer Persönlichkeitsdefekt.

Fall II, 42: 47jähriger Lette, selbständiger Landwirt. Der Beginn der schizophrenen Erkrankung ist nicht festzustellen; doch bestand sicher schon im Sommer 1953 eine psychotische Veränderung mit Körpersensationen. Im Herbst 1953 Heilanstaltsaufenthalt. Nach Elektrochockbehandlung gebessert, doch bald wieder initiativelos-untätig. *Hier* (März—Juli 1954) paranoid-halluzinatorisches Bild mit Vergiftungsideen und Nahrungsverweigerung, olfaktorischen und akustischen Halluzinationen, Gedankenausbreitung und Gedankenlautwerden sowie Wahnwahrnehmungen.

Im *Encephalogramm* Verplumpung der basalen Teile beider Seitenventrikel mit Veränderungen am Ventrikeldach im Sinne des „ribbing" sowie erhebliche Erweiterung des 3. Ventrikels (s. Abb. 26 und Tabelle II, 42). Durch Elektroschockbehandlung keine Beeinflussung des Zustandsbildes, der Patient wird unverändert in die Heilanstalt verlegt, wo er sich bis heute noch befindet. Deutlicher Persönlichkeitsdefekt.

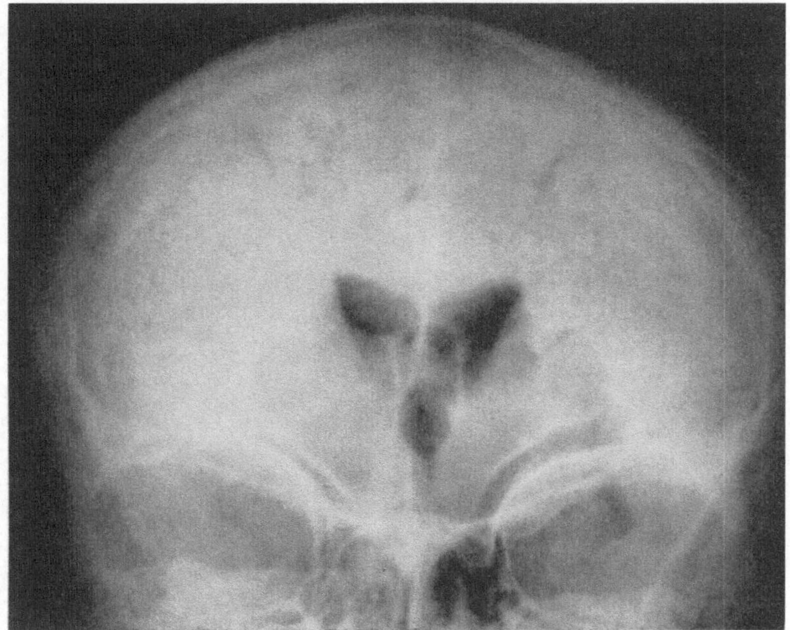

Abb. 26

. **Fall II, 50:** 53 jähriger kaufmännischer Angestellter, präpsychotisch froh, ausgeglichen und tüchtig. Familiäre Belastung mit Suicid. 1951 erste Manifestation der Psychose, 1952 in auswärtiger Nervenklinik als „endogene Depression mit stark paranoider Färbung". Nach Elektroschock- und Insulinbehandlung „gute Remission". Jetzt seit April 1954 plötzlich auftretende wahnhafte Bedeutungserlebnisse sowie akustische Halluzinationen mit erstaunlicher Kritik und Einsicht in das Krankhafte seiner Erlebnisse.

Im *Encephalogramm* (Juli 1954) Verplumpung des Ventrikelsystems mit mäßiger Erweiterung des 3. Ventrikels (s. Abb. 27 und Tabelle II, 50). Bei der Entlassung Ende August frei, distanziert, doch deutlicher asthenischer Defekt („in Leistungsfähigkeit reduziert, an Aktivität und Initiative eingebüßt"). Auch aus den Angaben der Ehefrau wird das asthenische Andersgewordensein deutlich: Früher sei ihr Mann lebensfroh und energisch gewesen, jetzt immer gedrückt, lustlos und mutlos, beteilige sich nirgends mehr und sei am liebsten für sich; schon vor 2 Jahren als Betriebsratvorsitzender abgesetzt, auf der Dienststelle wird er von einem Platz zum anderen geschoben.

Fall II, 61: 29 jähriger Facharbeiter. Seit Sommer 1954 erstmals sich manifestierende schizophrene Erkrankung; damals 1 Monat lang körperliche Beschwerden wie Herzbeklemmung und -stechen, pelziges Gefühl in Fingern und Füßen, nächtliche „Luftnot"-Anfälle mit Sterbeangst. Im Dezember 1954 plötzlich auftretende Elektrisierungssensationen und vielfältige andersartige schizophrene Leibsensationen brennenden Charakters, weiter Gedankeneingebung, Störung des Icherlebnisses, Wahnwahrnehmungen und Wahneinfälle („Erleuchtungen und tiefste Erkenntnisse"), Berufungs- und Größenideen z. T. phantastisch-abstrusen Charakters, zeitweise ängstlich-ratlos, vage Wahnstimmung; später mehr ungeniert-flegelhaft, zum Hebephrenen hin verändert.

Im *Encephalogramm* Verplumpung der Seitenventrikel und erhebliche Erweiterung des 3. Ventrikels (s. Abb. 28 und Tabelle II, 61). Nach Elektroschockbehandlung ruhiger, spricht nicht mehr spontan über seine psychotische Gedankenwelt, noch subakut. Eine *Nachuntersuchung* nach ½ Jahr zeigt bei Versiegen der krankhaften Erlebnisproduktionen das Bild einer antriebsmäßigen und emotionalen schizophrenen Persönlichkeitsveränderung.

Fall II, 63: 21 jähriger Arbeiter; familiäre Belastung mit Schizophrenie. Im April 1954 akuter Beginn der Erkrankung mit verschiedenartigen Körpersensationen und anfallsartigen

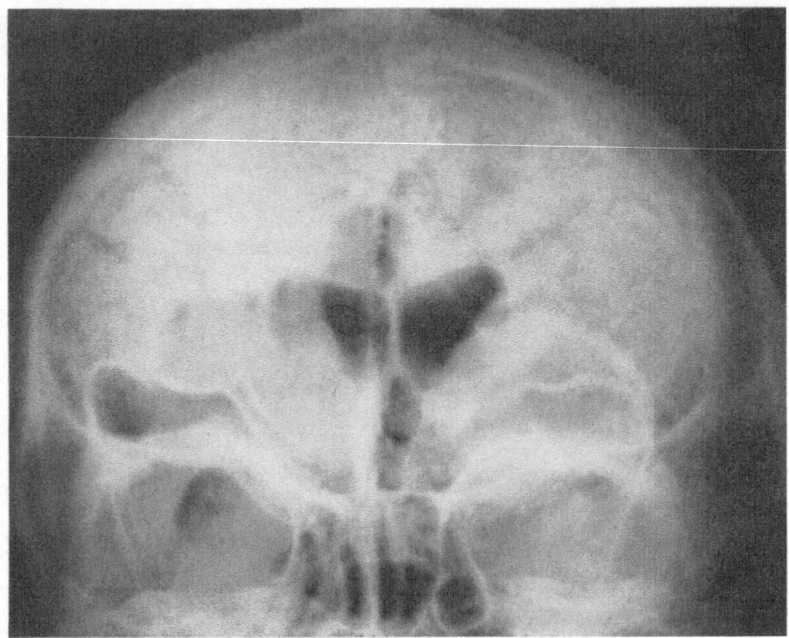

Abb. 27

Zuständen von Tachypnoe (s. S. 224). *Hier* (November 1954) neben Leibsensationen akustische Halluzinationen; ängstlich-getrieben, leicht zerfahren und maniriert.

Im *Encephalogramm* stärkere Formveränderungen an den Seitenventrikeln und starke hydrocephale Erweiterung des 3. Ventrikels (s. Abb. 29 und Tabelle II, 63). Auch nach Elektroschockbehandlung dissoziiert und verschroben, lahm und matt, „deutlicher Persönlichkeitsdefekt"; muß nach der Entlassung bald wieder in Heilanstalt aufgenommen werden.

Fall II, 64: 43 jähriger, präpsychotisch syntoner, geselliger Landwirt. Seit Dezember 1952 Appetit- und Schlafstörung, Nykturie, Gewichtsabnahme, mannigfache Leibsensationen (umschriebenes Hitzegefühl, Elektrisierungssensationen, „Kurbeln" und „Wimmeln" im Körperinneren u. a.). *Hier* (November 1953) agitiert-depressiv und ängstlich, leichte paranoide Beziehungserlebnisse; die leiblichen Mißempfindungen stehen im Vordergrund. Starke vegetative Labilität.

Im *Encephalogramm* bei einem dysplastischen, kleinen Ventrikelsystem mit nicht kommunizierendem 5. Ventrikel und Veränderungen im Sinne des „ribbing" eine rübenförmige Erweiterung des 3. Ventrikels (s. Abb. 30 und Tabelle II, 64). Eine Elektroschockbehandlung führt zunächst zu einer „vollen Remission"; doch halten die Remission und das subjektive Wohlbefinden zuhause nur 6 Wochen an; dann wieder zahlreiche körperliche Beschwerden: Müdigkeit und Abgeschlagenheit, Benommenheitsgefühl im Kopf, „Krabbeln" in der Nase, „Augenjucken", Zusammenziehen im Leib, „Zucken im ganzen Körper". Hier bei der *2. Aufnahme* (März 1954) Bild einer matten Hypochondrie mit wechselnder, oft uneinfühlbarer und

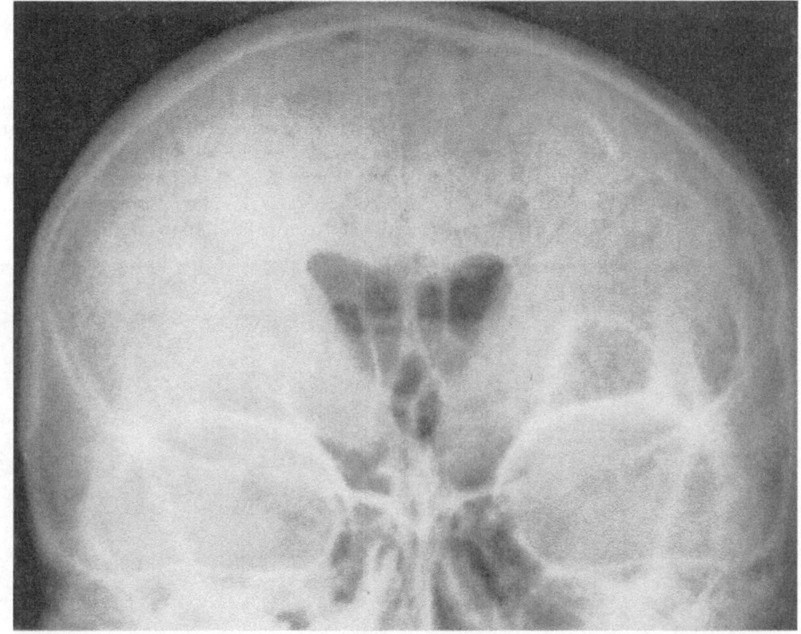

Abb. 28

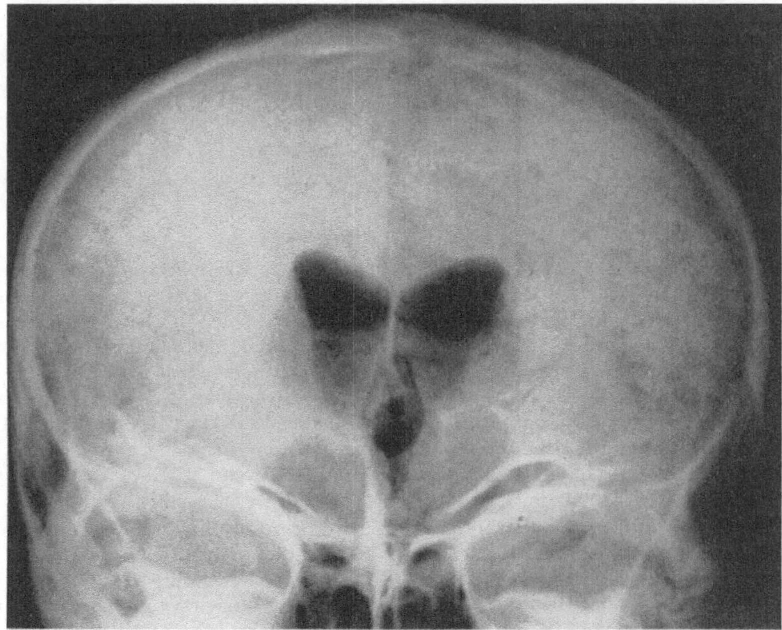

Abb. 29

inadäquater Affektivität und Elektrisierungssensationen der Genitalsphäre. Das Zustandsbild wird durch eine neuerliche Elektroschockbehandlung jetzt nicht mehr beeinflußt. Deutlicher asthenisch-hypochondrischer schizophrener Defekt; der Patient hat bei der *Nachuntersuchung* ½ Jahr später nicht wieder gearbeitet, sitzt untätig zu Hause herum.

Fall II, 65: 36jähriger Facharbeiter. Seit 2 Jahren allmählich einsetzende vitale Mißbefindlichkeit und Abnahme der Leistungsfähigkeit; seit ½ Jahr Klagen über zahlreiche körperliche Beschwerden, die oft anfallsartig auftreten: Ein „Zucken in den Beinen und im Hinterkopf", ein pelziges Gefühl im Bereich der linken Kopfseite zusammen mit linksseitigen Kopfschmerzen, ein Taubwerden von Händen und Füßen, „Hitzegefühl im Hinterkopf", ein Gefühl „als ob der Hoden geschwollen ist", nächtliche anfallsartige Zustände „als ob die Brust platze oder zusammengeschnürt würde" mit Angst ersticken, sterben zu müssen. Weiter vegetative Störungen wie Hyperhidrosis, Tachykardie, Brechreiz und Schwindelgefühl, Frieren, Schlaflosigkeit, „Trüb- und Entferntsehen" sowie allgemeine Mattigkeit,

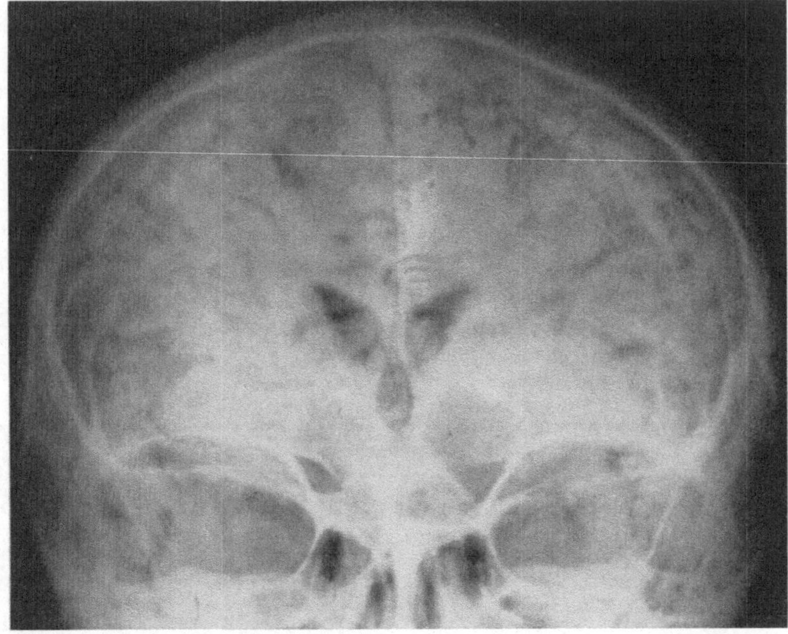

Abb. 30

Lust- und Interesselosigkeit. Einige Zeit später auch Elektrisierungssensationen, „Stromstöße", schließlich ausgesprochen leibliche Beeinflussungserlebnisse und paranoide Symptomatik. Der Patient fühlt sich durch die neu aufgetretenen und als eigenartig-fremdartig empfundenen Leibgefühle beunruhigt, steht ihnen ratlos und fassungslos gegenüber, wobei der Affekt vielfach nicht den vorgebrachten Inhalten angemessen erscheint.

Im *Encephalogramm* (April 1954) Erweiterung der basalen Teile der Seitenventrikel und erhebliche konzentrische Ausweitung des 3. Ventrikels (s. Abb. 31 und Tabelle II, 65). Eine Elektrokrampftherapie ergibt keine wesentliche Besserung. Der Patient erscheint „ausdrucksmäßig einförmig und modulationsarm, affektiv nivelliert und antriebsarm", wird als „leichter schizophrener Defekt" für leichte Arbeiten probeweise arbeitsfähig entlassen.

Fall II, 66: 30jähriger Elektroinstallateur. Seit 2 Jahren klagsam-hypochondrisch mit abnormen Leibgefühlen, u. a. ziehenden, kribbelnden Sensationen in den Extremitäten, „Sausen und Benommenheitsgefühl im Kopf", Taubheitsgefühl im Gesicht, Druck- und Brennsensationen in der Herzgegend, „fliegende Hitze", Wärmegefühl im Kopf und im Körper, 5—20 min dauernde Anfälle mit „Herzstolpern" und angstvollem Luftnotgefühl; Schlaf- und Appetitstörung, starke Müdigkeit und Ermüdbarkeit. 2 Jahre vor der jetzigen Aufnahme (März 1953) wurde bei der Vorstellung in unserer Ambulanz eine vegetative Dystonie angenommen, intern im April 1953 eine „juvenile Hypertonie" festgestellt. *Jetzt* (Mai 1955) erstmals schizophrene Erlebnissymptome, akutes paranoid-halluzinatorisches Bild mit akustischen Halluzinationen und Störungen des Icherlebnisses neben schizophrenen Körpersensationen; zeitweise erregt und gespannt.

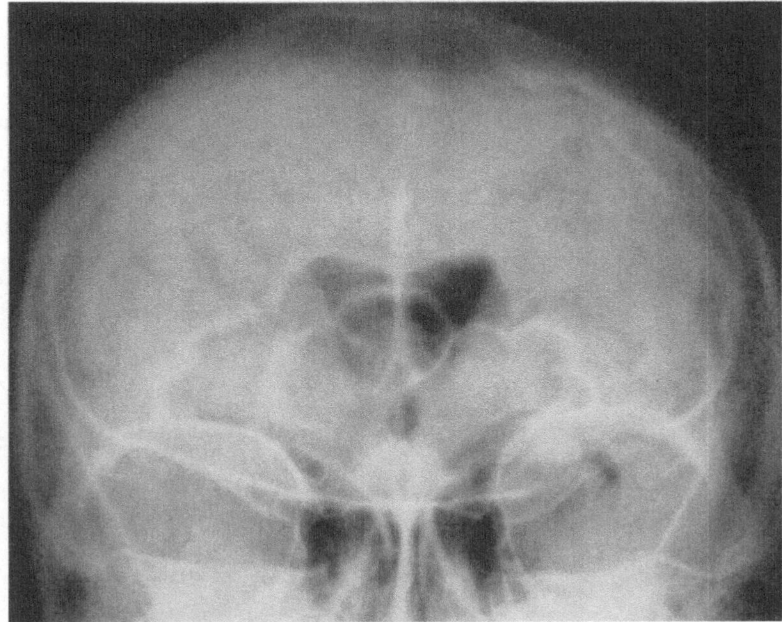

Abb. 31

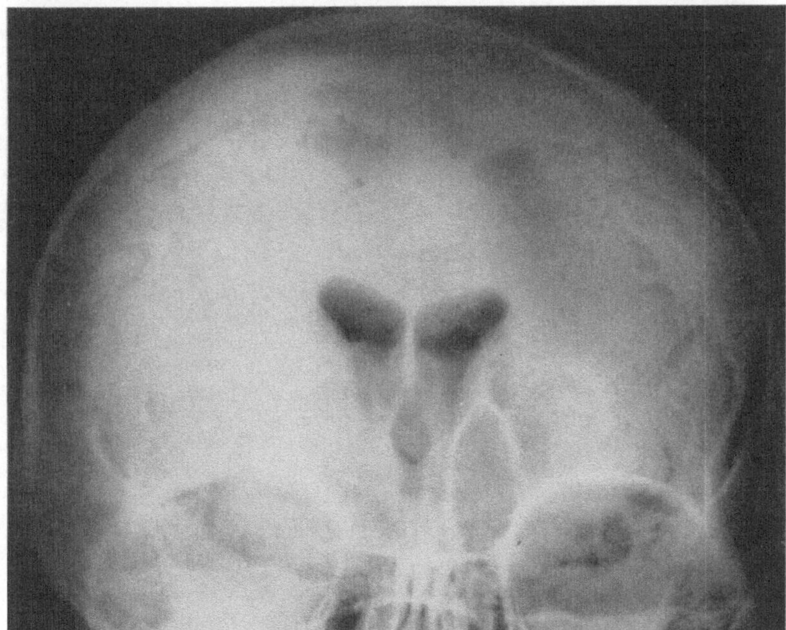

Abb. 32

Im *Encephalogramm* mäßige Formveränderungen an den Seitenventrikeln und spindelförmige Erweiterung des 3. Ventrikels (s. Abb. 32 und Tabelle II, 66). Nach Elektroschocktherapie bei der Entlassung im Juli 1955 noch blande akustische Halluzinationen und Hypochondrismen ohne Wirkungswert und Gefühlsgewicht; deutlicher gemütlicher und antriebsmäßiger Defekt mit bei Prüfung zutagetretender schizophrener Denkstörung.

Fall II, 68: 31 jähriger Werkmeister, der seit 4 Jahren und zunächst nur passager-phasenhaft mannigfache Körpersensationen empfindet, die von Anfang an die Tönung eines qualitativ eigenartigen Erlebens trugen. Bei wiederholten internen Untersuchungen wurden Diagnosen wie „neurozirkulatorische Dystonie" und „juvenile Hypertonie" gestellt. *Jetzt* (Februar 1955) erstmals akustische und optische Halluzinationen, akute wahnhafte Symptomatik mit Sterbeangst und hochgradiger Erregung.

Im *Encephalogramm* hervorstechende mehr konzentrische Erweiterung des 3. Ventrikels (s. Abb. 33 und Tabelle II, 68). Nach einer Elektrokrampftherapie bei der Entlassung noch leicht hypochondrische Einstellung mit farblosen, diffusen körperlichen Klagen ohne Affekt-

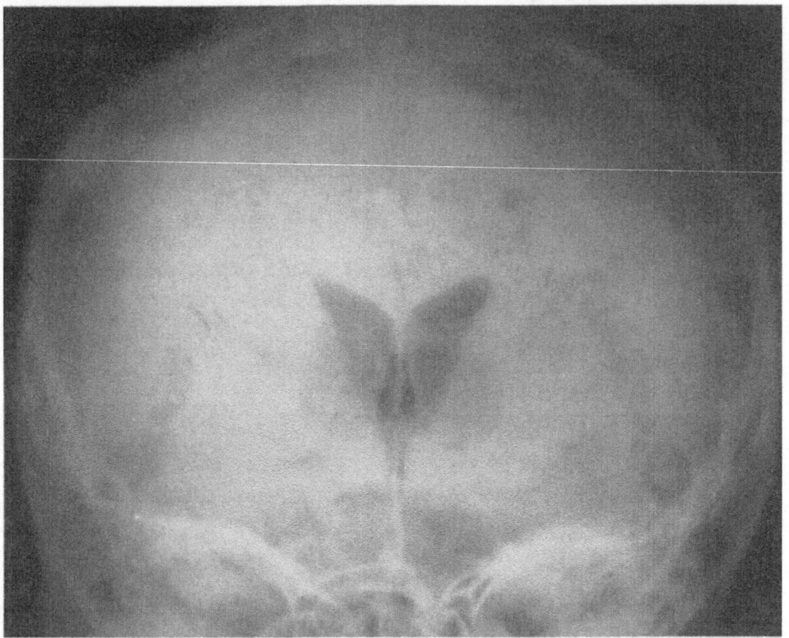

Abb. 33

gewicht. Die Diagnose einer Schizophrenie wäre jetzt „hic et nunc" und ohne Kenntnis der Vorgeschichte nicht mit Sicherheit möglich: Das Bild könnte auch einer asthenisch-hypochondrischen Psychopathie entsprechen, da auch eine charakteristisch schizophrene mattgleichgültige oder ausgesprochen inadäquate Affektivität nicht immer deutlich wird.

Fall II, 71: 51 jähriger Handwerker, der sich schon seit 1942 allmählich in seinem Wesen verändert hat, sich für Philosophie und okkulte Fragen interessierte, zunehmend den Kontakt mit der Realität und den Angehörigen verlor. 1948 und 1949 akute Erregungszustände wahnhaften Gepräges mit leiblichen Beeinflussungserlebnissen. Schon vorher körperbezogene Klagsamkeit: als „rheumatisch" aufgefaßte ziehende Sensationen, „schmerzhafte Müdigkeit"; wiederholte Suicidversuche unter dem Eindruck dieser als „unerträglich" empfundenen Mißgefühle. *Hier* (1951) affektiv kalt, frostig, stimmungsmäßig depressiv, aber nicht warm und nahe; hochtrabende Ausdrucksweise, maniert-verschrobenes Gehabe. Im Vordergrund seiner Klagen stehen durch den ganzen Körper ziehende Schmerzen.

Im *Encephalogramm* Verplumpung der Seitenventrikel und rübenförmige Erweiterung des 3. Ventrikels (s. Abb. 34 und Tabelle II, 71). Durch Elektroschockbehandlung werden die quälenden Körpersensationen vollständig zum Verschwinden gebracht; es bleibt ein „deutlicher Persönlichkeitsdefekt auf dem Gebiet des Gefühls- und Willenslebens". *Nachuntersuchung* (Mai 1955): Arbeitet unregelmäßig als Maurer, Ehefrau hat die Scheidung eingereicht. Fortgeschrittene affektive Persönlichkeitsveränderung mit ethischer Depravation.

Fall II, 72: 24 jähriger Patient, präpsychotisch differenziert, gewissenhaft, gut begabt. Familiäre Belastung mit Schizophrenie. Vor 9 Jahren, im Alter von 15 Jahren einsetzende

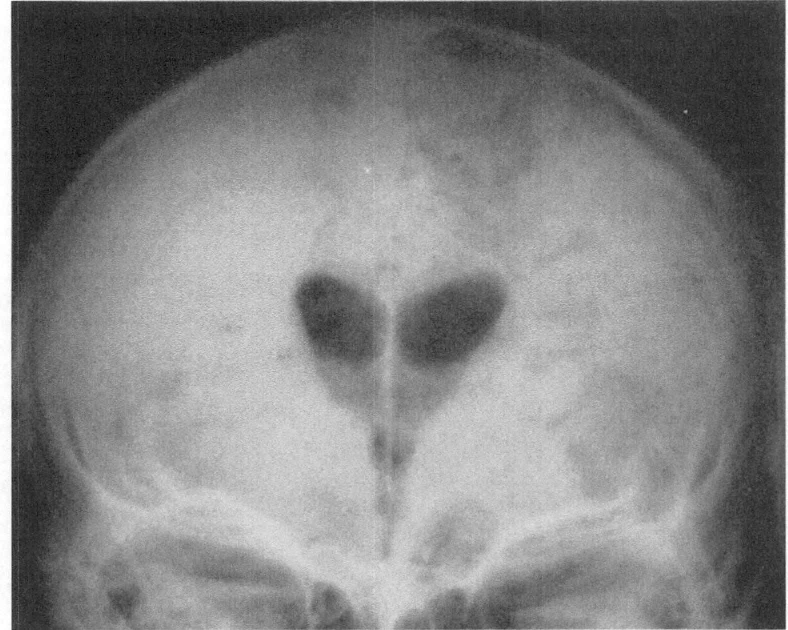

Abb. 34

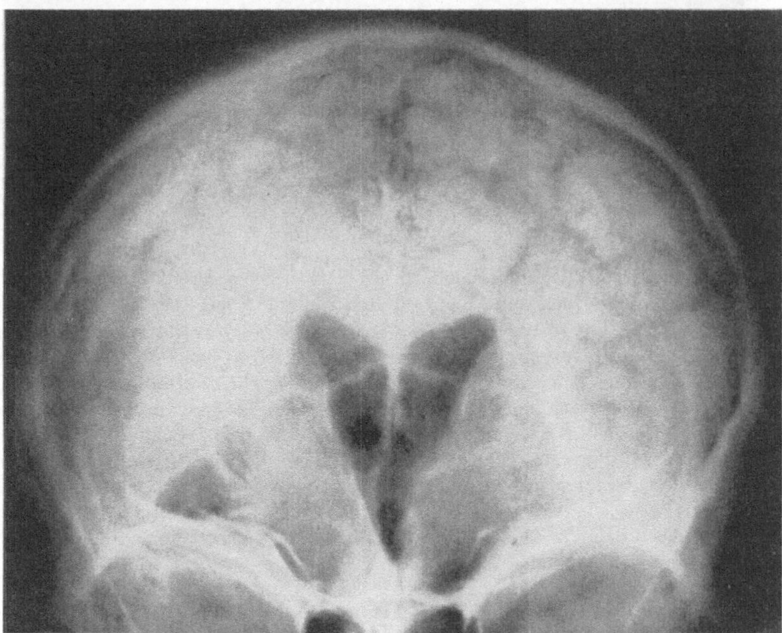

Abb. 35

leibhypochondrische schizophrene Psychose mit mannigfaltigen Körpersensationen. Gab 1947 wegen der körperlichen Beschwerden („Herzanfälle", „vestibuläre" Sensationen) die Lehre auf. Schon 1949, nach dem *1. Klinikaufenthalt*, wird eine „leichte schizophrene Persönlichkeitsveränderung" konstatiert. Arbeitet bis 1954 als Hilfsarbeiter, ohne je ganz frei zu sein von seinen Leibsensationen. Juli 1954 *2. Aufnahme:* Erstmals schizophrene Formalsymptome wie

Wahnwahrnehmungen, akustische Halluzinationen und leibliche Beeinflussungserlebnisse neben schizophrenen Leibsensationen (Genitalsensationen, Erlebnisse des Sichzusammenziehens und der Ausdehnung, thermische Sensationen, Gefühle abnormer Schwere und Leichtigkeit, Gefühl, als ob ein senkrechter Stab in der Brust auf und ab gehe).

Im *Encephalogramm* mäßiggradige Formveränderungen an den Seitenventrikeln und mehr konzentrische Erweiterung des 3. Ventrikels (s. Abb. 35 und Tabelle II, 72). Eine Elektroschockbehandlung bringt die körperlichen Mißempfindungen zum Verschwinden; der Patient ist bei der Entlassung noch „matt, ohne Frische, schlecht kontaktfähig und im ganzen als leicht schizophren defekt zu bezeichnen". Bei der *Nachuntersuchung* (Januar 1955) unverändertes

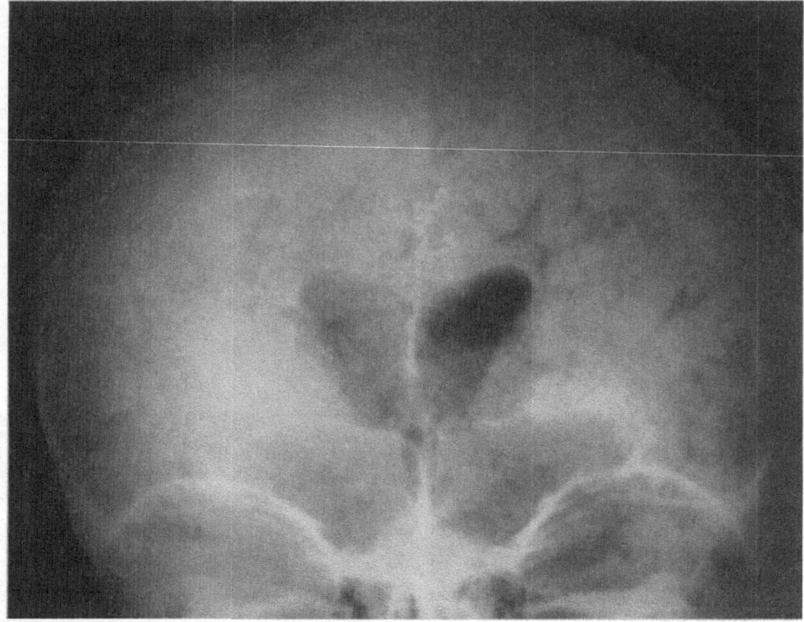

Abb. 36

psychopathologisches Bild einer leichten affektiven Persönlichkeitsveränderung; arbeitet fleißig als Hilfsarbeiter, doch ohne Kontakt und sonstige Interessen.

Fall II, 73: 33jähriger, früher gesunder, körperlich beschwerdefreier und leistungsfähiger Patient. Seit 11 Jahren allmählich sich entwickelnde leibhypochondrisch-schizophrene Symptomatik in wechselnder Ausprägung. Seit Oktober 1954 arbeitsunfähig. Klagt *hier* (März 1955) eine Fülle von Leibsensationen: Reißen und Brennen in Extremitäten und Genitale, ein „Wimmeln und Krabbeln wie ein Sack Flöhe" im linken Hypochondrium, Gefühl der Anschwellung und krampfartiges Sichzusammenziehen in den Gelenken und im Hoden, Taubheitsgefühl in den Schläfen u. a. Daneben vegetative Störungen (Schwitzen im Wechsel mit Frieren, anfallsweise Tachykardie). Inadäquater Affekt, wirkt nicht leidend, eher vergnügt-euphorisch, unbeeindruckt, redselig. Später auch ausgesprochene Halluzinationen auf dem Gebiet der Leibempfindungen.

Im *Encephalogramm* deutliche Formveränderungen an Umschlagstellen und Stammganglientaillen sowie mehr konzentrische Erweiterung des 3. Ventrikels (s. Abb. 36 und Tabelle II, 73). Eine Elektroschockbehandlung bleibt ohne wesentlichen Effekt; der Patient wird äußerlich unauffällig als „leichter hypochondrischer schizophrener Defekt" entlassen. Er ist auch nach ½ Jahr bei der *Nachuntersuchung* nicht wieder arbeitsfähig geworden.

Fall II, 77: 40jähriger Arbeiter, gesellig und beliebt. Seit Dezember 1952 einsetzende depressiv-paranoide Psychose mit Wahnwahrnehmungen, Störungen der Meinhaftigkeit, akustischen Halluzinationen und leiblichen Beeinflussungserlebnissen sowie szenischen optischen Halluzinationen.

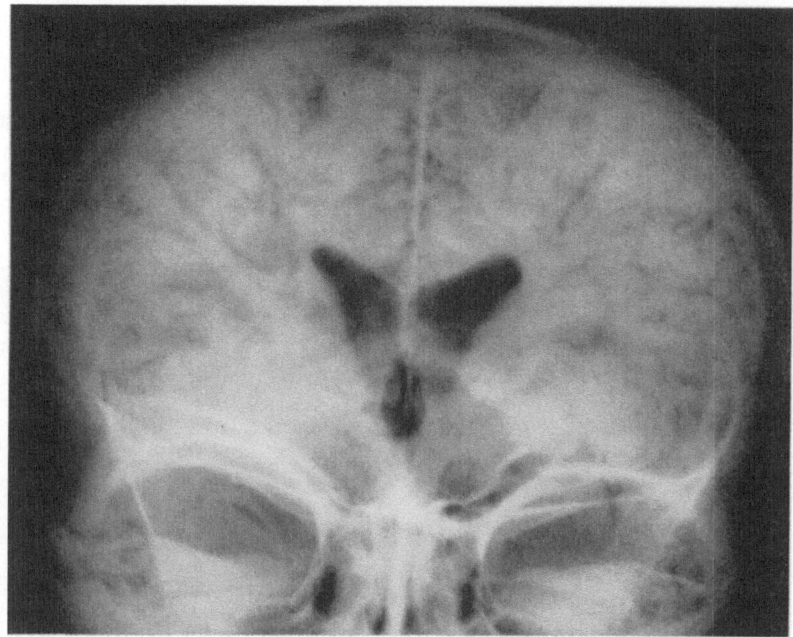

Abb. 37

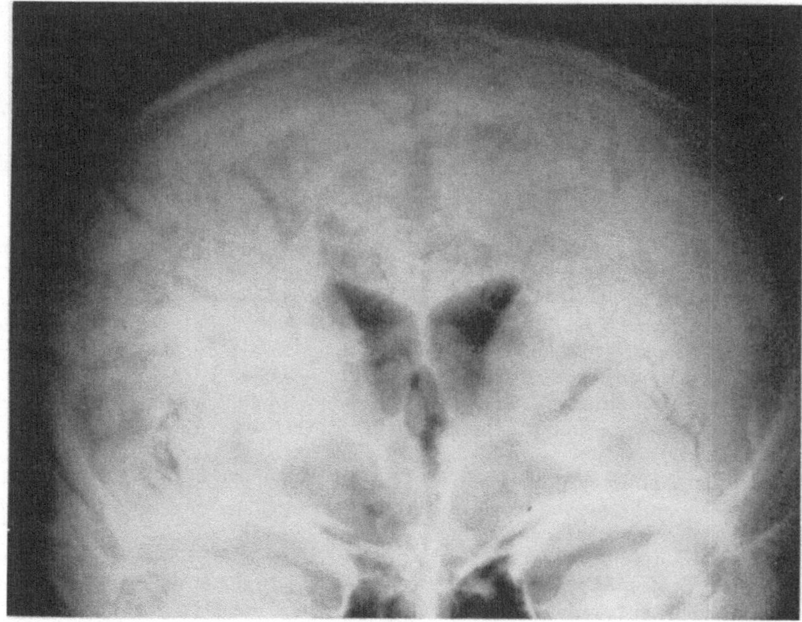

Abb. 38

Im *Encephalogramm* (Februar 1953) Verplumpung der inneren Liquorräume und erhebliche Erweiterung des 3. Ventrikels sowie diffuse mäßige Vergröberung an der Hirnoberfläche (s. Abb. 37 und Tabelle II, 77). Nach Elektroschocktherapie zunächst gute Remission und Korrektur der wahnhaften Erlebnisse; doch blieb, wie eine *Nachuntersuchung* im Juli 1955

bestätigt, eine asthenische Persönlichkeitsveränderung ohne typisch schizophrene Affektstörung: Der ehemalige Patient erscheint unsicher und ängstlich, stimmungsmäßig unfroh-
gedrückt, leicht beeindruckbar und erregbar, dabei monoton-nuancearm und spontaneitäts-
verarmt.

Fall II, 78: 20jähriger Arbeiter, dessen Psychose im Februar 1953 mit anfallsartigen
Zuständen von Strangulationssensationen (s. S. 213 ff.) und Luftnotgefühl begann; weiter
Kopfschmerzen, Erlebnisse abnormer Leichtigkeit und Leere, Angst, einen Herzschlag zu
erleiden, Klopfen in den Schläfen „wie ein Hämmerchen" und andere Körpersensationen.
Hier (Juli 1953) ängstlich-ratlos, substuporös, „berichtet, mit eigenartigen Handbewegungen

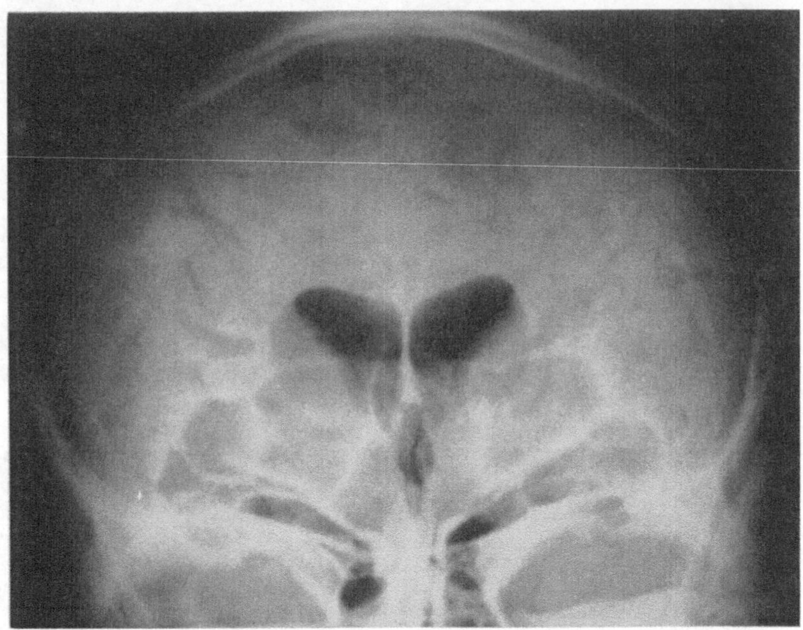

Abb. 39

am Körper herumfahrend, in kurzen hastigen Worten über Mißempfindungen ohne präzise
Angaben"; affektiv flach, kontaktfern und farblos.

Im *Encephalogramm* neben leichten Formveränderungen rübenförmige Erweiterung des
3. Ventrikels (s. Abb. 38 und Tabelle II, 78). Wird unbeeinflußt durch die Therapie in Heilanstalt verlegt; dort auch akustische Halluzinationen. Nach Elektro- und Cardiazolschockbehandlung gebessert, doch „deutlicher Persönlichkeitsdefekt, der sich in einem antriebs-
armen Allgemeinverhalten, einem Mangel an spontaner gefühlsmäßiger Ursprünglichkeit und
einer hypochondrisch-subdepressiven Stimmung zu erkennen gibt" (beschränkt arbeitsfähig
nach Hause entlassen).

Fall II, 82: 25jähriger, präpsychotisch syntoner, geselliger Schlosser; 1952 2mal in Heilanstalt mit klagsam-hypochondrischem Bild. Im März 1953 (stationäre Aufnahme hier) wahnhafte, hypochondrische Angst (unheilbar lungenkrank zu sein, sterben zu müssen), Wahnwahrnehmungen, akustische Halluzinationen und Gedankenentzug bei unangemessener, rasch
wechselnder Affektivität neben Körpersensationen wie Brennen im Leib und auf der Brust,
Gefühl, als ob er die Kopfhaut nicht mehr spüre, Benommenheitsgefühl u. a.

Im *Encephalogramm* Verplumpung der inneren Liquorräume und kolbig erweiterter
3. Ventrikel (s. Abb. 39 und Tabelle II, 82). Da Elektroschock- und Winterschlafbehandlung
ohne Effekt, Verlegung in Heilanstalt, von wo der Patient nach weiterer Therapie als „gebessert, doch affektiv leicht verflacht" entlassen wird; die zahlreichen körperlichen Beschwerden
sind durch die Elektroschockbehandlung „wie weggewischt". Im Mai 1955 befindet sich der
Patient in der Heilanstalt Klingenmünster.

Fall II, 83: 30jähriger Maschinenschlosser, früher gesund und unauffällig. Seit Mai 1952 interesselos, Appetit- und Schlafstörungen, Obstipation im Wechsel mit Durchfällen, „erregte Herztätigkeit" und Herzdrucksensationen, Schwindelanfälle und Nykturie (s. S. 218 ff.). Der Patient hört unvermittelt auf zu rauchen, bekommt einen Widerwillen gegen bestimmte Speisen, fühlt sich körperlich abgeschlagen, müde, „total kaputt". Auftreten zahlreicher, qualitativ eigenartiger körperlicher Mißempfindungen, u. a. Elektrisierungssensationen („wie mit Strom geladen", „wie Funken im Kopf"), Vergrößerungserlebnisse (Gefühl, dick aufgequollen zu sein), „Kribbeln am Herz", Sensationen von Seiten des Kreislaufs. Intern (und auch später bei uns) wurde ein hoher Blutdruck festgestellt neben vegetativen Zeichen (Acrocyanose,

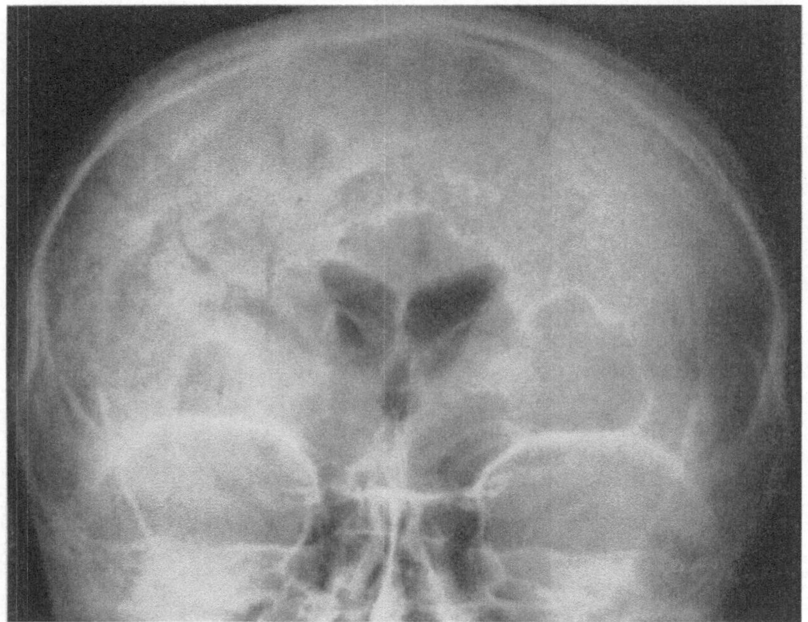

Abb. 40

Hyperhidrosis, Hyperreflexie, Fingertremor) und einer Tachykardie; die Diagnose lautete in diesem Stadium nach stationärer interner Beobachtung: „Vegetativ labiler Neuropath". *Hier* (Oktober 1952) ist zunächst eine Diagnose nicht mit Sicherheit möglich, bis unter der Beobachtung neben Wahnwahrnehmungen und paranoiden Wahneinfällen (wahnhafte Eifersucht gegenüber der Ehefrau) ausgesprochene leibliche Beeinflussungserlebnisse in Form elektrischer Körperhalluzinationen auftreten: Er sei durch die Neonlampen im Geschäft mit Elektrizität geladen worden u. ä. (In diesem Fall kann man kaum daran zweifeln, daß es sich um nachträgliche wahnhafte Deutungen primärer elementarer Elektrisierungssensationen handelt. s. S. 194 u. 205.)

Im *Encephalogramm* neben mäßigen Formveränderungen an den Seitenventrikeln (mit Veränderungen im Sinne des „ribbing" am Seitenventrikeldach) eine kolbige Erweiterung des 3. Ventrikels (s. Abb. 40 und Tabelle II, 83). Nach Elektroschockbehandlung freier, doch noch recht matt und bland-hypochondrisch: „Leichter asthenisch-hypochondrischer schizophrener Defekt" (November 1952). *Nachuntersuchung* im Mai 1955 bestätigt das Vorliegen eines leichten Persönlichkeitsdefektes. Die Angaben der Frau sind für die leichte (pseudo-)neurasthenisch gefärbte, psychische Veränderung nach Ablauf des 1. schizophrenen Schubes bezeichnend: Ihr Mann habe sich seit der Erkrankung verändert, habe zwar bis heute, abgesehen von kurzdauernden Unterbrechungen, regelmäßig gearbeitet, aber nicht mehr im Akkord als Maschinenschlosser (wie früher), sondern als einfacher Holzarbeiter. Er sei klagsam-empfindlich geworden, äußere neben allgemeiner Schwäche und Mattigkeit immer irgendwelche Beschwerden an den inneren Organen, an Magen, Nieren oder Galle, sei im ganzen weniger leistungsfähig und widerstandsfähig als früher. Er sei außerordentlich wetter- und geräuschempfindlich, lasse sich hinsichtlich seines Gesundheitszustandes sehr leicht negativ beeinflussen; versinkt immer wieder in hypochondrische Grübeleien. Die eifersüchtigen Ideen seien schon seit Dezember 1952 plötzlich „über Nacht" und für die Dauer verschwunden.

Fall II, 84: 33jähriger Landwirt, seit Anfang 1953 verändert. Erstmals Januar bis März1954 hier stationär; akut paranoides Bild, ratlos und dissoziiert, Gedankeneingebung und akustische Halluzinationen. Bei der Entlassung fällt eine läppisch-heitere, sehr im Gegensatz zu seiner präpsychotischen Persönlichkeit stehende oberflächlich-wegwerfende Art auf. Während er früher als energisch und tatkräftig galt, war er jetzt zuhause (nach dem Vater) apathisch

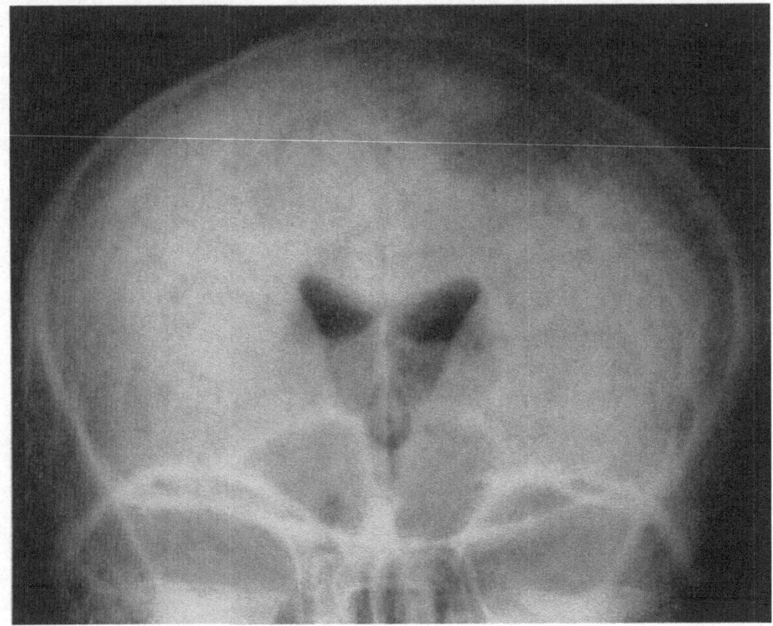

Abb. 41

und ohne eigene Initiative, dabei schwankend in seiner Stimmung und leicht weinerlich. Bei der *2. Aufnahme* substuporös, vage Wahnstimmung, Stimmenhören, Gedankenausbreitung und -lautwerden. Ziehende Körpersensationen, Gefühl in der Kopfhaut, „wie wenn die Haut hin und her geschüttelt würde", „Kopfweh in der oberen Kopfhaut".

Im *Encephalogramm* neben leichten, nicht sicher pathologischen Formveränderungen an den inneren Liquorräumen eine erhebliche rübenförmige Erweiterung des 3. Ventrikels (s. Abb. 41 und Tabelle II, 84). Bei der 2. Entlassung nach Elektroschockbehandlung „unverkennbarer leichter Persönlichkeitsdefekt".

Fall II, 90: 49jähriger Schlosser, bei dem die Psychose schon mehrere Jahre besteht. *Hier* (1952) paranoid-halluzinatorisch-maniformes Bild mit Störungen des Icherlebnisses, leiblichen Beeinflussungserlebnissen, optischen und akustischen Halluzinationen.

Im *Encephalogramm* eine erhebliche rübenförmige Erweiterung des 3. Ventrikels sowie eine mäßige Oberflächenvergröberung über dem Stirnhirn (s. Abb. 42 und Tabelle II, 90). Nach Elektroschockbehandlung Besserung und Beruhigung, doch noch „erheblich verändert, antriebsarm und ohne jegliche Initiative" (Januar 1953). *Nachuntersuchung* nach 2 Jahren (Januar 1955): Arbeitet unregelmäßig; überschwenglich-kritiklos und affektiv flach, leichter hypochondrisch gefärbter Defekt.

Fall II, 93: 49jähriger, selbständiger Landwirt. Starke erbliche Belastung mit Cyclothymie und Schizophrenie. Im Alter von 40 Jahren (1945) erstmals psychotisch. *Hier* (1945) Bild einer schweren Hemmung und Depression; dann schizophrene Symptomatik mit akustischen und

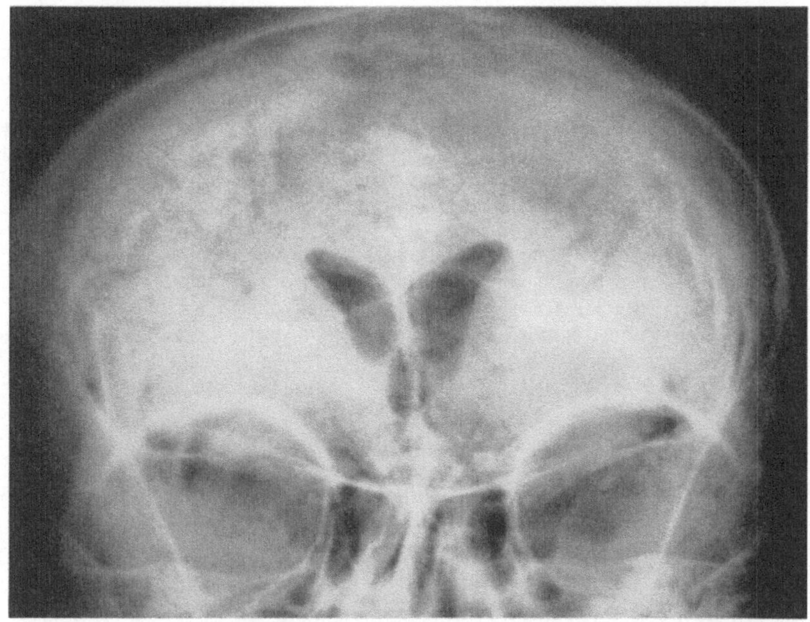

Abb. 42

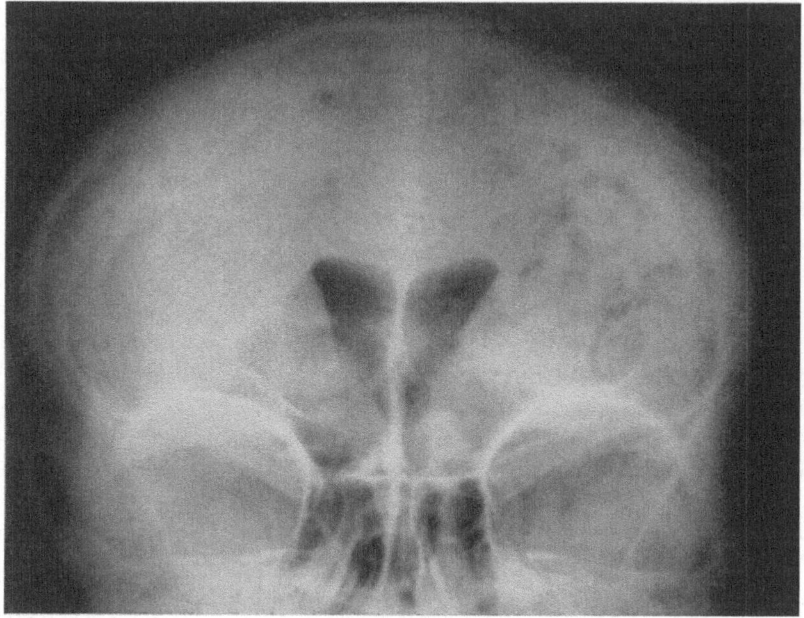

Abb. 43

Leibhalluzinationen, Bedeutungserlebnissen und Wahneinfällen (Angst, umgebracht, hingerichtet zu werden); zerfahrener Gedankengang, Sprach- und Bewegungsstereotypien, grimassierende Gesichtsbewegungen. Nach Elektroschockbehandlung zugewandt, gut kontaktfähig; doch in den folgenden Jahren immer wieder Rückfälle. Schon seit 1946 macht sich ein deutliches Nachlassen der Leistungsfähigkeit bemerkbar. Bei der *2. Aufnahme* (1953) einförmigdepressives Bild mit Verarmungsideen; nach Abklingen der akuten Symptomatik frei, „noch keine tiefgreifende Persönlichkeitsveränderung", arbeitet unregelmäßig, fühlt sich leistungs-unfähig, „immer müde". 1954 (Oktober) *3. Aufnahme*, mißtrauisch-ratlos und gehemmt, akustische Halluzinationen und vielfältige körperliche Mißempfindungen.

Im *Encephalogramm* mäßige Formveränderungen im Bereich der Seitenventrikel und starke Erweiterung des 3. Ventrikels sowie diffuse mäßige Rindenatrophie (s. Abb. 43 und Tabelle II, 93). Nach Elektroschocktherapie freier, nicht affektiv kühl und starr wie ein typischer schizo-phrener Defekt, es handelt sich um ein „schizophrenes Prozeßversagen" mit deutlicher Ein-buße an Aktivität und Initiative. *Katamnese* Sommer 1955: Der Patient hat seinen landwirt-schaftlichen Besitz verpachtet, bietet das Bild eines deutlichen asthenischen Defektes.

5 weitere Krankengeschichten von Schizophreniefällen der Remissionsgradgruppe II (II, 6; II, 7; II, 67; II, 81; II, 95) werden bei den „Wiederholungsencephalographien" mit-geteilt, 1 Fall (II, 70) im Abschnitt „Die leibhypochondrische Form der Schizophrenie" (S. 238).

c) Das Encephalogramm bei Schizophrenien mit stärkerem Defekt

Unsere Tabelle III umfaßt 43 schizophrene Patienten, bei denen der Prozeß bereits zu einem stärkeren Defekt geführt hat. Der hebephrene *Krankheitstypus* ist hier am häufigsten vertreten (13 Fälle), während sonst nur noch der leibhypo-chondrische (6 Fälle) und der paranoide Typus (2 Fälle) in reiner Form vor-kommen, der katatone Verlaufstypus dagegen vollständig fehlt. Bei über der Hälfte der Fälle (22) handelt es sich um gemischte Formen, bei denen eine Zu-ordnung zu einer der 4 Unterformen nicht möglich ist. Die *Verlaufsdauer* — die Zeitdauer seit der 1. Manifestation der Psychose — beträgt in der großen Mehr-zahl dieser Schizophrenien mit stärkerem Defekt, nämlich in 30 Fällen, mehr als 3 Jahre: In 6 Fällen liegt sie zwischen 3 und 5 Jahren, in 9 Fällen zwischen 5 und 10 Jahren und in 15 Fällen zwischen 10 und 42 Jahren. Nur 5 Fälle haben eine Prozeßdauer bis zu 1 Jahr und 8 Fälle von 1 bis zu 3 Jahren. In 11 Fällen war es möglich, im Verlauf einzelne Schübe klar abzugrenzen, in den meisten (nämlich in 9) Fällen waren dem jetzigen Schub bereits 2—4 frühere Schübe vorausge-gangen.

Die Seitenventrikel

Wir finden hier 23 Fälle mit einem allgemein *verplumpten* (Seitenventrikelindex von 4,0—3,5) und 3 Fälle mit ausgesprochen *hydrocephalem* Ventrikelsystem (Seitenventrikelindex unter 3,5).

Von den übrigen 17 Fällen mit einem Seitenventrikelindex über 4,0 zeigen 12 Fälle stärkere und 5 Fälle leichte Formveränderungen. In 13 von den 17 Fällen ist die Abstumpfung der Umschlagstellen mit einer Erweiterung der basalen Teile kombiniert, während in 4 Fällen die Formveränderungen die lateralen Ventrikel-spitzen bzw. die basalen Teile allein betreffen.

Eine hochgradige *Ventrikelasymmetrie* läßt sich in 8 Fällen feststellen (6 mal zugunsten des linken, 2 mal zugunsten des rechten Seitenventrikels); in 17 Fällen findet sich eine mäßige Seitendifferenz der Ventrikel (9 mal zugunsten der linken, 8 mal zugunsten der rechten Seite).

Einkerbungen am Seitenventrikeldach im Sinne des „ribbing" zeigen 5 Fälle, darunter in dieser Gruppe 3 mit verplumptem und nur 1 Fall mit kleinem Ven-trikelsystem (Fall III, 1 mit einem Seitenventrikelindex von 5,08).

Man muß sich fragen, ob bei den 4 „ribbing"-Fällen mit einem Seitenventrikelindex unter 4,5 nicht gleichfalls — wie bei den meisten „ribbing"-Fällen der Gruppe II — konstitutionell kleine Ventrikel vorliegen, die durch atrophisierende Hirnvorgänge im Zusammenhang mit dem schizophrenen Prozeß eine Erweiterung erfuhren.

Nur 3 Fälle der Gruppe III zeigen ein *kleines Ventrikelsystem* über 4,5. 1 Fall — der einzige des gesamten Materials mit einem derartigen als Mißbildung aufzufassenden encephalographischen Befund — zeigt ein großes, *kommunizierendes Cavum septi pellucidi* (es besteht außerdem eine Spina bifida am 5. LWK).

Der 3. Ventrikel

Eine Erweiterung des 3. Ventrikels findet sich in 41 von 43 Fällen; in 11 Fällen ist sie geringgradig (6—7,9 mm), in 12 Fällen mäßiggradig (8—9,9 mm), in 8 Fällen erheblich (10—11,9 mm) und in 10 Fällen hochgradig (12 mm und mehr). In 2 Fällen liegt die Weite des 3. Ventrikels zwischen 5 und 5,9 mm.

Die *Form* des erweiterten 3. Ventrikels ist in fast allen Fällen konzentrisch-rundblasig oder spindelförmig, während die Tropfen- und Birnenform nur selten vorkommt; in 2 Fällen kann man von einer dattelkernartigen Formveränderung sprechen. Nicht selten war auch in dieser Gruppe eine unverhältnismäßig starke Erweiterung des vorderen (Hypothalamus-)Abschnittes des 3. Ventrikels zu erkennen.

Die äußeren Liquorräume

Eine stärkere, auf eine *mäßige Rindenatrophie* hinweisende Vergröberung der Furchenzeichnung über der Hirnoberfläche besteht in 14 Fällen; dabei ist die Atrophie in 2 Fällen auf die frontale, in je 2 Fällen auf die frontale und parietale bzw. frontale und temporale Region beschränkt, während sie in 6 Fällen das Stirn-, Scheitel- und Schläfenhirn betrifft. In 1 Fall ist die Vergröberung bei sonst nur leichter Erweiterung der äußeren Liquorräume frontal stärker ausgeprägt, in 1 Fall besteht bei mäßiger Atrophie im Bereich des Schläfenhirns frontal und parietal nur eine leichte Vergröberung der Sulkuszeichnung.

Eine *leichte* Vergröberung der Oberflächendarstellung findet sich in 13 Fällen, und zwar in 6 Fällen in diffuser Ausbreitung, in 4 bzw. 2 Fällen nur frontal bzw. frontopolar und in 1 Fall nur parietal. In 3 Fällen fehlt die Oberflächendarstellung.

Die *basalen Zisternen* sind in 13 Fällen leicht, in 4 Fällen mäßig erweitert. Eine stärkere subtentorielle Luftansammlung zeigen 4 Fälle.

Eine zusammenfassende Übersicht der wichtigsten pneumencephalographischen Veränderungen bei Schizophrenien mit stärkerem Defekt gibt die Tabelle 6.

Tabelle 6. *Pneumencephalographische Veränderungen bei Schizophrenien mit stärkerem Defekt*

Zahl der Fälle	Seitenventrikel			3. Ventrikel		Subarachnoidealraum	
	plump (SVI unter 4,0) bzw. hydrocephal (SVI unter 3,5)	Formveränderungen an lat. Umschlagstellen od. bas. Teilen bei Fällen mit SVI über 4,0		leichte Er-weiterung	mäßige bis hochgr. Er-weiterung	leichte Ver-gröberung	mäßige Ver-gröberung
		leicht	mäßig bis stark				
43	26	5	12	11	30	13	14

Tabelle III. *Schizophrenien mit stärkerem Defekt (Remissionsgrad III)*
(Zeichenerklärung siehe Tabelle I)

Lfd. Nr.	Name	Al- ter	Krankheitsform und -verlauf	Verlaufs- dauer	Seitenventrikel					3.Ven- trikel (Weite)	Subarachnoidealraum	
					Größe (SV- Index)	Form		Seiten- differenz	Sonstige Befunde		Hirn- oberfläche	Basis- zisternen und sonstige Besonder- heiten
						Laterale Umschlag- stellen	Basale Teile					
1	Horst M.	22	hebephren	1 J.	kl. (5,08)	n.	+ li. (+) re. kastenf.	li. >	ribbing, Trigona (+)	6—7	n.	(+) amb.
				2 Mo. später	kl. (5,14)	n.	+ li. (+) re.	li. >	ribbing, Trigona (+)	6—7	n.	
2	Martin R.	28	hebephren	1 J.	pl. (3,67)	++ bds.	++ bds.			14	(+) fro.	
3	Wendelin K.	24	hebephren	2,5—3 J.	n. (4,50)	n.	(+) bds. kastenf.			5	(+) fro.- pol.	(+)
4	Helmut L.	24	hebephren	3,5 J.	n. (4,07)	+ bds.	(+) bds.	re. >		8	∅	
5	Gertrud K.	49	hebephren	4 J. ?	n. (4,23)	(+) bds.	(+) bds.			6,5	n.	+
6	Gerhard M.	27	hebephren	12 J.	n. (4,26)	++ li.	++ li. (+) re.	li. ≫ dg.	VHP ++ li.	9	+ fro. u. par. links	n.
7	Heinrich S.	34	simplex	2 J.	pl. (3,90)	+ li. (+) re.	(+) li.	li. >		7	(+) par.	(+)
8	Siegfried B.	28	simplex	6 J.	pl. (3,60)	+ bds.	(+) re.	re. >	VHP (+) bds.	7	(+) fro.- pol.	(+) p. u. amb.
9	Philipp E.	31	simplex, 4. Schub	7 J.	n. (4,00)	(+) bds.	(+) bds.	li. >		8—9	(+) fro.	
10	Käthe D.	50	simplex	10 J.	n. (4,00)	+ bds.	(+) bds.			7,5	+ diff., bes. fro.	
11	Johann K.	63	simplex	17 J.	n. (4,21)	+ li.	+ li. (+) re.	li. >		7,5	n.	(+) s. corp. call.
12	Ernst S.	40	simplex	18 J.	pl. (3,95)	++ re. + li.	++ re.	re. ≫		6,5	(+) fro.	(+) i. p.

13	Bodo A.	45	simplex	21 J.	pl. (3,93)	++ bds.	+ re. dg. (+) li.	re. >		6	∅	
14	Georg S.	50	paranoid	11 J.	pl. (3,91)	++ bds.	(+) bds.			8—9	(+) diff.	
15	Robert G.	40	paranoid	12 J.	n. (4,40)	+ li.	+ li.	li. ≫ dg.	VHP + li.	5—6	(+) bis + fro.	
16	Arthur M.	50	leibhyp.	4 Mo.	pl. (3,68)	++ li. (+) re.	++ li. (+) re.	li. ≫		14	(+) diff.	
17	Heinrich S.	49	leibhyp.	2 J.	pl. (3,78)	++ bds.	+ bds.			9,5	+ fro., (+) par. u. temp.	
18	Stefan P.	38	leibhyp.(-kataton), 3.—4. Schub	6 J. 6,5 J.	pl. (3,54) pl. (3,63)	++ bds. ++ bds.	++ bds. ++ bds.	li. > li. >		13 13	+ diff. + diff.	
19	Anton S.	37	leibhyp.(-paranoid),	6 J. 2 Mo. später	pl. (3,66) rostral > pl. (3,71)	++ bds. ++ bds.	+ bds. + bds.			10,5 10,5	(+) diff. (+) diff.	(+) sub- tent. L.
20	Arthur F.	43	leibhyp.(-paranoid), chron. schl. prog.	12 J.	hy. (3,44) dg.	++ bds.	++ re. + li.	re. >		12	sow. dar- gest. n.	
21	Frieda S.	60	leibhyp.(-kataton), 4. Schub	20 J.	n. (4,10)	++ bds. rostral	++ bds.			8	∅, + fro. nach 24 Std	
22	Berta T.	38	paranoid-halluz., 2. Schub	5 Mo. 5,5 J.	pl. (3,80) pl. (3,80)	++ li. + re. ++ li. + re.	(+) li. + bds.	li. > li. >		7—8 8—9	+ diff. + diff.	+ +
23	Hans B.	31	paranoid-leibhyp.	10 Mo.	pl. (3,80)	++ bds.	+ bds.	li. dg. >		8	sow. dar- gest. n.	
24	Eugen S.	56	depr.-leibhyp.	2 J.	pl. (3,60)	++ bds.	++ bds.	re. >	VHP + li.	7	(+) diff.	(+) p.
25	Helmut B.	46	kataton-leibhyp., 3.—4. Schub	2,5 J.	n. (4,03)	++ li.	++ li.	li. dg. >		10,5	+ li. fro. u. temp.	

Tabelle III *(Fortsetzung). Schizophrenien mit stärkerem Defekt (Remissionsgrad III)*

Lfd. Nr.	Name	Al- ter	Krankheitsform und -verlauf	Verlaufs- dauer	Größe (SV- Index)	Seitenventrikel		Seiten- differenz	Sonstige Befunde	3.Ven- trikel (Weite)	Subarachnoidealraum	
						Form					Hirn- oberfläche	Basis- zisternen und sonstige Besonder- heiten
						Laterale Umschlag- stellen	Basale Teile					
26	Karl-H. L.	23	halluz.-leibhyp.	3 J.	n. (4,60)	(+) bds.	(+) bis + bds. kastenf.			9	sow. dar- gest. n.	
				1,5 Mo. später	n. (4,60)	(+) bds.	(+) bis + bds.			∅	∅	
27	Anton H.	44	paranoid-halluz., chron.-schl.	3 J.	pl. (3,60)	+ bds.	n.			8,5	n.	
28	Josef L.	40	pseudodement- paranoid	3—5 J.	hy. (3,37)	++ bds.	++ bds.	li. >		12	+ fro. u. par.	(+)
29	Leo W.	43	chron.-paranoid	3—5 J. ?	n. (4,13)	(+) bds.	+ bds.		ribbing (+)	9	(+) fro.	
30	Heinz B.	26	hebephren-paranoid halluz., 2. Schub	3,5 J.	pl. (3,83)	++ bds.	++ bds.			11,5	n.	
31	Anna H.	52	depr.-halluz.	5 J.	hy. (3,17)	++ bds.	+ bds.	li. >		13	+ diff.	
32	Siegfried R.	24	hebephren-kataton 3. Schub	6 J.	pl. (3,90)	+ bds.	n.		kommu- niz. 5. Ventr.	10,5	n.	(+)
			4. Schub	9 J.	pl. (3,90)	+ bds.	noch n.		kommu- niz. 5. Ventr.	11,5	n.	(+) p.
33	Joachim H.	30	paranoid-leibhyp.	6 J.	n. (4,14)	+ bds. dg.	+ bds.	re. >		9	n.	
34	Ottmar D.	25	paranoid-hebephren	7—8 J.	pl. (3,84)	++ li. (+) re.	++ li. (+) re.	li. ≫		10	n.	
35	Nikolaus K.	41	chron.-paranoid halluz.	10 J.	pl. (3,83) dg.	(+) bis + bds.	+ bds.			14	(+) diff. li. > re.	

36	Frieda G.	56	halluz.-leibhyp.	13 J.	n. (4,48)	(+) li.	(+) li.			9,5	+ diff.	+ subtent. L.
37	Karl Z.	45	paranoid-leibhyp. halluz.	13 J.	n. (4,12) niedrig	n.	+ bds. kastenf.		ribbing VHP (+) bds.	10,5	n.	
38	Johannes G.	49	depr.-paranoid, 3. Schub	17 J.	pl. (3,68)	++ bds.	++ bds.	re.>		13	+ diff.	(+)
39	Lilli K.	48	anankast.-halluz., 5. Schub	18 J.	pl. (3,95)	+ bds.	+ bds.	re.>		10	∅	(+) p.
40	August W.	47	paranoid-asthenisch	23 J.	pl. (3,88)	++ li. (+) re.	+ li.	li. ≫ dg.		7,5	(+) fro.	
41	Peter S.	51	depr.-paranoid-leibhyp., 5. Schub, 3 depr. Phasen mit 15—22 Jahren	36 J.	pl. (3,60)	++ bds.	++ bds.		ribbing	11	+ fro. u. temp.	subtent. L.
				14 Mo. später	pl. (3,60)	++ bds.	++ bds.		ribbing	11	+ fro. u. temp.	subtent. L.
42	Alois B.	59	paranoid-halluz. leibhyp.	42 J.	pl. (3,77)	++ re. (+) li.	++ re. (+) li.	re.>	ribbing	12,5	(+) diff. + temp.	(+) bis +
43	Erich H.	19	kataton-hebephren	3 J.	n. (4,32)	(+) bds.	n.			12	n.	(+) p.

Kasuistik

Fall III, 2: 28jähriger, tüchtiger, präpsychotisch syntoner Bauingenieur. Seit 1 Jahr allmähliche psychische Veränderung, wurde unzuverlässig und unsolide, fing an zu trinken und wurde schließlich wegen Nachlassens am Arbeitsplatz entlassen. Blande, hypochondrisch anmutende Klagsamkeit; schlechter Schlaf, innere Unruhe, paranoide Eigenbeziehungen ohne Gefühlsgewicht. *Hier* (März 1954) läppisch-unbekümmert, Verlust des Kontaktes mit der Wirklichkeit und jeder vorausschauenden Planung und Zielstrebigkeit; nicht das typische Bild eines unmittelbar lahm und matt wirkenden, affektiv kühlen schizophrenen Defektes, mehr zufrieden-geschwätzig, flach und euphorisch.

Im *Encephalogramm* Verplumpung des Ventrikelsystems und starke kugelige Erweiterung des 3. Ventrikels (s. Abb. 44 und Tabelle III, 2). Nach Elektroschockbehandlung unverändert, Bild eines sorglos-oberflächlichen, unbeeindruckt von Augenblick zu Augenblick lebenden, passiv-initiativelosen hebephrenen Defektes. Bei einer *Nachuntersuchung* im Februar 1955 unverändertes psychopathologisches Zustandsbild; nicht mehr im Beruf, hilft zu Hause m;t.

Fall III, 6: 27jähriger Patient, präpsychotisch unauffällig. Erfolgreich abgeschlossene kaufmännische Lehre, arbeitete als kaufmännischer Angestellter. 1941 einsetzender schizophrener Prozeß; 1943 nach der 1. Klinikaufnahme „maneriert und leer". Hilft noch bis 1946 im väterlichen Geschäft mit, seither keinerlei produktive Arbeit mehr geleistet. 1946 (2. Aufnahme) kontaktarm, zeitweise ängstlich-ratlos, zerfahren, kommt nie ans Ziel. Gedankenausbreitung, Wahnwahrnehmungen; „typischer Defekt". 1947 (3. Aufnahme) inkohärent, affektlahm, muß zu allem angehalten werden, Störung des Icherlebnisses. 1948 autistisch-gesperrt-verschroben. 1949 und 1951 (4. und 5. Aufnahme) unverändertes Bild; Klagen über Atemnot und Spannungsgefühl im Gesicht. 1953 (6. Aufnahme) keine akuten Symptome; blande körperliche Klagen, Manieren, Grimassen; „matt, versandet, erheblicher Defekt"; nach Elektroschockbehandlung unbeeinflußt, „starke Affekt- und Antriebsstörung", wegen Gefahr der Verwahrlosung Verlegung in Heilanstalt.

Im *Encephalogramm* (1953) erhebliche Ventrikelasymmetrie mit starken Formveränderungen am linken Seitenventrikel und rübenförmige Erweiterung des 3. Ventrikels sowie mäßige frontale und parietale Rindenatrophie (s. Abb. 45 und Tabelle III, 6).

Fall III, 14: 50jähriger Mechaniker; 1943 nach dem ersten, mit Defekt remittierten Schub aus der Wehrmacht, 1950 von der Bundesbahn entlassen; seither berufsunfähig. *Hier* (März 1954) chronisch-paranoides Bild mit spielerischen Größen- und Erfinderideen; verschroben-manieriert, affektiv starr und schwingungsunfähig, außerdem mannigfache Leibsensationen. Keine Therapie. Wird gutachtlich als „mit erheblichem Defekt remittierte schizophren-paranoide Psychose" beurteilt und invalidisiert.

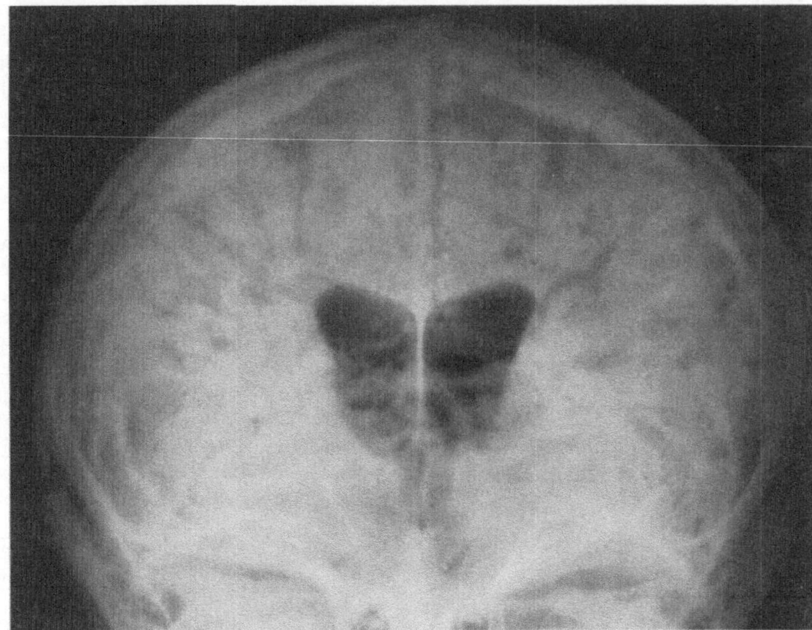

Abb. 44

Im *Encephalogramm* Verplumpung der Seitenventrikel im Bereich der lateralen Umschlagstellen und Erweiterung des 3. Ventrikels (s. Abb. 46 und Tabelle III, 14). *Katamnese* (Februar 1955): Unverändertes Bild, sitzt untätig und autistisch zu Hause herum.

Fall III, 16: 50jähriger, präpsychotisch unauffälliger, syntoner und als tüchtig bekannter Schreiner. Seit Frühjahr 1950 körperliche Beschwerden wie Kopfdruck, starke Müdigkeit, Gefühl der Kraftlosigkeit und profuse Schweiße, zahlreiche Leibsensationen und körperliche Mißempfindungen wie „Wühlen" im Kopf und Bauch, thermische Sensationen, „heiße Funken, die in den Kopf steigen", ziehende und kreisende Mißempfindungen „vom Geschlechtsteil bis in den Hals und in den Kopf", Empfindungen des Sichzusammenziehens und Wiederausdehnens u. a. *Hier* (August 1950) reaktionsarm-unbeteiligt, modulationsarmer Ausdruck, ohne Antrieb.

Im *Encephalogramm* erhebliche Verplumpung der Seitenventrikel sowie starke hydrocephale Erweiterung des 3. Ventrikels (s. Abb. 47 und Tabelle III, 16). Keine wesentliche Besserung durch Elektroschockbehandlung, „schon fortgeschrittener Defektzustand". *Nachuntersuchung* im Mai 1955: Der Patient hat seither nicht mehr in seinem Beruf gearbeitet, wird in der Versehrtenwerkstatt seines Betriebes bei rein mechanischer Arbeit beschäftigt. Nicht typisch schizophren steif und fern, eher pseudoneurasthenische Persönlichkeitsveränderung mit vermehrter reaktiver Reizbarkeit und Erregbarkeit, starker Herabsetzung der körperlichen und seelischen Leistungsfähigkeit, abnormer Ermüdbarkeit. Immer wieder Strecken völligen Versagens mit uncharakteristischen körperlichen Beschwerden, interessiert sich für nichts außerhalb seiner Arbeit, ist am liebsten allein (nach der Frau).

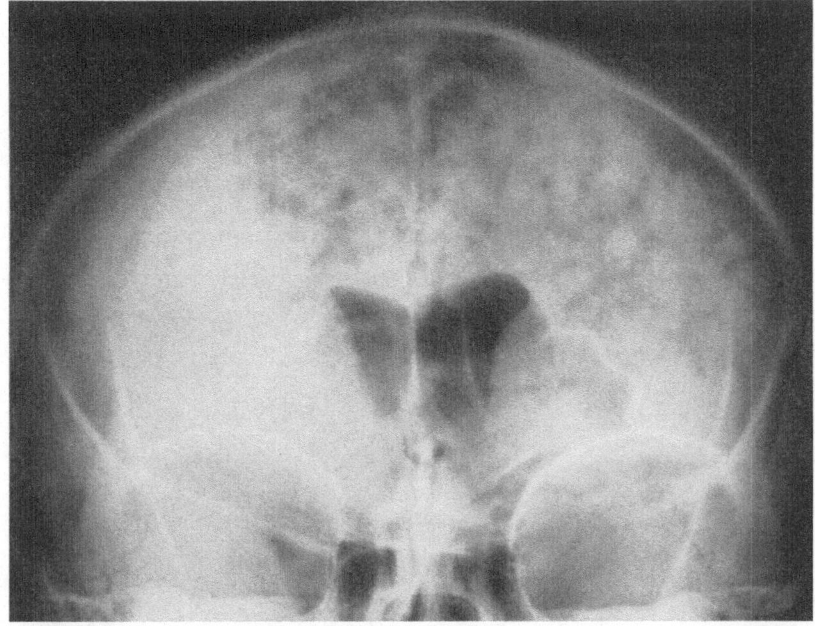

Abb. 45

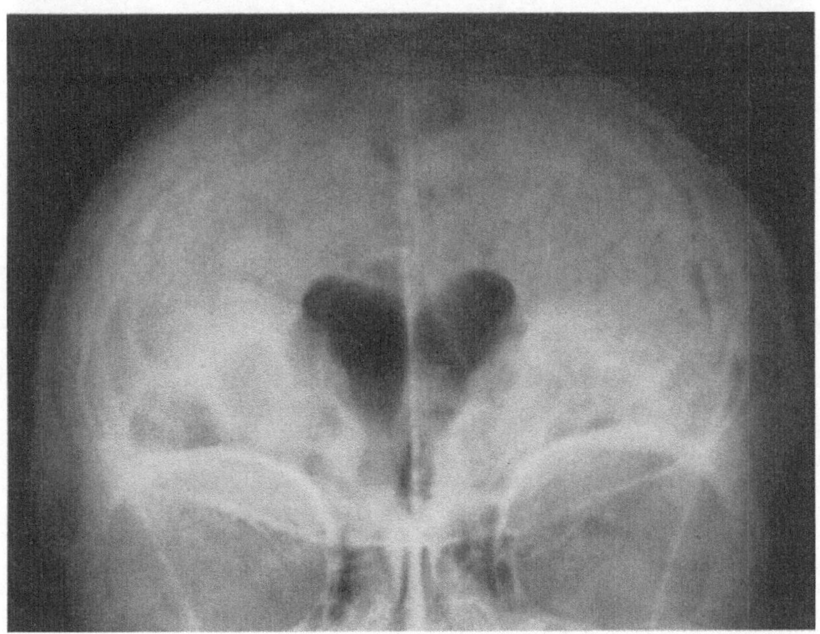

Abb. 46

Fall III, 17: 49jähriger, gut begabter Arbeiter, präpsychotisch unpsychopathisch. Beginn der Psychose Anfang 1951 mit Körpersensationen, allgemeiner Mattigkeit und Kopfgeräuschen. Bei der 1. Aufnahme (Februar 1952) stehen z. T. bizarre und uneinfühlbare Leibsensationen im Vordergrund („Leib wie zugebunden", Druck in der Kreuzgegend, Gefühl, „als ob hinten vom Rücken zum Gesäß Blut hinunterlaufe"), der Kontakt ist noch gut, die Affektivität

natürlich und lebhaft. Daher wird noch eine cyclothyme Depression angenommen. Nach Elektroschockbehandlung Besserung, nur noch leichtes Druckgefühl im Kopf und in der Brust. Bei
der 2. Aufnahme (Oktober 1952) wird eine „gewisse Starrheit und Monotonie der Klagen
sowie das Fehlen einer eigentlich cyclothymen Traurigkeit" vermerkt.

Das *Encephalogramm* zeigt eine deutliche Verplumpung des Ventrikelsystems mit kugeliger
Erweiterung des 3. Ventrikels und mäßiger Furchenvergröberung frontal (s. Abb. 48 und
Tabelle III, 17). Bei der *3. Aufnahme* (Juni 1953) ausgesprochener Krankheitswahn (an einer
nicht erkannten Krankheit zu leiden), schizophrene Leibsensationen, Akoasmen, wie Brummen
im Kopf. Im Winter 1953/54 (Heilanstalt) Bild einer akuten Schizophrenie mit ausgesprochenen

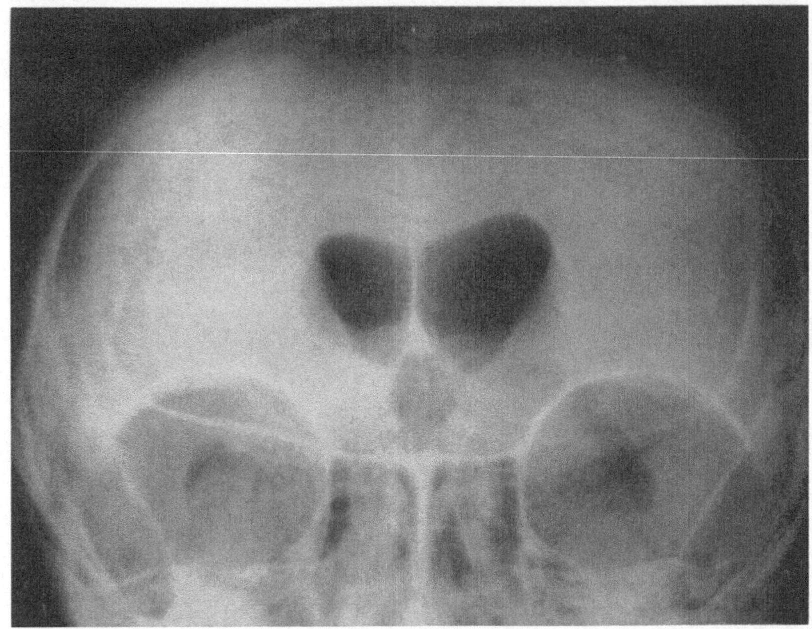

Abb. 47

Körperhalluzinationen, wahnhafter Personen- und Situationsverkennung, Denkzerfahrenheit. Im Februar 1954 wird der Patient als „fortgeschrittener schizophrener Defektzustand
mit affektiver Verflachung und starker Veränderung auf dem Gebiet des Gefühls- und Willenslebens" invalidisiert.

Fall III, 18: 38 jähriger Arbeiter. Familiäre Belastung mit Schizophrenie. Vor 6 Jahren
(1948) Beginn der Erkrankung mit Kopf- und Rückenschmerzen, starkem Durstgefühl, anfallsartigen Zuständen mit Zittern und Luftnotgefühl. *Hier* (1948) kataton-erregt, ängstlich
gefärbte Episoden mit Sterbeangst und Verkleinerungssensationen (s. S. 213 ff.). Bei der Entlassung unauffällig, arbeitete bis 1953, seither mit zahlreichen körperlichen Mißempfindungen
arbeitsunfähig. Mai 1954 in Heilanstalt kataton-gespannt, als defekt und geschäftsunfähig
entlassen. Bei uns im Juli 1954 erheblicher affektiver schizophrener Defekt mit Manieren und
chronischer akustischer Halluzinose.

Im *Encephalogramm* (Juli 1954) verplumptes Ventrikelsystem und starke kugelige Erweiterung des 3. Ventrikels sowie mäßige diffuse Oberflächenvergröberung (s. Abb. 49 und
Tabelle III, 18). Ein *Wiederholungsencephalogramm* im März 1955 zeigt einen unveränderten
pneumencephalographischen Befund. Der Patient wird als „fortgeschrittener schizophrener
Defekt" in die Heilanstalt verlegt.

Fall III, 19: 37 jähriger kaufmännischer Angestellter. Familiäre Belastung mit Schizophrenie. Seit 1946 — 5—6 Jahre vor einer eindeutig als schizophren erkennbaren Manifestation! — allmählich zunehmendes Hypochondrischwerden, stand dauernd in ambulanter
Behandlung wegen vielfältiger Körperbeschwerden, vor allem Haut- und Genitalsensationen

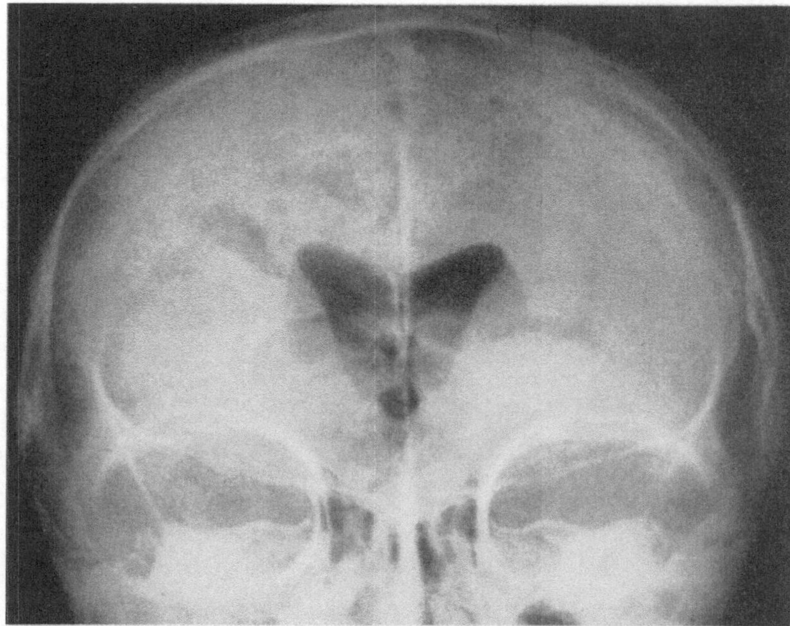

Abb. 48

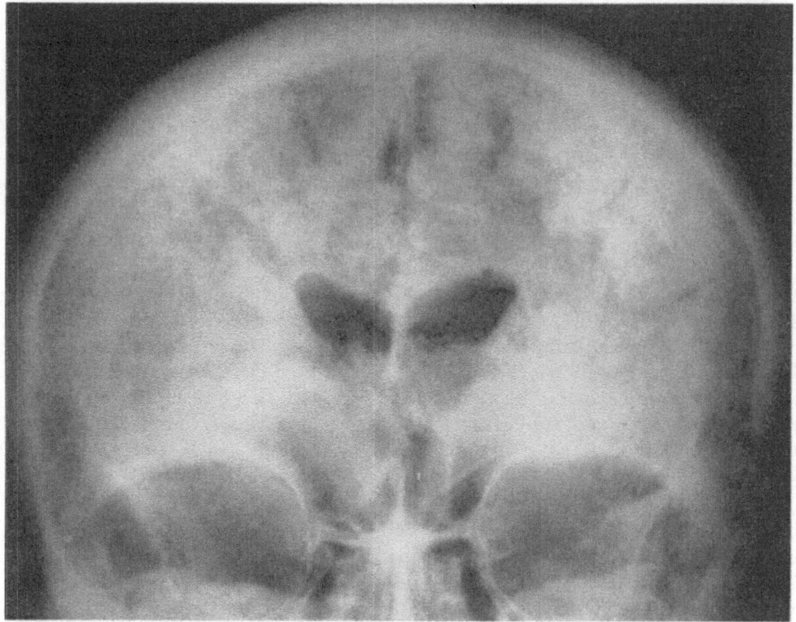

Abb. 49

(Juckreiz an der Haut und am Glied, Flimmern vor den Augen); weiter Kopfschmerzen, Mattigkeit, Neigung zum Schwitzen, Klagen über Gedächtnisschwäche und Konzentrationsunfähigkeit (objektiv nicht nachweisbar). Im März 1951 (1. stationäre Aufnahme) erstmals psychotisches Ausmaß der Hypochondrie, Angst, an einer unheilbaren, unerkannten Krankheit sterben zu müssen, umgebracht zu werden. Nach passagerer Remission wieder mannigfaltige

Körpersensationen und hypochondrische Ängste, im November 1952 (3. stationäre Aufnahme)
— der Patient hat die ganze Zeit seinen Beruf ausgeübt — akute psychotische Exacerbation
des Bildes mit erstrangiger schizophrener Symptomatik (Wahnwahrnehmungen, Geruchshalluzinationen, ausgesprochene leibliche Beeinflussungserlebnisse neben Sterbeangst und
Vergiftungsgedanken). Vom April 1951 bis November 1952 wurde der Patient ambulant behandelt und bot lange Zeit ein Bild, das zustandsdiagnostisch weitgehend dem eines psychopathisch-asthenischen Hypochonders entsprach. Zahlreiche uncharakteristische Körperbeschwerden, dabei aber auch solche, welche die Tönung eines eigenartigen Erlebens trugen,
u. a. eine „Art rheumatischer Schmerzen in den Backenknochen", Kopfschmerzen „an der

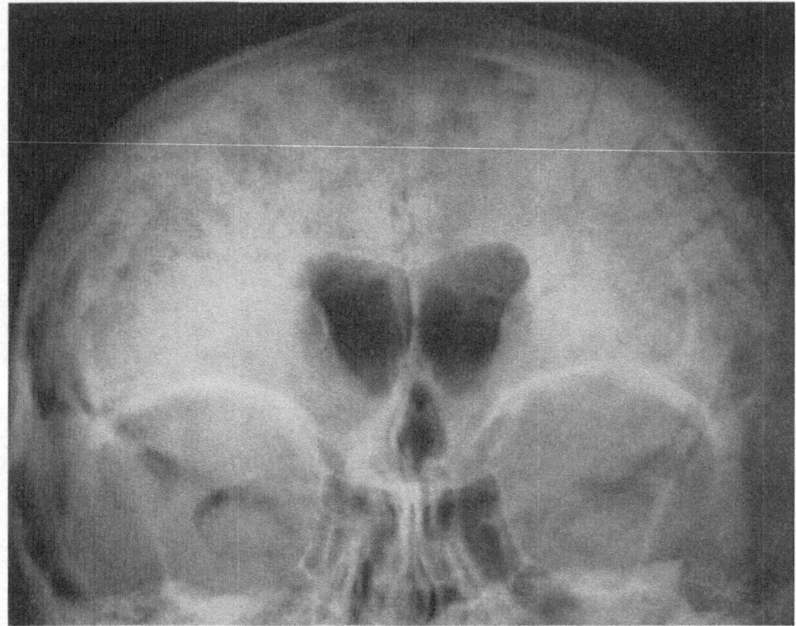

Abb. 50

Kopfhaut an einer bestimmten Stelle", brennende, kribbelnde, juckende Sensationen im
Kopf „wie Feuer" (die im April 1951 bei der ersten stationären Aufnahme eine wahnhafte
Ausdeutung und Umgestaltung im Sinne eines Dermatozoenwahns erfuhren: Er spürte überall
im Kopf und im Körper Würmer und Bakterien) weiter Gefühl des Herzstillstandes, Zucken
„durch den ganzen Körper", Sensationen von Seiten des Kreislaufs und schließlich Elektrisierungssensationen („ein sonderbares Gefühl von den Füßen durch den Körper zum Kopf
wie elektrischer Strom, so ein Schwingen, ganz angenehm", auch später noch „ganz leicht in
den Armen, in den Waden"), zunächst ohne Erklärung, später mit Rückführung auf Außeneinwirkung als ausgesprochene Körperhalluzination.

Im *Encephalogramm* (September 1952) Verplumpung der Seitenventrikel und erhebliche
rübenförmige Erweiterung des 3. Ventrikels (s. Abb. 50 und Tabelle III, 19). Eine Kontrollencephalographie (November 1952) zeigt ein unverändertes Bild. Eine Elektroschockbehandlung
bleibt ohne nachhaltigen Effekt; nach Abklingen der akuten Symptome zeigt sich eine Dauerveränderung der Persönlichkeit mit leicht organischem Kolorit; der Patient wird nicht mehr
entlassungsfähig und ist bis heute als chronischer Defekt in einer Heilanstalt untergebracht.

Fall III, 20: 43jähriger Diplomingenieur. Langsam seit etwa 1942 sich entwickelnde hypochondrische Persönlichkeitsveränderung mit uncharakteristischen, diffusen körperlichen Beschwerden und wechselnden hypochondrischen Ängsten; in den letzten 12 Jahren immer wieder ängstlich gefärbte, spontan abklingende akute Episoden von innerer Unruhe und Ver-
worrenheit. Seit März 1954 ziemlich akutes Auftreten neuartiger, gänzlich ungewohnter,

schwer beschreibbarer und qualitativ eigenartiger Leibsensationen, u. a. steigende und kreisende, mahlende und ziehende Sensationen (die „nach oben und nach unten bis in die Geschlechtsorgane wandern"), Gefühl der Kraftlosigkeit in den Extremitäten verbunden mit der Angst, eine. Lähmung zu bekommen, ein „Schleiergefühl über dem Rücken", Vergrößerungs- und Verkleinerungssensationen im Genitale (ein „Krampf" im Hoden, ein regelmäßiges Sich-Schließen und Sich-wieder-Öffnen), ein Prickeln und Taubwerden in den Händen, weiter Elektrisierungserlebnisse (ein Gefühl „wie ein Funkenschlag", „wie elektrischer Kurzschluß"). Im Mai 1954 bei der ersten *stationären Aufnahme* unschlüssig-mißtrauisch, bedrückt-weinerlich, dabei langsam und verschlafen.

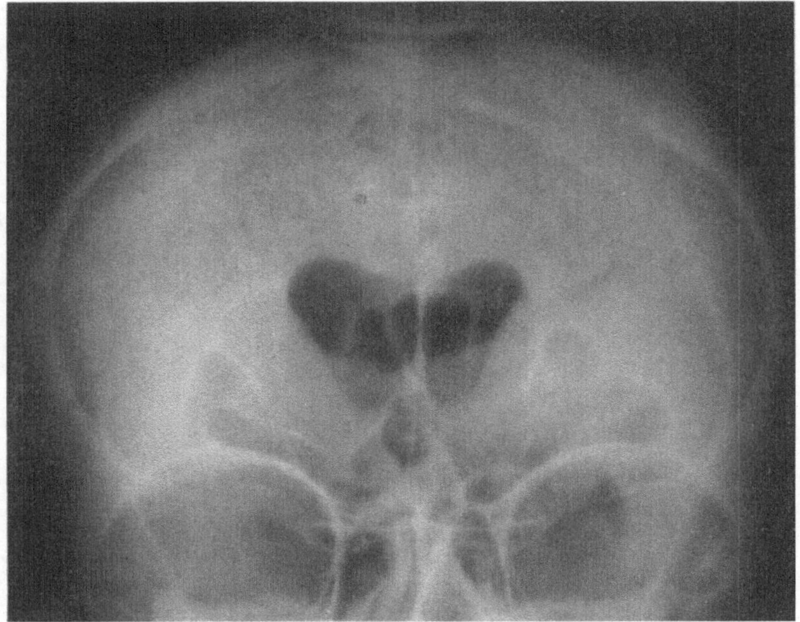

Abb. 51

Im *Encephalogramm* mäßiger, stark rechts betonter Hydrocephalus internus mit starker Erweiterung des 3. Ventrikels (s. Abb. 51 und Tabelle III, 20). Bei einer *2. Aufnahme* (Juli 1954) erstmals erstrangige schizophrene Symptomatik wie leibliche Beeinflussungserlebnisse und andere akute wahnhafte Erlebnisproduktionen. Nach Behandlung „erhebliche Persönlichkeitsveränderung". *Nachuntersuchung* im März 1955: Der Patient wurde nicht wieder arbeitsfähig, sitzt untätig zu Hause, zeigt gelegentlich akute paranoide Exacerbationen mit Bedrohung der Umgebung.

Fall III, 25: 46jähriger, präpsychotisch unauffälliger Schreinermeister. Im Mai 1949 (hier stationär) akut einsetzender katatoner Erregungszustand mit Weltuntergangserlebnissen, paranoid-depressiven Inhalten (Verfolgungs- und Versündigungsideen) sowie akustischen Halluzinationen. Nach Elektroschocktherapie gebessert entlassen (August 1949). November bis Dezember 1950 bei 2. stationärer Aufnahme in Heilanstalt ratlos und zerfahren, läppisch-leer und affektiv unangepaßt; bei der Entlassung keine floriden Symptome mehr, doch „ausgesprochener schizophrener Defekt". Wird zu Hause nicht wieder berufsfähig. Klagsam-hypochondrisch mit vielfältigen leiblichen Mißempfindungen. Ein Gutachten im September 1951 beurteilt den Patienten als „erheblich schizophren defekt" und als 100%ig invalide.

Im *Encephalogramm* stärkere linksseitige Formveränderungen am Ventrikelsystem mit kugeliger Erweiterung des 3. Ventrikels; außerdem links betonte mäßige Oberflächenvergröberung frontal und temporal (s. Abb. 52 und Tabelle III, 25). In den folgenden Jahren noch wiederholt mit ängstlich paranoid-katatonen Zuständen in der Heilanstalt und jeweils als nicht geschäftsfähiger und arbeitsunfähiger schizophrener Defekt nachhause entlassen. Dort bei der

Nachuntersuchung (Juni 1955) unverändertes Bild eines stärkeren schizophrenen Defektes mit chronischer akustischer Halluzinose; nicht kühl und steif-unzugänglich wie viele „klassische" Defektschizophrenien, eher kindlich-unbefangen und unbekümmert, ohne jeden Kontakt mit der Realität zufrieden-vergnügt von Augenblick zu Augenblick lebend; durch die Stimmen ist er nicht gequält, die Unterhaltung mit ihnen bedeutet ihm eine Abwechslung und Bereicherung.

Fall III, 30: 26jähriger Student. Vater und Großmutter litten an Schizophrenie. Seit 3 Jahren allmähliche Wesensveränderung mit akustischen Halluzinationen, paranoider Einstellung, Störungen des Icherlebnisses sowie Körpersensationen. *Hier* (August — November 1951) hochtrabend-überheblich und denkzerfahren. Nach Elektroschockbehandlung Abklingen der akuten

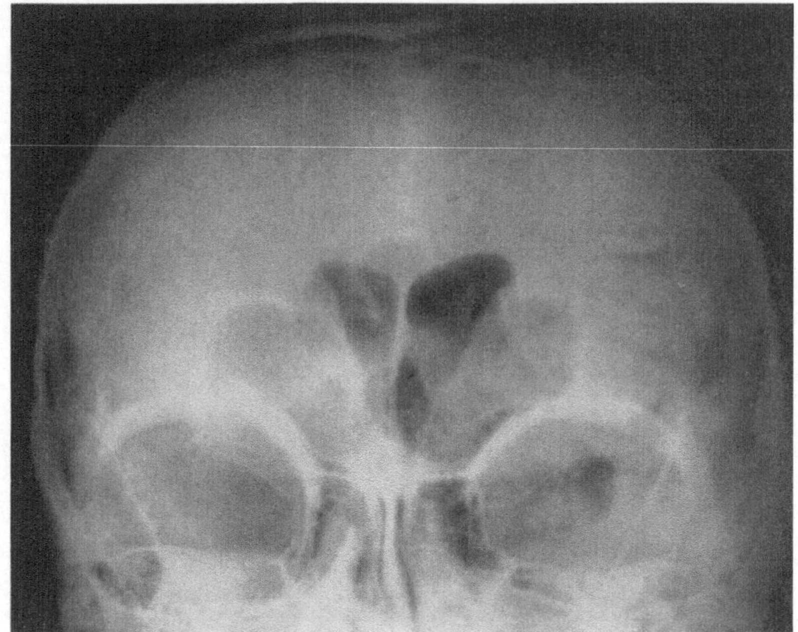

Abb. 52

Symptomatik, doch „schon defekt". Studiert noch 2 Semester Psychologie; seit 1952 bis jetzt untätig zu Hause. Bei der 2. Aufnahme (November 1954) paranoid-halluzinatorisches Syndrom.

Im *Encephalogramm* Verplumpung des Ventrikelsystems mit erheblicher Erweiterung des 3. Ventrikels (s. Abb. 53 und Tabelle III, 30). Bei der Entlassung manieriert-verschroben, initiativelos, ohne jeden Lebensentwurf, leeres, blandes Gerede, affektiv versandet.

Fall III, 31: 52jährige Hausfrau, präpsychotisch lebensfroh und tatkräftig. Eine Schwester nervenkrank. 1947 erstmals depressive Verstimmung mit akustischen Halluzinationen und Körpermißempfindungen; *hier* (August—September 1947) nach 3 Elektroschocks „völlige Remission". In den folgenden Jahren wiederholt in Heilanstalt stationär mit Stimmenhören und locker gefügten Wahnvorstellungen bei gleichgültig-sorgloser Affektivität und Denkzerfahrenheit. 1952 2. *Aufnahme* hier: Kopfschmerzen, Appetit- und Schlafstörungen, Schweregefühl in den Gliedern; zerfahren, schlecht kontaktfähig; weinerlich-subdepressiv und klagsam; mannigfache Körpersensationen stehen im Vordergrund des Bildes.

Im *Encephalogramm* mäßiger Hydrocephalus internus mit starker Erweiterung des 3. Ventrikels sowie mäßiger Hydrocephalus externus (s. Abb. 54 und Tabelle III, 31). Nach Elektroschockbehandlung unbeeinflußt, „starr, fern und leer" mit körperbezogenen Hypochondrismen; wird als erheblich defekt und invalide beurteilt.

Fall III, 32: 24jähriger Metzgergeselle. Vor 6 Jahren anscheinend 1. Schub (ohne ärztliche Behandlung zu Hause abgemacht), seither stiller. 1948 wieder ängstlich gefärbte Episoden. Seit Sommer 1951 in stärkerem Maße verändert: Will nicht mehr arbeiten, verliert den Kontakt,

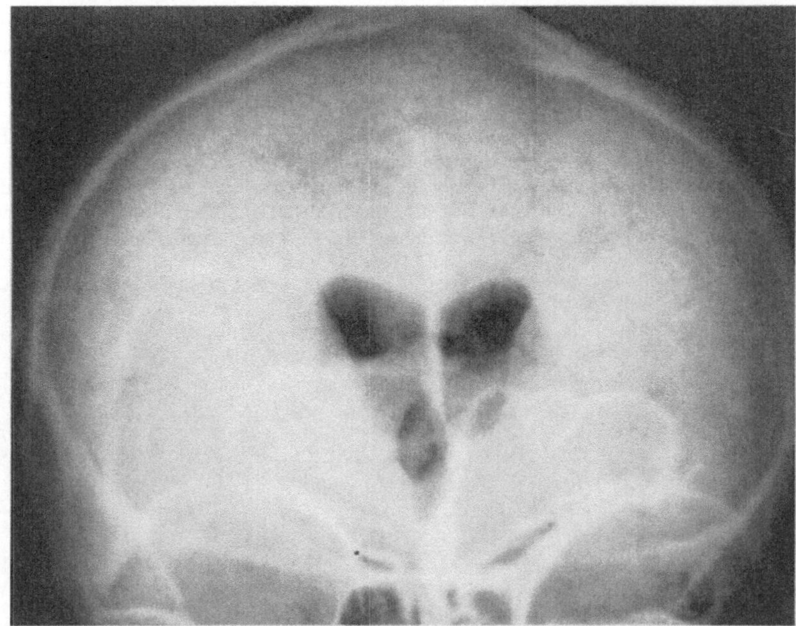

Abb. 53

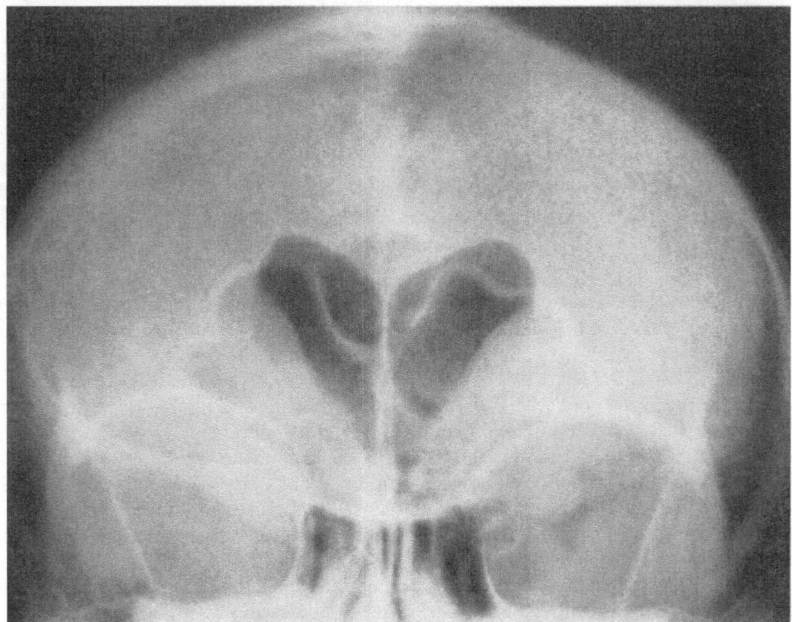

Abb. 54

lacht läppisch und lauscht mißtrauisch, schneidet Grimassen und redet unzusammenhängend und unverständlich. *Hier* (Januar—März 1952) völlig antriebslos und unbeteiligt-fern; an akuten Symptomen nur akustische Halluzinationen.

Im *Encephalogramm* verplumptes Ventrikelsystem mit großem kommunizierendem Cavum septi pellucidi sowie kugelige Erweiterung des 3. Ventrikels (s. Abb. 55 und Tabelle III, 32).

Nach Elektroschockbehandlung etwas lebhafter, als „schizophrener Defekt bei chronisch versandendem Verlauf" nach Hause entlassen. Nach 3 Jahren unverändertes Bild. Der Patient hat zu Hause keine produktive Arbeit mehr geleistet, wird wegen akuter Verschlechterung in Heilanstalt gebracht. Im *Wiederholungsencephalogramm* unveränderter Befund.

Fall III, 33: 30jähriger kaufmännischer Angestellter mit schwerer familiärer Belastung. Beginn der Erkrankung 1948 mit Leibsensationen, so u. a. ein eigenartiges „Ringgefühl" um den Kopf, „rheumatische", sich auf den ganzen Rücken ausdehnende Schmerzen in den Schultern „wie allgemeiner Zahnschmerz", Gefühl der „Verhärtung" im Magen und Unterleib. Seit 1 Jahr umschriebene thermische Sensationen: Der Patient verspürt minutenweise ein heißes

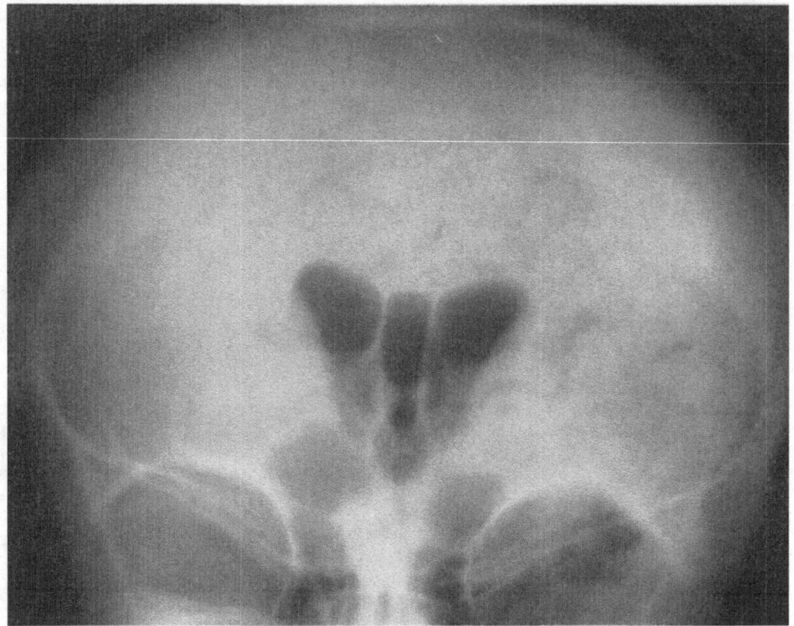

Abb. 55

Gefühl in einem etwa handtellergroßen Bezirk der Körperoberfläche „wie eine partielle Heizsonne", ein Wärmegefühl in der Schamgegend, ein heißes Gefühl im Kopf und um den Kopf herum („der Kopf ist wie von heißem Atem umgeben"), weiter ein „Ziehen in den Gliedern, aber nicht wie rheumatisch", ein „Luftnotgefühl" und schließlich Elektrisierungssensationen („elektrische Schläge" und „Stöße") und ausgesprochene leibliche Beeinflussungserlebnisse: Das schon längere Zeit verspürte Wärmegefühl in der Schamgegend wird auf Einwirkung von außen zurückgeführt, als „von einem Kollegen ausgehende Aufgeilung" erlebt. Der Fall zeigt die bei leibhypochondrischen Schizophreniefällen nicht selten zu beobachtende zeitliche Aufeinanderfolge der Phänomene auf dem Gebiet der Leibempfindungen von uncharakteristischen farblosen Hypochondrismen über leidlich charakteristische schizophrene Körpersensationen zu den ausgesprochenen „spezifisch" schizophrenen leiblichen Beeinflussungserlebnissen; eine Schizophreniediagnose war dabei — wie oft bei der leibhypochondrischen Form der Schizophrenie — erst viele Jahre nach Beginn der 1948 erstmals aufgetretenen körperbezogenen Klagen möglich, nämlich frühestens im Frühjahr 1954 (s. S. 237 ff.).

Im *Encephalogramm* findet sich eine mäßige Verplumpung der inneren Liquorräume mit mehr konzentrischer Erweiterung des 3. Ventrikels (s. Abb. 56 und Tabelle III, 33). Körperlich ausgeprägte vegetative Zeichen (Acrocyanose, Dermographismus, Hyperreflexie u. a.). Bei der Entlassung nach Elektroschockbehandlung Verschwinden der leibhalluzinatorischen Symptomatologie, doch schon fortgeschrittener emotionaler Defekt. Der Patient nimmt die Arbeit nicht wieder auf, bleibt untätig-autistisch zu Hause.

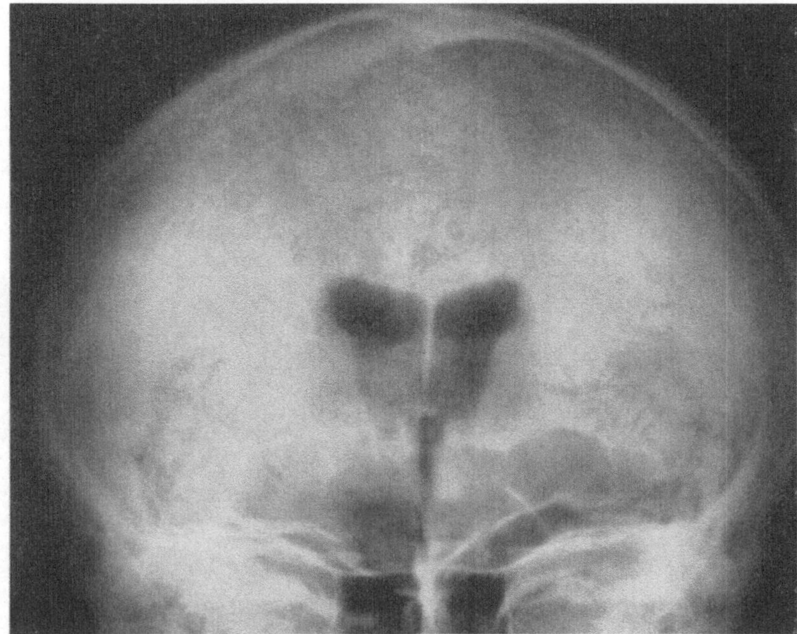

Abb. 56

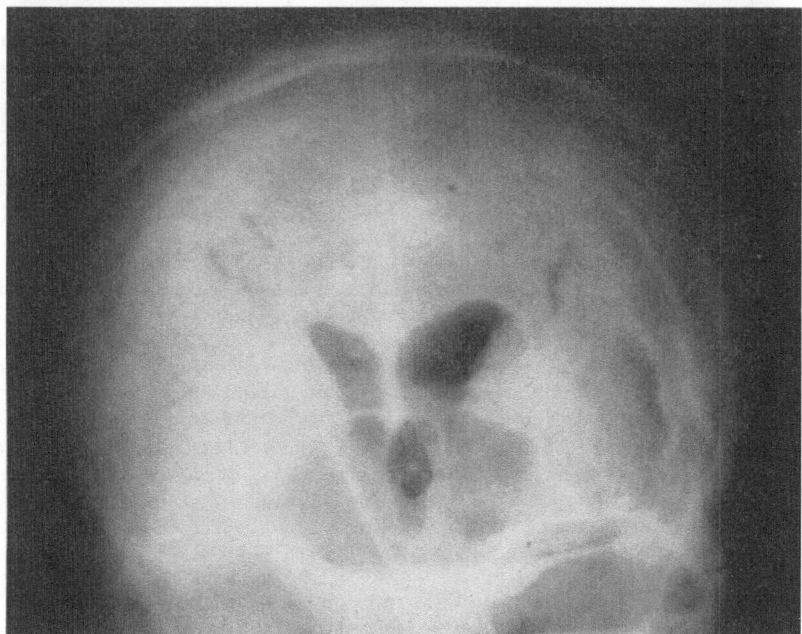

Abb. 57

Fall III, 34: 25 jähriger Patient, seit je seltsam, galt beim Militär als „Unikum". 1948 mit Kopfschmerzen, Schlaflosigkeit und Abgeschlagenheit beginnende schizophrene Psychose mit politisch-religiösen Wahninhalten, Berufungsideen, Wahnwahrnehmungen und Stimmenhören (erste stationäre Aufnahme 1950). Nach der 1. Entlassung hat der Patient nicht mehr gearbeitet. Bei der *2. Aufnahme* (Januar 1955) paranoide Inhalte mit akustischen Halluzinationen,

Gedankenlautwerden sowie Leibsensationen (u. a. Verkleinerungs- und Levitationserlebnisse) und körperliche Symptome wie anfallsweise Tachykardie, Kopfdruck, „labile Hypertonie", extreme Kälteüberempfindlichkeit. Ausgeprägte Zeichen einer Übererregbarkeit des vegetativen Nervensystems.

Das *Encephalogramm* zeigt eine Verplumpung der inneren Liquorräume mit erheblicher Erweiterung des 3. Ventrikels (s. Abb. 57 und Tabelle III, 34). Nach Elektroschockbehandlung kaum beeinflußt, „stärkerer affektiver und Antriebsdefekt", völlig initiative- und interesselos.

Fall III, 35: 41 jähriger Schneider; 1 Tante schizophren. Vor 10 Jahren (1944) erstmals akut psychotisch, 4 Monate in Nervenklinik. Jetzt (1954) das Bild eines erheblich persönlichkeits-

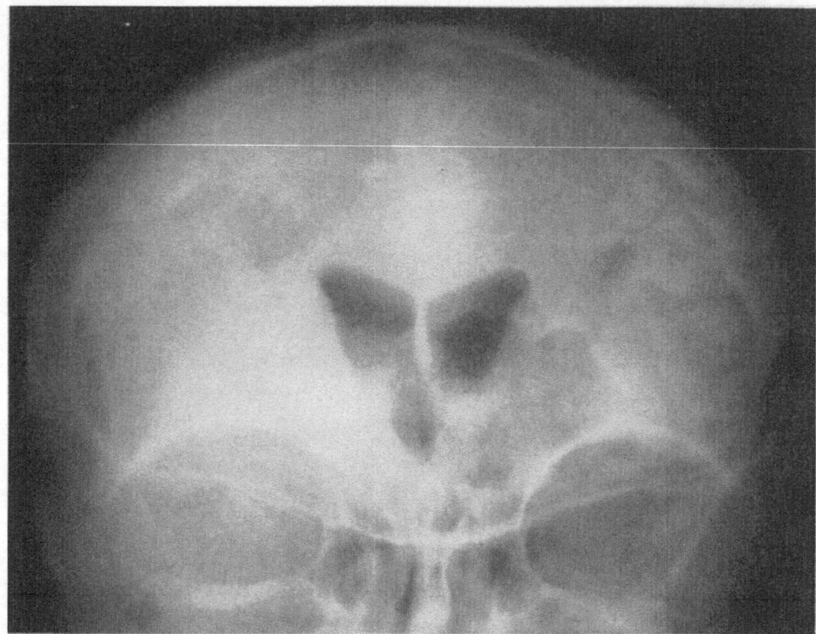

Abb. 58

veränderten denkzerfahrenen Schizophrenen mit chronischem, phantastisch-abstrusem Wahnsystem; dabei massenhaft leibliche Beeinflussungserlebnisse und Leibsensationen, optische und akustische Halluzinationen bei sieghaft-pfiffiger Affektivität und „doppelter Buchführung", die ihm eine Heimarbeit als Schneider trotz der Einspinnung in sein Wahngehäuse ermöglicht.

Im *Encephalogramm* Verplumpung der inneren Liquorräume mit starker Erweiterung des 3. Ventrikels (s. Abb. 58 und Tabelle III, 35). Elektroschockbehandlung ohne jeden Effekt.

Fall III, 36: 56 jährige Hausfrau; Belastung mit „Schwermut". Seit 13 Jahren akustische Halluzinationen neben schizophrenen Leibsensationen; so „ein Gefühl, als gehe im Körper, in den Beinen etwas auf und ab", ein Schwächegefühl in den Beinen, eine Empfindung, „als liege ein Stein in ihrem Herzen", innerliche durch den ganzen Körper bis in die Füße ziehende Empfindungen, ein innerliches Gefühl, daß der Körper beim Gehen hin- und her schwanke. 1952 — 13 Jahre nach Beginn — erstmals Elektrisierungssensationen („wie elektrischer Strom"). *Hier* (1953) imperative akustische Halluzinationen, affektiv „steif und starr", schwer kontaktfähig; eine gewisse weitschweifige Schwerfälligkeit gibt dem Bild einen organischen Schimmer. Im ganzen „lahme und antriebslose, stumpfe Defektschizophrenie."

Im *Encephalogramm* rübenförmige Erweiterung des 3. Ventrikels und mäßige diffuse Oberflächenvergröberung (s. Abb. 59 und Tabelle III, 36). Im Dezember 1954 unverändertes Bild eines stärkeren schizophrenen Defektes mit chronischer akustischer und haptischer Halluzinose.

Fall III, 37: 45 jähriger Former. Im Alter von 32 Jahren im 1. Schub hier stationär (1941); gesperrt-inadäquat mit Beziehungserlebnissen und Denkstörung. Bei der Entlassung

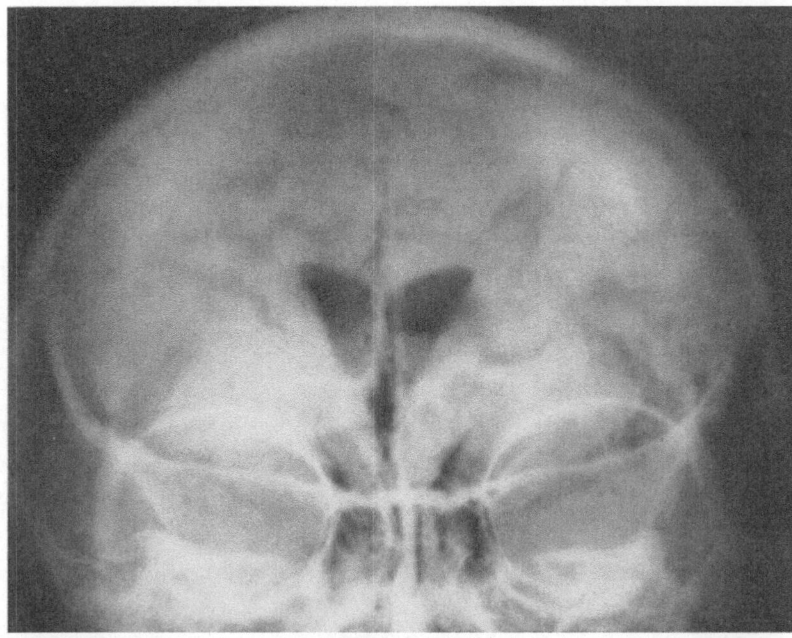

Abb. 59

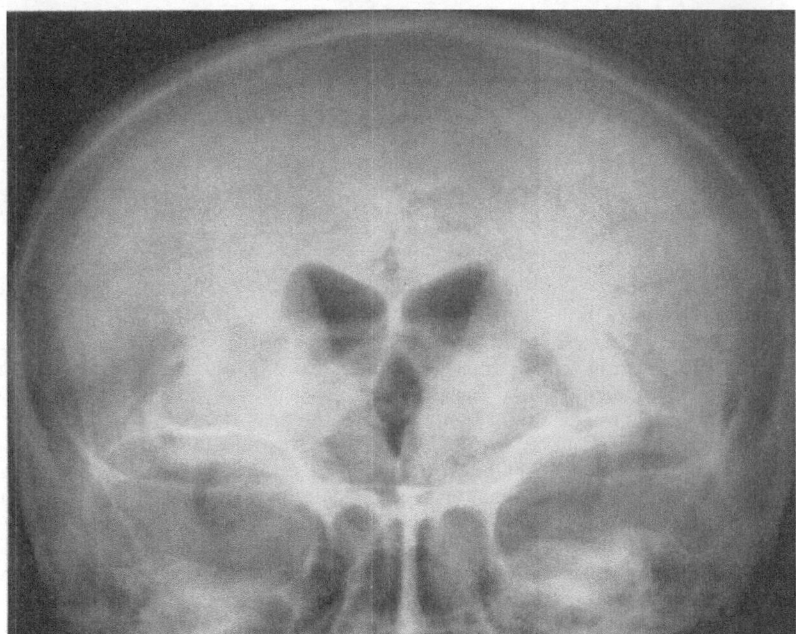

Abb. 60

anscheinend wieder wie zuvor; arbeitet regelmäßig bis 1954, trotz einer seit 1946 einsetzenden und seither dauernd bestehenden akustischen Halluzinose. Im Mai 1954 wird der Patient wegen neu aufgetretener Körpersensationen arbeitsunfähig. *Hier* (August 1954) zunächst nur Klagen über körperliche Beschwerden, u. a. Schmerzen in der rechten Körperseite, ein Ziehen im ganzen Körper, das sich im Brustkorb „zentralisiert", und schmerzhafte „rheumatische", jeweils nur kurze Zeit anhaltende Sensationen in einzelnen Körperteilen, in den Knien, in der Kreuzgegend bis unter die Rippen nach vorn ziehend, „wie wenn eine Wunde ständig weh tut", an „der Wade hinaus" und am Gesäß. Dann auch erstrangige schizophrene Erlebnissymptome: Bedeutungserlebnisse, Gedankenlautwerden und akustische Halluzinationen, Gedankenausbreitung; zeitweise erregt mit absoluter Wahngewißheit.

Im *Encephalogramm* zeigt sich neben einer Ausweitung der basalen Teile der Seitenventrikel eine mehr konzentrische Erweiterung des 3. Ventrikels (s. Abb. 60 und Tabelle III, 37). Bei der Entlassung nach Elektroschock sind die Leibsensationen abgeklungen, doch besteht ein „schizophrener Defektzustand mit erheblichen affektiven und Antriebsstörungen und

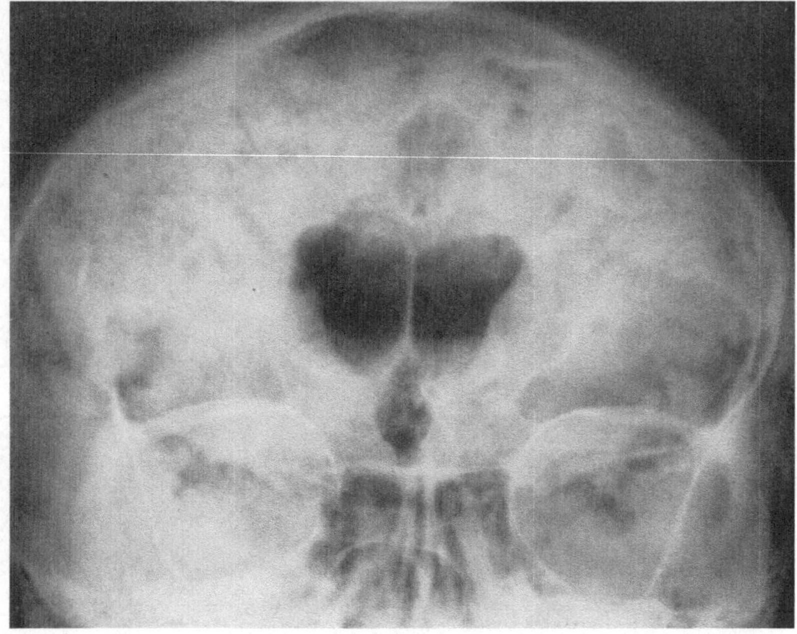

Abb. 61

chronischer Halluzinose". Wie eine *Nachuntersuchung* ergibt (März 1955), wurde der Patient nicht mehr arbeitsfähig und gutachtlich als invalide beurteilt.

Fall III, 38: 49jähriger Landwirt. Vater „gemütskrank". 1934 (April—Juli 1. Aufnahme hier) mit 32 Jahren erster schizophrener Schub depressiv-paranoider Färbung mit akustischen Halluzinationen, Verfolgungs- und Beeinträchtigungsgedanken, Sterbe- und Vergiftungsangst sowie Wahnwahrnehmungen. Geordnet und unauffällig entlassen, betreibt seine Landwirtschaft. Mit 42 Jahren (1944) 2. Schub, 5monatiger Anstaltsaufenthalt; neben imperativen, akustischen Halluzinationen, Wahnwahrnehmungen, Störungen des Icherlebnisses und primären wahnhaften Schuldgefühlen Körpermißempfindungen (Elektrisierungssensationen, „wie Strom im Körper"). Nach Abklingen des Schubes verändert, es blieb „das Aufgeregte und die Schmerzen im Kopf und Leib", der Patient ist zu selbständiger Arbeit in seinem Beruf nicht mehr imstande. Bei der 2. *Klinikaufnahme* hier (1951) ängstlich-depressive Grundstimmung, kindlich-hilflos, affektlabil und leicht erregbar; deutliches Bewußtsein einer Veränderung, leidet unter seinem Versagen, leicht organisches Kolorit; mannigfache Körpersensationen beherrschen das Bild.

Im *Encephalogramm* Verplumpung der Seitenventrikel mit kugeliger Erweiterung des 3. Ventrikels und mäßiger diffuser Oberflächenvergröberung (s. Abb. 61 und Tabelle III, 38). „Erheblicher asthenisch-hypochondrischer schizophrener Defekt"; der Patient, der seit dem 2. Schub nicht mehr arbeitsfähig wurde, wird invalidisiert. Im November 1953 bei der *Nachuntersuchung* unverändertes Bild eines erheblichen Persönlichkeitsdefektes mit „vorwiegend hypochondrischer Symptombildung schizophrenen Gepräges".

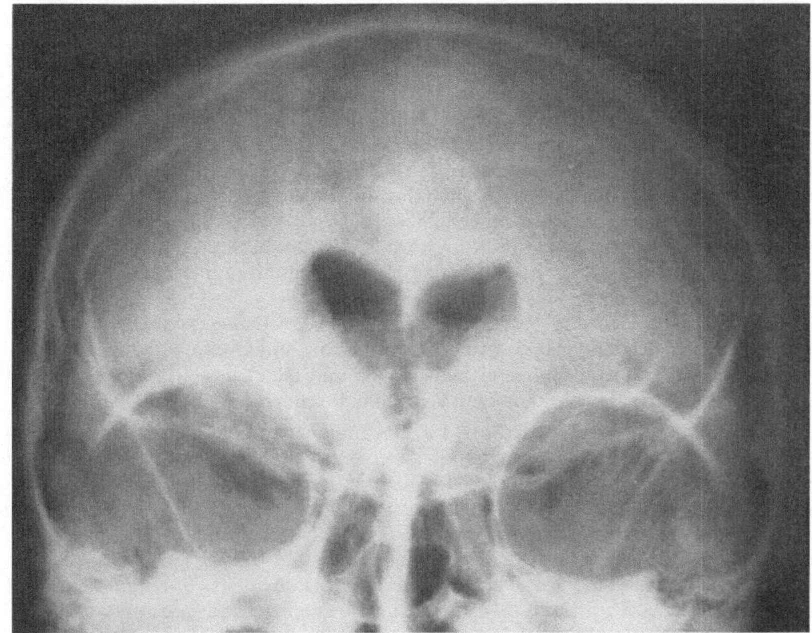

Abb. 62

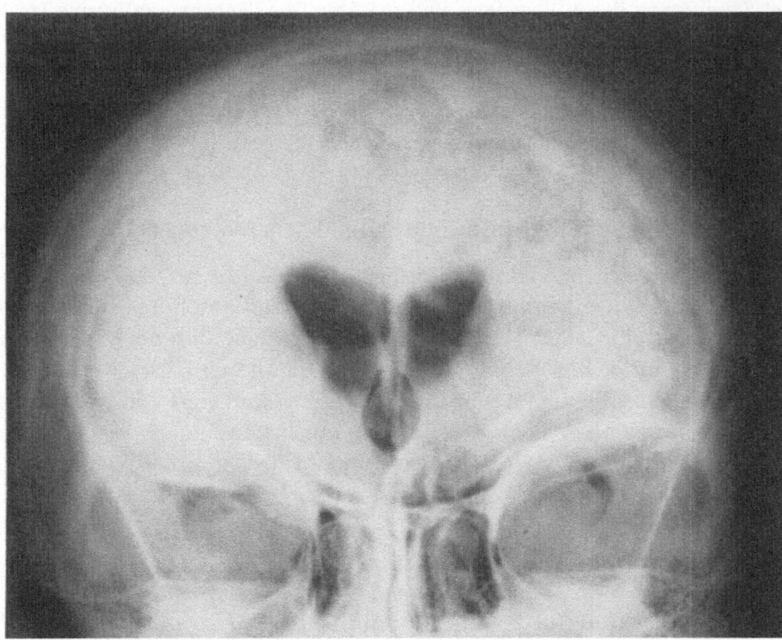

Abb. 63

Fall III, 41: 51 jähriger, präpsychotisch syntoner, weichherziger Patient. Gehäufte familiäre Belastung mit Depressionen und Manien. Bereits mit 15, 21 und 23 Jahren (1. Klinikaufnahme hier) „melancholische" Phasen ohne Hinterlassung einer Persönlichkeitsveränderung. Seit etwa 1948 — dem 45. Lebensjahr — Herz- und andere Körpersensationen; 1952 hier stationär als „cyclothyme Depression", die mit einer Verschlimmerung der Körpermißempfindungen und anfallsartigen, mit Sterbeangst, Strangulations- und Hitzesensationen verbundenen Zuständen gesteigerter Herztätigkeit begann. Nach Elektroschockbehandlung „völlige Remission"; doch nach der Entlassung zu Hause wieder an mannigfache Leibsensationen anknüpfende Hypochondrie, im November 1953 Pensionierung. Bei der *3. Aufnahme hier* (Februar—Mai 1954) paranoid-depressiv, erstmals schizophrene Symptombildungen (Wahnwahrnehmungen, Personenverkennungen, olfaktorische Halluzinationen und leibliche Beeinflussungserlebnisse), die nach Elektroschockbehandlung verschwinden; doch jetzt Bild eines „erheblichen, matt-hypochondrischen schizophrenen Defektes", bei dem weiterhin — und unverändert bis heute — körperliche Beschwerden und Mißempfindungen das Bild kennzeichnen.

Im *Encephalogramm* (Februar 1954) stärkere Verplumpung der inneren Liquorräume mit konzentrischer Erweiterung des 3.Ventrikels und mäßiger Oberflächenvergröberung (s. Abb. 62 und Tabelle III, 41). Im Juli 1955 erneute psychotische Exacerbation mit hypochondrischem Wahn, akustischen Halluzinationen und Beeinträchtigungsgedanken (4. stationäre Aufnahme in unserer Klinik); der encephalographische Befund ist ebenso wie das psychopathologische Bild nach Abklingen der akuten Symptomatologie unverändert geblieben.

Fall III, 42: 59jähriger Briefträger, 2 Tanten leiden an Schizophrenie. Im Alter von 17 und 19 Jahren (1912 und 1914) erstmals als „Dementia praecox" mit Leibhalluzinationen, Personenverkennung und Vergiftungsangst, Nahrungsverweigerung und ausdrucksmäßiger Manieriertheit in der Heilanstalt. Anscheinend schon seit dem 2. Schub leichter Knick der Persönlichkeit, „nervös", leicht versagend und verzagend bei Belastungen, häufig körperliche Klagen. 1937 mußte der Patient seinen Beruf aufgeben und steht seither laufend in ärztlicher Behandlung. 1953 (in der ganzen Zeit kein erkennbarer Schub mehr) 3. Schub; hier stationär vom Dezember 1953 bis zum März 1954 mit akut paranoid-halluzinatorischem Bild (Wahnwahrnehmungen, Stimmenhören, Wahneinfälle religiösen Inhaltes).

Im *Encephalogramm* stärkere Verplumpung des Ventrikelsystems mit starker rübenförmiger Erweiterung des 3. Ventrikels und mäßiger Oberflächenvergröberung (s. Abb. 63 und Tabelle III, 42). Nach Elektroschockbehandlung Abklingen der akuten Symptomatik; doch erheblicher schizophrener Defekt asthenisch-hypochondrischen Gepräges.

Reproduktionen der Pneumencephalogramme und kasuistische Beschreibung von 4 weiteren Fällen der Defektgradgruppe III (III, 21; III, 27; III, 29; III, 43) findet man im Abschnitt über die Wiederholungsencephalographien (S. 126).

d) Das Encephalogramm bei Schizophrenien mit schwerem Defekt

Unsere letzte Gruppe (Remissionsgrad IV) umfaßt, wie bei einer ausschließlich an einem Klinikkrankengut durchgeführten Untersuchung nicht anders zu erwarten ist, nur eine sehr geringe Anzahl von Fällen. Von den insgesamt 11 Fällen können 5 zur einfachen Schizophrenie und 1 Fall zur katatonen Form gerechnet werden. Die Prozeßdauer ist sehr unterschiedlich und geht von 2,5 bis zu 40 Jahren; zumindest in 4 Fällen liegt der Erkrankungsbeginn mehr als 15 Jahre zurück. Im Krankheitsverlauf waren nur in 1 Fall früher vorausgegangene Schübe klar abzugrenzen (s. Tabelle IV).

Die Seitenventrikel

Bei 4 Fällen ist das Ventrikelsystem *allgemein verplumpt* (Seitenventrikelindex 3,5—4,0), bei weiteren 3 Fällen ausgesprochen *hydrocephal* erweitert (Seitenventrikelindex unter 3,5); in 1 Fall besteht eine ausgeprägte Mikroventrikulie.

Von den 4 Fällen mit einem Seitenventrikelindex über 4,0 zeigen 3 Fälle geringgradige und 1 Fall stärkere Formveränderungen am Ventrikelsystem. Eine mäßiggradige *Seitendifferenz der Seitenventrikel* besteht in 4 Fällen zugunsten der linken Seite; 1 Fall mit einem Seitenventrikelindex über 4,0 zeigt eine hochgradige

Tabelle IV. *Schizophrenien mit schwerem Defekt (Remissionsgrad IV)*
(Zeichenerklärung siehe Tabelle I)

Lfd. Nr.	Name	Al-ter	Krankheitsform und -verlauf	Verlaufs-dauer	Größe (SV-Index)	Seitenventrikel				3.Ven-trikel (Weite)	Subarachnoidealraum	
						Form		Seiten-differenz	Sonstige Befunde		Hirn-oberfläche	Basis-zisternen und sonstige Besonder-heiten
						Laterale Umschlag-stellen	Basale Teile					
1	Heinrich D.	35	kataton Stupor.	16—19 J.	n. (4,45)	(+) li.	(+) li.	li. >		7	+ diff.	(+) subtent. L.
2	Kurt R.	22	hebephren	8 J.	n. (4,41)	n.	(+) li.	li. >	VHP + li.	9	(+) bis + fro.-pol.	(+) p. ?
3	Karl G.	58	hebephren, schubw., s. 3 J. depr.-stup.	40 J.	hy. (3,32)	++ bds.	++ bds.	li. >		13	+ diff. fro. betont	
4	Eugen K.	26	simplex	7 J.	pl. (3,51)	++ bds.	+ bds.			7	(+) diff. fro. betont	(+) p. u. amb.
5	Friedrich O.	47	simplex, faselig-autistisch	18 J.	mi. (6,61) dysplast.	n.	(+) bds. kastenf.		VHP + bds. ribbing+	4	+ fro.-pol. (+) diff.	
6	Bernhard B.	60	simplex, chron.-schl., autist.	29 J.	pl. (3,84)	++ bds.	++ bds.			10	n.	(+)
7	Ludwig S.	40	hebephren-kataton	2,5 J.	n. (4,18)	(+) re.	+ re.	re. ≫		8	(+) diff.	(+) subtent. L.
8	Helmut M.	26	hebephren-kataton	2—3 J.	hy. (3,21)	++ bds.	++ bds.	li. >		14	spärl., sow. dargest. n.	(+) p.
9	Erich R.	44	leibhyp.-halluz., chron.-schl.	3—4 J.	hy. (3,21) rostral >	++ bds.	++ bds.			14	+ diff.	
10	Leo W.	43	chron.-paranoid	3—5 J.	pl. (3,80)	+ bds.	++ bds.		ribbing (+)	10	+ diff.	
11	Anton H.	44	paranoid-halluz.	7 J.	pl. (3,56)	++ bds.	(+) bds.			10,5	(+) fro.	

Asymmetrie der Seitenventrikel zugunsten der rechten Seite, 2 weitere Fälle — darunter der Fall mit Mikroventrikulie — Deformierungen am Seitenventrikeldach im Sinne des „ribbing".

Der 3. Ventrikel

Der 3. Ventrikel ist in 8 Fällen stärker erweitert (8—14 mm); in 2 Fällen zeigt er eine leichte Erweiterung; in dem Fall mit ausgesprochener Mikroventrikulie ist der 3. Ventrikel, absolut genommen, nicht erweitert (4 mm), doch im Verhältnis zu dem sehr kleinen Ventrikelsystem (Seitenventrikelindex 6,61) ebenfalls als zu weit anzusehen.

Die *Form* des erweiterten 3. Ventrikels ist in den meisten Fällen eine konzentrisch-rundblasige und nur in 2, schon in der Pubertät rasch verblödenden Fällen (Fall 1 und 2 der Tabelle IV) fand sich die birnen- bzw. tropfenförmige Erweiterung.

Die äußeren Liquorräume

Eine mäßige *Rindenatrophie* findet sich in 6 Fällen und zwar in 4 Fällen in diffuser Ausbreitung und in 2 Fällen nur auf das frontopolare Gebiet beschränkt, wobei in 1 Fall im Bereich der übrigen Hirnoberfläche eine leichte Vergröberung der Furchenzeichnung vorhanden ist. In 2 Fällen läßt sich eine leichte diffuse und in 1 Fall eine leichte frontale Vergröberung des Subarachnoidealraumes der Konvexität feststellen. Die basalen Zisternen sind in 7 Fällen leicht erweitert.

Eine zusammenfassende Übersicht der wichtigsten pneumencephalographischen Veränderungen bei schwerem schizophrenem Defekt gibt die Tabelle 7.

Tabelle 7. *Pneumencephalographische Veränderungen bei schwerem schizophrenem Defekt*

Zahl der Fälle	Seitenventrikel			3. Ventrikel		Subarachnoidealraum	
	plump (SVI unter 4,0) bzw. hydrocephal (SVI unter 3,5)	Formveränderungen an lat. Umschlagstellen oder bas. Teilen bei Fällen mit SVI über 4,0		leichte Erweiterung	mäßige bis hochgrad. Erweiterung	leichte Vergröberung	mäßige Vergröberung
		leicht	mäßig bis stark				
11	7	3	1	2	8	3	6

Kasuistik

Fall IV, 3: 58 jähriger Kaufmann. Im Alter von 18 und 22 Jahren (1908 und 1912) erster und zweiter schizophrener Schub mit akustischen Halluzinationen, vager Wahnstimmung, Beeinträchtigungsideen, Eigenbeziehungen und Qualitätsverschiebungen der Empfindungen (Bleich- und Verzerrtsehen der Wahrnehmungsgegenstände, die Menschen sprechen „heller" als sonst usw.); Diagnose: Hebephrenie. 1930 *3. Schub*, anscheinend mit Defekt remittiert. Seit 1945 „depressiv gefärbter Stupor" mit optischen und akustischen Halluzinationen, paranoiden und Versündigungsideen; seit 1946 ist der Patient in der Heilanstalt untergebracht; dort „teilnahmslos, ohne jeden Kontakt mit der Umgebung, antriebsarm, völlig mutistisch, depressiv-negativistisch und zeitweise aggressiv". Der Patient kann immer wieder kurzfristig aus seiner depressiv-stuporösen Verfassung herausgelöst werden.

Im *Encephalogramm* (1948) Hydrocephalus internus und externus (s. Abb. 64 und Tabelle IV, 3). In der Folge unverändert, keine verständlichen sprachlichen Äußerungen, völlig antriebs- und kontaktlos, „negativistisch gespannte, abwehrende Haltung". Nach 2 Elektroschockbehandlungen im Dezember 1950 vollkommen verändert, zugänglich und kontaktfähig, spricht spontan und geordnet, „freut sich und lacht, ist voll natürlichen Temperaments,

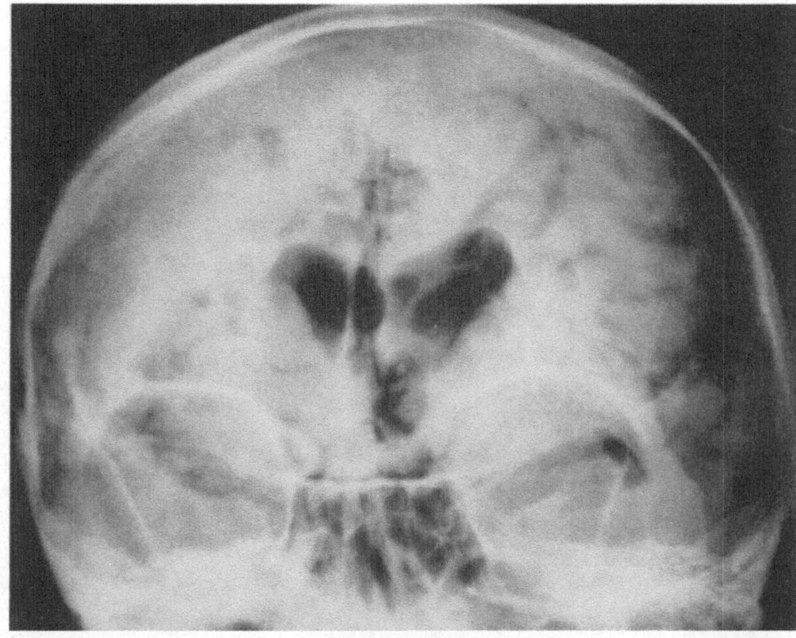

Abb. 64

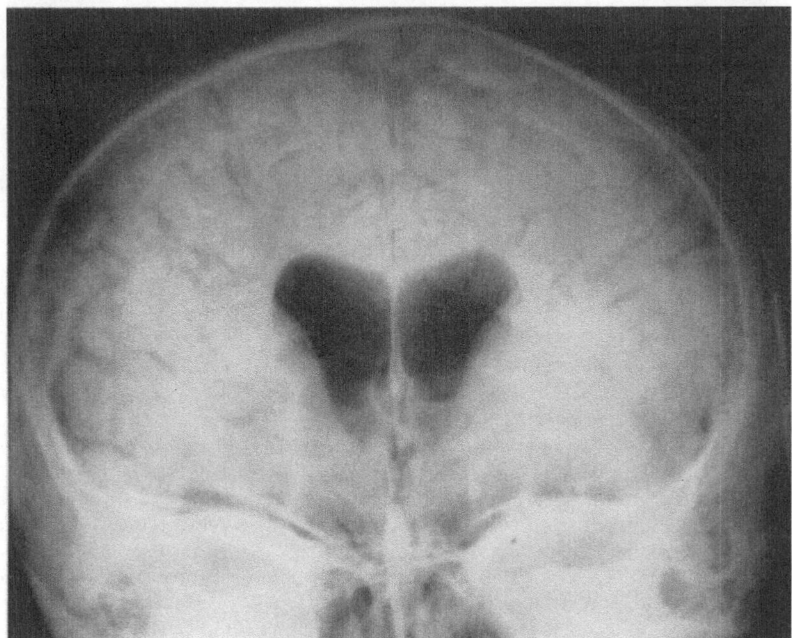

Abb. 65

schreibt einen Brief an seine Frau"; doch schon 1 Tag später wieder allmählich in seinen Stupor zurückgefallen. Weiterhin gleichbleibendes Bild bis zu seinem Tod 2 Jahre später.

Fall IV, 4: 26jähriger Stanzer. Normale Entwicklung, nicht sitzengeblieben. Mit 18 Jahren (1943) zur Wehrmacht. Seit 1944 sich allmählich bemerkbar machende hebephrene Wesensveränderung. Ging nicht mehr zur Arbeit, sprach kaum mehr mit den Angehörigen, tat geheimnisvoll; nachts oft unruhig, lief in den Wäldern herum; 1949 zur Fremdenlegion, doch bald wieder entlassen. Nur noch zu Handlangerdiensten zu gebrauchen, wobei er ständig angetrieben werden muß. *Hier* (1951) oberflächlicher Kontakt, widersprüchlich-uneinfühlbare Affektivität, in sich versponnen, unbeteiligt-stereotyp lächelnd; unbekümmert-realitätsfern mit phantastisch-spielerischen Ideen und pseudologischen Zügen. Bald unruhig-getrieben und losschimpfend, bald fern und verspielt. Leibliche Beeinflussungserlebnisse, Wahnwahrnehmungen, Gedankenentzug, akustische Halluzinationen meist imperativen Charakters. Im ganzen „schwerer, durch Verschrobenheit, Kontaktlosigkeit und affektive Versandung, ein unein-

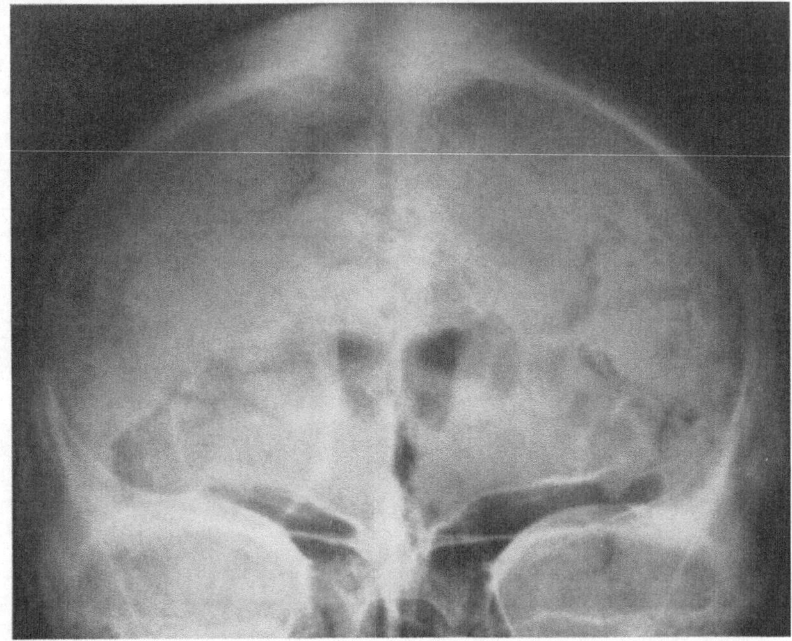

Abb. 66

fühlbar-widerspruchsvolles, in sich selbst und die eigene wahnhaft-phantastische Ideenwelt ohne Rücksicht auf die Realität eingesponnenes Denken gekennzeichneter Persönlichkeitsdefekt".

Im *Encephalogramm* allgemeiner und symmetrischer Hydrocephalus internus und weniger ausgeprägt auch externus (s. Abb. 65 und Tabelle IV, 4). 1955 (Juni) bei der *Nachuntersuchung* unverändertes Bild.

Fall IV, 5: 47jähriger Patient. Familiäre Belastung mit Schizophrenie und „Schwermut". Guter Schüler, Gesellenprüfung als Maler. Allmählich sich ausbildende Persönlichkeitsveränderung, sondert sich ab, wird immer seltsamer. 1939 kataton erregt (hier stationär); kosmisches Erleben, Stimmenhören, Gedankenausbreitung und -eingebung; inkohärent-faselig mit Neologismen. Bei der Entlassung maniert-faxenhaft. Seither berufs- und arbeitsunfähig. Bei der *2. klinischen Aufnahme* 1942 geschraubt-sprunghaft, Störungen des Icherlebnisses, Gedankenentzug und akustische Halluzinationen. 1952 (3. Aufnahme in unsere Klinik) „schwer verändert im Sinne eines schizophrenen Defektes mit hochgradiger Antriebsverarmung, Kontaktstörung, Manierismen und Grimassieren"; 1953 (4. Aufnahme) Personenverkennung und Verfolgungsideen, verschroben, verworren. Wird in Heilanstalt verlegt, wo er bis heute als „erheblich fortgeschrittene Defektschizophrenie" verblieb. Arbeitet in der Feldgruppe (s. auch S. 170).

Das *Encephalogramm* (Juni 1953) zeigt eine Mikroventrikulie mit abnorm kleinem, dysplastischem Ventrikelsystem und mäßiger frontaler Rindenatrophie (s. Abb. 66 und Tabelle IV, 5).

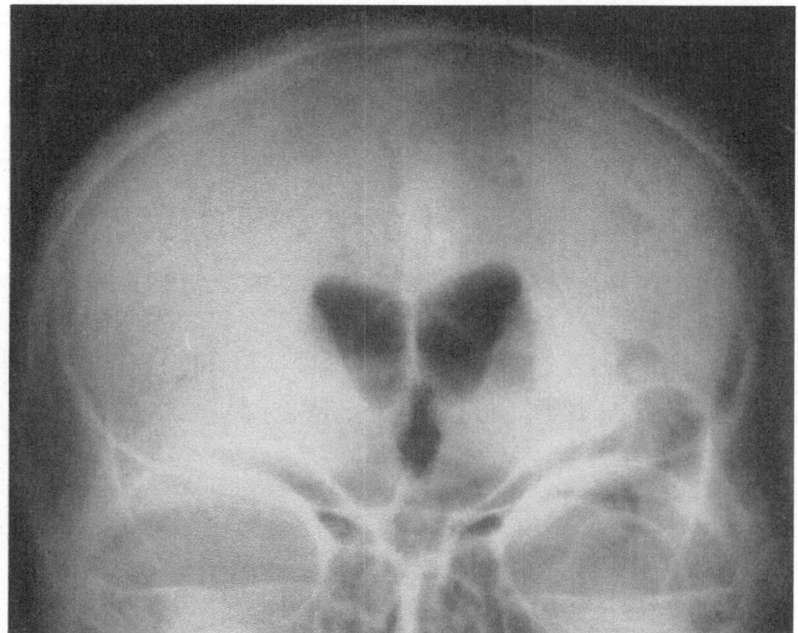

Abb. 67

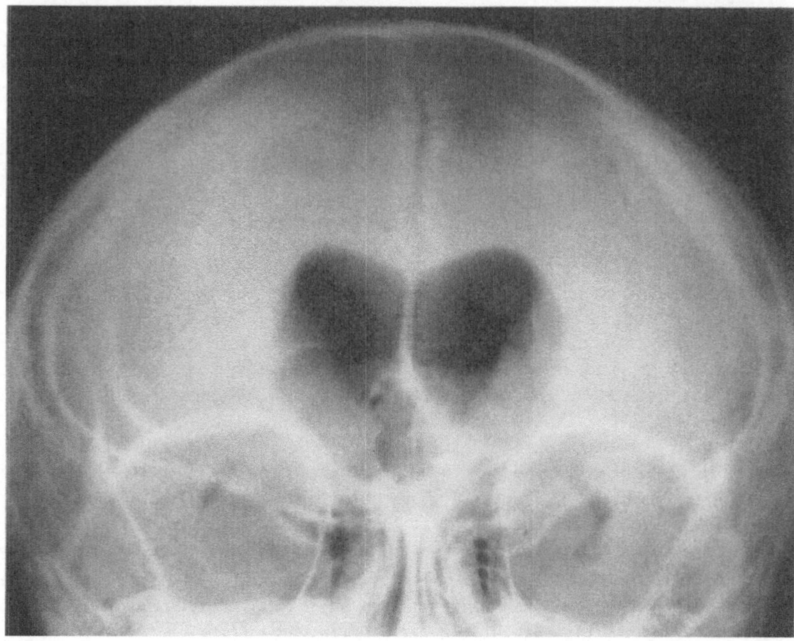

Abb. 68

Fall IV, 6: 60jähriger Patient. Seit 1926 allmählich schleichend sich entwickelnder schizophrener Prozeß. Bei der 1. Aufnahme in unsere Klinik (1935) akuter Schub mit akustischen und optischen Halluzinationen, paranoiden Wahneinfällen und Sterbeangst sowie Körpersensation. Bei der Entlassung als „defekt, initiativearm, interesselos und stumpf" bezeichnet.

Jetzt (1954) 2. stationäre Aufnahme (zur Begutachtung), Bild eines hochgradigen autistischen und denkzerfahrenen schizophrenen Defektes, verwahrlost und abgemagert, leer, unbeteiligt, ohne jegliche Initiative.

Im *Encephalogramm* Verplumpung des Ventrikelsystems mit erheblicher Erweiterung des 3. Ventrikels bei normaler Oberflächenzeichnung (s. Abb. 67 und Tabelle IV, 6).

Fall IV, 8: 26jähriger Schlosser. Normale Entwicklung, guter Schüler. Seit etwa dem 25. Lebensjahr einsetzende Wesensveränderung mit ängstlich-paranoid gefärbten akuten Episoden, Eigenbeziehungen und Wahnwahrnehmungen. Bei einer Klinikaufnahme 1951 bereits Bild eines fortgeschrittenen schizophrenen Defektes mit schwerer Affekt- und Antriebs-

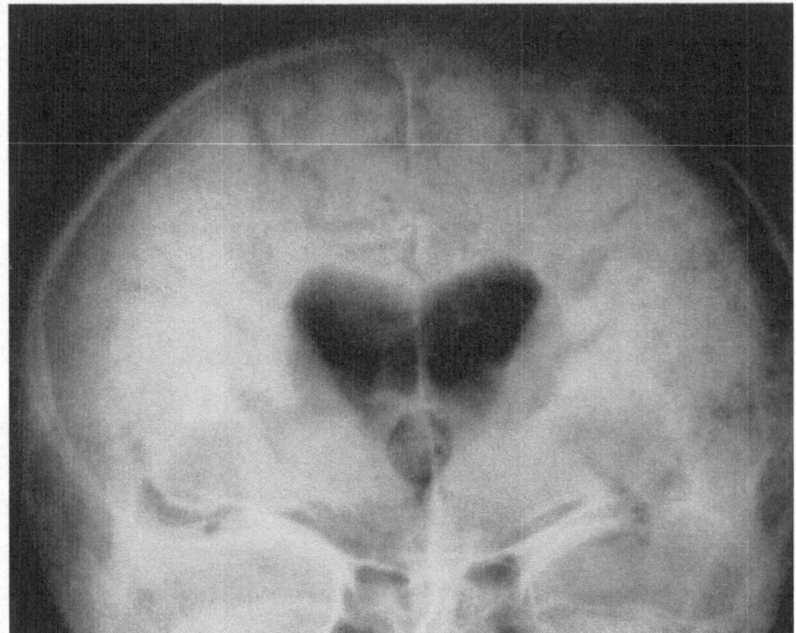

Abb. 69

störung; der Patient erscheint „fern, lahm, läppisch, interesselos, ohne Kontakt, dabei mißtrauisch und argwöhnisch".

Im *Encephalogramm* mäßiger Hydrocephalus internus mit starker kugeliger Erweiterung des 3. Ventrikels (s. Abb. 68 und Tabelle IV, 8). Kurze Zeit später Aufnahme in die Heilanstalt, wo der Patient sich bis heute befindet. Dort „wechselndes, meist stuporöses Bild mit völligem Verlust von Antrieb und Initiative, Denkzerfahrenheit und affektiver Versandung", das auch durch Insulinkuren unbeeinflußt blieb. 1955: „Äußerste Antriebsschwäche, fast ganz unbeeinflußbar", „Bild initiativeloser Gesperrtheit, mutistisch-steif, leer und abwesend, steht verloren im Saal herum"; gelegentlich katatone Erregungszustände mit Aggressionen.

Fall IV, 9: 44jähriger Landwirt. Normale Entwicklung; mittelmäßiger Schüler. Selbständiger Landwirt. 1941—1946 Soldat. Seit etwa 1948 allmählich und ohne heraushebbare Schübe sich entwickelnde schizophrene Persönlichkeitsveränderung mit „Herzanfällen", allgemeiner Müdigkeit und Kopfschmerzen beginnend. *Hier* (September 1951 und April 1952) Bild eines hochgradigen schizophrenen Defektes mit Antriebs- und Initiativelosigkeit und Gemütsverarmung. Völlig unbeteiligt und gleichgültig, muß immer wieder angetrieben und gefragt werden, hat jede Schwingungsfähigkeit verloren und erscheint merkwürdig fern und in seine Welt versponnen; verschroben-gespreizte Ausdrucksweise mit Neologismen. An erstrangiger schizophrener Symptomatik akustische Halluzinationen und leibliche Beeinflussungserlebnisse neben einfachen Körpersensationen. Wird invalidisiert.

Im *Encephalogramm* symmetrischer allgemeiner Hydrocephalus internus mit starker Beteiligung des 3. Ventrikels und, geringer ausgeprägt, auch Hydrocephalus externus (s. Abb. 69 und Tabelle IV, 9). Im Dezember 1954 unverändertes Bild; ist selbst zu einfachsten landwirtschaftlichen Arbeiten nicht zu gebrauchen.

Die Krankengeschichten der Fälle 10 und 11 der Defektgradgruppe IV und Reproduktionen ihres Pneumencephalogramms findet man im Abschnitt über die Wiederholungsencephalographien (s. S. 128).

3. Zusammenfassende Besprechung der Ergebnisse

Auf Grund unserer an 195 Fällen schizophrener Psychosen erhobenen Befunde gelangen wir zu folgenden Ergebnissen.

a) Vorkommen pneumencephalographischer Befunde bei der Schizophrenie

Die eingangs gestellte, nach den in der Literatur der letzten 30 Jahre vertretenen, sich widersprechenden Meinungen nicht mit Sicherheit beantwortbare Frage, ob es nämlich pneumencephalographische Veränderungen bei der Schizophrenie gibt, kann eindeutig entschieden werden: *An dem Vorkommen sicher pathologischer pneumencephalographischer Befunde bei der Schizophrenie ist nach dem Ergebnis unserer Untersuchung nicht zu zweifeln;* es handelt sich dabei um quantitative, hirnatrophische Veränderungen. In *68,7%* aller untersuchten Schizophreniefälle, nämlich in 134 von insgesamt 195 Fällen, ergaben sich im Hirnluftbild sicher *pathologische Befunde* an den Seitenventrikeln, dem 3. Ventrikel oder den äußeren Liquorräumen der Hirnoberfläche.

Als *sicher pathologisch* gelten uns im Bereich der Seitenventrikel: 1. *allgemein verplumpte oder hydrocephale Seitenventrikel* mit einem Seitenventrikelindex unter 4,0 (wobei die größte Schädelbreite bei Ausladen der Kalotte im Schläfenbereich auch an dieser Stelle zu messen ist — s. S. 24); 2. *mäßiggradige oder starke Formveränderungen an den stammgangliennahen Partien der Seitenventrikel,* sei es an den lateralen Umschlagstellen der Ventrikelspitzen oder an den basalen Abschnitten der Schmetterlingsfigur oder sowohl hier wie dort. *Leichte* Formveränderungen an den Seitenventrikeln wurden *nicht* als sicher pathologisch gewertet; 3. eine *hochgradige Größendifferenz* der Seitenventrikel, während mäßiggradige Asymmetrien nicht als sicher pathologisch bewertet wurden.

Am *3. Ventrikel* sprechen wir von sicher pathologischen Befunden, wenn eine *mäßiggradige bis hochgradige Erweiterung* vorliegt, d. h. seine Weite 8—14 mm beträgt. Eine *leichte Erweiterung (6—7,9 mm)* dagegen gilt uns noch *nicht* als sicher pathologisch, entgegen der fast allgemein in der Literatur üblichen Annahme einer abnormen Erweiterung des 3. Ventrikels, wenn sein größter Querdurchmesser eine obere Grenze von 5 mm überschreitet.

An der *Hirnoberfläche* bleibt eine leichte Veränderung noch unberücksichtigt und erst bei einer *mäßiggradigen Vergröberung* der Furchenzeichnung des Subarachnoidealraumes nehmen wir einen sicher pathologischen Befund an. Erweiterungen der basalen Zisternen auch stärkeren Ausmaßes haben wir wegen der unregelmäßigen Darstellung dieser Gebilde und der Schwierigkeit ihrer Beurteilung hier *nicht* als sicher pathologische Befunde gewertet. — 3 Fälle, bei denen entweder der 3. Ventrikel oder die äußeren Liquorräume nicht dargestellt waren, wurden als nicht sicher pathologisch gewertet.

Es ist hier nochmals zu betonen, daß zunächst die persönliche Erfahrung ausschlaggebend ist für die Beurteilung eines pneumencephalographischen Befundes, wobei es in Grenzfällen weniger auf die Größen- als auf die Formveränderungen der Seitenventrikel ankommt und daß die verschiedenen Ausmessungen nur zusätzlich in Anwendung kommen, um die Sicherheit der Beurteilung zu erhöhen und objektiv festgelegte Vergleichswerte zu gewinnen. Im übrigen können die beigegebenen Abbildungen in Verbindung mit der Beschreibung in den Tabellen

I—VI die einzelnen Befunde und besonders die nicht objektiv fixierbaren und meßbaren Veränderungen (wie „leichte" oder „mäßige" Abstumpfung bzw. Verbreiterung der Umschlagstellen bzw. Stammganglientaille) veranschaulichen.

Das *Ausmaß* dieser encephalographischen Veränderungen ist wechselnd, doch im ganzen *deutlich geringer* als bei den geläufigen organischen atrophisierenden Hirnprozessen. Ein *ausgesprochener Hydrocephalus internus* (Seitenventrikelindex unter 3,5 nach SCHIERSMANN) ist im gesamten Material *nur in 6 Fällen* vertreten, ein starker innerer Hydrocephalus mit einem Seitenventrikelindex unter 3,0 — wie man ihn etwa nach einer Meningitis findet — fehlt überhaupt, ebenso ein encephalographisch sich in einer starken Oberflächenvergröberung manifestierender ausgeprägter Hydrocephalus externus. Die Befunde bestehen vielmehr an den Seitenventrikeln *weniger in Größen- als in Formveränderungen*, die in einer allgemeinen Verplumpung des Ventrikelsystems bei einem Seitenventrikelindex von 3,5—4,0 oder in mehr partiellen Abstumpfungen und Erweiterungen der lateralen Ventrikelspitzen und der basalen Ventrikelabschnitte besonders der vorderen, stammgangliennahen Teile der Seitenventrikel zum Ausdruck kommen.

Das im Vergleich zu den bekannten und anatomisch faßbaren hirnatrophischen Prozessen geringe Ausmaß der hirnatrophischen Veränderungen kann den hinsichtlich einer cerebralen Atrophie *negativen Sektionsbefund bei der Schizophrenie erklären.* Denn solche intensitativ nicht sehr ausgeprägten Veränderungen können infolge agonaler und postmortaler, zu einer Gehirnvolumenzunahme und Verkleinerung der Ventrikel führender Vorgänge (s. S. 7) der makroskopischen autoptischen Hirninspektion und Hirngewichtsbestimmung entgehen.

Das Ergebnis unserer Untersuchung widerspricht nicht der Annahme einer konstitutionell bedingten *kleinen Ventrikelkapazität* (MOREL u. WILDI)[1] bei der Schizophrenie oder wenigstens bei einem Teil der Schizophrenien. *27,5%* unserer Schizophreniefälle (53 Fälle) zeigten *relativ kleine Seitenventrikel* mit einem Seitenventrikelindex über 4,5, 13,8% eine noch ausgeprägtere, in einem kleinen Teil der Fälle mit einer allgemein-dysplastischen Konfiguration des Ventrikelsystems verbundene abnorme Kleinheit der Seitenventrikel mit einem Seitenventrikelindex über 4,7. Nimmt man nur die *im 1. Krankheitsjahr stehenden Schizophreniefälle* oder die *defektfreien Schizophrenien,* so erhöht sich der Prozentanteil der Fälle mit relativ kleinen Seitenventrikeln (Seitenventrikelindex über 4,5) sogar auf *33,3 bzw. 47,8%.*

b) Lokalisation der Veränderungen

Hinsichtlich der *Verteilung* der pathologischen Befunde *auf die einzelnen Abschnitte des Pneumencephalogramms* fällt zunächst auf, daß *Veränderungen im Bereich der inneren Liquorräume häufiger und ausgeprägter sind als solche im Bereich der äußeren Liquorräume* (s. Tabelle 8, 9, 10). Es besteht nur in insgesamt 27 Fällen (14,5%) eine mäßiggradige, eine nicht sehr ausgeprägte *Rindenatrophie* anzeigende, partielle oder diffuse Erweiterung der Subarachnoidealräume

---

[1] Siehe S. 7. Über das Vorhandensein eines psychischen Defektes enthält die Arbeit keine Angaben. Anscheinend überwogen im autoptischen Untersuchungsgut von MOREL u. WILDI katatone und hebephrene Formen, bei denen nach unserer Erfahrung (s. S. 116 ff.) die encephalographischen Veränderungen relativ am geringsten und kleine Seitenventrikel relativ häufig sind.

der Hirnoberfläche und in 61 Fällen (32,4%) eine leichte, nicht sicher pathologische und größtenteils nur partielle Erweiterung der peripheren Liquorräume. Dagegen finden wir in insgesamt 55 Fällen (28,2%) eine *allgemeine Verplumpung* der Seitenventrikel oder einen Hydrocephalus internus (Seitenventrikelindex unter 4,0 bzw. 3,5) und in weiteren 40 Fällen (20,5%) stärkere, sicher pathologische *Formveränderungen* an den Seitenventrikeln bei einem Seitenventrikelindex über 4,0. Dazu kommt an den inneren Liquorräumen die *hydrocephale Erweiterung des 3. Ventrikels*, der in 54,4% aller Fälle (105 Fälle) mäßig bis hochgradig (Querdurchmesser 8—14 mm) und damit sicher pathologisch erweitert ist und in weiteren 62 Fällen (32,1%) eine leichte Erweiterung zeigt. Die Erweiterung ist überwiegend von mehr konzentrisch-ovaler, blasiger bis spindelförmiger Form, wie sie nach OSTERTAG auf eine Schrumpfung bzw. Hypoplasie der anliegenden Strukturen, d. h. des Zwischenhirns, hinweisen soll (s. S. 177 ff.).

Am Encephalogramm der äußeren Liquorräume ist eine *Bevorzugung der frontalen Region* unverkennbar: Das Stirnhirn ist bei den Fällen mit leichter Erweiterung der peripheren Liquorräume in 29 von insgesamt 61 Fällen, bei den Fällen mit mäßiggradiger Erweiterung der Subarachnoidealräume in 4 Fällen von 27 isoliert betroffen, während hier in weiteren 7 Fällen die Atrophie frontal besonders betont und in 4 Fällen auf das Stirn- und Scheitelhirn bzw. das Stirn- und Schläfenhirn beschränkt ist. Im ganzen ist unter den 88 Fällen mit einer — nur in 35 Fällen diffusen — Erweiterung im Bereich der äußeren Liquorräume das Stirnhirn nur in 4 Fällen nicht beteiligt.

An den *inneren Liquorräumen* sind die Veränderungen an den *vorderen, stammganglienbenachbarten Abschnitten der Seitenventrikel* (Vorderhörner, Cella media) *und am 3. Ventrikel* am konstantesten und ausgeprägtesten, während die hinteren Abschnitte der Seitenventrikel (Trigona, Hinter- und Unterhörner) weniger regelmäßig betroffen zu sein scheinen und die Veränderungen hier in einer Anzahl von Fällen gradmäßig nicht so ausgeprägt sind wie an den rostralen Teilen der Seitenventrikel.

Das Resultat unserer Untersuchung, daß hirnatrophische Veränderungen bei der Schizophrenie in erster Linie im Bereich der inneren Liquorräume — Seitenventrikel und 3. Ventrikel — vorkommen, steht im Widerspruch zu den Erfahrungen von MOORE und Mitarbeitern sowie von LEMKE.

Die amerikanischen Autoren fanden in keinem Fall normale Oberflächenverhältnisse, vielmehr in allen Fällen eine „Rindenatrophie stärkeren oder geringeren Ausmaßes", dagegen nur in 25 Fällen von insgesamt 60 eine Erweiterung des Ventrikelsystems. Nach LEMKE bestand in 84% seiner 100 Fälle eine gröbere Hirnoberflächenveränderung und nur in 50% der Fälle ein deutlicher Hydrocephalus internus; er gelangte daher zu dem Schluß, Hirnrindenveränderungen seien bei der Schizophrenie häufiger zu finden als Ventrikelerweiterungen.

Eine Erklärung für diese Diskrepanz zwischen unseren Ergebnissen und denen von LEMKE sowie von MOORE und Mitarbeitern, die das bisher bei weitem umfangreichste Encephalogramm-Material von Schizophrenien übersehen, kann vielleicht in der Verschiedenartigkeit des untersuchten Krankengutes liegen. In unserem (Klinik-)Material überwiegen die akut erkrankten, defektfreien oder nur mit leichtem Defekt remittierten Fälle, während es sich bei LEMKE und wohl auch bei den amerikanischen Autoren in der Mehrzahl der Fälle um chronische Schizophrenien mit stärkerem Defektgrad zu handeln scheint.

Bei den 71 Schizophreniefällen von Moore und Mitarbeitern (1933 und 1935) sind allerdings Zweifel berechtigt, ob tatsächlich auch nur in der Mehrzahl der Fälle eine pathologische Oberflächenvergröberung vorlag. Eine Abbildung ihrer Veröffentlichung aus dem Jahre 1935, die den in der Mehrzahl der Schizophreniefälle begegnenden Typ der Rindenatrophie demonstrieren soll (Abb. 10 der Arbeit), läßt — soweit Reproduktionen von Encephalogrammen überhaupt eine Beurteilung der äußeren Liquorräume erlauben — *keine* sichere Vergröberung der Oberflächenzeichnung erkennen. Andere Abbildungen ihrer Arbeit jedoch (Abb. 12 u. 13), demonstrieren ebenso wie 2 von Lemke gebrachte Bilder von Schizophrenen-Encephalogrammen (Abb. 2 u. 6 seiner Arbeit) überzeugend eine auf eine mäßige Rindenatrophie hinweisende Verbreiterung und Vergröberung der Hirnfurchenzeichnung.

Bei einer vergleichenden Betrachtung der pneumencephalographischen Veränderungen an den *inneren* und an den *äußeren* Liquorräumen in unseren 4 Remissionsgradgruppen (Tabelle 8 sowie 9 und 10) ist ersichtlich, daß in der Gruppe I und II (defektfreie Schizophrenien und leichte schizophrene Defekte) die Veränderungen im Bereich der inneren Liquorräume (Seitenventrikel und 3. Ventrikel) deutlich überwiegen und Veränderungen im Bereich der äußeren Liquorräume fast vollständig fehlen; in der Gruppe III und vollends in der Gruppe IV (stärkere und schwere schizophrene Defekte) dagegen kommt es zu einem Ausgleich dieser Disproportion, indem jetzt auch Veränderungen an den äußeren Liquorräumen in Form einer mäßigen Rindenatrophie häufiger werden und in der Gruppe III in 35% und in der Gruppe IV in 54,5% der Schizophreniefälle vorkommen (s. Tabelle 8).

Tabelle 8. *Sicher pathologische pneumencephalographische Veränderungen an den inneren und an den äußeren Liquorräumen bei verschiedenem Remissionsgrad der Schizophrenie*

Remissionsgrad-gruppe	Zahl der Fälle insgesamt	Innere Liquorräume	Äußere Liquorräume
I	46	17,4% (8 F.)	—
II	95	76,8% (73 F.)	7,6% (7 F.)
III	43	95,3% (41 F.)	35,0% (14 F.)
IV	11	81,8% (9 F.)	54,5% (6 F.)
II, III, IV	149	82,5% (123 F.)	14,5% (27 F.)
I, II, III und IV	195	67,2% (131 F.)	14,5% (27 F.)

Unsere eigenen, wie die vor 20 Jahren von den amerikanischen Autoren und die von Lemke erhobenen Befunde scheinen demnach dafür zu sprechen, daß *Hirnrindenveränderungen im Sinne einer corticalen Atrophie erst bei den schweren Defektschizophrenien in einem größeren Teil der Fälle vorkommen*, während *bei den Schizophrenien ohne Defekt und mit nur leichtem Defekt die Veränderungen fast ausschließlich auf die inneren Liquorräume, d. h. die Seitenventrikel und den 3. Ventrikel beschränkt* sind. Die Tabelle 8 veranschaulicht diese Verhältnisse bei unserem Material.

c) Zunahme der Veränderungen mit dem Defektgrad

Wenn man die pneumencephalographischen Ergebnisse in den 4 nach dem Remissionsgrad der Schizophrenie aufgestellten Gruppen untereinander vergleicht,

Tabelle 9. *Pneumencephalographischer Befund an den inneren Liquorräumen und Remissionsgrad bei der Schizophrenie*

Remissionsgrad	Zahl der Fälle	Seitenventrikel																	3. Ventrikel		
		Seitenventrikel-Index					Pathologische Ventrikelformen bei Fällen mit SV-Index über 4,0								Seitendifferenz der Seitenventrikel						
							Formveränderungen an Umschlagstellen oder basalen Teilen isoliert oder kombiniert		Abstumpfung der Umschlagstellen			Erweiterung der basalen Teile			zugunsten rechts		zugunsten links		normal	leicht erweitert	mäßig bis hochgradig erweitert
		ab und über 4,7	über 4,5	über 4,0	unter 4,0 bis 3,5	3,5 bis 3,0	leicht	mäßig oder stark	leicht	mäßig	stark	leicht	mäßig	stark	mäßiggradig	hochgradig	mäßiggradig	hochgradig	(unter 6 mm)	((6—7,9 mm))	(8—14 mm)
		%	%	%	%	%	%	%	%	%	%	%	%	%	%	%	%	%	%	%	%
I (defektfrei remittiert)	46	19,6	47,8	100,0	—	—	63,0	6,5	39,1	2,2	2,2	54,3	4,3	—	23,9	—	10,9	2,2	44,4	40,0	15,5
II (leichter Defekt)	95	16,8	28,4	76,8	23,1	—	57,5	32,9	46,6	19,2	1,4	52,0	26,0	—	20,0	1,05	28,4	4,2	3,2	33,0	63,8
III (stärkerer Defekt)	43	2,3	7,0	39,5	53,5	7,0	29,4	70,6	35,3	29,4	17,6	35,3	41,2	17,6	18,6	4,6	20,9	13,9	4,6	25,6	69,8
IV (schwerer Defekt)	11	9,1	9,1	36,4	36,4	27,3	75,0	25,0	50,0	—	—	75,0	25,0	—	—	9,1	36,4	—	9,1	18,2	72,7
III u. IV (stärkerer u. schwerer Defekt)	54	3,7	7,4	38,9	50,0	11,1	38,1	62,0	38,1	23,8	14,3	42,8	38,1	14,3	14,8	5,5	24,1	11,1	5,5	24,1	70,4
I, II, III u. IV	195	13,8	27,2	71,8	25,1	3,1	56,4	28,6	42,8	14,3	3,6	51,4	20,7	2,1	19,5	2,0	23,1	5,6	13,5	32,1	54,4

so ergeben sich deutliche Unterschiede und man kann im ganzen feststellen, daß *pathologische pneumencephalographische Befunde nach Häufigkeit und Ausmaß mit dem psychischen Defektgrad zunehmen.* Dies ist aus unseren beiden Tabellen 9 und 10 „Pneumencephalographischer Befund an den inneren (äußeren) Liquorräumen und Remissionsgrad bei der Schizophrenie" und aus der Tabelle 8 ersichtlich.

Am wenigsten pathologisch verändert ist das *Pneumencephalogramm der defektfrei remittierten Schizophrenien,* das sich weitgehend dem normalen Encephalogramm nähert. Man trifft hier keine Fälle mit allgemein verplumptem Ventrikelsystem, bei sämtlichen hierhergehörigen, vollremittierten Schizophreniefällen liegt der Seitenventrikelindex über 4,0, die Größe des Ventrikelsystems also sicher im Bereich der Norm. Auch stärkere, als sicher pathologisch zu bewertende *Form*veränderungen („mäßig" oder „stark") an den Seitenventrikeln, wie sie besonders in der Abstumpfung der lateralen Ventrikelspitzen und der Verbreiterung der Stammganglientaillen zum Ausdruck kommen, fehlen fast vollständig und finden sich nur bei 3 Fällen des gesamten Materials; an den äußeren Liquorräumen kommt eine stärkere

(„mäßige") Vergröberung der Furchenzeichnung nicht vor. Der 3. Ventrikel ist in fast der Hälfte der Fälle (44,4%) nicht pathologisch verändert und zeigt in 40% der Fälle eine nur geringgradige, von uns nicht als sicher pathologisch gewertete Erweiterung (6—7,9 mm), während ein stärkerer Hydrocephalus der 3. Hirnkammer nur in etwa 15% der Fälle besteht (7 Fälle).

In den Defektgradgruppen II, III und IV sind die encephalographischen Veränderungen durchweg stärker als in der Gruppe I. Die *Gruppe II* (Schizophrenien

Tabelle 10. *Pneumencephalographischer Befund an den äußeren Liquorräumen und Remissionsgrad bei der Schizophrenie*

Remissionsgrad	Zahl der Fälle	nicht dargestellt	Hirnoberfläche														Basis-zisternen	
			leichte Vergröberung						mäßige Vergröberung							leicht erweitert	mäßig erweitert
			fronto-polar und frontal	frontal und parietal	frontal und temporal	parietal	diffus	Fälle insgesamt	fronto-polar und frontal	frontal (bei allgem. leichter Vergröb.)	frontal und parietal	frontal und temporal	temporal (bei allgem. leichter Vergröberung)	diffus	Fälle insgesamt		
			%	%	%	%	%	%	%	%	%	%	%	%	%	%	%
I	46	1	20,0	4,4	—	—	8,9	33,3	—	—	—	—	—	—	—	45,6	8,7
II	95	3	14,1	3,3	3,3	2,2	9,8	32,6	1,1	2,2	—	—	—	4,3	7,6	35,8	8,4
III	43	3	15,0	—	—	2,5	15,0	32,5	5,0	2,5	5,0	5,0	2,5	15,0	35,0	30,2	9,3
IV	11		9,1	—	—	—	18,2	27,3	9,1	9,1	—	—	—	36,4	54,5	63,6	—
III u. IV	54	3	13,7	—	—	2,0	15,7	31,4	5,9	3,9	3,9	3,9	2,0	19,6	39,2	37,0	7,4
I bis IV	195	7	15,4	2,6	1,6	1,6	11,2	32,4	2,1	2,1	1,1	1,1	0,5	7,4	14,5	38,5	8,2

mit leichtem Defekt) *läßt eine sehr deutliche Zunahme der pathologischen Befunde im Bereich der Seitenventrikel und des 3. Ventrikels*, dagegen nur in geringem Maße an der Hirnrinde erkennen. Wir finden hier ein allgemein *verplumptes Ventrikelsystem* — das bei den ohne Defekt remittierten Schizophrenien nicht vorkam — in 22 Fällen (23,1%) und unter den übrigen 73 Fällen in 24 Fällen (32,9%) stärkere, sicher pathologische Formveränderungen an den Seitenventrikeln; auch die *Ventrikelasymmetrien* sind häufiger vertreten. Besonders deutlich wird der Unterschied der Gruppe II gegenüber der Gruppe I im pneumencephalographischen Bild des *3. Ventrikels*. Dieser Teil des Encephalogramms zeigt jetzt nur noch in 3,2% der Fälle — gegenüber 44,4% in Gruppe I! — eine normale Beschaffenheit; eine mäßige bis hochgradige Erweiterung des 3. Ventrikels besteht in der überwiegenden Mehrzahl, nämlich in 63,8% (60 Patienten) der Fälle, gegenüber nur 15,5% (7 Patienten) bei den defektfrei remittierten Schizophrenien. Zudem ist die Erweiterung hier fast immer — bis auf 1 Fall (2,2%) — nur „mäßiggradig" (8—9,9 mm), wogegen wir in der Gruppe II 19 Fälle (20,6%) mit erheblichem Hydrocephalus des 3. Ventrikels (10—14 mm) antreffen.

An den *äußeren Liquorräumen* ist ein wesentlicher Unterschied nicht festzustellen: Wir begegnen in beiden Gruppen (Gruppe I und II) in etwa 33% (33,3%

und 32,6%) der Fälle einer leichten, partiellen oder diffusen Vergröberung der Furchenzeichnung über der Hirnoberfläche; eine mäßige Rindenatrophie, die in Gruppe I ganz vermißt wurde, kommt bei den leichten schizophrenen Defekten in 7 Fällen (7,6%) vor.

Bei einer Gegenüberstellung der Gruppe II (leichter Defekt) einerseits und der *Gruppe III und IV (Schizophrenien mit stärkerem und schwerem Defekt)* andererseits ist der Unterschied nicht weniger evident als derjenige zwischen Gruppe I (defektfrei remittierte Schizophrenie) und Gruppe II.

Die Defektgruppe IV (schwere Defektschizophrenien) wird wegen der geringen Zahl der in ihr enthaltenen Fälle nicht für sich allein ausgewertet, sondern mit der Gruppe III zusammengefaßt, um so einen Vergleich mit den beiden ersten Gruppen zu ermöglichen.

61,1% unserer Schizophreniefälle mit stärkerem und schwerem Defekt (33 von 54 Fällen) zeigen ein allgemein *verplumptes* (Seitenventrikelindex 3,5—4,0) *oder hydrocephales Ventrikelsystem* (Seitenventrikelindex unter 3,5) gegenüber nur 23,1% in Gruppe II und 0% in Gruppe I. Von den übrigen 21 Fällen mit einem Seitenventrikelindex über 4,0 bieten 13 Fälle (62,0%) sicher pathologische, mäßiggradige oder starke Formveränderungen an den Seitenventrikeln (gegenüber 32,9% in Gruppe II und 6,5% in Gruppe I). Eine hochgradige *Größendifferenz der Seitenventrikel*, die in der Gruppe I fast vollständig fehlte (nur 1 Fall = 2,2%), in der Gruppe II nur in 5,3% der Fälle festzustellen war, kommt in Gruppe III und IV in 16,7% der Fälle vor.

Am pneumencephalographischen Bild des *3. Ventrikels* kommt die Zunahme der atrophischen Veränderungen nicht in dem Maße zum Ausdruck, wie an den Seitenventrikeln und wie beim Vergleich des 3. Ventrikelbildes der Gruppe II mit demjenigen der Gruppe I. Doch erfährt immerhin, wie aus der Tabelle 9 ersichtlich ist, der Anteil der Fälle mit mäßig- bis hochgradiger Erweiterung des 3. Ventrikels eine weitere Zunahme von 63,8% (Gruppe II) auf 70,4% (Gruppe III und IV), während der Anteil der Fälle mit leichter Erweiterung des 3. Ventrikels entsprechend von 33% auf 24,1% zurückgegangen ist. An den *äußeren Liquorräumen* dagegen ist die Verschiedenheit des encephalographischen Befundes der stärkeren Defektschizophrenien (Gruppe III und IV) gegenüber den leichten schizophrenen Defekten und den defektfreien Schizophrenien (Gruppe II und I) wieder stark ausgeprägt: Es ergibt sich hier in 39,2% der Fälle eine auf eine

Tabelle 11. *Schizophreniefälle mit sicher pathologischen pneumencephalographischen Veränderungen in den 4 Remissionsgradgruppen*

Remissionsgrad-gruppe	Gesamtzahl der Fälle	Fälle mit sicher pathologischem pneumencephalographischem Befund
I	46	17,4% (8 Fälle)
II	95	77,9% (74 Fälle)
III	43	95,3% (41 Fälle)
IV	11	100,0% (11 Fälle)
II, III, IV	149	84,6% (126 Fälle)
I, II, III und IV	195	68,7% (134 Fälle)

Tabelle 12. *Pneumencephalographischer Befund an den inneren Liquorräumen und Remissionsgrad bei Schizophrenien bis zu 40 Jahren*

Remissionsgrad	Zahl der Fälle	Seitenventrikel-Index: ab und über 4,7 %	über 4,5 %	über 4,0 %	unter 4,0—3,5 %	3,5 bis 3,0 %	Formveränderungen an Umschlagstellen oder basalen Teilen isoliert oder kombiniert: leicht %	mäßig oder stark %	Abstumpfung der Umschlagstellen: leicht %	mäßig %	stark %	Erweiterung der basalen Teile: leicht %	mäßig %	stark %	Seitendifferenz zugunsten rechts: mäßiggradig %	hochgradig %	zugunsten links: mäßiggradig %	hochgradig %	3. Ventrikel normal (unter 6 mm) %	leicht erweitert (6—7,9 mm) %	mäßig bis hochgradig erweitert (8—14 mm) %
I (defektfrei remittiert)	39	20,5	51,3	100,0	—	—	64,1	2,6	41,0	—	—	51,3	2,6	—	23,1	—	12,8	—	50,0	36,8	13,2
II (leichter Defekt)	68	11,8	27,9	77,9	22,1	—	54,7	34,0	52,8	18,9	—	49,0	26,4	—	23,5	—	30,9	2,9	4,5	37,3	58,2
III u. IV (stärkerer u. schwerer Defekt)	26	3,8	7,7	46,1	46,1	7,7	41,7	58,3	41,7	25,0	8,3	41,7	41,7	8,3	11,5	7,7	38,5	11,5	7,7	27,0	65,4

partielle oder diffuse Rindenatrophie hinweisende mäßiggradige Vergröbe-rung der Hirnoberflächenzeichnung gegenüber nur 7,6% in Gruppe II und 0% in Gruppe I.

Wenn man nach dem oben fest-gelegten Bewertungsmaßstab fest-stellt, wieviel Fälle mit sicher patho-logischen pneumencephalographi-schen Befunden an den Seitenven-trikeln, dem 3. Ventrikel oder den äußeren Liquorräumen in jeder Remissionsgradgruppe vorkommen, so zeigt sich wiederum sehr deutlich die *Zunahme der Hirnveränderungen proportional dem psychischen Defekt-grad der schizophrenen Erkrankung* (s. Tabelle 11).

Sicher pathologische pneumence-phalographische Veränderungen zei-gen in Gruppe I (defektfreie Schizo-phrenie) nur etwa 17% aller Fälle, in Gruppe II dagegen schon fast 78%, in Gruppe III (stärkere schizo-phrene Defekte) gut 95% und in Gruppe IV (schwere schizophrene Defekte) schließlich 100% sämt-licher Fälle.

d) Ergebnisse bei Schizophrenie-fällen unter 40 Jahren

Ein *Einwand* gegen das Ergebnis unserer pneumencephalographischen Phänomenologie der Schizophrenie kann sich aus dem Umstand herleiten, daß in unserem 195 Fälle umfassen-den Material 20 Fälle mit einem Lebensalter über 50 Jahren und 42 Fälle mit einem Alter zwischen 40 und 50 Jahren, also insgesamt 62 über 40 Jahre alte Fälle enthalten sind und damit die Möglichkeit einer Beeinflussung des Untersuchungs-ergebnisses durch *physiologische hirn-atrophische Altersvorgänge* zu erwä-gen ist (hierzu s. S. 24 und S. 157 ff).

Weiter ist zu berücksichtigen, daß das durchschnittliche Lebensalter in unseren Defektgruppen III und IV, also bei den stärkeren Defektgraden, mit 40,1 bzw. 40,4 Jahren höher liegt als das Durchschnittsalter in den Remissionsgradgruppen I mit 29,5 Jahren und II mit 32,7 Jahren.

In den Gruppen III und IV macht sich die erwähnte *Auslesewirkung*, die in den Gruppen I und II keine Rolle spielt, bemerkbar: In unseren aus einem Klinikkrankengut gebildeten beiden letzten Gruppen stärkerer schizophrener Defekte (III und IV) sind Fälle mittleren und

Tabelle 13. *Pneumencephalographischer Befund an den äußeren Liquorräumen und Remissionsgrad bei Schizophrenien bis zu 40 Jahren*

| Remissionsgradgruppe | Zahl der Fälle | nicht dargestellt | Hirnoberfläche | | | | | | | | | | | | | Basiszisternen | |
| | | | leichte Vergröberung | | | | | | mäßige Vergröberung | | | | | | | | |
			fronto-polar und frontal %	frontal und parietal %	frontal und temporal %	parietal %	diffus %	Fälle insgesamt %	fronto-polar und frontal %	frontal (bei allgem. leichter Vergröb.) %	frontal und parietal %	frontal und temporal %	temporal (bei allgem. leichter Vergröberung) %	diffus %	Fälle insgesamt %	leicht erweitert %	mäßig erweitert %
I	39	1	18,4	—	—	—	7,9	26,3	—	—	—	—	—	—	—	51,3	7,7
II	68	2	10,6	1,5	3,0	3,0	6,1	24,2	—	—	—	—	—	4,5	4,5	35,3	10,3
III	21	1	25,0	—	—	5,0	5,0	35,0	5,0	—	10,0	—	—	10,0	25,0	42,8	4,8
IV	5	—	—	—	—	—	40,0	40,0	20,0	—	—	—	—	20,0	40,0	100,0	—
III u. IV	26	1	20,0	—	—	4,0	12,0	36,0	8,0	—	8,0	—	—	12,0	28,0	53,8	3,8
I bis IV	133	4	14,7	0,8	1,5	2,3	7,7	27,1	1,5	—	1,5	—	—	4,6	7,7	43,6	8,3

höheren Lebensalters, die erst nach langjähriger Verlaufsdauer endgültig bzw. stärker defekt werden (und oft noch von zuhause, wo sie jahrelang leidlich sozial eingeordnet waren, mit einem erneuten, zum stärkeren Defekt führenden Schub in die Klinik kommen), relativ häufig, während die jüngeren, früh und rasch stärker oder schwer verblödenden Schizophreniefälle, die mehr in den Heilanstalten anzutreffen sind, zurücktreten.

Wir haben daher die *Schizophreniefälle mit einem Lebensalter bis zu 40 Jahren für sich allein ausgewertet* (Tabelle 12 und 13). Das Durchschnittslebensalter liegt bei diesen 133 Fällen in der Gruppe I bei 26,5 Jahren, in der Gruppe II sogar etwas niedriger als in der Gruppe I, nämlich bei 25,8 Jahren; in der Gruppe III wiederum liegt es mit 29,8 Jahren etwa gleich hoch wie in der Gruppe IV mit 30 Jahren.

Das Ergebnis dieser Zusammenstellung, bei der also die 62 Schizophreniefälle mit einem Lebensalter über 40 Jahren unberücksichtigt blieben und somit der Einwand einer Einflußnahme „physiologischer" altersatrophischer Gehirnveränderungen praktisch entfällt, läßt *keinen wesentlichen und prinzipiellen Unterschied gegenüber der Auswertung des Gesamtmaterials erkennen*, wie die Tabellen 12—14 zeigen. *Wieder findet man eine deutliche Zunahme der pathologischen pneumencephalographischen Veränderungen in der Gruppe II (leichter Defekt) gegenüber der Gruppe I (defektfreie Schizophrenie) und in der Gruppe III und IV (stärkerer* und schwerer Defekt) *gegenüber der Gruppe II* (s. Tabelle 12 und 13 sowie Tabelle 14 im Vergleich mit Tabelle 11). Nur in der Remissionsgradgruppe I (defektfreie Schizophrenie) ist der Prozentsatz der Fälle mit sicher pathologischen pneumencephalographischen Veränderungen mit 12,8% nennenswert niedriger als im Gesamtmaterial (17,4%); in der Gruppe II (leichte schizophrene Defekte) liegt er — bei einem hier geringeren durchschnittlichen Lebensalter als in Gruppe I (25,8 Jahre gegenüber 26,5 Jahre) — mit 73,5% fast 6mal so hoch wie in Gruppe I und annähernd so hoch wie im Gesamtmaterial der entsprechenden Gruppe (77,9%); in Gruppe III und IV ist der Anteil der Fälle mit pathologischen Veränderungen mit 95,2% (95,3% im Gesamtmaterial) bzw. 100% (100%) genau so hoch wie bei sämtlichen 195 Fällen aller Lebensalter.

Tabelle 14. *Sicher pathologische pneumencephalographische Veränderungen in den 4 Remissionsgradgruppen bei Schizophreniefällen bis zu 40 Jahren*

Remissionsgrad-gruppe	Gesamtzahl der Fälle	Fälle mit sicher pathologischem pneumencephalographischem Befund
I	39	12,8%
II	68	73,5%
III	21	95,2%
IV	5	100,0%
I, II, III und IV	133	60,1%

Die Kontrollauswertung der Schizophreniefälle bis zu 40 Jahren bestätigt also das am Gesamtmaterial gewonnene Ergebnis: *Häufigkeit und Ausmaß pathologischer pneumencephalographischer Befunde erfahren entsprechend dem Defektgrad der Schizophrenie — und unabhängig vom Lebensalter der Schizophrenen — eine Zunahme.*

4. Encephalogramm und Unterform der Schizophrenie

Wir haben uns weiter die Frage vorzulegen, ob die einzelnen Unterformen der Schizophrenie — die katatone, einfach-hebephrene, paranoide und leibhypochondrische Form — sich hinsichtlich ihrer pneumencephalographischen Gehirnbeschaffenheit unterscheiden. Hierzu wurden die Schizophreniefälle jeder Remissionsgradgruppe, soweit sie einem der Krankheitstypen in reiner Form angehören, nach den 4 Unterformen in einer besonderen Tabelle zusammengestellt und ausgewertet (Tabelle 15). Die am Schluß unserer Tabellen I—IV aufgeführten gemischten Formen bleiben also unberücksichtigt.

Die Tabelle zeigt zunächst, daß bei den stärkeren und schweren schizophrenen Defekten (Gruppe III und IV) der katatone und paranoide Krankheitstypus nur in 1 Fall bzw. in 2 Fällen in reiner Form vertreten ist. Das entspricht der allgemeinen Erfahrung, nach der rein katatone und rein paranoide Verlaufsformen der Schizophrenie seltener zu einem starken Persönlichkeitszerfall führen. Unser hier sehr kleines Material erlaubt so hinsichtlich dieser Krankheitstypen keine Rückschlüsse.

Aus der Tabelle wird weiter ersichtlich, daß im Bereich der *inneren Liquorräume* bei den leichten schizophrenen Defekten die *katatone Form die relativ geringsten encephalographischen Veränderungen* aufweist: Nur in 7,1% der katatonen Schizophrenien findet sich ein allgemein verplumptes Ventrikelsystem (Seitenventrikelindex 3,5—4,0) und nur in 28,5% eine stärkere Erweiterung des 3. Ventrikels. Relativ häufig sind dagegen bei der Katatonie *kleine* Seitenventrikel mit einem Seitenventrikelindex über 4,5.

Am meisten ausgeprägt sind die encephalographischen Veränderungen im Bereich der inneren Liquorräume in allen 4 Remissionsgradgruppen bei der leibhypochondrischen Form der Schizophrenie, die in der Defektgradgruppe II in fast 44% der Fälle

Tabelle 15. *Encephalogramm und Unterform der Schizophrenie*

| Remissionsgradgruppe | Krankheitsform | Zahl der Fälle | Seitenventrikel | | | | 3. Ventrikel | | | Hirnoberfläche | |
| | | | SV-Index | | Formveränderungen der Fälle mit SV-Index über 4,0 | | normal | leichte Erweiterung (6—7,9 mm) | mäßige bis hochgradige Erweiterung (8—12 mm) | leicht vergröbert | mäßig vergröbert |
			plump oder hydrocephal %	klein (SVI über 4,5) %	leicht %	mäßig oder stark %	%	%	%	%	%
I	kataton	13	—	53,8	53,8	—	46,1	53,8	—	53,8	—
	hebephren	7	—	71,4	57,1	—	66,7	33,3	—	14,3	—
	paranoid	18	—	27,8	66,7	11,1	38,9	38,9	22,2	35,3	—
	leibhyp.	4	—	25,0	50,0	25,0	25,0	25,0	50,0	25,0	—
II	kataton	14	7,1	35,7	53,8	30,8	7,1	64,3	28,5	42,8	7,1
	hebephren	19	21,0	21,0	66,7	13,3	5,3	52,6	42,1	—	5,3
	paranoid	26	19,2	26,9	61,9	33,3	3,8	19,2	76,9	34,6	7,7
	leibhyp.	16	43,7	18,7	44,4	55,5	—	12,5	87,5	46,7	—
III und IV	kataton	1	—	—	100,0	—	—	100,0	—	—	100,0
	hebephren	18	44,4	11,1	50,0	50,0	11,1	50,0	38,9	56,2	12,5
	paranoid	2	50,0	—	—	100,0	50,0	—	50,0	50,0	50,0
	leibhyp.	6	83,3	—	100,0	—	—	—	100,0	33,3	50,0

ein verplumptes Ventrikelsystem und in 87,5% der Fälle eine mäßige bis hochgradige Erweiterung des 3. Ventrikels zeigt; auch bei den Fällen mit einem Seitenventrikelindex über 4,0 finden sich bei den leibhypochondrischen Schizophrenien am häufigsten stärkere Formveränderungen an den Seitenventrikeln (55,5%).

In Gruppe I zeigen 50% der leibhypochondrischen Fälle eine stärkere Erweiterung des 3. Ventrikels, in Gruppe III und IV 100%, während hier in 83,3% der Fälle ein verplumptes oder hydrocephales Ventrikelsystem vorliegt. Auffällig ist, daß an den *äußeren* Liquorräumen dieses an den inneren Liquorräumen eindeutige Überwiegen hirnatrophischer Befunde bei der leibhypochondrischen Form gegenüber der katatonen, paranoiden und hebephrenen Verlaufsform *nicht* festzustellen ist. Im Gegenteil ist hier in der Gruppe II die leibhypochondrische Form die einzige, bei der eine encephalographisch nachweisbare Rindenatrophie nicht vorkommt (s. hierzu S. 188).

Zwischen der katatonen Form mit den geringsten und der leibhypochondrischen Form mit den stärksten Veränderungen steht der einfach-hebephrene und paranoide Verlaufstypus, wobei im ganzen pneumencephalographische Veränderungen an den Seitenventrikeln und am 3. Ventrikel bei der paranoiden Form noch häufiger und ausgeprägter sind als bei der einfach-hebephrenen.

Die *relativ geringe Ausprägung der encephalographischen Veränderungen beim einfachen und hebephrenen Typus* besonders gegenüber der paranoiden Form könnte überraschen. Es ist aber zu bedenken, daß wir „paranoid" im weiteren Sinne für alle wahnhaft-halluzinatorischen Formen und nicht nur für die in unserem Material fast ganz fehlenden besonnenen, äußerlich dauernd geordneten „paraphrenen" Fälle verwenden und weiter, daß der größte Teil unserer leibhypochondrischen Schizophrenien wahrscheinlich herkömmlicherweise zur einfachen Schizophrenie gerechnet würde, von der sie sich aber u. E. psychopathologisch und somato- logisch-encephalographisch abheben lassen, wie es sich gerade an der unterschiedlichen grad- mäßigen Ausprägung der pneumencephalographischen Veränderungen bei der hebephrenen und einfachen Form einerseits und der leibhypochondrischen Form andererseits erweist.

Hinsichtlich der *äußeren Liquorräume* ist lediglich zu bemerken, daß hier eine gering- oder mäßiggradig vergröberte Furchenzeichnung über der Hirnoberfläche bei der einfach-hebephrenen Form am seltensten vorkommt.

5. Das Encephalogramm der organisch gefärbten Schizophrenien

Zur Klärung der Frage, ob sich das Pneumencephalogramm der organisch gefärbten Schizophrenien von dem der anderen Schizophrenien abhebt, wurden alle Schizophreniefälle, bei denen nach der Krankheitsgeschichte ein *organisches Kolorit im psychopathologischen Symptombild* auffiel, herausgesucht und für sich ausgewertet.

Wir fanden insgesamt 12 solche Fälle, von denen 10 der Defektgradgruppe III und IV (stärkerer und schwerer schizophrener Defekt) und 2 Fälle der Gruppe II (leichter schizo- phrener Defekt) angehören. Der Eindruck des „Organischen" war dabei in erster Linie durch bestimmte Veränderungen der affektiven Reaktivität und eine allgemeine Verlangsamung der psychischen Akte, wie sie gewöhnlich als Symptome von organischen, körperlich begründ- baren Psychosen beobachtet werden, bestimmt. Es fanden sich Züge einer *weinerlichen Affekt- und Stimmungslabilität*, mitunter eine vermehrte und *gesteigerte affektive Erregbarkeit* oder nur eine „unschizophrene", adäquate Affektivität mit kontakt- und hilfesuchender Zugewandt- heit; oder es fiel eine *allgemeine Langsamkeit und Schwerfälligkeit* im Denken, Sprechen, in den Bewegungsabläufen und in den affektiven Reaktionen auf. Daneben gab es zeitweise grob demonstrativ-pseudodement aussehende Bilder (Fall 28 der Tabelle III) sowie jahrelang be- stehende und völlig unproduktive apathisch-abulische Syndrome (Fall 1 der Tabelle IV). Nur in 1 Fall lag ein mit Sicherheit irreversibler und dauernder intellektueller und mnestischer Abbau vor (Fall 11 der Tabelle IV, s. S. 128). Entweder handelte es sich bei diesen Schizo- phrenen mit organischem Einschlag um Psychosen, bei denen die organische Färbung von Anfang an bestand bzw. nach kurzem Verlauf in das Bild kam, oder aber waren es Fälle, die früher in den ersten Jahren und Jahrzehnten ihrer Erkrankung psychopathologisch rein schizophrene Bilder boten und bei denen erst im fortgeschrittenen Lebensalter — nur patho- plastisch? — eine organische Färbung hinzutrat. Die organische Färbung des Bildes war dabei gelegentlich nur in Andeutungen vorhanden oder bestand lediglich in einer Auflockerung der emotionalen Versteifung und Gebundenheit der Schizophrenen, die im Alter einen „zweiten Knick" erleben und deren Affekte sich bis zum Affektlabilen hin lösen (Fall 29 der Tabelle II und Fall 42 der Tabelle III). Diese schon im 5. und 6. Lebensjahrzehnt mögliche *affektive Persönlichkeitswandlung im Sinne des zweiten Knickes* bei der Schizophrenie ist für unsere Betrachtung deswegen von besonderer Bedeutung, weil bei diesen im Alter umgänglich, freundlich-heiter werdenden und den Kontakt mit der Wirklichkeit im gewissen Umfang wieder gewinnenden Schizophrenen ein in jungen Jahren als erheblich angesehener schizo- phrener Defekt eine „Rückbildung" erfahren kann; allerdings täuscht hier, wie wir mehrfach sahen und wie man es auch bei manchen Organikern erleben kann, der unmittelbare, nur durch das psychopathologische Querschnittsbild bestimmte Eindruck gewöhnlich über die

Schwere des tatsächlichen Defektes hinweg. Die Diagnose einer Schizophrenie war in sämtlichen organisch getönten Schizophreniefällen klinisch-psychopathologisch letzten Endes nicht in Frage gestellt, belangvolle somatische, auf einen geläufigen Gehirnprozeß hinweisende Befunde konnten in keinem Fall erhoben werden.

Von unseren 12 organisch gefärbten Schizophrenien zeigten 8 ein im ganzen verplumptes (Seitenventrikelindex 3,5—4,0) und 2 ein hydrocephales Ventrikelsystem (Seitenventrikelindex unter 3,5) sowie 7 Fälle eine mäßige Erweiterung der äußeren Liquorräume, wobei die beiden Fälle mit normal großen Seitenventrikeln eine mäßige Hirnoberflächenvergröberung aufweisen. *Bei allen Schizophreniefällen, die durch eine organische Färbung des psychopathologischen Bildes auffielen, fanden sich also mit Sicherheit als pathologisch zu wertende hirnatrophische Veränderungen.* Im einzelnen bestand in 83% der organisch gefärbten (Defekt-)Schizophreniefälle eine sicher pathologische Atrophie im Bereich der Seitenventrikel und in 58% der Fälle eine solche im Breich der äußeren Liquorräume der Hirnoberfläche, während im ganzen Material bei unseren stärkeren schizophrenen Defekten der Prozentanteil der Fälle mit verplumpten oder hydrocephalen Seitenventrikeln bzw. mit mäßiger Oberflächenvergröberung nur 60,5 bzw. 39,2% beträgt (s. Tabelle 9 und 10). Im ganzen ergibt sich demnach, daß bei den *psychopathologisch durch organische Einschläge sich heraushebenden Schizophrenien sowohl ein Hydrocephalus internus als ein Hydrocephalus externus relativ häufiger vorkommt* als im Gesamtmaterial der Schizophreniefälle des gleichen Defektgrades (Remissionsgradgruppe III).

4 von unseren 12 organisch gefärbten Schizophrenien gehören zur leibhypochondrischen Form, die jedoch ein organisches Kolorit s. s. keineswegs regelmäßig zeigt, vielmehr in der Mehrzahl der Fälle vermissen läßt, wie wir später noch sehen werden.

Unsere früher (1953) geäußerte Ansicht, man dürfe *bei Defektschizophrenien mit organischem Kolorit schon vom klinisch-psychopathologischen Bild her eine pneumencephalographisch nachweisbare Hirnatrophie erwarten,* kann durch dieses Ergebnis eine Bestätigung erfahren. Wir hatten damals darüber hinaus die Vermutung ausgesprochen, daß die Fälle von Defektschizophrenien, bei denen „... die Heterogenität des schizophrenen und des organischen Defektzustandes nicht mehr aufzeigbar ist", eine Hirnatrophie aufweisen, zu der vielleicht als besondere Gruppe heraushebbaren „mit Hirnatrophie einhergehenden Schizophrenie" gehören. Die inzwischen (1952—1955) an dem hier vorliegenden Material gewonnenen Erfahrungen scheinen nunmehr auch für diese Annahme Hinweise liefern zu können: Diejenigen Defektschizophrenien, deren psychische Dauerveränderung nach Ablauf der akuten schizophrenen Prozeßsymptomatik im Querschnittsbild *nicht* ohne weiteres als schizophren erkennbar ist, besitzen fast ausnahmslos auch einen pathologischen pneumencephalographischen Befund. Es handelt sich dabei im wesentlichen um den *„(leib-)hypochondrischen"* (s. S. 116 und 237 ff.) und den *„asthenischen" Typus schizophrener Defektzustände* (s. S. 33).

An dem seit langem bekannten *Bild des (defekt-)schizophrenen Asthenikers* ist ohne Kenntnis der Vorgeschichte nicht nur die „Heterogenität" der schizophrenen gegenüber der organischen Persönlichkeitsveränderung (pseudoneurasthenische Syndrome bei organischen Hirnerkrankungen, asthenisches Versagen im Rahmen chronischer körperlich begründbarer Psychosen — KURT SCHNEIDER) nicht mehr eindeutig und zu jedem Zeitpunkt der Untersuchung aufweisbar, sondern auch die Erkennung der psychotischen und nichtpsychopathischen Herkunft bereitet oft Schwierigkeiten. Dem klinischen Blick bietet sich zunächst oft ein uncharakteristisches „neurasthenisches Syndrom", wie es bei organischen Hirnprozessen und, anlagebedingt, bei asthenischer psychopathischer Persönlichkeitsstruktur (konstitutionelle „Neurasthenie" und „Psychasthenie") in ähnlicher Weise vorkommt. Dabei treten, wenn das neurasthenische Syndrom allgemein durch eine „reizbare Schwäche" (BEARD) gekennzeichnet sein soll, die Veränderungen der affektiven Reaktivität im Sinne der gesteigerten Erregbarkeit und Reizbarkeit zurück zugunsten der „Schwäche", der *allgemein gesteigerten Erschöpfbarkeit* auf geistigem und auf körperlichem Gebiet (geringe Ausdauer, abnorme Ermüdbarkeit, verminderte Konzentrationsfähigkeit; erhöhtes Schlafbedürfnis, Störung des Allgemeinbefindens, Belastungsunfähigkeit, Überempfindlichkeit gegen Geräusche, Wetterfühligkeit u. a.), die allerdings wesentlich mitbedingt und in ihrem Erscheinungsbild mitbestimmt ist durch den *Aktivitätsverlust*, die mit dem Fortschreiten des Defektes stärker und dann auch in ihrer psychotischen Herkunft unverkennbarer hervortrende Störung der elementaren Antriebs- und Willensfunktionen; infolge der schizophrenen Antriebslahmheit bleibt es nicht beim Gefühl seelischer Unzulänglichkeit und herabgesetzter geistiger Leistungsfähigkeit wie bei den gewöhnlich leichteren Graden der psychopathischen Asthenie, vielmehr kommt es zu einem mehr oder weniger ausgeprägten Leistungsabfall gegen früher mit konsekutivem sozialem Abstieg, zu einer Persönlichkeitsveränderung im Sinne des organischen „Minus" (s. auch S. 169), die oft erst nach längerer Beobachtung ihre schizophrene Genese zu erkennen gibt.

Mit dem Leistungsabfall ist in manchen Fällen ein Bewußtsein einer Veränderung verbunden, und zwar nicht nur ein rein rationales, kühles Konstatieren, sondern ein wenigstens zeitweise *leidendes, fühlendes Betroffensein* — wiederum ein Zug, der nicht zu dem klassischen Bild des gemütsverödeten schizophrenen Defektzustandes paßt. Diese Defektschizophrenen mit Krankheitsgefühl leiden unter ihrem Versagen, fühlen sich überflüssig und wertlos und beklagen einförmig den selbstempfundenen Aktivitätsverlust, die „Willensschwäche und Energielosigkeit" (Fall III, 40) oder die mangelnde Konzentrationsfähigkeit, die „Gedächtnisschwäche", das Nachlassen der Leistungsfähigkeit (Fall III, 19). Das vom Kranken erlebte Versagen kann sich ausdrucksmäßig in einer *ängstlichen Unsicherheit und verzweifelten Hilflosigkeit* (Fall III, 38) zeigen. Schließlich wird bei solchen schizophrenen Asthenikern nicht selten die *Kontakt- und Wirklichkeitsferne, die kühle, steife, unnatürliche Affektivität des klassischen Defektschizophrenen vermißt*, und an Stelle der autistischen Abkapselung und Einspinnung tritt ein zugängliches und zugewandtes Wesen (Fall III, 16 und Fall II, 29), wobei es sich aber auch um eine affektive Wandlung im Sinne des „zweiten Knickes", eine Wiederkehr früher verlorengegangener und verschütteter seelischer Gefühlsmöglichkeiten im späteren Verlauf des schizophrenen Prozesses handeln kann.

Es kann kein Zweifel bestehen, daß es solche asthenisch gefärbten und zustandsdiagnostisch nicht ohne weiteres als schizophren imponierenden Defekte bei der Schizophrenie gibt (und zwar wahrscheinlich viel häufiger, als man gewöhnlich annimmt) und daß auch psychopathologische Einzelzüge wie vorhandenes Krankheitsgefühl mit leidendem Betroffensein, Fehlen einer schizophrenen Kontakt- und Wirklichkeitsferne die Zugehörigkeit der Fälle zur Schizophrenie nicht in Frage stellen kann, wenn sonst die Diagnose klinisch nach psychopathologischem Bild und Verlauf bei fehlendem somatopathologischem Befund gesichert ist. *Wohl bilden aber die „asthenischen" zusammen mit den „leibhypochondrischen" Defektschizophrenien — hier gibt es alle möglichen Übergänge und Kombinationen — den „organischen Pol" der Schizophreniegruppe (s. auch S. 246 ff.) und zeigen fast immer pneumencephalographisch nachweisbare hirnatrophische Veränderungen.*

6. Die Wiederholungsencephalographien

Insgesamt 27 Schizophreniefälle wurden wiederholt encephalographiert. Der zeitliche Abstand zwischen der 1. und 2. Pneumencephalographie betrug dabei in 1 Fall 3 Wochen, in 17 Fällen 1½—11 Monate und in 9 Fällen 1—5 Jahre. Die Wiederholungsencephalographie erfolgte bei 4 auch nach der 2. Encephalographie ohne Hinterlassung eines schizophrenen Persönlichkeitsdefekts remittierten Fällen; weiter bei 11 Fällen, die sowohl nach der 1. wie nach der 2. Encephalographie das Bild eines leichten schizophrenen Defektes boten; schließlich bei 7 Schizophrenen, die nach der 1. wie nach der Kontrollencephalographie einen stärkeren schizophrenen Defekt zeigten. Nur in 5 Fällen war es bisher möglich, Schizophreniefälle *vor* und *nach* Ausbildung eines schizophrenen Defektes bzw. nach Erreichung eines gegenüber dem Zustand bei der Erstencephalographie erheblich stärkeren psychischen Defektgrades encephalographisch zu erfassen.

a) Wiederholungsencephalographien bei defektfreien Schizophrenien

Die hierher gehörigen 4 Fälle (Fall Nr. 9, 16, 34 und 43 der Tabelle I) zeigen bei der 2 (2 Fälle), 6 und 18 Monate nach der Erstencephalographie vorgenommenen Kontrolle keine Veränderung des pneumencephalographischen Bildes. Auch im psychischen Bild ist keine Änderung eingetreten, die Patienten bieten auch nach der Kontrollencephalographie keine Zeichen eines schizophrenen Defektes.

Fall I, 34: Eberhard B., 27 Jahre. Stiller, etwas schwernehmender Stahlgraveur. Seit 2 Jahren (!) Zustände mit Herzsensationen und Angst, einen Herzschlag zu erleiden. *Hier* (Mai 1953) zunächst Annahme einer Erlebnisreaktion bei einer sensitiven Persönlichkeit, dann erstrangige schizophrene Erlebnisweisen (u. a. Stimmenhören und Wahnwahrnehmungen). Die Stimmungslage wechselt zwischen ängstlicher Ratlosigkeit und feierlicher Getragenheit.

Das *Encephalogramm* zeigt keine sicher pathologischen Veränderungen. Nach Elektroschockbehandlung kommt es zu einer defektfreien Remission.

Der Patient arbeitet im Beruf und bleibt bis Anfang 1954 beschwerdefrei. Seither wieder — reaktiv ausgelöst — die „Herzschlagangst", ein „Schlagen in der Brust, wie wenn jemand innen boxe" und andere eigenartige Körpersensationen, wie ein „heißes von den Füßen zum Kopf aufsteigendes Gefühl". *Hier* (2. Aufnahme November 1954) zunächst — wie bei der 1. Aufnahme — in Affekt und Ausdruck völlig unpsychotisch, die Symptomatik erscheint charakterologisch-psychogen auflösbar, im Vordergrund steht eine „Angst vor der Angst" (d. h. vor dem Wiederauftreten der Angst, an einem Herzschlag zu sterben). Wenige Tage nach der 2. Encephalographie plötzlich erregt, gespannt, schwere Selbstvorwürfe und Versündigungsgedanken, Personenverkennungen und andere Wahnwahrnehmungen. Nach einer Schockbehandlung kommt es innerhalb von 3 Wochen zu einer vollständigen Remission, der Patient ist bei der Entlassung völlig frei, affektiv natürlich und differenziert schwingungs- und modulationsfähig; auch die pseudoneurotische Symptomatik, die „Angst vor der Angst" und die Leibsensationen sind verschwunden. Bei einer *Katamnese* nach ½ Jahr weiterhin völlig beschwerdefrei.

Das *Kontrollencephalogramm* ist gegenüber den vor 1½ Jahren angefertigten Röntgenbildern völlig unverändert geblieben (s. Tabelle I, 34).

Fall I, 9: Pirmin L., 20 Jahre. Eine Tante Schizophrenie. Der früher immer gesunde Arbeiter zeigt seit 4 Monaten neben einer Störung des Allgemeinbefindens mit Appetit- und Schlaflosigkeit mannigfache schwer beschreibbare körperliche Mißempfindungen wie Blutdrang zum Kopf, Druck im Leib, besonders nachts, „so ein Hineinfahren und Durchschütteln im ganzen Körper", ein „Zusammenreißen" und ein „Hin- und Herhauen im Magen"; außerdem bestehen zeitweise ausgesprochene Levitationserlebnisse, ein „Schwindelgefühl" mit „Herumtorkeln" sowie eine — vorher nie gekannte — leichte Erschreckbarkeit mit Erröten und Schweißausbruch schon bei harmlosen Fragen. *Hier* ratlos verstört, innerlich unruhig und ängstlich, deutliches Gefühl der Veränderung, keine erstrangigen schizophrenen Symptome, allenfalls fragliche leibliche Beeinflussungserlebnisse („Durchzucken" des Körpers, wenn er auf der Straße an jemand vorbeigehe).

Das *Pneumencephalogramm* zeigt ein sehr kleines Ventrikelsystem bei sonst völlig normalen Verhältnissen. Nach 12 Elektroschockbehandlungen vollständige Remission. Eine *Kontrollencephalographie* ergibt ein unverändertes Bild (s. Tabelle I, 9).

b) Wiederholungsencephalographien bei leichten Defektschizophrenien

9 Schizophreniefälle, die schon nach der 1. Pneumencephalographie mit einem leichten Persönlichkeitsdefekt remittiert waren, wurden einige Zeit später in einem erneuten schizophrenen Schub zum 2. Mal encephalographiert; die schizophrene Persönlichkeitsveränderung hatte inzwischen bei keinem der Fälle in einem Ausmaß zugenommen, daß man zur Zeit der Kontrollencephalographie von einem „stärkeren schizophrenen Defekt" (Remissionsgrad III) hätte sprechen können. In 2 weiteren Fällen erfolgte die Erst- und die Kontrollencephalographie im Verlauf ein und desselben Schubes. Der zeitliche Abstand zwischen der 1. und der 2. Encephalographie betrug in 1 Fall 3 Wochen, in den übrigen 10 Fällen 2—12 Monate.

Das *Ergebnis* war: In 6 Fällen, bei denen nach 3 Wochen bzw. nach 2—12 Monaten während eines erneuten schizophrenen Schubes ein Kontrollencephalogramm angefertigt wurde, war der pneumencephalographische Befund völlig *unverändert* geblieben, wie aus der Tabelle II (Fall 5, 43, 58, 69, 76, 79 der Tabelle II) ersichtlich ist. Auch das psychische Bild hatte sich nicht verändert, das Persönlichkeitsniveau nach Abklingen der akuten psychotischen Symptomatik entsprach in allen Fällen dem Zustand nach dem jeweils vorausgegangenen Schub.

In 2 Fällen (Fall 44 und 86 der Tabelle II) war eine fragliche, nicht sicher verwertbare Zunahme der Veränderungen an den Seitenventrikeln und am 3. Ventrikel zu verzeichnen; in beiden Fällen hatte der schon zur Zeit der Erstencephalographie vorhandene deutliche schizophrene Persönlichkeitsdefekt keine weitere Zunahme erfahren.

In 3 Fällen schließlich fand sich innerhalb eines Zeitraumes von 3—12 Monaten eine *leichte Zunahme der pneumencephalographischen Veränderungen* am 3. Ventrikel und — in 2 Fällen — an den Seitenventrikeln. Wir berichten zusammenfassend die Krankengeschichte dieser 3 Fälle.

Fall II, 7: Wilhelm H., 19 Jahre. Familiäre Belastung mit Schizophrenie. Normale Entwicklung. Seit je kontaktscheuer Einzelgänger. Seit über 1 Jahr Klagen über Kopfschmerzen und Gedankenabreißen, Eigenbeziehungen, ungewohnter Bildungsdrang; leibliche Mißgefühle wie ein „Hin- und Hergehen im Kopf", ein „Ziehen nach innen im Geschlechtsteil, nicht angenehm, doch kein Schmerz", ein plötzliches „Hineinfahren". *Hier* ängstlich-verstört, ratlos-unschlüssig und gesperrt, verblasenes törichtes Lächeln, gibt nur spärliche Auskünfte und halluziniert akustisch. Körperlich ausgeprägte Akrocyanose, Dermographismus und Hyperreflexe, sonst o. B.
Das *Encephalogramm* ist, abgesehen vielleicht von einer recht weiten Vorderhornkuppe des rechten Seitenventrikels, normal. Während und nach der Durchführung einer Elektroschockbehandlung (12 Krämpfe) bleibt das Zustandsbild unverändert: Der Patient ist reichlich wirr, substuporös, steht hilflos und unentschlossen herum, wird gegen Revers entlassen. Das 3 Monate nach dem 1. angefertigte *Kontrollencephalogramm* zeigt jetzt eine leichte Erweiterung des 3. Ventrikels, dessen Weite von 4 auf 7 mm zugenommen hat und außerdem ganz leichte Formveränderungen an den Seitenventrikeln (s. Tabelle II, 7). Bei einer *Katamnese* 5 Monate später deutlicher leichter affektiver Defekt, während die akute Symptomatik abgeklungen ist.

Fall II, 67: Adolf B., 30 Jahre. Familie angeblich o. B. Normale Entwicklung. Guter Schüler, tüchtiger Bergmann. Seit 2—3 Jahren treten bei dem früher immer gesunden Mann mannigfache, phasenhaft sich verschlimmernde körperliche Beschwerden und Mißempfindungen auf; seit über 2 Jahren hat er nicht mehr regelmäßig gearbeitet. U. a. klagt er über ein Hitzegefühl im Kopf und an der linken Stirnseite in einem handtellergroßen Bezirk, als ob er „mit Hitze angestrahlt" würde, das jeweils einige Stunden anhält und allmählich wieder abklingt. Dasselbe Hitzegefühl verspüre er über dem Handgelenk im Bereich eines ovalen, 8 cm im Durchmesser großen Bezirkes „auf der Haut, aber auch tiefer im Knochen". Ständiger Druck

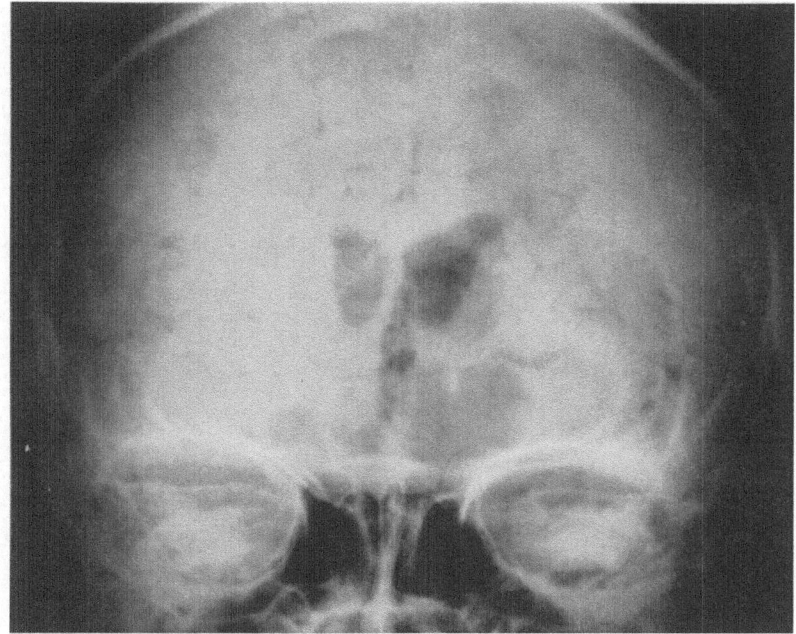

Abb. 70

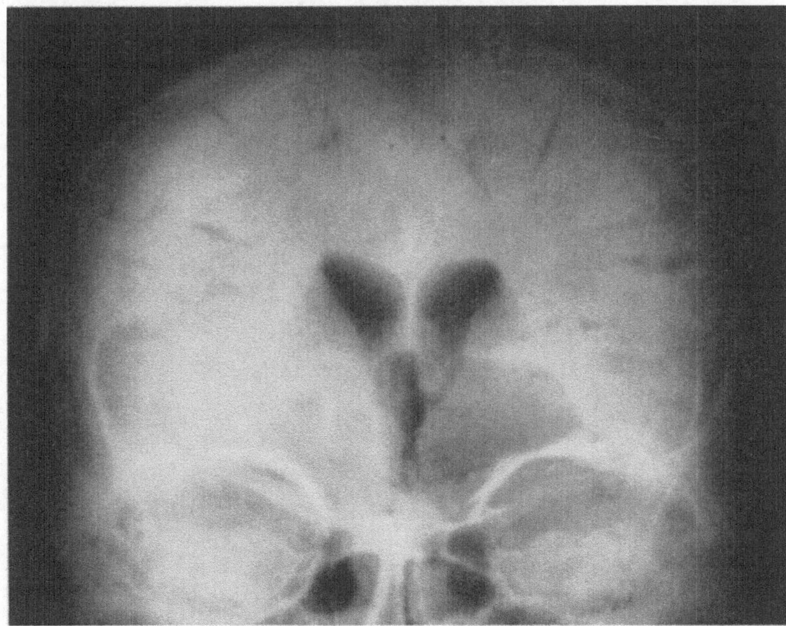

Abb. 71

„auf die Augen und auf den Kopf", „Vibrieren und Schwäche im Kopf", ein „Zittern im Oberkörper", ein „vom Herzen ausgehendes Angstgefühl im ganzen Körper". Ganz im Vordergrund der Klagen stehen im Anfang neben einer subjektiv sicher sehr erheblichen Beeinträchtigung des Allgemeinbefindens mit allgemeiner Schwäche und Mattigkeit Gelenkbeschwerden:

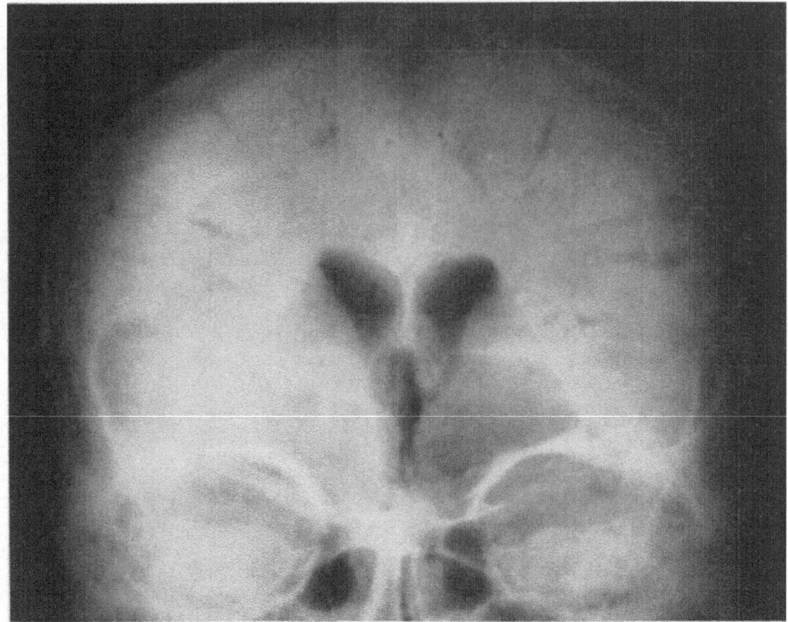

Abb. 72

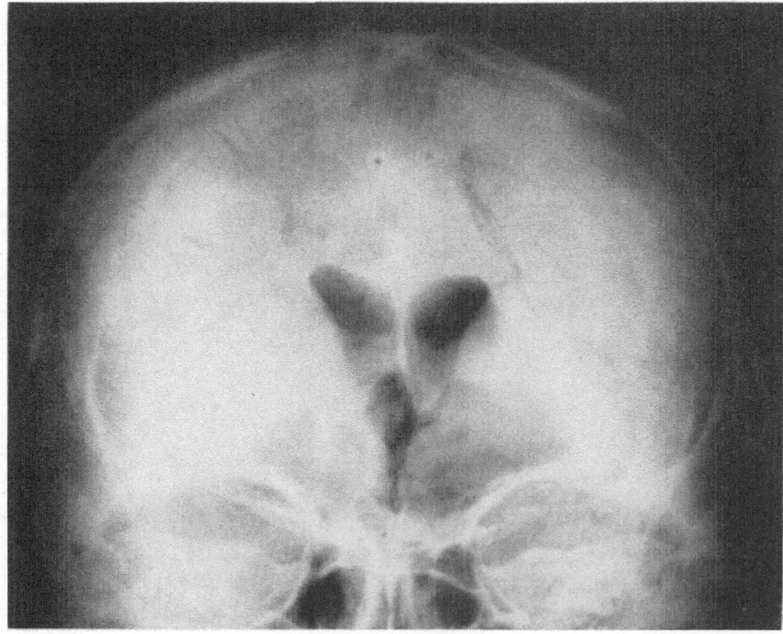

Abb. 73

Die Gelenke seien wie abgestorben, die Hände „so kalt und farblos", die Arme verkrampft und
kraftlos, alle Bewegungen schmerzhaft; von der Hand aus sei es in die Arme und in den Kopf
gezogen; dabei Schweißausbruch, allgemeine Schwäche und „inneres Fieber". Der Patient erscheint innerlich unruhig und ängstlich, beobachtet mit ängstlicher Sorge seinen Zustand, gilt

bald als „crux medicorum" und wird lange Zeit als „schizoide Psychopathie" aufgefaßt. Intern immer o. B. *Hier* (März 1954) außer Zeichen einer vegetativen Überregbarkeit körperlich o. B.

Im *Encephalogramm* finden sich Formveränderungen an den Seitenventrikeln und eine konzentrische Erweiterung des 3. Ventrikels (s. Abb. 70 und Tabelle II, 67). Eine Schockbehandlung bringt keine wesentliche Besserung.

Bei der 2. Aufnahme (Juli 1954) dasselbe, durch eine Fülle von abnormen Leibgefühlen gekennzeichnetes Bild vitaler Mißbefindlichkeit, auch jetzt ohne ausgesprochene wahnhafte Ausdeutung und erstrangige schizophrene Symptomatik; hilflos-verzweifelt, sehr getrieben und unruhig-ängstlich, von zahlreichen leibhypochondrischen, an die Körpersensationen anknüpfenden Ängsten erfüllt. Sehr wechselndes, innerhalb kurzer Zeiträume zwischen hochgradiger ängstlicher Getriebenheit mit Suicidneigung und weitgehender Beschwerdefreiheit und Ausgeglichenheit schwankendes Bild.

Das *Kontrollencephalogramm* (s. Abb. 71 und Tabelle II, 67) läßt eine leichte Zunahme der Veränderungen an den Umschlagstellen und Stammganglientaillen sowie am 3. Ventrikel erkennen (Weite 9 mm, wobei auch der Hypothalamusabschnitt mitmacht). Eine Elektroschock- und Winterschlafbehandlung führt zu einer vorübergehenden Besserung; eine *Katamnese* nach ½ Jahr ergibt einen deutlichen leibhypochondrisch-asthenischen schizophrenen Defekt; der Patient wurde inzwischen invalidisiert.

Fall II, 81: Arthur K., 41 Jahre. Eine Schwester Schizophrenie. Seit 1 Jahr vor der 1. Aufnahme verändert, untätig, interesselos, leibliche Beeinflussungserlebnisse neben bloßen Körpersensationen. *Hier* blande Größen- und Berufungsideen und akustische Halluzinationen; dissoziiert, verglast, gesperrt.

Im *Encephalogramm* konzentrische Erweiterung des 3. Ventrikels und mäßige Formveränderungen an den Seitenventrikeln bei leichter frontaler Oberflächenvergröberung (Abb. 72 und Tabelle II, 81). Nach Elektroschockbehandlung „gute Remission", subjektiv beschwerdefrei, „keine wesentlichen Defektsymptome".

2. Klinikaufnahme 11 Monate später. Der Patient war schon 2 Monate nach der Klinikentlassung wieder zurückgefallen: Untätig, blieb im Bett liegen mit der Begründung, er könne nicht, sprach kaum, ließ sich bedienen (große Landwirtschaft!). Körperlich außer Dermographismus, Hyperhidrosis und feinschlägigem Fingertremor o. B.

Das *Encephalogramm* zeigt eine Zunahme der Erweiterung des 3. Ventrikels (Weite jetzt 10 mm statt früher 8 mm — s. Abb. 73 und Tabelle II, 81). Nach einer Elektroschockbehandlung bei der Entlassung jetzt unverkennbarer Antriebsdefekt.

In dem zuletzt beschriebenen Fall war eine Progredienz der psychischen Veränderung im gleichen Zeitraum, in dem auch die Erweiterung des 3. Ventrikels fortgeschritten war, festzustellen. Auch in den beiden anderen Fällen mit *leichter Zunahme der atrophischen Veränderungen an den inneren Liquorräumen* zeigte die Schizophrenie *in der gleichen Zeitspanne zweifellos eine in Richtung eines deutlichen Persönlichkeitsdefektes fortschreitende Tendenz.*

Das Persönlichkeitsbild zur Zeit der Erst- wie der Kontrollencephalographie kann zwar im Fall Wilhelm H. (Fall II, 7) nicht sicher beurteilt werden, da der Zustand noch akut war und sowohl einem reversiblen Durchgangsstadium wie auch bereits einem Defekt entsprechen konnte; die Katamnese — etwa 22 Monate nach Einsetzen der Psychose — läßt aber keinen Zweifel an der Ausbildung eines schizophrenen Defektes. Im Fall Adolf B. (Fall II, 67) war wohl schon das bei der 1. Encephalographie bestehende Bild einer hypochondrischen Klagsamkeit und vitalen Mißbefindlichkeit als Defekt aufzufassen, der später — nach der 2. Encephalographie mit leichter Zunahme der Veränderungen — in Form eines asthenisch-hypochondrischen Versagens noch deutlicher heraus kam und Anlaß gab zur Invalidisierung des Patienten.

c) Wiederholungsencephalographien bei Schizophreniefällen mit stärkerem Defekt

Bei 7 Schizophreniefällen, die schon zur Zeit der 1. Encephalographie das psychopathologische Bild eines stärkeren schizophrenen Defektes boten, wurde in einem Zeitabstand von 1½ Monaten bis zu 5 Jahren eine Kontrollencephalographie vorgenommen. Bei 5 von diesen 7 Fällen (Fall 1, 18, 19, 26 und 41 der Tabelle III) zeigte die Kontrolle genau denselben Befund wie die Erstencephalographie. Der Zeitabstand zwischen den beiden Pneumographien betrug dabei $1\frac{1}{2}$—14 Monate. Bei allen 5 Fällen war auch der psychische Zustand unverändert geblieben und der schon bei der Erstencephalographie ausgeprägte schizophrene Defekt war inzwischen nicht weiter fortgeschritten.

Bei den übrigen 2 Fällen (Fall 22 und 32 der Tabelle III) war nach 5 bzw. 3 Jahren nur eine geringgradige Zunahme der Erweiterung des 3. Ventrikels und der Verplumpung der Seitenventrikel zu konstatieren; das psychopathologische Bild hatte sich hier inzwischen nicht wesentlich verändert, ein gleichzeitiges Fortschreiten des schizophrenen Persönlichkeitszerfalles war nicht mit Sicherheit nachzuweisen.

d) Wiederholungsencephalographien nach Eintreten bzw. erheblicher Zunahme eines schizophrenen Defektes

Kontrollencephalographien bei Defektschizophrenien, bei denen bereits *vor* Ausbildung eines schizophrenen Defektes bei sicher noch intakter Persönlichkeit, d. h. in einem 1. oder 2. noch ohne Defekt remittierten Schub, eine Pneumencephalographie vorgenommen wurde, liegen bisher in der Literatur nicht vor. Wir selbst verfügen nur über 1 Fall eines leichten schizophrenen Defektes, der schon vor Eintreten einer sicher nachweisbaren schizophrenen Persönlichkeitsveränderung encephalographiert wurde und später wieder, der also einen Vergleich des röntgenologischen Hirnzustandes *vor* und *nach* Ausbildung eines schizophrenen Defektes erlaubt (s. Tabelle I, 29 bzw. II, 46).

In diesem Fall kam es gleichzeitig mit der Ausbildung eines schizophrenen Defektes zu einer Progredienz der vorher bei psychisch noch intakter Persönlichkeit nur geringgradigen encephalographischen Veränderungen an den Seitenventrikeln und am 3. Ventrikel.

In 4 weiteren Fällen liegen Kontrolluntersuchungen bei Schizophrenen vor, die schon bei der Erstencephalographie als defekt beurteilt wurden und bei denen bis zum Zeitpunkt der Wiederholungsencephalographie eine erhebliche Zunahme des Defektes eingetreten war, so daß der Fall nunmehr *in die nächst höhere Defektgradgruppe überwechselte*. Wie berichten zunächst über 2 Schizophrenien, bei denen im Verlauf von $1\frac{1}{2}$ bzw. 2 Jahren eine vorher nur leichte schizophrene Persönlichkeitsveränderung (Gruppe II) zu einem stärkeren schizophrenen Defekt (Gruppe III) fortgeschritten war.

Fall II, 6 bzw. III, 43: Erich H., 19 Jahre. Der Vater litt an „Depressionen" (Schizophrenie ?). Normale Entwicklung, Uhrmacherlehre. Seit 1 Jahr vor der 1. Aufnahme (vielleicht aber schon seit $2\frac{1}{2}$ Jahren) stiller, ungeselliger, verschlossener, Klagen über Kopfschmerzen. *Hier* bei der 1. Aufnahme (Januar 1953) akute wahnbildende schizophrene Psychose mit Wahnwahrnehmungen und Persönlichkeitsveränderung. Körperlich außer Salbengesicht und allgemein lebhaften Eigenreflexen o. B.

Im *Encephalogramm* findet sich eine mäßig kolbige Erweiterung des 3. Ventrikels bei sonst normalem Befund (s. Abb. 74 und Tabelle II, 6). Nach Elektroschockbehandlung verarmt der unvollständig korrigierte Wahn an Wirklichkeits- und Wirkungswert; bei der Entlassung matt und wenig regsam, auch nach den Angehörigen nicht mehr so wie früher.

2. und *3. Aufnahme* im Sommer und Herbst 1954. Hat inzwischen im alten Beruf gearbeitet. Seit 3 Monaten wieder in sich versunken. *Hier* substuporös, manierierte Motorik, zeitweise kataleptisch, Grimassieren; Klagen über Kopfschmerzen und Herzsensationen, akustische Halluzinationen.

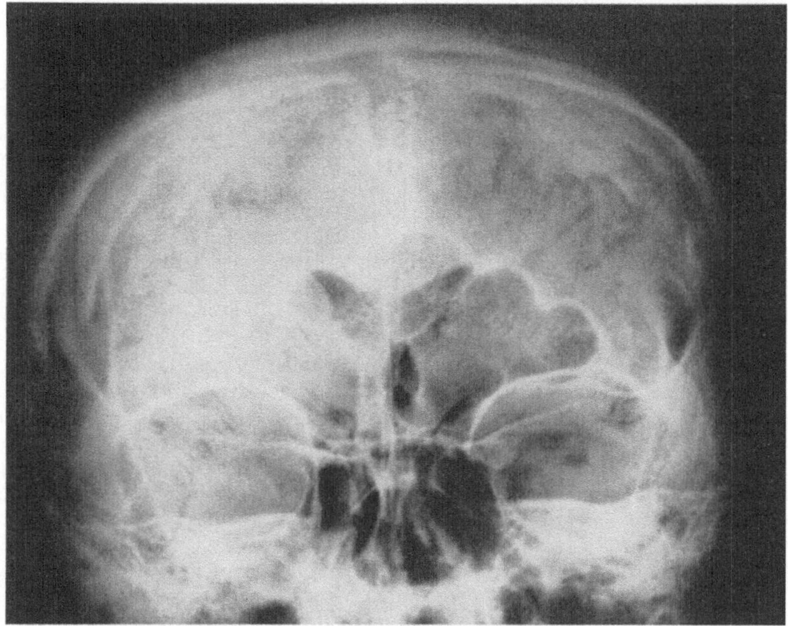

Abb. 74

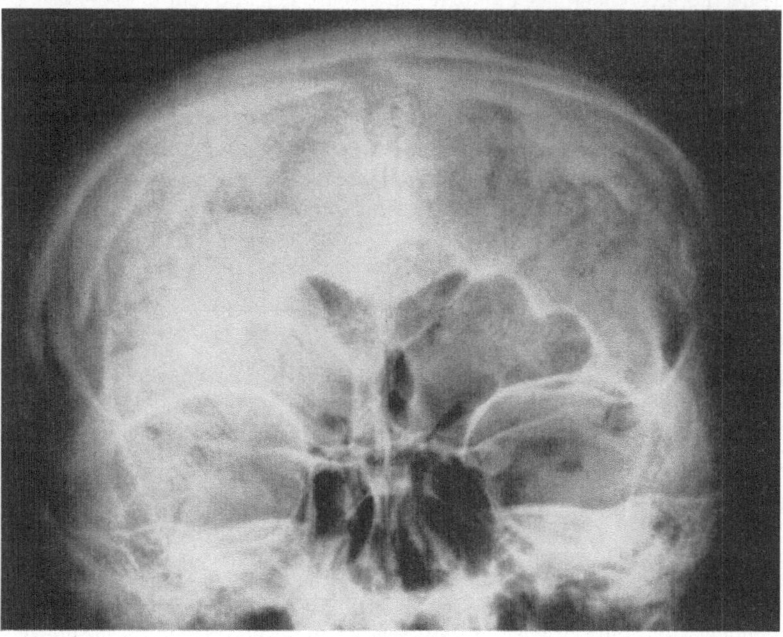

Abb. 75

Das *Encephalogramm* (Dezember 1954) zeigt jetzt eine erhebliche Zunahme der Erweiterung des 3. Ventrikels (Weite 12 mm gegenüber 8 mm bei der 1. Encephalographie) und eine leichte Abstumpfung der beiden Seitenventrikelumschlagstellen (s. Abb. 75 und Tabelle III, 43). Nach einer Schock- und Winterschlafbehandlung noch sehr langsam-lahm, ohne jede Spontaneität und Initiative, affektiv flach, sorglos-unbekümmert, völlig passiv; im ganzen das Bild einer erheblichen schizophrenen Persönlichkeitsveränderung. Nach der Entlassung wird der Patient zu Hause bis heute nicht mehr berufsfähig.

Fall II, 95 bzw. III, 21: Frieda S., 60 Jahre. Normale Entwicklung, immer gesund. Mit 42 Jahren 1. schizophrener Schub, der rasch und anscheinend ohne Defekt abklang. Im Alter von 57 Jahren 2. Schub mit Klinikaufenthalt (auswärts), Diagnose: „Depressiv-hypochondrische Schizophrenie". Mit 60 Jahren erstmals *hier* (1949) mit erstrangiger schizophrener Symptomatik, u. a. akustische Halluzinationen, Willensbeeinflussung, als ichfremd und automatisch erlebte Bewegungen; Mißempfindungen wie „Kopfbrennen" und „Hautjucken".

Das *Encephalogramm* (Februar 1949) zeigt leichte Formveränderungen an den Seitenventrikeln und eine mäßige Erweiterung des 3. Ventrikels, außerdem eine geringgradige frontal schon stärkere Oberflächenvergröberung (s. Abb. 76 und Tabelle II, 95). Nach Elektroschockbehandlung „weitgehende Remission", doch zuhause rasch rückfällig mit zahlreichen körperlichen Beschwerden.

Bei der *2. und 3. Klinikaufnahme* (Sommer 1949) stehen bizarre Leibsensationen ganz im Vordergrund: U. a. „Knacken im Kopf", ein „Zucken und Hüpfen im ganzen Körper", ein „Zusammenziehen der Schultern und Herumziehen im Leib", ein „Zusammenschrumpfen der Halsnerven", eine „Hitze im Kopf", ein „Brennen in den Händen", „das ganze Fleisch so weich", das Blut „hupse so" usw. Jetzt keine erstrangigen schizophrenen Erlebnisweisen, wirkt klagsam-wehleidig mit „deutlich zur Schau getragenem Leid und selbstgefälliger Bespiegelung". Nach wenigen Schockbehandlungen kommt es wie schon bei der 1. Aufnahme zu einer Remission, die Patientin wird im Krankenblatt als „bis auf die körperlichen Klagen" unauffällig bezeichnet, doch besteht ohne Zweifel schon ein leichter hypochondrischer Defekt.

Bei der *4. Aufnahme* (Juni 1950) wieder mannigfache Leibsensationen und Manieren, als von ihr nicht gewollt, fremd, automatisch empfundene Bewegungsabläufe. Das 1½ Jahr nach der 1. Encephalographie angefertigte *Wiederholungsencephalogramm* zeigt eine erhebliche Zunahme der Formveränderungen an den Seitenventrikeln: Sowohl die lateralen Umschlagstellen wie die basalen Teile sind jetzt stark abgestumpft bzw. verstrichen (s. Abb. 77 und Tabelle III, 21). Nach einer Elektroschockbehandlung Zurücktreten der Körpermißempfindungen, doch verschroben und antriebsarm, leer und flach: „Erheblicher schizophrener Defekt".

In beiden Fällen ist es *in zeitlicher Parallelität mit der Ausbildung einer stärkeren schizophrenen Persönlichkeitsveränderung zu einer deutlichen Progredienz der encephalographischen Veränderungen* an den stammgangliennahen Abschnitten der Seitenventrikel bzw. am 3. Ventrikel gekommen.

In 2 weiteren Fällen waren die schon bei der Erstencephalographie erheblichen defektiven Veränderungen (Defektgruppe III) nach ½ bzw. nach 4 Jahren noch weiter fortgeschritten, so daß sich nunmehr das Bild eines schweren schizophrenen Defektes ergab (Defektgruppe IV).

Fall III, 27 bzw. IV, 11: Anton H., 44 Jahre. Normale Entwicklung. Selbständiger Schreiner. Seit 3 Jahren vor der 1. Aufnahme verändert, mißtrauisch, Stimmenhören. *Hier* (1948) „deutliche psychische Veränderung mit Mangel an Initiative und Urteilskraft", 50% Erwerbsminderung.

Im *Encephalogramm* leichte Verplumpung der Seitenventrikel und Erweiterung des 3. Ventrikels (s. Abb. 78 und Tabelle III, 27).

Bei der *2. Aufnahme* (1952) denkzerfahren und verschroben, Neologismen, ohne Kontakt und Spontaneität, in sich versponnen; an schizophrenen Erlebnisweisen finden sich akustische Halluzinationen, Gedankeneingebung und -ausbreitung, Willensbeeinflussung und Geruchshalluzinationen. Intelligenzmäßig versagt er beim Erfassen von Sinnzusammenhängen und der Erkennung von Sinnwidrigkeiten, läßt sich leicht zu grotesken und unsinnigen Urteilen hinführen. Im ganzen deutliche weitere Zunahme der schizophrenen Persönlichkeitsveränderung.

Das *Kontrollencephalogramm* zeigt eine deutliche Zunahme der Verplumpung beider Seitenventrikel und der Erweiterung des 3. Ventrikels (s. Abb. 79 und Tabelle IV, 11). In den folgenden Monaten und Jahren Bild einer hochgradigen schizophrenen „faseligen Verblödung".

Fall III, 29 bzw. IV, 10: Leo W., 43 Jahre. Normale Entwicklung, guter Schüler, immer gesund; als Pionier bei der Wehrmacht. Seit mehreren (5?) Jahren psychisch verändert,

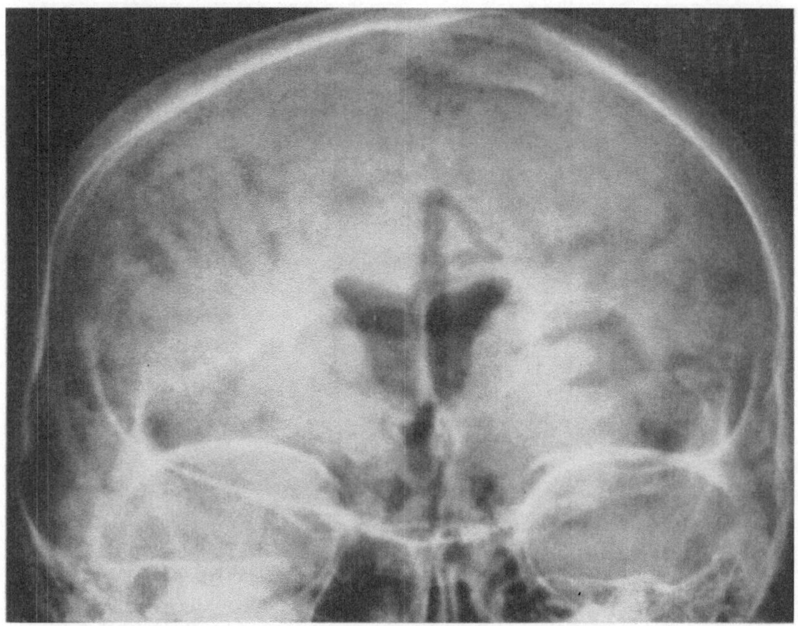

Abb. 76

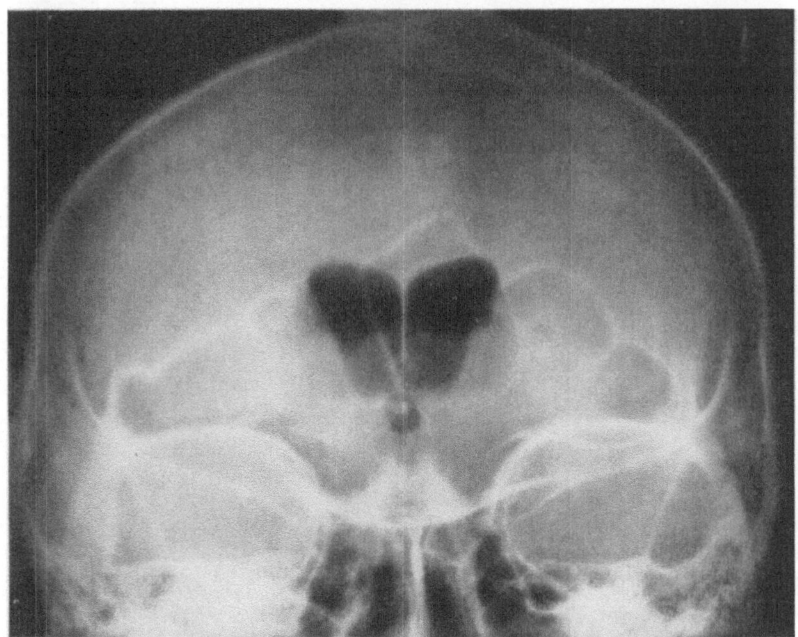

Abb. 77

zunehmend paranoid und autistisch. *Hier* (1949) wahnhafte Eigenbeziehungen und akustische Halluzinationen auf einem deutlich defekten Hintergrund. Körperlich o. B.

Im *Encephalogramm* finden sich Formveränderungen an den Seitenventrikeln mit mäßig verstrichenen Stammganglientaillen sowie eine konzentrische Erweiterung des 3. Ventrikels (s. Abb. 80 und Tabelle III, 29). In den folgenden Monaten immer wieder episodische Erregungen

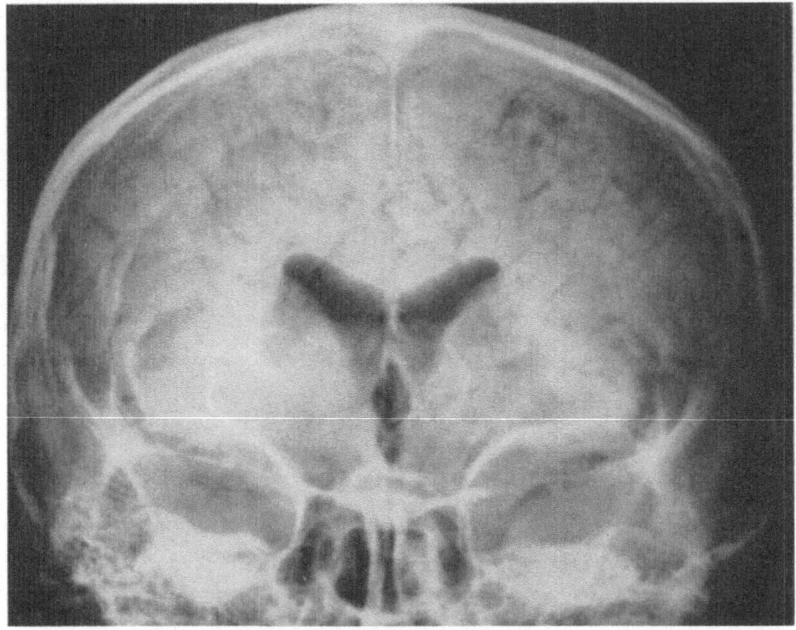

Abb. 78

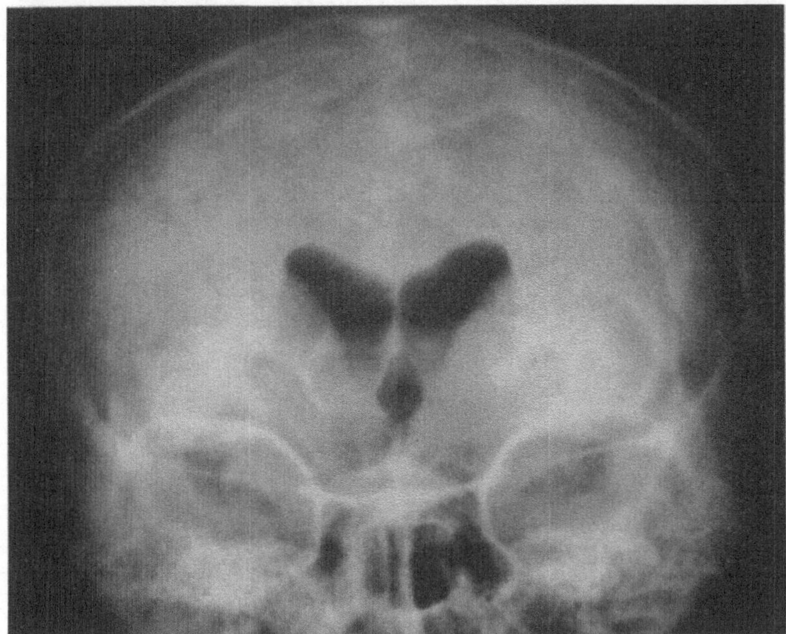

Abb. 79

mit paranoiden Inhalten, Stimmenhören und Leibhalluzinationen; in sich versponnen, verliert völlig den Kontakt mit der Wirklichkeit; Verlegung in die *Heilanstalt*. Dort unverändert völlig stumpf bei gehobener Stimmungslage; zeitweise gespannt und erregt; völlig zerfahren und abgekapselt, sitzt beschäftigungslos herum, spielerisches Gebaren, gleichförmige paranoide Inhalte und unsinnige Größenideen. Ein 7 Monate nach der 1. Encephalographie

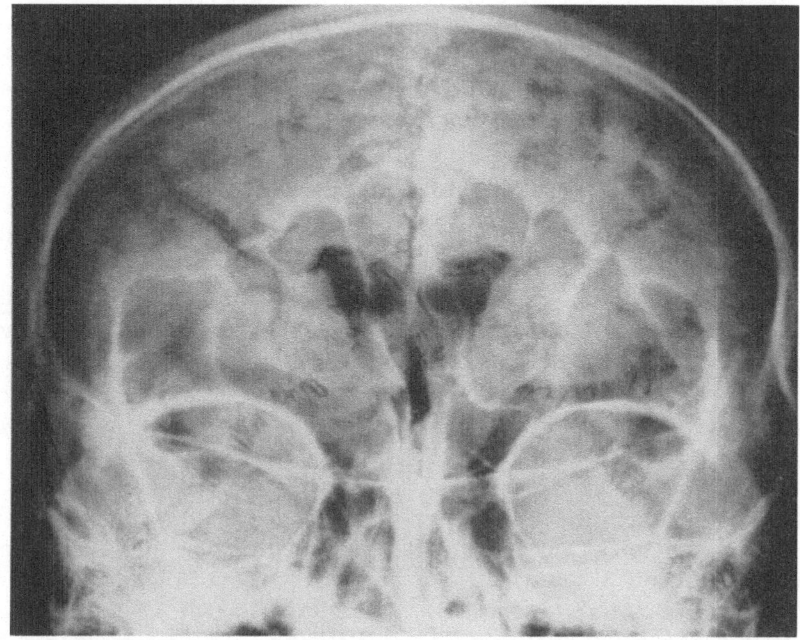

Abb. 80

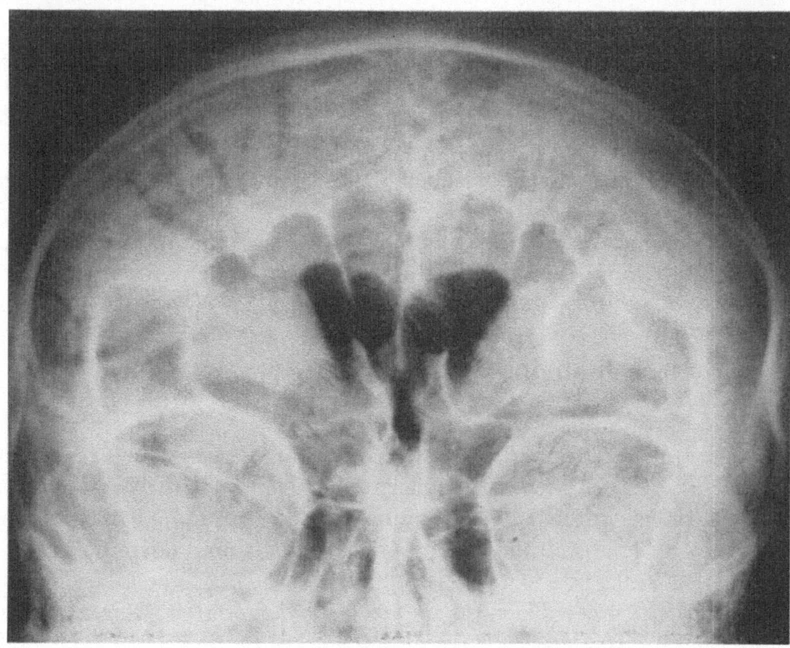

Abb. 81

angefertigtes *Kontrollencephalogramm* läßt eine erhebliche Zunahme der Verplumpung an beiden Seitenventrikeln und eine leichte Zunahme des 3. Ventrikels erkennen; auch die äußeren Liquorräume zeigen jetzt eine mäßiggradige diffuse Erweiterung (s. Abb. 81 und Tabelle IV, 10).

9*

Wir sahen in beiden Fällen in zeitlicher Parallelität mit der Ausbildung eines schweren schizophrenen Defektes eine *deutliche Progredienz der encephalographischen Veränderungen* im Bereich des Seitenventrikels und des 3. Ventrikels sowie im letzten Fall auch an der Hirnoberfläche.

e) Zusammenfassung der Ergebnisse

Bei 27 Wiederholungsencephalographien ergab sich in insgesamt 8 Fällen eine deutliche Zunahme der pneumencephalographischen Veränderungen im Bereich der inneren Liquorräume (Seitenventrikel und 3. Ventrikel) und im gleichen Zeitraum war bei allen 8 Schizophreniefällen auch die Ausbildung bzw. Progredienz einer psychischen Veränderung im Sinne eines schizophrenen Defektes festzustellen; es ist also *in 8 Fällen ein zeitliches Parallelgehen der Ausbildung bzw. Progredienz des psychischen und des pneumencephalographisch-hirnatrophischen Defektes* zu verzeichnen.

In den übrigen 19 Fällen zeigte das Kontrollencephalogramm keine wesentlichen Veränderungen gegenüber dem Erstencephalogramm, wenn man von 4 Fällen mit nur leichter, nicht sicher verwertbarer Zunahme der encephalographischen Veränderungen am 3. Ventrikel und an den Seitenventrikeln absieht. *In allen 19 Fällen mit unverändertem pneumencephalographischem Bild war auch das psychische Bild, d. h. der Remissionsgrad bzw. Defektgrad der Schizophrenie unverändert geblieben. Eine „Rückbildung" bei der Erstencephalographie vorhandener Erweiterungen an den Seitenventrikeln und am 3. Ventrikel war in keinem Fall zu beobachten.*

In anderer Betrachtung kann die Konstanz in der röntgenologischen Darstellung der Liquorräume bei 19 Schizophreniefällen und das völlige Fehlen einer Abnahme bzw. Rückbildung einer Liquorraum-Erweiterung bei insgesamt 27 Wiederholungsencephalographien ein *Argument gegen die Annahme einer* — technisch bedingten oder physiologischen — *Variabilität pneumencephalographisch nachweisbarer Größen- und Formveränderungen der Liquorräume im Einzelfall sein;* jedenfalls kann man eine derartige Labilität des pneumencephalographischen Gehirnzustandes im Einzelfall *bei der Schizophrenie* nicht feststellen[1].

7. Röntgenologische Veränderungen am Hirnschädel

Unser Krankengut an Schizophreniefällen, bei denen jeweils außer dem Pneumencephalogramm auch Schädelleeraufnahmen angefertigt wurden, wurde weiter auf Veränderungen am knöchernen Hirnschädel untersucht. An der *Schädelbasis* fanden sich dabei unter 190 Schizophreniefällen 55mal Größen- oder Formvarianten der Sella. Als häufigste Veränderung sieht man eine abnorm *kleine oder flache Sella* (24 Fälle); es folgt mit 13 Fällen ein *hohes Dorsum sellae*, wobei das Ende des meist klobigen Dorsums mehr oder weniger weit über dem Niveau der vorderen Clinoidfortsätze liegt. In 9 Fällen besteht eine partielle oder totale *Sellabrücke* und in 6 Fällen eine Sella mit nach vorn oder hinten abgebogener Lehne *(re- oder dekliniertes Dorsum)*. Nur in 2 Fällen ist die Sella abnorm groß und

---

[1] Voraussetzung sind immer, wie früher dargestellt wurde (s. S. 13 ff.), im wesentlichen gleichbleibende technische Bedingungen bei der Luftfüllung und bei der Röntgenaufnahme.

nur in einem Fall besteht ein ausgesprochener abnormer Tiefstand der Sella im Verhältnis zum Planum sphenoidale („Rucksacksella", SCHIFFER).

Relativ häufig ist eine *abnorm starke Entwicklung der Keilbein- und besonders der Stirnhöhle*, die wir in 17 Fällen fanden. Eine überwiegend halbseitige *Aplasie der Stirnhöhlen* zeigen 8 Fälle.

Im Bereich der *Schädelkalotte* ist neben einer allgemein dysplastischen oder asymmetrischen Schädelkonfiguration (21 Fälle) eine *abnorme Dicke der Kalotte* die häufigste Veränderung (20 Fälle). *Innere Hyperostosen* frontal und z. T. auch

Tabelle 16. *Röntgenologische Veränderungen an Schädelbasis und an der Schädelkalotte bei der Schizophrenie*

Remissionsgradgruppe	Zahl der Fälle	Veränderungen an der Schädelbasis								Veränderungen an der Schädelkalotte					
		Sella				Sellabrücke	Nebenhöhlen		Fälle mit Veränderungen an der Schädelbasis insgesamt	dysplastisch oder asymmetrisch	dicke Kalotte	frontale innere Hyperostosen	impressiones digitatae	persistierende Frontalnaht	Fälle mit Veränderungen an der Schädelkalotte insgesamt
		kleine oder flache Sella	große Sella	hohes Dorsum sellae	re- oder deklin. Dorsum, Rucksacksella		große Nebenhöhlen	Aplasie der Stirnhöhlen							
		%	%	%	%	%	%	%	%	%	%	%	%	%	%
I	46	15,2	2,2	2,2	—	2,2	6,5	—	23,9	8,7	2,2	10,9	2,2	—	23,9
II	95	13,7	1,05	7,4	3,15	7,4	7,4	3,1	32,6	13,7	10,5	9,5	4,2	2,1	23,1
III u. IV	54	7,4	—	9,2	7,4	1,8	13,0	9,2	31,5	7,4	17,7	5,5	—	1,8	24,1
I bis IV	195	12,3	1,0	6,7	3,6	4,6	8,7	4,1	30,2	10,8	10,2	8,7	2,6	1,5	23,6

basal am Schädelbinnenrelief der Orbitadächer ließen sich bei 17 Fällen feststellen, während *Impressiones digitatae* nur in 5 Fällen und eine *persistierende Frontalnaht* nur in 3 Fällen vorkommen. Eine Übersicht über die Veränderungen an der Schädelbasis und der Schädelkalotte gibt die Tabelle 16.

Insgesamt zeigen 105 Schizophreniefälle röntgenologische Auffälligkeiten im Bereich des Hirnschädels, von denen 41 Fälle 2 oder mehrere der angeführten Befunde an der Schädelbasis oder -kalotte aufweisen, so daß im gesamten Material abnorme Einzelbefunde am Schädel 146 mal zu finden sind. *Wesentliche Unterschiede zwischen den einzelnen Defektgradgruppen* hinsichtlich des Vorkommens röntgenologischer Schädelveränderungen lassen sich *nicht* feststellen; allenfalls fällt auf, daß *bei den defektfreien Schizophrenien der Prozentanteil der Fälle mit Veränderungen etwas geringer* ist (47,8% = 22 Fälle von 46) als in der Gruppe II (56,3% = 53 Fälle von 94) und in der Gruppe III und IV (57,6% = 30 Fälle von 52). Berücksichtigt man nur die Varianten der Schädel*basis*konfiguration, ist das Bild entsprechend: In der Gruppe I zeigen 23,9% der Schizophreniefälle hier Auffälligkeiten, in der Gruppe II 32,6% und in der Gruppe III und IV 31,5%.

II. Das Encephalogramm der reinen Cyclothymien

Aus den früher dargelegten Gründen verfügen wir nur über ein sehr kleines Encephalogramm-Material an reinen Cyclothymien (s. Tabelle V). Maßgeblich für die Diagnose einer Cyclothymie war das psychopathologische *Zustands*bild, das in allen 11 Fällen dieser Gruppe ein rein cyclothym-depressives war; der Verlauf wurde nicht bewertet. 8 unserer 11 Cyclothymiefälle hatten früher schon wenigstens eine Phase, größtenteils aber mehrere — bis zu 10 — Phasen durchgemacht, wobei die 1. Phase in 5 Fällen 15—29 Jahre, in 3 Fällen 5—9 Jahre zurücklag. Nur in 2 Fällen bestanden neben depressiven früher auch manische Phasen. Das Lebensalter lag in der Mehrzahl der Fälle, nämlich in 9 Fällen, über 40 Jahren.

Eine Übersicht der pneumencephalographischen Veränderungen gibt die Tabelle 17.

Tabelle 17. *Pneumencephalographische Veränderungen bei reinen Cyclothymien*[1]

Zahl der Fälle	Seitenventrikel				3. Ventrikel	Subarachnoideal-raum	
	plump (SVI unter 4,0)	klein (SVI über 4,5)	Formveränderungen an Umschlagstellen od. basalen Teilen isoliert od. kombiniert (bei Fällen mit SVI über 4,0)		erhebliche Erweiterg.	leichte Vergröberung	mäßige Vergröberung
			(leicht)	(mäßig)			
11	1	5	2	2	2	5	1

Besprechung der Ergebnisse

Pathologische pneumencephalographische Befunde sind, wie wir sahen und wie unsere Tabellen V und 17 zeigen, *sehr selten*. Wenn man von der mäßiggradigen Rindenatrophie bei der im 62. Lebensjahr stehenden cyclothymen Depression (Fall 5 der Tabelle V) absieht, bleiben *nur 2 Cyclothymien* mit sicher pathologischen pneumencephalographischen Veränderungen, nämlich die Fälle 10 und 11 der Tabelle V. Wir finden hier deutliche Formveränderungen an den Seitenventrikeln (in 1 Fall besteht eine allgemeine Verplumpung des Ventrikelsystems) und eine erhebliche Erweiterung des 3. Ventrikels. Gerade diese beiden Fälle sind es aber auch, die als einzige von unseren 11 Cyclothymiefällen *keine vollständige Remission erlebten*, sondern nach Abklingen der akuten cyclothym-depressiven Symptomatik der 3. bzw. der 4. Phase — in der die Encephalographie vorgenommen worden war — eine deutliche Persönlichkeitsveränderung erkennen ließen. Wir berichten zusammenfassend über die Krankengeschichte der beiden mit Persönlichkeitsdefekt abgeheilten Cyclothymien.

Fall V, 10: Karl S. Der 46jährige Landwirt hatte bereits vor 15 und vor 1½ Jahren 2 typische cyclothym-depressive Phasen mit Erkrankungs- und Verarmungsängsten durchgemacht, von denen die 1. und nach dem Krankenblatt auch die 2. unter vollständiger Wiederherstellung der Ausgangspersönlichkeit abklangen. *Jetzt* seit etwa 4 Monaten depressivgehemmt mit Tagesschwankungen, Appetit- und Schlaflosigkeit, Störung der Vitalgefühle. Körperlich livide, feuchte und kühle Acren, sonst o. B.

Im *Encephalogramm* Formveränderungen an den Seitenventrikeln (Verbreiterung der basalen Partien der Schmetterlingsfigur) und erhebliche Erweiterung des 3. Ventrikels (s. Abb.

---

[1] Die sicher pathologischen Befunde sind durch Fettdruck hervorgehoben.

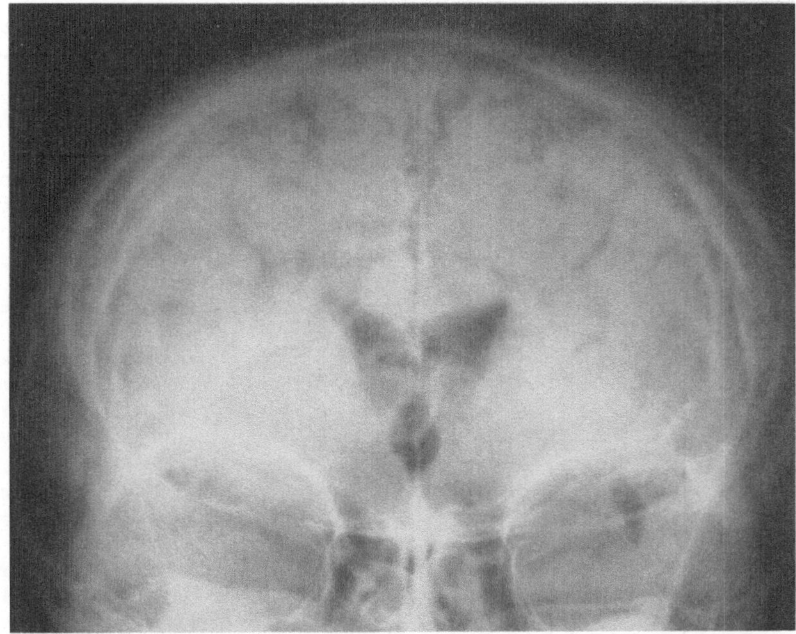

Abb. 82

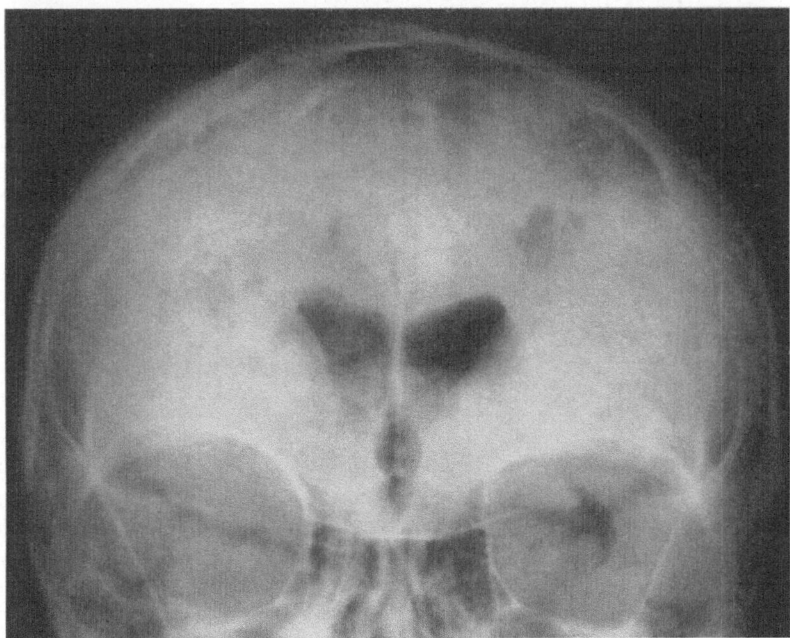

Abb. 83

82 und Tabelle V, 10). Eine ausgiebige Elektroschockbehandlung führt zu einem Verschwinden der depressiven Stimmung, doch erscheint der Patient jetzt sehr still, lahm, tranig und im ganzen deutlich in seiner Persönlichkeit verändert. Eine *Katamnese* nach ½ Jahr bestätigt das Vorliegen eines leichten Antriebsdefektes.

Tabelle V. *Reine Cyclothymien* (Zeichenerklärung s. Tabelle I)

Lfd. Nr.	Name	Alter	Form	Frühere Phasen	Krankheits-beginn	Psychischer Zustand nach der akuten Psychose	Seitenventrikel				3. Ventrikel (Weite)	Hirn-oberfläche
							Größe (SV-Index)	Form		Seiten-diffe-renz		
								Laterale Umschlag-stellen	Basale Teile			
1	Franz R.	23	depr.	—	vor 6 Mo.	vollst. Remission	kl. (4,80)	n.	n.	re. >	n. (5,5)	(+) diff.
2	Ernst T.	50	depr.	6	vor 29 J.	vollst. Remission	n. (4,51)	(+) re.	n.	re. >	n. (5)	(+) diff.
3	Wilhelm W.	42	depr.	1	vor 5 J.	vollst. Remission	n. (4,10)	n.			∅	n.
4	Günther D.	53	man.-depr.	8	vor 20 J.	vollst. Remission	n.	n.	n.		n. (4)	(+) diff.
5	Willi R.	62	depr.	3	vor 20 J.	vollst. Remission	n.	n.	n.		n.	+ diff.
6	Heinz L.	41	man.-depr.	10	vor 9 J.	vollst. Remission	n. (4,53)	n.	(+) bds.		n. (5,5)	n.
7	Karl S.	46	depr.	—	vor 3 J.	vollst. Remission	n. (4,21)	n.	n.		n. (4)	(+) diff. fro. betont
8	Philipp S.	26	depr.	—	vor 10 Mo.	gute Remission	kl. (5,00)	n.	n.	li. >	n. (2,5)	n.
9	Gertrud C.	54	depr.	1	vor 20 J.	vollst. Remission	kl. (5,00) niedrig	n.	n.		n. (4)	n.
10	Karl S.	46	depr.	2	vor 15 J.	leichter (Antriebs-) Defekt	n. (4,07)	noch n.	+ li.	li. >	11,5	n.
11	Eugen W.	47	depr.	3	vor 7 J.	leichte Persönlich-keitsveränderung	pl. (3,84)	+ bds.	(+) bds.		10	(+) fro.

Fall V, 11: Eugen W., 47 Jahre. Mutter und Kusine mütterlicherseits schon in jungen Jahren in Heilanstalt. Syntone, tüchtige und strebsame Persönlichkeit. Vor 6, 5 und vor 1 Jahr vollständig remittierende cyclothym-depressive Phasen mit Vitalstörungen, Verarmungsideen und Selbstvorwürfen. *Jetzt* seit 3 Monaten 4. Phase, die nach Elektroschockbehandlung nicht vollständig abklingt; bei der Entlassung ist der Patient noch gedrückt, matt, spontaneitätsarm.

Das *Pneumencephalogramm* zeigt eine symmetrische Verplumpung der Seitenventrikel mit abgerundeten Spitzen der Schmetterlingsfigur und eine erhebliche Erweiterung des 3. Ventrikels bei nur frontal leicht vergröberter Oberflächenzeichnung (s. Abb. 83 und Tabelle V, 11). Eine 1 Jahr später erhobene *Katamnese* ergibt ein unverändertes Bild einer deutlichen, asthenisch gefärbten Persönlichkeitsveränderung mit leichter Ermüdbarkeit, vitaler Mißbefindlichkeit, Konzentrationsschwäche und Leistungsabfall.

Soweit unser kleines Material von Cyclothymien überhaupt Rückschlüsse erlaubt, gelangen wir auf Grund der pneumencephalographischen Befunde und der psychopathologisch-klinischen Bilder unserer Fälle zu folgenden Feststellungen.

1. Zustandsdiagnostisch rein cyclothyme und phasenhaft völlig ausheilende Fälle endo-

gener Psychosen zeigen *keine* sicher pathologischen Befunde im Pneumencephalogramm.

Bei unseren 9 hierher gehörigen Fällen finden wir, wie aus der Tabelle V ersichtlich ist, nur in 1 Fall (Fall 2) eine leichte Abstumpfung einer Umschlagstelle zusammen mit einer mäßiggradigen Größendifferenz der Seitenventrikel und in einem weiteren Fall (Fall 6) beidseitig leicht verstrichene Stammganglientaillen; außerdem besteht noch in 2 anderen Fällen eine mäßiggradige Größendifferenz der Seitenventrikel und in 4 Fällen eine leichte Vergröberung der Oberflächenzeichnung: Alles Befunde, die noch keinen sicher pathologischen Wert besitzen. Die mäßige Oberflächenvergröberung in Fall 5 ist zwar als pathologisch zu bezeichnen, doch ist hier auf das fortgeschrittene Lebensalter von 62 Jahren hinzuweisen. Die Weite des 3. Ventrikels liegt in allen Fällen im Bereich der Norm.

2. *Zustandsdiagnostisch rein cyclothyme, aber unter Hinterlassung einer Persönlichkeitsveränderung remittierende Fälle endogener Psychosen zeigen pathologische pneumencephalographische Veränderungen im Bereich der inneren Liquorräume*, die in unseren hierhergehörigen beiden Fällen in Formveränderungen an den vorderen Abschnitten der Seitenventrikel und in einer hydrocephalen Erweiterung des 3. Ventrikels bestehen. Diese in ihrem psychopathologischen Bild wohl rein cyclothymen, doch schubweise verlaufenden und zu einem Persönlichkeitsdefekt führenden Cyclothymien *scheinen* also *in ihrem pneumencephalographischen Bild den mit Defekt remittierten Schizophrenien zu entsprechen.*

Wenn man das Pneumencephalogramm der rein cyclothymen, defektfrei ausheilenden endogenen Psychosen mit dem der Schizophrenie vergleicht, so ist der Unterschied sehr deutlich: Wir finden bei der Schizophrenie die beschriebenen, in erster Linie die inneren Liquorräume im Bereich der vorderen Seitenventrikelabschnitte und des 3. Ventrikels betreffenden Veränderungen, *bei der Cyclothymie dagegen eine im wesentlichen normale pneumencephalographische Gehirnbeschaffenheit;* das pneumencephalographische Bild entspricht hier noch an ehesten dem der ohne Defekt remittierten Schizophrenien. Doch zeigt bei den defektfreien Schizophrenien wenigstens der 3. Ventrikel, der dort in 40% der Fälle leicht und in 15,5% der Fälle stärker erweitert war, eine pathologische Veränderung, die bei den zustands- und verlaufsdiagnostisch reinen Cyclothymien fehlt.

III. Das Pneumencephalogramm
bei atypischen endogenen Psychosen

In dieser insgesamt 16 Fälle umfassenden Gruppe (Tabelle VI) wurden zunächst 12 Fälle endogener Psychosen zusammengestellt, bei denen im psychopathologischen Bild für eine Cyclothymie atypische Züge auffielen oder bei denen die Differentialdiagnose „Schizophrenie" oder „Cyclothymie" auch auf die Dauer unentscheidbar war, weil das psychopathologische Bild nicht eindeutig für die eine oder andere Diagnose sprach. Es handelt sich also um *Cyclothymien mit atypischer psychopathologischer Symptomatik* oder um *Zwischen-Fälle* (KURT SCHNEIDER), wobei man allerdings — wie immer bei solchen symptomatisch uncharakteristischen endogenen Psychosen — eine scharfe Grenze nicht ziehen und den einen oder anderen Fall sowohl als „Zwischen-Fall" wie als „atypische Cyclothymie" auffassen kann. Der *Verlauf* wurde für die Zuordnung der Fälle zu unserer Gruppe atypischer endogener Psychosen nicht bewertet.

6 von den 12 Fällen atypischer endogener Psychosen hatten früher schon Phasen durchgemacht, die von 4 bis zu 40 Jahren zurücklagen. Das Lebensalter liegt zwischen 29 und 62 Jahren und beträgt in 7 von den 12 Fällen (58,3%) über 40 Jahre, während es bei den reinen Cyclothymien bei 9 von 11 Fällen (81,8%) höher lag als 40 Jahre.

Eine zusammenfassende Übersicht der pneumencephalographischen Veränderungen gibt die Tabelle 18.

Tabelle 18. *Pneumencephalographische Veränderungen bei atypischen endogenen Psychosen*

Zahl der Fälle	Seitenventrikel				3. Ventrikel		Subarachnoidealraum	
	plump (SV-Index unter 4,0)	klein (SV-Index über 4,5)	Formveränderungen an lat. Umschlagstellen od. bas. Teilen isoliert oder kombiniert (bei Fällen mit SV-Index über 4,0)		leichte Erweiterung	mäßige Erweiterung	leichte Vergröberung	mäßige Vergröberung
			leicht	mäßig				
12	3 (25%)	3 (25%).	4 (44,4%)	3 (33,3%)	1	10 (83,3%)	3	4 (33,3%)

Kasuistik

Fall VI, 2: Georg A., 36 Jahre. *Vorgeschichte:* Die Mutter erkrankte im Klimakterium mit einer ängstlich-depressiven Psychose. Früher nie krank, tüchtiger Landwirt. Seit etwa 7 Monaten freudlos-gedrückte Verstimmung, lust- und energielos, unschlüssig und interesselos für seinen Pflichtenkreis, Störung des Allgemeinbefindens mit Müdigkeit, Kopfschmerzen, Appetit- und Schlaflosigkeit. Schon vorher mannigfache *leibliche Mißgefühle*, die z. T. bizarr und uneinfühlbar geschildert werden und mehr die Qualität schizophrener Körpersensationen als cyclothymer Vitalstörungen haben: ein „hohles, leeres Gefühl", ein „Brennen hinter dem Brustbein", ein nächtliches „Brennen auf der Haut", einmal (!) nächtliches Elektrisierungserlebnis (er habe sich „wie elektrisiert gefühlt", sei ganz steif geworden, habe geglaubt, es sei Strom in der Bettlade und nachgeschaut, ob sie angeschlossen war); sein Kopf sei „wie ein Ballon", die Zunge „so rauh und trocken". Zunehmende Einengung auf seine vermeintliche, unheilbare Krankheit und angstvolle Überzeugung, sterben zu müssen, wird immer gleichgültiger gegenüber allem anderen und schließlich auch — zeitweise! — gegenüber dem unabwendbar bevorstehenden Tod. *Hier* innerlich unruhig und ängstlich, dabei nahe und gut kontaktfähig, warm, natürlich im Ausdruck, in manchen Augenblicken hoffnungslos tief verzweifelt und ausgesprochen suicidal.

Im *Pneumencephalogramm* zeigt sich eine Verbreiterung der basalen Abschnitte der Schmetterlingsfigur der Seitenventrikel und eine mäßige Erweiterung des 3. Ventrikels (s. Abb. 84 und Tabelle VI, 2). Eine Elektroschockbehandlung erzielt nur eine leichte Besserung, der Patient wirkt bei der Entlassung immer noch innerlich unruhig, lustlos verstimmt, matt-hypochondrisch und verkrampft. Eine *Katamnese* nach 1½ Jahren ergibt das Bild einer leichten asthenisch-hypochondrischen Persönlichkeitsveränderung: Seit der Erkrankung — seit 1 Jahr betreibt er wieder seine Landwirtschaft — sei er so „nervös", „zappelig", „gleich weg, wenn etwas nicht klappt", geht Belastungen aus dem Weg; etwa alle 4—6 Wochen kurzdauernde (etwa 4—8 Tage) Phasen subdepressiv-gehemmter Verstimmung mit Daniederliegen der Vitalgefühle: Dann fühle er sich besonders müde und abgespannt, energielos und gedrückt, „ein wenig ängstlich und unruhig", müsse sich zur Arbeit zwingen, sei so „schwach und zittrig, als ob das Blut nicht mehr zirkuliere". Ausdrucksmäßig wirkt der Patient nicht schizophren, gut schwingungs- und kontaktfähig, dabei etwas aufgeregt und innerlich unruhig. Die Ehefrau bestätigt ein Nachlassen seiner Leistungsfähigkeit: Er sei seit der Krankheit „kein vollwertiger Mensch mehr", obschon er sich größte Mühe gebe und immer wieder über die „schweren Tage" hinwegkomme.

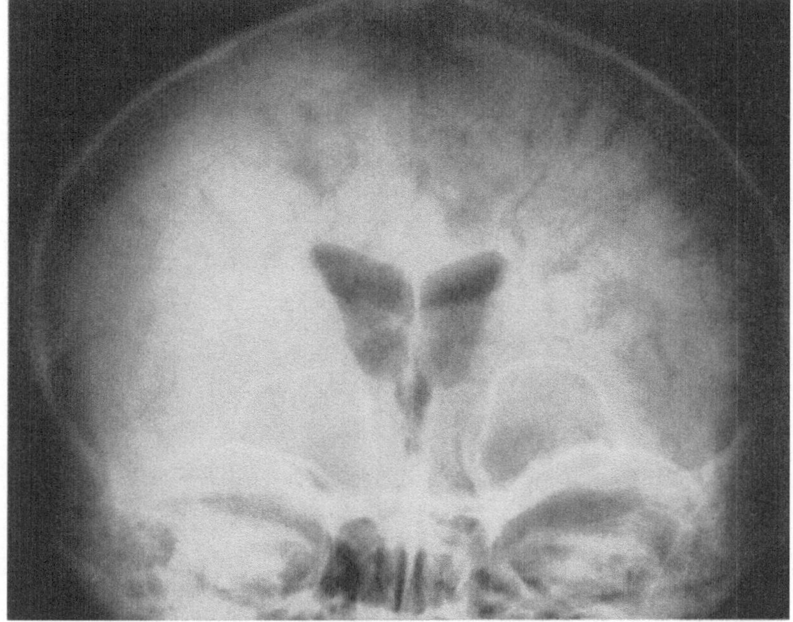

Abb. 84

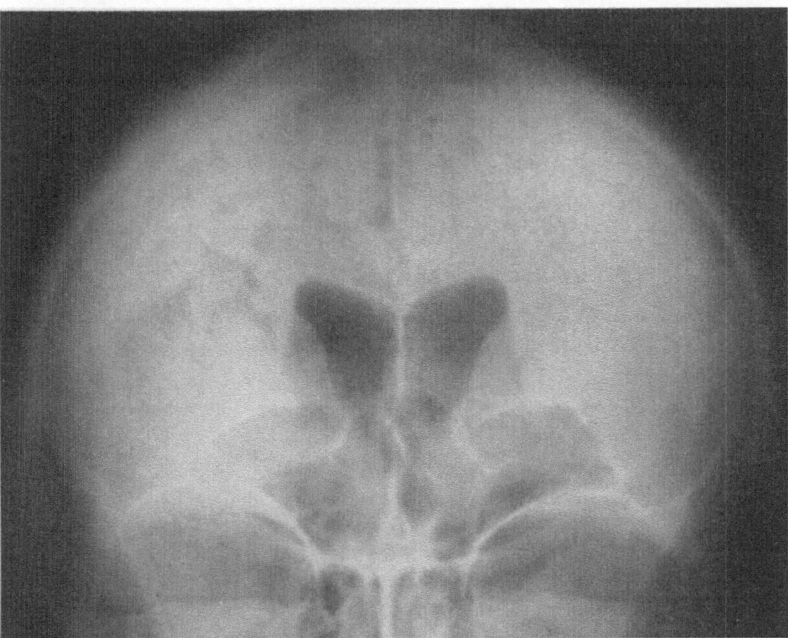

Abb. 85

Fall VI, 4: Albert A., 37 Jahre. *Vorgeschichte:* Der Vater hatte depressive Zeiten (anscheinend Cyclothymie). Immer gesund. Seit mehreren Monaten bei dem gutbegabten syntonen Landwirt depressiv-ängstliche Verstimmung mit Akoasmen und Körpersensationen, die zunächst nach dem Krankenblatt vollständig abklingen. In der Folge kommt es jedoch in immer kürzeren Zeitabständen zu periodischen depressiv-paranoiden, psychotischen Episoden

Pneumencephalographische Phänomenologie

Tabelle VI. *Atypische endogene Psychosen* (Zeichenerklärung siehe Tabelle I)

Lfd. Nr.	Name	Alter	Form	Frühere Phasen	Krankheitsbeginn vor	Psychischer Zustand nach Abklingen der akuten Symptomatik	Seitenventrikel				3. Ventrikel (Weite)	Hirn-oberfläche
							Größe (SV-Index)	Laterale Umschlagstellen	Basale Teile	Seitendifferenz und sonstige Befunde		
1	Friedrich F.	42	Zwischen-Fall	2	13 J.	leicht. hypoch. Def.	n. (4,17)	+ bds.	n.		8	∅
2	Georg A.	36	atyp. zykl. Depr.	—	7 Mo.	leicht. hypoch. Def.	n. (4,00)	(+) bds.	+ bds.	re. >	8	n.
3	Johannes S.	47	atyp. zykl. Depr.	—	8 Mo.	leichter Defekt	pl. (3,82)	+ re. (+) li.	(+) re.	re. >	8	(+) diff.
4	Albert A.	37	Zwischen-Fall	—	4 Mo.	organ. gefärbte leichte Persönlichkeitsveränderung	pl. (3,71)	+ bds.	+ bds.	li. >	9,5	noch n.
5	Karl W.	29	Zwischen-Fall	2	4 J.	kein sicherer Defekt	n. (4,60)	noch n.	n.		7	n.
6	Franz H.	60	atyp. zykl. Depr.	—	3 Mo.	leicht. asthen. Def.	n.	(+) li.	n.	li. >	11	(+) diff.
7	Georg H.	50	Zwischen-Fall	2	14 J.	defektfrei	kl. (4,80)	n.	n. kastenf.		n. (5)	(+) diff.
8	Peter E.	39	atyp. zykl. Depr.	—	1 Mo.	leichter Defekt	pl. (3,93)	+ bds.	+ li.	li. >	8	+ fro.
9	Philipp H.	49	atyp. zykl. Depr.	3 od. 4	5 J.	leicht. asthen.-hypoch. Defekt	n. (4,30)	(+) bds.	(+) bds.		11	+ diff.
10	Friedrich L.	35	atyp. zykl. Depr., „Schizophrenie-Verdacht"	—	3 Mo.	leichte Persönlichkeitsveränderung	n. (4,02)	++ li. (+) re.	(+) li.		9	n.
11	Anton H.	62	Zwischen-Fall	4 od. 5	40 J.	leichter Defekt	n. (4,57)	n.	(+) bds.	rib-bing	10	+ fro. (+) par. u. temp.
12	Josef K.	52	Zwischen-Fall, manif.-depr.	5 od. 6	7 J.	leichte Persönlichkeitsveränderung	n. (4,45)	n.	(+) bds.		9	+ fro. (+) par. u. temp.
13	Armin L.	22	„Verdacht auf Schizophrenie"	—	1 J.	leicht. schizophrener Defekt?	n. (4,40)	n.	(+) bds. kastenf.		9	n.

14	Klaus H.	22	„Verdacht auf Schizophrenie"	—	5 J.	allmähliche Wesensveränderung	n. (4,40)	(+) bds.	n.	VHP (+) bds.	7,5	n.
15	Wolfgang S.	30	„Verdacht auf Schizophrenie"	—	5—10 J.	allmähliche Wesensveränderung	pl. (3,80)	+ bds.	n.		10	sow. dargest. n.
16	Anton W.	63	„Dermatozoenwahn"	—	8 J.	leichte organ. gefärbte Persönlichkeitsveränderung	pl. (3,97)	+ bds.	+ bds.		9,5	(+) fro.

mit primären, unsystematischen Wahnproduktionen (er werde umgebracht, abgeholt usw.), paranoiden Eigenbeziehungen und imperativen akustischen Halluzinationen, doch bei tiefer und warmer depressiver Gehemmtheit; es wird jetzt in der Remission eine leicht organisch gefärbte Persönlichkeitsveränderung unverkennbar: Der Patient ist langsam-schwerfällig, tranig und antriebsarm.

Das *Pneumencephalogramm* zeigte schon bei der 1. Klinikaufnahme eine symmetrische Verplumpung der Seitenventrikel und eine Erweiterung des 3. Ventrikels (s. Abb. 85 und Tabelle VI, 4).

Fall VI, 7: Georg H., 50 Jahre. *Vorgeschichte:* Keine familiäre Belastung bekannt. Normale Entwicklung, keine besonderen Krankheiten. *Erstmals* im Alter von 36 Jahren (Frühjahr 1939) in unserer Klinik stationär; Diagnose: „Schizophrenieverdacht". Seit 2 Monaten waren zahlreiche *leibliche Mißempfindungen,* vor allem ein „ganz schreckliches Brennen im Genitale", „blähende Schmerzen im Gemäch" aufgetreten; daneben Sensationen wie: Der Hals sei „so eng", die Zunge „ganz dick", das Blut ziehe ihm zum Kopf und *körperlich-vegetative Beschwerden* in Form von Schlaf- und Appetitlosigkeit, allgemeiner Mattigkeit und dauernd kalten Füßen; weiter fragliche Geschmackshalluzinationen (im Mund sei ein bitterer Geschmack). Der Patient ist ganz mit seinen Mißempfindungen beschäftigt, hört kaum auf den Arzt, betont seinen guten Willen, andererseits aber auch sein absolutes Unvermögen zu arbeiten, ist äußerst drängelig und drückt seine Verwunderung darüber aus, daß der Arzt sein Leiden nicht ergründen könne. Ende Mai 1939 plötzliches Verschwinden sämtlicher Beschwerden.

Bei der *2. Aufnahme* im August 1939 wieder dasselbe Beschwerdebild: Die brennenden Schmerzen im Genitale waren plötzlich wieder aufgetreten, lassen ebenso wie „Schmerzen in der Leber" manchmal nach und werden dann wieder stärker; Klagen, der Hals sei „ganz zu und es gehe nichts mehr hinunter", Gefühl, „in den Boden hineingezogen zu werden", „furchtbarer, bitterer Geschmack wie Galle im Mund". Der Patient macht seine Angaben in einer „kalten, gleichgültigen, oberflächlich-leeren Art", obschon er völlig in sein Kranksein versunken ist und andersartige Fragen überhaupt nicht aufnimmt. Bei Kriegsausbruch kommt es „über Nacht" (!) zu einer überraschenden Wandlung und völligen Beschwerdefreiheit.

Bis zur *3. Klinikaufnahme* im Sommer 1953 blieb der Patient völlig gesund und arbeitete regelmäßig. Seit Herbst 1952 klagt er über schlechten Appetit und Schlaf, allgemeine Müdigkeit und seit Anfang 1953 über dieselben Mißempfindungen wie schon vor 14 Jahren: Genitalsensationen (ein „Wühlen und Schaffen", ein „Brennen in der Harnröhre", ein Sich-hin-und-her-bewegen in den Hoden), weiter im Leib und in der Brust ein „komischer Druck, als ob es alles auseinanderreiße", ein „furchtbarer Druck an der Leber", ein Engegefühl im Hals und ein bitterer Geschmack im Mund. Der Patient wirkt jetzt *unruhig, ängstlich, agitiert,* meint eine schwere unheilbare Krankheit, einen Krebs zu haben, zeigt deutliche Tagesschwankungen mit Verschlechterung morgens gegen 4.00 Uhr und Besserung gegen Nachmittag. Körperlich außer einem starken Dermographismus und einer Hyperreflexie o. B.

Das *Pneumencephalogramm* zeigt an den inneren Liquorräumen völlig normale Verhältnisse und auch an der Hirnrinde keine sicher pathologischen Veränderungen (s. Abb. 86 und Tabelle VI, 7). Nach 5 Elektroschockbehandlungen kommt es zu einer schlagartigen vollständigen Remission, die — wie eine *Katamnese* nach $1^3/_4$ Jahren zeigt — auch eine dauerhafte ist. Der Patient ist bis heute völlig beschwerdefrei geblieben und in Affektivität und Ausdruck nicht auffällig; auch die Fremdkatamnese ergibt keinen Anhalt für eine auch nur leichteste Persönlichkeitsveränderung.

Wir haben den Fall ausführlich mitgeteilt, weil er das Vorkommen wiederholter schizophrener, klischeeartig ähnlicher Phasen mit defektfreier Ausheilung *und* normalem pneumencephalographischem Bild veranschaulicht und eine besondere Bedeutung gewinnen kann für die Kenntnis schizophrener Körpersensationen und der „leibhypochondrischen" Form der Schizophrenie (s. Teil C, II., 3. und 4.).

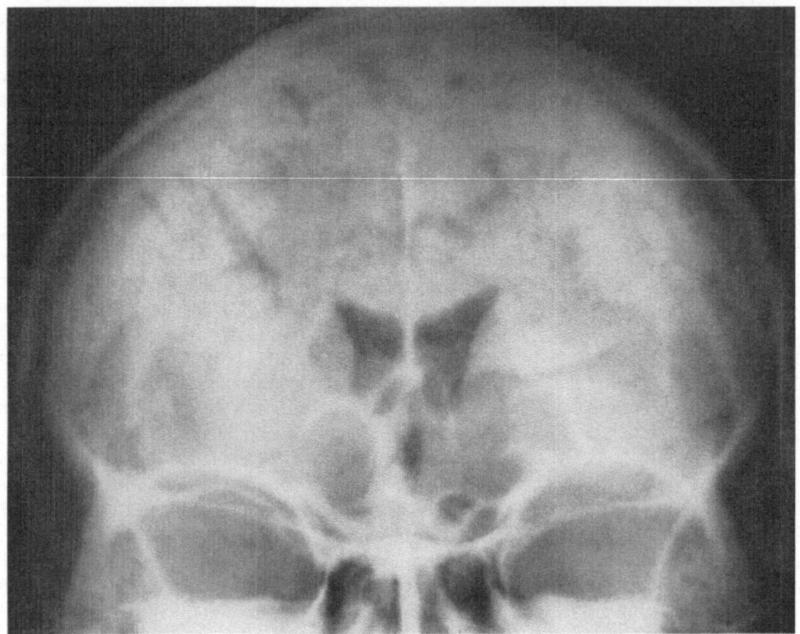

Abb. 86

Fall VI, 9: Philipp H., 49 Jahre. *Vorgeschichte:* Keine familiäre Belastung bekannt, bis zum 44. Lebensjahr immer gesund, froh und lebensbejahend, regelmäßig im Beruf gearbeitet. Seither wegen phasenhaft auftretender und wieder verschwindender, verschiedenartiger körperlicher Mißempfindungen, gepaart mit innerer Unruhe und Angst, in interner Behandlung, die immer ohne jeden Effekt blieb; es wird eine Hypertonie mit Blutdruckwerten von 195/120 festgestellt. *Hier* Blutdruck bei 150/90 nach RR, kein Anhalt für eine Nierenerkrankung, EKG und sonstige körperliche Befunde o. B. Bild einer depressiv-ängstlichen Verstimmung mit innerer Unruhe und Getriebenheit sowie mannigfachen *Körpermißempfindungen,* gekoppelt mit Angst, die oft den Charakter einer ausgesprochenen Vernichtungs- und Sterbeangst hat: u. a. ein „plötzliches Lähmungsgefühl, als ob ihm jemand die Beine wegziehe", ein „Kribbeln, Zucken und Bambeln" in den Beinen mit Schweißausbruch an den Füßen; ein Zusammenkrampfen in der Herzgegend; umschriebener Druck oder Hitzegefühl an bestimmten Körperstellen (Hand, Arm, Rücken und Brust, Beine), Stunden andauernd und dann wieder verschwindend; ein „Steifigkeitsgefühl" im Nacken für wenige Minuten, ein Gefühl „als ob das Blut nicht mehr durch die linke Seite und durch den Kopf zirkuliere". In Ausdruck und Affektivität wirkt der Patient noch der Situation angepaßt, natürlich, nicht schizophren.

Im *Pneumencephalogramm* finden sich leichte Formveränderungen an den Seitenventrikeln, eine erhebliche konzentrische Erweiterung des 3. Ventrikels sowie hier auch eine schon pathologische, mäßige Erweiterung der äußeren Liquorräume über der Hirnoberfläche (s. Abb. 87 und Tabelle VI, 9). Nach Schockbehandlung kommt es zunächst zu einer „völligen Remission", die jedoch nicht von Dauer ist und bald wieder einem „klagsam-hypochondrischen Bild"

Platz macht. Der Fall wurde noch als „langdauernde und therapieresistente atypische cyclothyme Depression" aufgefaßt; doch muß man ihn auf Grund der qualitativ eigenartigen Leibgefühlstörungen und vollends bei Bewertung des Verlaufs mit Defektbildung schon der leibhypochondrischen Form der Schizophrenie naherücken.

Besprechung der Ergebnisse

Das Pneumencephalogramm der atypischen endogenen Psychosen entspricht im Bereich der inneren Liquorräume weitgehend, wie ein Vergleich der Tabelle 9

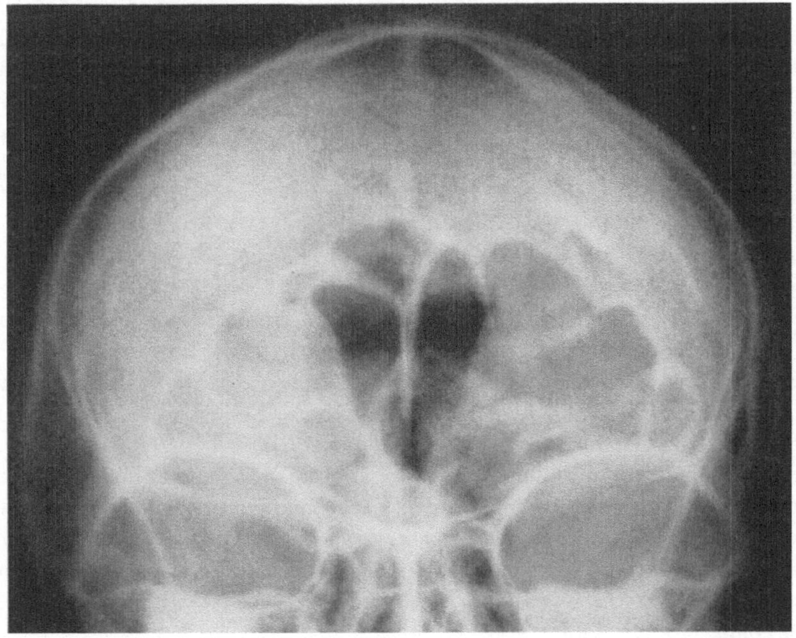

Abb. 87

(S. 111) mit der Tabelle 18 (S. 138) lehrt, dem der Schizophrenien mit leichtem Defekt (Remissionsgrad II). Der Prozentanteil pathologischer Veränderungen ist im Bereich der Seitenventrikel etwa derselbe, während er im Bereich des 3. Ventrikels etwas höher liegt.

Wir fanden bei den Schizophrenien mit leichtem Defekt in 23,4% der Fälle ein plumpes Ventrikelsystem mit einem Seitenventrikelindex unter 4,0 (hier in 25%), in 33,3% der Fälle mit einem Seitenventrikelindex über 4,0 mäßige Formveränderungen an den Seitenventrikeln (hier in 32,9%) und in 63,4% eine stärkere Erweiterung des 3. Ventrikels (hier in 83,3%); eine mäßige corticale Atrophie bestand bei den leichten Defektschizophrenien in nur 6,6%, hier jedoch in 33,3% der Fälle. Man könnte sagen: Wie es im psychopathologischen Erscheinungsbild fließende Übergänge gibt von der Cyclothymie über die atypischen Cyclothymien und Zwischen-Fälle zu der Schizophrenie, so besteht auch im pneumencephalographischen Bild keine scharfe Grenze zwischen Schizophrenie einerseits und Cyclothymie andererseits, vielmehr *nähern sich die Befunde bei den atypischen endogenen Psychosen und Zwischen-Fällen denen bei der Schizophrenie.*

Wie wir eingangs hervorhoben, wurde bei den Fällen atypischer endogener Psychosen für die Diagnose lediglich das psychopathologische Zustandsbild, nicht aber der Verlauf berücksichtigt; sonst nämlich wäre die Mehrzahl der Fälle als „atypische Schizophrenie" aufzufassen, da 10 von den 12 Fällen schubweise

verliefen, d. h. nicht völlig ausheilten, sondern nach Abklingen der akuten psychopathologischen Symptomatik einen in allen Fällen zwar geringgradigen, aber deutlichen Persönlichkeitsdefekt zeigten. Nur 2 Fälle (Fall 5 und 7 der Tabelle VI) klangen
phasenhaft unter völliger Wiederherstellung der früheren Persönlichkeit ab.

*Gerade diese beiden defektfrei ausgeheilten, als Zwischen-Fälle rubrizierten atypi-
schen endogenen Psychosen* zeigen nun — abgesehen von einer leichten, nicht als
pathologisch gewerteten Erweiterung des 3. Ventrikels in 1 Fall — *ein völlig normales pneumencephalographisches Bild*, während die übrigen mit leichtem Persönlichkeitsdefekt remittierten Fälle atypischer endogener Psychosen ausnahmslos
pathologische pneumencephalographische Veränderungen an den Seitenventrikeln
und am 3. Ventrikel aufwiesen. Hier ist nun an die beiden Fälle der vorigen
Gruppe (Fall 10 und 11 der Tabelle V) zu erinnern, die ungeachtet eines psychopathologisch typischen und reinen cyclothymen Zustandsbildes mit Defekt remittierten *und* ein pathologisches pneumencephalographisches Bild boten. Die Gegenüberstellung dieser beiden Fallpaare zeigt, daß die *akute psychopathologische Symptomatik einerseits nicht ohne Einschränkung eine Prognose hinsichtlich einer Wiederherstellung der Ausgangspersönlichkeit gestattet* — es gibt eben auch cyclothyme
Schübe und schizophrene Phasen — andererseits keine Rückschlüsse erlaubt auf
das Vorhandensein oder Fehlen von pathologischen Veränderungen im Pneumencephalogramm: *Allein der psychische Zustand nach Abklingen der akuten psychotischen Symptombildung*, das Vorhandensein oder Fehlen eines Persönlichkeitsdefektes, also der Remissionsgrad der Psychose, läßt bei den typischen Cyclothymien wie bei den atypischen Cyclothymien und Zwischen-Fällen eine Beziehung
zur pneumencephalographischen Gehirnbeschaffenheit erkennen. Wir finden also
*bei den Cyclothymien und atypischen endogenen Psychosen dieselbe Korrelation
zwischen Remissionsgrad der Psychose und pneumencephalographisch nachweisbaren
— atrophischen — Gehirnveränderungen wieder, die sich uns schon bei der Schizophrenie ergab.*

Im Anschluß an die atypischen endogenen Psychosen soll noch an Hand von
4 Fällen das pneumencephalographische Bild einiger *schwer rubrizierbarer Formen
aus dem „Grenzgebiet" der endogenen Psychosen* erwähnt werden. Es sind zunächst
3 diagnostisch nicht sicher zu entscheidende Fälle, die andernorts etwa als „Schi-
zoid" oder „Heboid" bezeichnet würden und bei uns nach längerer klinischer Beobachtung als „Verdacht auf Schizophrenie" abgeschlossen wurden, bei denen
zwischendurch aber auch Diagnosen wie „asthenische Pubertätsentwicklung" oder
„schwere asthenische, stimmungslabile Psychopathie" gestellt wurden. Es handelt sich also um jene seltenen, hinsichtlich der Diagnose: abnorme Persönlichkeit
oder Schizophrenie strittigen Fälle, bei denen sich stets die Frage erhebt, ob sie
„*grundsätzlich* unlösbar sind, also tatsächlich Übergänge darstellen, oder ob man
sie zur Zeit der Untersuchung oder vielleicht auch dauernd nicht einordnen
kann" (KURT SCHNEIDER). U. E. sind die im folgenden kurz skizzierten, hierhergehörigen Fälle zur Gruppe der Schizophrenie zu rechnen, wofür neben dem klinischen
Gesamtbild und -verlauf auch die in einem Fall sichere und in einem weiteren Fall
wahrscheinliche Belastung mit Schizophrenie zu sprechen scheint.

Fall VI, 13: Armin L., 22 Jahre. *Vorgeschichte:* Ein Bruder leidet wahrscheinlich an einer
Schizophrenie. Normale Entwicklung. Über die frühere Persönlichkeit ist nichts Sicheres
bekannt. Seit etwa 1 Jahr auffällig, anfallsartige Zustände gegenstandsloser innerer Unruhe

„ohne Angst". Wird vom Nervenarzt als „beginnende Hebephrenie mit Inadäquatheit des Affektes, Gleichgültigkeit gegenüber wichtigen Erlebnissen (Tod des Vaters), Kontaktarmut und hölzern-eckigem Verhalten, das an das einer Marionette erinnert", eingewiesen. *Hier* steif, förmlich, leicht maniert und verschroben, ticartige Gesichtsbewegungen, überheblich-besserwisserisch, affektiv flach und kühl; keine erstrangigen schizophrenen Symptome, doch Klagen über mannigfache eigenartige Körpermißempfindungen: U. a. ein „Zucken" in verschiedenen Körpergegenden, „blitzartige Kreuzschmerzen" zusammen mit Schulter- und Kopfschmerzen, ein „Zittern in den Waden, wie wenn Frösche drin wären", ein Kribbeln auf den Armen und auf der Brust „wie wenn kleine Tierchen darauf laufen würden".

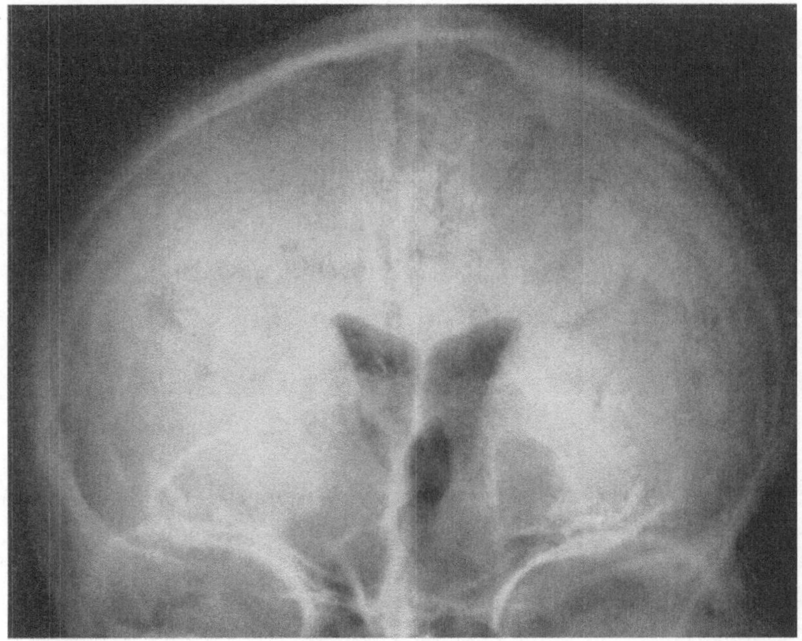

Abb. 88

Im *Pneumencephalogramm* fanden sich Formveränderungen an den basalen Teilen der Seitenventrikel und eine mäßiggradige konzentrische Erweiterung des 3. Ventrikels (Weite 9 mm) — s. Abb. 88 und Tabelle VI, 13). Nach einer unter der Annahme einer Hebephrenie durchgeführten Elektroschockbehandlung Zurücktreten der Körpersensationen, sonst keine Veränderung. Eine *Katamnese* 3 Jahre später ergab, daß der Patient als Bibliothekar weiterarbeitete, vor $\frac{1}{2}$ Jahren nach den USA auswanderte und dort bald zum Militärdienst eingezogen wurde.

Fall VI, 14: Klaus H., 22 Jahre. *Vorgeschichte:* Eine Tante wegen Schizophrenie in Heilanstalt. Normale Entwicklung; sehr guter Schüler — Primus! — bis zur Obersekunda, dann im 18. Lebensjahr allmähliche Wesensveränderung mit starkem Leistungsabfall und Schulabgang in Unterprima. Versagt auch im väterlichen Betrieb, wo er eine praktische Zeit als Vorbereitung für das Staatstechnikum absolviert. Klagen über „Gedankenabreißen", Konzentrationsunfähigkeit, erschwerte Auffassung, Mattigkeit, allgemeine Interesselosigkeit und Lustlosigkeit. Deutliches Bewußtsein einer Veränderung und selbst empfundene Gefühlsverarmung; er könne sich über nichts mehr freuen oder ärgern, will ganz ohne Pflichten leben, sich mit einer Beschäftigung als ungelernter Arbeiter zufriedengeben, kann sich sogar zum Besuch der Gewerbeschule nicht mehr aufraffen, wünscht nur noch „panem et circenses". *Hier* keine schizophrenen Erlebnisweisen; affektiv flach, initiativelos und kontaktschwach, Bild einer in allen Schichten „faulen" Persönlichkeit, bloßes Konstatieren einer Veränderung ohne gefühlsmäßige Beteiligung. Trotz des Verdachtes auf einen hebephrenen Prozeß wird eine asthenische Pubertätsentwicklung angenommen.

Bei sonst negativem somatischem Befund zeigt das *Pneumencephalogramm* eine spindelförmige Erweiterung des 3. Ventrikels (Weite 7,5 mm) und leichte Formveränderungen an den Seitenventrikeln.

Fall VI, 15: Wolfgang S., 30 Jahre. *Vorgeschichte:* Keine familiäre Belastung bekannt. Seit je schüchtern und gehemmt, doch nach den Eltern früher lebhaft und gesellig, erst seit etwa dem 20.—25. Lebensjahr allmählich stiller und verschlossener. Philosophiestudium bis zum 10. Semester. Mit 27 und 29 Jahren als stimmungslabile Krisen aufgefaßte Phasen mit ziellosem Herumwandern, die jeweils zu einem Suicidversuch führen. *Hier* Bewegungsunruhe mit grimassierenden Gesichtsbewegungen, scheint nicht wirklich zu leiden; uneinfühlbare

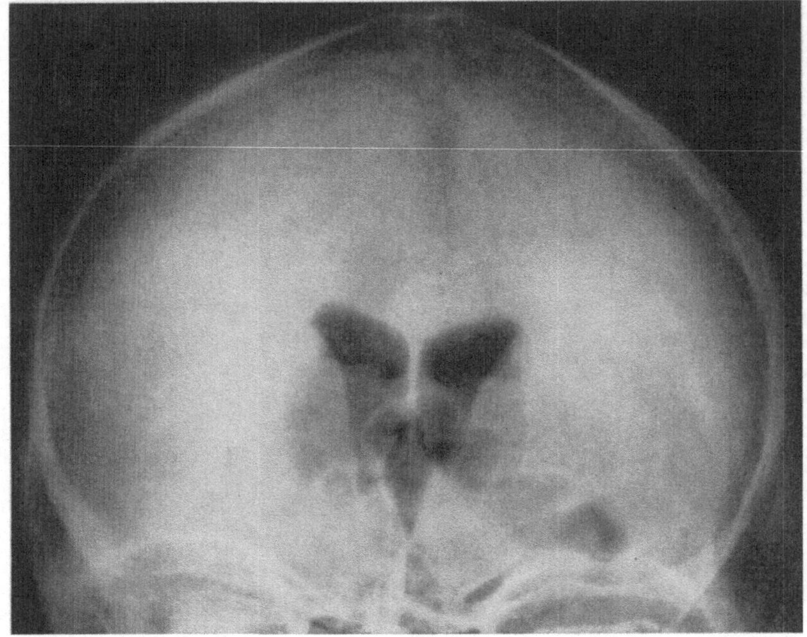

Abb. 89

Motivierung für seine Suicidneigung, nüchternes Konstatieren ohne gefühlsmäßige Beteiligung; bloß rationale Kontaktfähigkeit, wirkt zeitweise ausgesprochen flach, läppisch vergnügt, ohne jeden Gedanken an die Zukunft, von Augenblick zu Augenblick lebend. Findet sich unbeeindruckt und unbekümmert damit ab, sein Studium aufzugeben und als Briefträger oder Gärtner zu gehen. Unter der Beobachtung wieder unmotivierte, phasenhafte Zustände depressivgereizter Verstimmung mit Suicidtendenz. Somatisch o. B.

Im *Encephalogramm* findet sich ein plumpes Ventrikelsystem (Seitenventrikelindex 3,8) und ein erheblich konzentrisch erweiterter 3. Ventrikel (s. Abb. 89 und Tabelle VI, 15). Eine nach 3 Jahren erhobene *Katamnese* trifft den Patienten unverändert als Gärtnergehilfen in einer Anstalt, wo er mit seinem Schicksal, abgesehen von noch gelegentlich unvermittelt auftretenden „Gemütsdepressionen mit Erschöpfung", sichtlich zufrieden ist.

Im 1. Fall ist u. E. die Zugehörigkeit zum schizophrenen Formenkreis durch die Auffälligkeiten in Affekt und Ausdruck und die beschriebenen, qualitativ eigenartigen Körpersensationen hinreichend gesichert; wir würden von einer leibhypochondrischen, anscheinend abortiv verlaufenden Form der Schizophrenie sprechen (s. S. 237). In den beiden anderen Fällen ist die äußere Lebensgeschichte mit dem deutlichen Knick in der Persönlichkeitsentwicklung und dem allmählichen sozialen Abgleiten ursprünglich hoffnungsvoller junger Menschen ohne

Zweifel die einer einfachen Schizophrenie; dazu kommt aus der Trias des Hebephreniesyndroms die Affekt- und Antriebsstörung. Sie äußert sich in einer auf die höheren Stufen der Spontaneität beschränkten Einbuße an Aktivität und Interesse und in einer selbstempfundenen Gefühlsverarmung, die bevorzugt die Sympathiegefühle betrifft und ohne tieferes leidendes Betroffensein bloß rational konstatiert wird. Eine schizophrene Denkstörung wird vermißt oder ist allenfalls in diagnostisch nicht verwertbaren, im Subjektiven bleibenden Andeutungen vorhanden, ebenso fehlen alle formalen schizophrenen Erlebnissymptome und jedes akute psychotische Geschehen. Trotzdem möchten wir *solche Fälle mit ihrer allmählich sich ausbildenden einschneidenden Persönlichkeitsveränderung auf dem Gebiet der Spontaneität und Affektivität* auch dann *zur Schizophrenie stellen* und nicht als asthenische Pubertätsentwicklung oder „schizoide Psychopathie" auffassen, wenn es bei einem *einmaligen* Absinken der Aktivität, einer Einbuße an seelischen Gefühlserlebnissen bleibt und nie produktive, eine Schizophrenie beweisende Symptome auftreten. Sie wären dann als blande und ohne akutes psychotisches Geschehen verlaufende Formen den bekannten psychopathisch aussehenden Typen schizophrener Defektzustände mit „Charakterveränderung" zur Seite zu stellen, wie sie nach akuten Schüben zurückbleiben und gleichfalls oft genug — ohne Kenntnis der Anamnese — als Psychopathien verkannt werden. Für einen möglichen nosologischen Zusammenhang dieser diagnostisch nicht sicher entscheidbaren Fälle mit der Schizophrenie, jedenfalls aber dafür, daß es sich bei ihnen um *Krankheitsfolgen* und nicht bloße psychopathische Variationen normalen seelischen Wesens handelt, scheint uns nun auch ihr pneumencephalographisches Bild zu sprechen. Wir finden in allen 3 Fällen Veränderungen im Bereich der inneren Liquorräume, wie sie uns in gleicher Lokalisation auch bei den mit leichtem Defekt remittierten Schizophrenien begegneten: nämlich *eine Formveränderung an den stammgangliennahen Abschnitten der Seitenventrikel und eine hydrocephale Erweiterung des 3. Ventrikels.*

Abschließend ist noch eine gleichfalls schwer rubrizierbare, an der Grenze zum Organischen hin stehende Form eines psychopathologischen Syndromes an Hand eines Falles zu erwähnen: der sog. „Dermatozoenwahn" (EKBOM, HARBAUER; „chronische taktile Halluzinose" nach BERS u. CONRAD).

Fall VI, 16: Anton W., 62 Jahre. Ein Bruder leidet an genuiner Epilepsie. Normale Entwicklung. Seit etwa dem 56. Lebensjahr treten nach einer anfänglichen Phase von Polydipsie bei dem früher immer gesunden Landwirt äußerst quälende, krabbelnde, nach der Meinung des Patienten von kleinen Tieren herrührende *Sensationen* an den Beinen, am Genitale und am Kopf auf, die er äußerlich auf der Haut verspürt. Bei unmittelbarer Realitätsgewißheit der Empfindungen ist das Realitätsurteil im Laufe von Monaten und Jahren schwankend; aber trotz gut erhaltener Kritikfähigkeit und psychotherapeutischer Führung bricht die angstvolle Überzeugung, es handle sich eben doch um lebende Tiere, und die Befürchtung, andere Menschen anzustecken, immer wieder durch. Der Patient zeigt dabei eine natürliche Affektivität, leidet stark unter den Sensationen, wirkt ausdrucksmäßig nicht schizophren.

Im *Pneumencephalogramm* zeigt sich eine symmetrische Verplumpung der Seitenventrikel mit mäßiggradiger Abstumpfung der lateralen Umschlagstellen und verstrichenen Stammganglientaillen sowie eine konzentrische Erweiterung des 3. Ventrikels (9,5 mm); an den äußeren Liquorräumen besteht nur über dem Stirnhirn eine geringgradige Vergröberung der Furchenzeichnung (s. Abb. 90 und Tabelle VI, 16).

Bei dem psychopathologischen Syndrom des Dermatozoenwahnes, dessen wesentlicher Bestandteil qualitativ abnorme Erlebnisweisen auf dem Gebiet der

Leibempfindungen sind, findet sich also ein *ähnliches pneumencephalographisches Bild wie bei der Schizophrenie und bestimmten atypischen endogenen Psychosen.* Es handelt sich u. E. beim Dermatozoenwahn um die gleiche Form einer schizophrenen Leibgefühlstörung, wie sie uns schon in dem als Schizophrenie aufgefaßten Fall Armin L. (VI, 13) begegnete: Die *empfindungsmäßige Grundlage* dieser eigenartigen Erlebnisweise ist, wie wir glauben, in beiden Fällen dieselbe, wenn

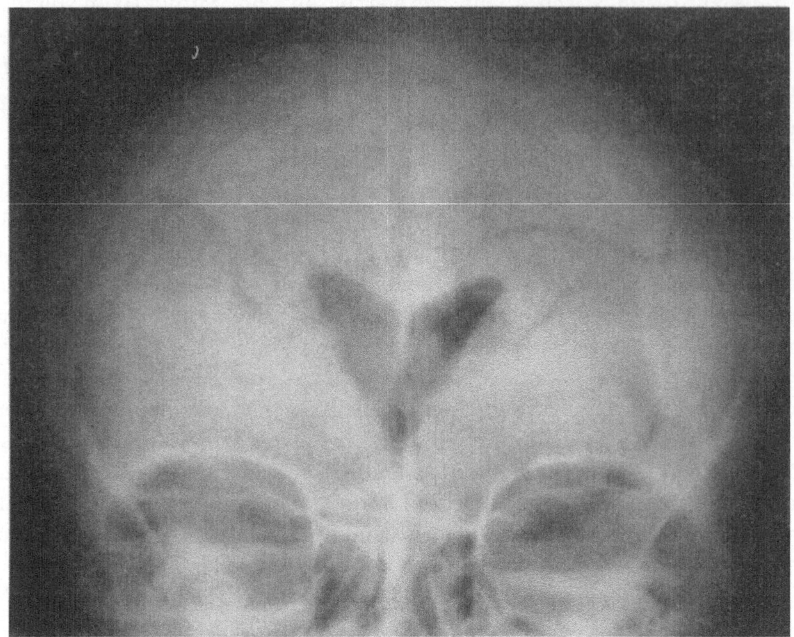

Abb. 90

auch das endgültige, psychopathologisch faßbare Phänomen dank einer vom sinnesmäßigen Anteil in den meisten Fällen nicht abtrennbaren, variablen Verarbeitungs- und Erlebnisweise, dem Fehlen oder Vorhandensein einer wahnhaften Ausdeutung, verschiedenartig aussehen mag.

Bei Armin L. erscheint es als reine Körpersensation (ein Kribbeln auf den Armen und auf der Brust, „wie wenn kleine Tierchen darauf laufen würden"), bei Anton W. als Dermatozoen*wahn* mit — auch hier schwankendem — Realitätsurteil.

Diese bei der Schizophrenie sehr häufig — jedoch nicht ausschließlich dort — auftretenden *abnormen Körpersensationen*, die bei dem größten Teil unserer Schizophreniefälle und besonders beim „leibhypochondrischen" Verlaufstyp in mannigfachen Formen vorkommen und für die wir eine zentrale Genese annehmen, gewinnen aber im Zusammenhang mit dem aufgefundenen, pneumencephalographisch nachweisbaren Gehirnbefund eine besondere Bedeutung. Hierauf ist im 3. Hauptteil einzugehen (s. Abschn. C, II., 3. und 4.).

C. Deutung der Befunde und Zusammenschau klinisch-psychopathologischer und pneumencephalographischer Bilder

I. Deutung der pathologischen pneumencephalographischen Befunde

Bei der Beurteilung und Bewertung unserer insgesamt 244 Pneumencephalogramme war zunächst eine im 2. Hauptteil durchgeführte Abgrenzung des Normalen gegen das Pathologische allein auf Grund des pneumencephalographischen Bildes notwendig. Schon diese Entscheidung, ob und in welchem Ausmaß ein pneumencephalographischer Gesamt- oder Teilbefund als pathologisch zu gelten hat, stellt streng genommen den ersten Schritt einer über die reine Beschreibung hinausgehenden Deutung dar, die sich jedoch auf Grund der an einem großen neurologisch-psychiatrischen Krankengut seit Einführung der Pneumencephalographie bis heute gewonnenen Unterlagen auf eine breite empirische Grundlage stützen kann und an Hand des Pneumencephalogramm-Materials jederzeit objektivierbar und nachprüfbar wird (s. Teil A). Die jetzt interessierende und viel wichtigere Frage ist jedoch die der *Genese* der aufgefundenen und in Teil B beschriebenen pathologischen pneumencephalographischen Befunde, d. h. die Frage, *ob der pathologische pneumencephalographische Befund in Beziehung steht zu dem klinisch-psychopathologischen Krankheitsbild der endogenen Psychose* und weiter, welcher Art diese Beziehung ist.

Welche Deutungen der pathologischen pneumencephalographischen Befunde, wie sie durch unsere pneumencephalographische Phänomenologie bei der Schizophrenie und atypischen endogenen Psychosen nachgewiesen wurden, sind überhaupt möglich? Man kann zunächst annehmen, daß keine Beziehung zur endogenen Psychose besteht und in den Befunden den Ausdruck einer anlagemäßig vorhandenen, von der Schizophrenie unabhängigen Mißbildung oder einer perinatalen, frühkindlichen oder im Erwachsenenalter erworbenen Hirnschädigung oder die Folge einer zur Schizophrenie hinzutretenden organischen (Alters-)Erkrankung des Gehirns sehen.

1. Deutung der Befunde als von der Schizophrenie unabhängige Hirnmißbildungen oder Hirnschäden

a) Mißbildung

Die pneumencephalographisch nachgewiesenen Gehirnbefunde können als — unabhängig von der endogenen Psychose bestehende — *Mißbildungen des Zentralnervensystems* angesehen werden, also als Abweichungen von der normalen morphologischen Struktur, die auf — endogen oder exogen bedingte — Veränderungen der fetal und postfetal bis zur Reife ablaufenden normalen Wachstumsvorgänge zurückzuführen sind.

So kann ein Hydrocephalus als Folge einer direkt durch Mutation oder indirekt durch vererbbare Ursachen entstandenen Entwicklungsstörung — indem das Gehirn seinen Blasentypus beibehält — und dabei auch familiär vorkommen; oder er tritt als *Begleiterscheinung bzw. Folge von anderen Mißbildungen* des Zentralnervensystems (Spina bifida, Mikrocephalie, Balkenmangel) auf (HALLERVORDEN). Auf die häufige Kombination einer Spina bifida mit einem Hydrocephalus internus hat KÖTTGEN aufmerksam gemacht. Eine hervorstechende Erweiterung des 3. Ventrikels findet sich nach SCHIFFER nicht selten zusammen mit in der Medianebene gelegenen Mißbildungen des ZNS, so beim sogenannten 5. Ventrikel (erweitertes Cavum septi pellucidi), der als „forme fruste" eines cerebralen Dysraphieäquivalentes (MARBURG, OSTERTAG) angesprochen werden kann. Eine Mißbildung kann sich manchmal auch, wie SCHIFFER auf Grund solcher Beobachtungen annimmt, am 3. Ventrikel isoliert zeigen („isolierter Scheinhydrocephalus", s. hierzu S. 178).

Gegen eine Deutung der pneumencephalographisch nachweisbaren Veränderungen an den inneren Liquorräumen (Seitenventrikel und 3. Ventrikel) als Mißbildung spricht, daß *andere Mißbildungen und Entwicklungsstörungen des ZNS im Pneumencephalogramm und im Röntgenbild der Wirbelsäule unserer Schizophreniefälle fast vollständig fehlen.*

Mißbildungen wie Balkenmangel, Fehlen des Septum pellucidum, Arhinencephalie („Cyclopenventrikel") usw. konnten wir nie beobachten; ein mit dem übrigen Ventrikelsystem *kommunizierendes Cavum septi pellucidi* fand sich nur *einmal* bei 217 Fällen endogener Psychosen, ein *Cavum septi pellucidi ohne Kommunikation* mit dem Liquorraum *in 2 Fällen.*

Die Erweiterung des Cavum septi pellucidi kommt also nur in 1,57% aller Schizophreniefälle (3 Fälle von 190) vor, während sie sich (nach KAUTZKY u. ZÜLCH) in 5% aller Sektionen findet. Das bedeutet, daß diese an und für sich relativ häufige Mißbildung *bei der Schizophrenie wesentlich seltener* anzutreffen ist *als in einem allgemeinen Sektionsgut!*

Röntgenologisch nachweisbare dysraphische Störungen im Bereich des Rückenmarks (Spina bifida), mit denen der durch Entwicklungsstörungen entstandene Hydrocephalus meist kombiniert ist, zeigte nur 1 Fall (III, 32).

Eine Reihe anderer encephalographisch faßbarer morphologischer Varianten, die nicht als ausgesprochene Mißbildung, sondern als konstitutionell bedingte Abweichung vom normalen Bau des Gehirns oder als „physiologische Varianten" aufzufassen sind, waren nicht allzu selten anzutreffen: *Bei etwa 10% der Schizophreniefälle bestanden Einkerbungen am Seitenventrikeldach im Sinne des „ribbing"* (s. S. 34), in 13,8% der Fälle eine abnorme Kleinheit der Seitenventrikel mit einem Seitenventrikelindex über 4,7, die in einem kleineren Teil der Fälle mit einer allgemein dysplastischen Konfiguration des Ventrikelsystems verbunden war.

Auch sonstige *Körpermißbildungen* oder als konstitutionelle Abartigkeiten, heredodegenerative und dyskrine Stigmata zu wertende Befunde sind in unserem Schizophreniematerial relativ selten und *nur* (einschließlich der Spina bifida) *in 10% sämtlicher Fälle* (19 von insgesamt 190 Fällen) anzutreffen, wobei der Prozentanteil in den einzelnen Defektgruppen nicht wesentlich verschieden ist.

In Gruppe I beträgt er 8,7% (4 Fälle), in Gruppe II 9,6% (10 Fälle) und in Gruppe III 7,14% (3 Fälle); lediglich in Gruppe IV (schwere schizophrene Defekte) liegt er mit 30% (3 Fälle) wesentlich höher als in den übrigen Gruppen, was sich jedoch wegen der hier nur geringen Fallzahl (11 Fälle) nicht sicher verwerten läßt. Immerhin kann man in diesem relativ häufigen Vorkommen von Dysplasien bei unseren schweren Defektschizophrenien eine Bestätigung sehen für die alte Erfahrung, daß die verblödenden Formen der Schizophrenie mehr „Degenerationszeichen" aufweisen als die leichteren. Rechnet man Gruppe III und IV, also die stärkeren schizophrenen Defekte zusammen, ergibt sich ein Prozentsatz von 11,5 (6 Fälle).

Im einzelnen handelt es sich dabei um Dysplasien wie Minderwuchs, angeborener Klumpfuß, Hohlfüße, fehlende Nagelbildung und Schwimmhautbildung an den Zehen, Leistenhoden, Verkrümmung des Endgliedes des 5. Fingers, Depigmentierungen der Augenbrauen und Wimpern, Ichtyosis congenita und Mikrophthalmus, die je in 1 Fall des Materials vorkommen; in je 2 Fällen besteht eine angeborene Schielamblyopie, eine abnorme Pigmentierung bzw. fibrae medullares am Fundus und eine angeborene Catarakt; in 3 Fällen lag ein Hypogenitalismus vor.

Von den 19 Fällen mit Dysplasien zeigten 9 Fälle, also 47%, eine allgemeine Verplumpung oder hydrocephale Erweiterung der Seitenventrikel, die im gesamten Schizophreniematerial nur bei 28% vorkommt. Andererseits waren 5 Fälle (26,3%) encephalographisch ohne sicheren pathologischen Befund (gegenüber 31,8% im Gesamtmaterial). Bei den 9 Fällen mit allgemein verplumptem oder hydrocephalem Ventrikelsystem handelt es sich in 4 Fällen um ophthalmologische Befunde (fibrae medulares und abnorme Pigmentierung am Fundus, Catarakta coronaria, Mikrophthalmus), in 2 Fällen um dem Status dysraphicus zugerechnete Dysplasien (Spina bifida occulta, Hohlfüße) und in den 3 restlichen Fällen um angeborenen Klumpfuß, fehlende Nagel- und Schwimmhautbildung an den Zehen sowie Minderwuchs.

Es ergab sich also, daß pneumencephalographisch faßbare stärkere atrophische Gehirnveränderungen bei den 10% unseres Krankengutes ausmachenden Schizophrenien mit Körpermißbildungen verschiedener Art unabhängig vom Defektgrad der Schizophrenie häufiger vorkommen (47%) als im gesamten Schizophreniematerial (28%).

Im ganzen läßt sich feststellen: *Pneumencephalographisch nachzuweisende Mißbildungen des Zentralnervensystems finden sich bei der Schizophrenie sehr selten, nämlich nur in 1,57% sämtlicher Fälle; sonstige Körpermißbildungen sind gleichfalls relativ selten und kommen in 10% der Schizophreniefälle vor.*

Gegen eine Auffassung des Hydrocephalus internus bei der Schizophrenie als Mißbildung wie auch als Folge einer perinatalen Affektion ist weiter anzuführen, daß er nicht mit einer Vergrößerung und Ausweitung des Schädels, zu der es beim angeborenen oder frühkindlichen Hydrocephalus im allgemeinen — wenn auch nicht obligat — kommt (PETERS), vergesellschaftet ist.

Bevor wir auf die frühkindlichen Hirnschäden eingehen, ist zur Frage des *„angeborenen Hydrocephalus"* folgendes zu bemerken. Will man einen röntgenologisch nachgewiesenen umschriebenen oder diffusen hydrocephalen Befund *nicht* als prozeßbedingt und während des Lebens erworben (florider oder abgeschlossener, zur Hirnatrophie führender Prozeß), sondern als *angeboren* deuten, wird es sich doch stets um einen pathologischen Zustand handeln und nicht um eine „konstitutionelle Variante", ein „konstitutionell abnorm weites Liquorraumsystem". Es ist keineswegs erwiesen, daß es einen konnatalen Hydrocephalus als „Normvariante", als Abweichung von einer durchschnittlichen, normalen Weite der Liquorräume nach oben ohne jede pathologische Bedeutung überhaupt gibt. Auch der konnatale Hydrocephalus wird entweder exogen, im weiteren Sinne erworben infolge einer fetalen Hirnschädigung zustandekommen oder aber anlagebedingt im Sinne einer vererbten Mißbildung, jedenfalls nicht als bloße morphologische Variation. In jedem Fall eines hydrocephalen Befundes wird entweder eine *Atrophie* (auch der Hydrocephalus liquormechanischer Genese führt, wenn er längere Zeit besteht, zu einer Atrophie) oder aber eine *Hypoplasie* der Hirnsubstanz vorliegen[1]. Lassen sich exogene, für eine intrauterine Schädigung in Frage kommende Noxen (wie Sauerstoffmangel, Röntgenbestrahlung, Traumen, fetale Encephalitiden und Meningitiden, Rubeolen der Mutter usw.) ausschließen (was praktisch allerdings nie mit Sicherheit möglich ist), wäre ein angeborener Hydrocephalus als anlagebedingte, vererbte Mißbildung, die besonders lokalisierten, pneumencephalographischen Veränderungen unserer Schizophreniefälle aber als anlagebedingte, bestimmte Hirnsysteme bevorzugt betreffende Hirnhypoplasie aufzufassen (s. S. 160); angeboren wäre dann also gleichbedeutend mit „anlagemäßig".

---

[1] Die Existenz eines sogenannten „idiopathischen" angeborenen Hydrocephalus (im Sinne einer anlagemäßigen Liquorsekretionsstörung) muß heute bezweifelt werden, da bei der Sektion in jedem Fall von Hydrocephalus die zugrundeliegende Störung aufzufinden ist (DANDY, STUTTE).

b) Frühkindliche cerebrale Affektionen
(fetale, perinatale und postfetale Hirnschäden)

Gegen eine Auffassung unserer pneumencephalographischen Befunde bei der Schizophrenie als frühkindliche Hirnschädigung spricht zunächst schon die *Art der Veränderungen*, die sich grundsätzlich *von den beim frühkindlichen Cerebralschaden erfahrungsgemäß am häufigsten vorkommenden Befunden unterscheiden:* Porusbildungen, umschriebene zystenförmige Luftansammlungen bzw. Füllungs*defekte* im Subarachnoidealraum, auf Hemiatrophien oder lobäre Sklerosen hindeutende Befunde an den äußeren Liquorräumen u. U. mit halbseitiger Erweiterung des 3. Ventrikels, lokale Ausziehungen oder Ausweitungen der Ventrikel fehlen vollständig in unserem Schizophreniematerial, hochgradige Ventrikelasymmetrien wie bei mehr ventrikelnahen Hemiatrophien sind selten (7,6%). *Klinisch* läßt sich gegen die Annahme einer frühkindlichen Hirnschädigung das völlige Fehlen von neurologischen Ausfällen (die allerdings, wie unten erörtert, nicht obligat sind, z. B. bei Hydrocephaluskindern von STUTTE in 9 von 22 Fällen vermißt wurden) und von extrapyramidalen Zeichen, die gerade bei ventrikelnahen frühkindlichen Schäden häufig sind (HEMPEL, BRENNER), ferner das Fehlen von epileptischen Anfällen und die große Seltenheit eines Schwachsinns in unserem Material (nur 4 Fälle = 2,1%) geltend machen.

In unserem Material sind weiter, wie eingangs erwähnt, Fälle mit nach Anamnese oder klinischem Befund möglicherweise, wahrscheinlich oder sicher vorgeschädigtem Gehirn nicht enthalten. Es blieben also von vornherein Fälle ausgeschlossen, bei denen eine früher durchgemachte Hirnschädigung klinisch faßbar wurde. Doch gibt es anscheinend, wie neuere Erfahrungen lehren, (Rest-)Zustände nach perinatal und frühkindlich entstandenen organischen cerebralen Affektionen, die sich auch bei Anwendung aller üblichen klinischen Untersuchungsmethoden (neurologische einschließlich ophthalmologische Untersuchung, Elektroencephalogramm, Schädelübersichtsaufnahmen, Liquorbefund) nicht nachweisen lassen und für die auch durch eingehende anamnestische Erhebungen kein Anhalt zu gewinnen ist. Solche Fälle mit früher, weder anamnestisch noch klinisch nachweisbarer Hirnschädigung werden sich also der von uns durchgeführten Auslese mit Ausschluß cerebral vorgeschädigter Schizophrener entziehen und wir können grundsätzlich nicht den Beweis erbringen, daß sie in unserem Material völlig fehlen. Der neurologische Befund kann selbst bei größeren intrakraniellen geburtstraumatischen Blutungen negativ sein (KOCH), frühkindliche Meningitiden bzw. Meningoencephalitiden mit schweren postmeningitischen Gehirnveränderungen können klinisch nahezu symptomlos und unterschwellig (leere Anamnese!) verlaufen (HALLERVORDEN, OSTERTAG und SCHIFFER). Doch werden wohl auch dann in den meisten Fällen neben somatischen Stigmen (wie körperliche oder motorische Retardierung) *psychische Veränderungen* (einschließlich schon im Kleinkindesalter auftretender „neuropathischer Stigmen" wie Enuresis, Pavor nocturnus, Schreckhaftigkeit) *auf die überstandene Affektion hinweisen, wobei die hirnorganisch bedingten psychischen Auffälligkeiten u. U. als psychopathische Persönlichkeitsvarianten imponieren* (VILLINGER, GÖLLNITZ).

So boten nach GÖLLNITZ früh hirngeschädigte Kinder ein im Kern einheitliches „hirnorganisches Achsensyndrom" mit vegetativ-vasomotorischen Dysregulationen, das eine große Übereinstimmung mit der hirntraumatischen Leistungsschwäche Erwachsener habe und nahezu identisch sei mit dem Sammelbegriff der „Neuropathie", „Neurasthenie", „konstitutionellen Nervosität" und ähnlichen Diagnosen.

Es wäre demnach denkbar, daß sich *unter den in unserem schizophrenen Krankengut vorkommenden Fällen mit präpsychotisch dystoner, „schizoider" oder „nervöser" Persönlichkeit solche Folgezustände fetaler, perinataler oder frühkindlicher Hirnschädigungen verbergen.*

Wir haben daher die Schizophreniefälle mit präpsychotisch psychopathischer Persönlichkeit oder somatopathischer Konstitution („Neuropathie") ausgesucht und für sich ausgewertet. Es fanden sich im gesamten Schizophreniematerial 57 Patienten (30%) mit präpsychotisch auffälliger Persönlichkeit, also „Neuropathie" oder ungünstigen, im Sinne von KRETSCHMER „schizoiden" Charaktereigentümlichkeiten mannigfacher Art, wobei es sich um Wesenszüge wie Kontaktschwäche (stille, scheue, verschlossene und ungesellige Naturen, Sonderlinge usw.) Psych- und Physasthenie (besonders „nervöse", erregbare, empfindsame, körperlich leicht versagende, ängstliche und zu hypochondrischer Selbstbeobachtung neigende Menschen, die asthenischen Psychopathen im Sinne von KURT SCHNEIDER), Temperamentsarmut (passive, unjugendlich pedantische und schwunglose, „zu brave" Charaktere), paranoide Einstellung, Gemütskälte (Rücksichtslosigkeit, Streitsucht, Boshaftigkeit) handelt. Von diesen 57 Schizophreniefällen, die in ihrer Ausgangspersönlichkeit deutlich dystone Züge oder eine somatische Labilität erkennen ließen, zeigten nur 28 Fälle (49,1%) sicher pathologische pneumencephalographische Befunde, während im gesamten Schizophreniematerial der Anteil der sicher pathologischen pneumencephalographischen Befunde 68,7% beträgt (s. Tabelle 11, S. 113). Bei Berücksichtigung von 12 Schizophreniefällen unter jenen 57, die präpsychotisch besonders ausgeprägte psychopathische Auffälligkeiten und eine schwer „schizoide" Charakterstruktur aufwiesen, liegt der Anteil der Fälle mit sicher pathologischen pneumencephalographischen Veränderungen mit 25% — nur 3 von 12 Fällen! — noch niedriger.

Es ergibt sich also, daß *sicher pathologische pneumencephalographische Veränderungen bei den präpsychotisch auffälligen Schizophrenien nicht häufiger, sondern im Gegenteil seltener vorkommen (49,12%) als im gesamten Schizophreniematerial* (68,7%). Hieraus läßt sich demnach kein Anhalt gewinnen für die Annahme, daß bei einem mehr oder weniger großen Teil der Schizophreniefälle mit präpsychotisch auffälliger Persönlichkeit hirnorganisch bedingte, anamnestisch nicht nachweisbare und — abgesehen von jenen präpsychotischen Auffälligkeiten — klinisch „stumme" Folgezustände frühkindlicher Hirnschäden vorliegen. Da man nun bei unseren präpsychotisch in ihrer körperlichen und psychischen Gesamtkonstitution unauffälligen und im somatisch-neurologischen Befund wie anamnestisch negativen Schizophrenen (138 Fälle) ebenso wie bei den zwar präpsychotisch auffälligen, aber encephalographisch und anamnestisch negativen Schizophrenen (29 Fälle) einen frühkindlichen Cerebralschaden u. E. ausschließen kann, besteht nur bei jenen 28 Fällen (14,35% des Gesamtmaterials) präpsychotisch psychopathischer und pneumencephalographisch positiver, doch klinisch-neurologisch und anamnestisch (hinsichtlich frühkindlicher Hirnschädigung) negativer Schizophrener die Möglichkeit einer frühkindlichen cerebralen Affektion. Auch hier wäre dann — wollte man eine solche annehmen — das ausschließliche Vorkommen von ventrikelnahen (Formveränderungen an den Seitenventrikeln und Erweiterung des 3. Ventrikels) und das Fehlen von ventrikelfernen Hirnschäden sehr auffällig und nur unter der Voraussetzung einer besonderen anlagebedingten Anfälligkeit ventrikelnaher Hirnstammregionen (s. S. 178) denkbar.

In diesem Zusammenhang sind die unter konstitutionsbiologischen Aspekten durchgeführten klinisch-röntgenologischen Untersuchungen von SCHIFFER[1] von Bedeutung, bei dessen Fällen mit Größen- und Formveränderungen des 3. Ventrikels zum Teil exogene Schädigungen (frühkindliche Encephalitis und Geburtstrauma) nachweisbar waren, nicht selten sich aber auch eine „leere" Anamnese ergab, wobei dann klinisch unterschwellige frühkindliche Meningitiden oder Encephalitiden angenommen werden. SCHIFFER fand nun die Formveränderungen des 3. Ventrikels kombiniert mit Veränderungen am Schädelrelief und an den übrigen Liquorräumen. Vor allem fanden sich regelmäßig encephalographische Auffälligkeiten im Bereich des periencephalen Raumes mit grober und oft seitenungleicher Subarachnoidalfüllung.

Bei den röntgenologischen Veränderungen im Bereich der Schädelbasis, wie sie auch in unserem Schizophreniematerial in etwa 30% der Fälle ohne eindeutige Beziehung zum Remissionsgrad und damit zum pneumencephalographischen Befund vorkommen (s. S. 132), ist es nach SCHIFFER oft äußerst schwierig, pathogenetische Schlüsse zu ziehen. Jedenfalls erlauben die morphologischen Befunde an der Schädelhirnbasis einschließlich encephalographischer Veränderungen am 3. Ventrikel keine Entscheidung hinsichtlich einer endogenen oder exogenen Ätiologie und sie können bei frühkindlichen (entzündlichen oder traumatischen) Cerebralschäden ebenso auftreten wie bei frühen, anlagebedingten Entwicklungsstörungen und auch familiär und vererbbar vorkommen (OPITZ, SCHIFFER). SCHIFFER und OSTERTAG beschränken sich darauf, auch in der Formveränderung und hydrocephalen Erweiterung des 3. Ventrikels allgemein konstitutionsbiologisch ein „diencephales Stigma" zu erblicken, das auf eine „Anlageschwäche des Diencephalon" hinweist.

Unsere Befunde bei der Schizophrenie scheinen sich von den von SCHIFFER beschriebenen pneumencephalographischen Bildern gerade durch das weitgehende *Zurücktreten von Veränderungen an den äußeren Liquorräumen*, die in unserem Material nur in 14,5% aller Fälle im Bereich der Hirnoberfläche, in 20% der Fälle bei Berücksichtigung auch der Veränderungen der basalen Zisternen (stärkere Erweiterung) sicher pathologisch verändert waren, zu unterscheiden. Ein weiterer Unterschied ist das *Überwiegen der mehr konzentrischen, spindeligen bis rundblasigen Formveränderung des 3. Ventrikels* in unserem Material gegenüber der Birnen- oder Tropfenform, wie sie im Krankengut von SCHIFFER am häufigsten vorkommt (s. auch S. 49 u. 109).

Eine für die Interpretation unserer encephalographischen Befunde u. U. noch belangvolle Ansicht ist hier noch zu erörtern. Es gilt die Meinung (s. bei JANTZ), daß beim sogenannten idiopathischen, liquormechanisch entstandenen Hydrocephalus internus (Hydrocephalus hypersecretorius bzw. aresorptivus) häufig ein Hydrocephalus externus fehlt, während ein Hydrocephalus internus als Folge von Hirnabbauvorgängen (Hydrocephalus internus ex vacuo) mit einem Hydrocephalus externus verbunden ist. Demnach wäre der *Hydrocephalus internus ohne Hydrocephalus externus*, wie er in unserem Schizophreniematerial überwiegt (74,5% der

---

[1] SCHIFFER stellte aus dem Encephalogramm-Material der KRETSCHMERschen Klinik 163 Fälle zusammen, die eine „isolierte" — d. h. nicht mit eindeutig pathologischen Veränderungen an den übrigen *Ventrikel*abschnitten verbundene — Erweiterung des 3. Ventrikels zeigten und fand diesen röntgenologischen Befund bei verschiedenen psychiatrischen und neurologischen Krankheitsbildern ohne Koppelung an bestimmte klinische Syndrome (besonders häufig aber bei Epilepsie und pseudopsychopathischen Bildern), während sich ihm bei der konstitutionsbiologischen Auswertung eine deutliche Betonung endokriner, sexualpathologischer und dysplastischer Varianten ergab.

Fälle mit hydrocephaler Erweiterung oder allgemeiner Verplumpung der inneren Liquorräume zeigen keine pathologische Erweiterung der äußeren Liquorräume), nicht als hirnatrophischer Prozeß, sondern eher als liquormechanisch bedingt zu deuten. Dies wiederum würde gegen einen Zusammenhang mit dem vorliegenden klinischen Syndrom der Schizophrenie (der ja — abgesehen von der Deutung als anlagebedingte systematische Hirnhypoplasie — nur auf der Grundlage hirnatrophischer Vorgänge denkbar ist) und eher für eine vom aktuellen klinischen Krankheitsbild unabhängige, frühkindliche Entstehung des Hydrocephalus internus sprechen; denn der Hydrocephalus internus im Kindesalter ist Folge einer Reihe von zentralnervösen Affektionen, die alle — nach STUTTE — ausschließlich liquormechanisch den Hydrocephalus erzeugen.

Aber auch bei frühkindlichen Hirnschäden kommt ein Hydrocephalus externus vor, die Erweiterung der Arachnoidealräume ist hier sogar oft besonders stark ausgebildet (KAUTZKY u. ZÜLCH). Andererseits *gibt es u. E. sicher auch einen* passiv infolge primärem Schwund des Hirngewebes entstandenen *Hydrocephalus internus ex vacuo ohne Hydrocephalus externus*, eben als Ausdruck von atrophischen Vorgängen in den ventrikelnahen Hirngebieten (Stammganglien und Marksubstanz) bei fehlender Atrophie der Rinde. Richtig ist, daß bei den primären präsenilen, hirnatrophischen Prozessen (Morbus Pick, Alzheimer), aber auch bei Gefäß- und Entmarkungsprozessen (Arteriosklerose, Morbus Bürger, multiple Sklerose) die Rindenatrophie im Hirnluftbild im Vordergrund steht und *für diese geläufigen organischen atrophisierenden Hirnprozesse die Regel zutreffen wird, daß bei einem Hydrocephalus internus ex vacuo stets auch ein Hydrocephalus externus besteht*. Bei der Schizophrenie aber handelt es sich nach unserer Annahme in erster Linie und zeitlich primär um atrophische Veränderungen im Bereich der rostralen Seitenventrikelabschnitte und des 3. Ventrikels, während der Hydrocephalus externus erst später hinzutritt (s. S. 173 ff.).

c) Im Erwachsenenalter erlittene Hirnschäden, insbesondere Schockschäden

Solche Fälle mit durchgemachtem Schädeltrauma oder entzündlichen Affektionen des Zentralnervensystems (Hirnlues und progressive Paralyse, Meningitiden und Encephalitiden aller Art, encephalitische Begleitreaktionen von Infektionskrankheiten, Fleckfieber, Toxoplasmose), Hungerdystrophie, Intoxikationen (CO), Anfallskrankheiten usw. sind anamnestisch und klinisch wohl immer mit ausreichender Sicherheit zu erfassen und wurden von vornherein nicht in das Untersuchungsgut aufgenommen. Dagegen ist zu erwägen, ob nicht als *Folge der Schockbehandlung* encephalographisch faßbare Hirnveränderungen entstehen können. Dieser Einwand entfällt bei der überwiegenden Mehrzahl unserer Fälle endogener Psychosen (140 Fälle), die vor jeder Schockbehandlung (Elektro-, Cardiazol-, Insulinschock) pneumencephalographiert wurden. Für die kleinere Zahl von Fällen, die zur Zeit der Erstencephalographie bereits eine bei früheren Klinikaufnahmen durchgeführte Schockbehandlung hinter sich hatten (77 Fälle), wäre die Möglichkeit einer Hirnschädigung als Schockfolge an sich gegeben.

Encephalographisch faßbare irreversible Hirnveränderungen als Schockfolge wurden neuerdings von ULRICH beschrieben, konnten von KEHRER aber nicht bestätigt werden. Wichtig ist die Feststellung von v. BAEYER, daß das von manchen Autoren angenommene Zurückbleiben geweblicher Dauerspuren im Gehirn nach üblicher Elektrokrampftherapie bisher niemals nachgewiesen wurde[1]. Wir

---

[1] Zwar hat man bei letal verlaufenen und bei später interkurrent verstorbenen Therapiefällen grundsätzlich gleiche histologische Hirnveränderungen festgestellt wie bei spontanen Krämpfen; doch wird die Schockbehandlung, bei der die Gefährdung nach den Erfahrungen von SCHOLZ in erster Linie auf der mangelnden Erholungszeit bei Krampfserien beruht, bei schonender Dosierung der Krämpfe „meist ohne merkbaren bleibenden Schaden" vertragen (SCHOLZ, SCHOLZ u. HAGER).

verfügen über 18 Schizophreniefälle, die trotz früherer, vor der Pneumencephalographie durchgeführter Elektrokrampftherapie (z. T. kombiniert mit Insulin- oder Cardiazol-Schockbehandlung) ein normales pneumencephalographisches Bild zeigen und außerdem über 16 Schizophreniefälle, die bei einer Wiederholungsencephalographie ungeachtet der inzwischen stattgefundenen Schockbehandlung ein gegenüber der Erstencephalographie unverändertes Bild boten.

Betrachten wir in den 4 Remissionsgradgruppen des Schizophreniekrankengutes die Fälle *mit* Schockbehandlung vor der Erstencephalographie hinsichtlich ihres prozentualen Anteiles, so ergibt sich, daß in der Remissionsgradgruppe I (defektfreie Schizophrenien) 13 Fälle von 46 (28,26%), in der Gruppe II (Schizophrenien mit leichtem Defekt) 37 Fälle von 95 (38,9%) und in der Gruppe III und IV (stärkere und schwere Defektschizophrenien) 21 Fälle von 54 (38,8%) vor der 1. Encephalographie schockbehandelt worden waren. Die Anzahl der Einzelbehandlungen (Elektroschock, Cardiazolschock, Insulinvollcoma) lag bei den 13 schockbehandelten Fällen der Gruppe I zwischen 2 und 14 und betrug durchschnittlich 6,4; in dieser Gruppe handelt es sich fast ausschließlich um Elektrokrämpfe. In der Gruppe II mit 37 schockbehandelten Schizophrenien wurde in 5 Fällen vor der Pneumographie eine Insulinbehandlung durchgeführt; die Anzahl der verabreichten Einzelbehandlungen lag hier zwischen 2 und 83 und betrug durchschnittlich 13,3[1]. Bei den stärkeren und schweren Defektschizophrenien (Gruppe III und IV) war die Durchschnittszahl der Einzelbehandlungen 18,3 (zwischen 6 und 57). In unserem gesamten Material (217 Fälle) betrug bei den schockbehandelten 77 Fällen die durchschnittliche Zahl der Einzelbehandlungen (Elektro-, Cardiazolschock, Insulincoma) 13,4. In allen Gruppen wurden im allgemeinen wöchentlich nicht mehr als 2—3 Elektro- bzw. Cardiazolkrämpfe gesetzt, entsprechend dem in unserer Klinik in den letzten Jahren üblichen Routineverfahren, wobei die Patienten nur 2 Krämpfe wöchentlich erhielten und eine intensivere Behandlung, wie besonders die Blockmethode, nur selten (in erster Linie bei kataton Erregten, die in unserem Material — wegen der Schwierigkeit der Durchführung der Pneumographie *vor* einer Behandlung — zurücktreten) zur Anwendung kam. Von Interesse kann noch sein, daß 3 Fälle mit einer besonders hohen Anzahl von Einzelbehandlungen vor der Pneumographie (50, 45 bzw. 38 Behandlungen) ein völlig normales encephalographisches Bild boten (Fall II, 69; III, 3; V, 4).

Berechnet man den *Prozentsatz der encephalographisch positiven Fälle* (Fälle mit sicher pathologischem pneumencephalographischem Befund nach dem früher gegebenen Bewertungsmaßstab) *beim schockbehandelten und unbehandelten Krankengut* innerhalb der Remissionsgradgruppen, so erhält man annähernd dieselben Zahlen bei den behandelten und unbehandelten Fällen (s. Tabelle 19).

Tabelle 19. *Pneumencephalographischer Befund bei schockbehandelten und nicht behandelten Schizophrenien*

Remissionsgradgruppe	Gesamtzahl der Fälle	Schockbehandelte Fälle			Nicht schockbehandelte Fälle		
		Zahl der Fälle	encephalographisch positive Fälle	encephalographisch negative Fälle	Zahl der Fälle	encephalographisch positive Fälle	encephalographisch negative Fälle
I	46	13	2 (15,4%)	11	33	6 (18,1%)	27
II	95	37	29 (78,3%)	8	58	45 (77,5%)	12
III u. IV	54	21	20 (95,2%)	1	33	32 (96,9%)	1

[1] Bei der Ausrechnung wurde ein Insulinvollcoma wie ein Elektro- oder Cardiazolkrampf gewertet und die Zahl der Insulincomata bei den Fällen mit kombinierter Therapie zu derjenigen der Elektro- und Cardiazolkrämpfe hinzugefügt.

In der Remissionsgradgruppe I findet man sogar mehr pathologische pneumencephalographische Befunde bei den unbehandelten Fällen, nämlich bei 6 von 33 Fällen (18,1%), während im behandelten Krankengut nur 2 von 13 Fällen (15,4%) encephalographisch positiv sind. In der Remissionsgradgruppe II beträgt der Prozentsatz der encephalographisch positiven Fälle im schockbehandelten Krankengut 78,3% (29 von 37 Fällen), im unbehandelten Material 77,5% (45 von 58 Fällen), in der Gruppe III und IV hier (behandelte Fälle) 95,2% (20 von 21 Fällen), dort (unbehandelte Fälle) 96,9% (32 von 33 Fällen).

Es zeigt sich also, daß *pathologische pneumencephalographische Veränderungen bei den schockbehandelten Schizophrenien in allen Remissionsgradgruppen nicht häufiger vorkommen als beim unbehandelten Krankengut.* Auf Grund dieses Resultates sowie insbesondere der Beobachtung von insgesamt *34 Schizophreniefällen* (s. oben), *bei denen nach einer Elektrokrampftherapie kein pathologischer pneumencephalographischer Befund bzw.* (bei Wiederholungsencephalographien nach inzwischen durchgeführter Schockbehandlung) *keine Veränderung gegenüber dem früheren pathologischen pneumencephalographischen Bild* zu erkennen war, glauben wir uns berechtigt zu der Feststellung, daß *mit dem Vorkommen pneumencephalographisch nachweisbarer irreversibler Hirnveränderungen infolge Elektrokrampftherapie praktisch nicht zu rechnen ist,* zumindest nicht, sofern die Schockbehandlung schonend durchgeführt wird.

d) Organische, die Schizophrenie komplizierende (Alters-)Erkrankungen des Gehirns

Die pathologischen pneumencephalographischen Veränderungen könnten weiterhin organischen Gehirnerkrankungen zur Last gelegt werden, welche im fortgeschrittenen Lebensalter *zu der* schon lange Zeit vorher bestehenden *Schizophrenie hinzutreten* und sie komplizieren; hier kommen in erster Linie Altersatrophien im Sinne der senilen Demenz und gefäßbedingte, arteriosklerotische Prozesse in Frage und es würde sich dann also um eine *zufällige* und nicht zum üblichen Krankheitsbild gehörige *Kombination der Schizophrenie mit solchen Prozessen* handeln. Dies entspricht der Ansicht von GRÜNTHAL, wenn er feststellt, daß anatomisch sich die Hirnatrophie bei chronisch bestehender Schizophrenie stets als durch akzidentelle, andersartige, organische Hirnerkrankungen bewirkt erweist.

Nach den in der Literatur niedergelegten Erfahrungen scheinen Arteriosklerose und senile Abbauvorgänge bei der Schizophrenie nicht häufiger zu sein als sonst unter der Durchschnittsbevölkerung (FÜNFGELD). Es wird sogar von MAYER-GROSS vermerkt, daß arteriosklerotische Hirnerkrankungen des *frühen*[1] Rückbildungsalters unter den schizophrenen Anstaltskranken und ebenso auch der senile Abbau bei alten Schizophrenen nicht häufig vorkommen.

Auch eine solche Interpretation hat hinsichtlich unserer pneumencephalographischen Befunde bei der Schizophrenie wenig für sich. Zunächst entspricht die Lokalisation und Art der pneumencephalographischen Befunde mit dem Schwergewicht der Veränderungen im Bereich der Seitenventrikel und des 3. Ventrikels nicht dem Bild, wie man sie gewöhnlich bei Alterserkrankungen mit vorwiegend corticaler Atrophie findet. Dagegen spricht ferner das niedrige durchschnittliche Lebensalter unserer Schizophreniefälle von 34 Jahren, wobei nur 20 Fälle von 195 älter sind als 50 Jahre. Vor allem aber haben wir gesehen (Tabelle 14), daß Häufigkeit und Ausmaß der pneumencephalographischen Veränderungen in

---

[1] Vom Referenten hervorgehoben.

den 4 Defektgradgruppen keine wesentliche Veränderung erfahren, wenn man nur
die Schizophreniefälle bis zu 40 Jahren mit einem Durchschnittsalter von nur
26,8 Jahren berücksichtigt (s. S. 114 ff.).

Würden weiter komplizierende organische Hirnerkrankungen bei unseren
Schizophreniefällen eine Rolle spielen, müßte das auch im *klinischen Bild* zum
Ausdruck kommen. Wir haben aber zahlreiche in den Krankenblättern zunächst
als Schizophrenie aufgefaßte und auch schizophrene Symptomatik im engeren
Sinne aufweisende Psychosen, die im späteren Verlauf zunehmend organisches
Gepräge annahmen mit Bildern einförmiger Erstarrung und triebhafter Erregung,
wie sie etwa bei den depressiven oder paranoiden Psychosen des Rückbildungsalters (FÜNFGELD, WEITBRECHT) beschrieben wurden, von vornherein nicht in
unser Material aufgenommen bzw. nachträglich eliminiert. Nur bei insgesamt
12 Schizophreniefällen wurden organische Züge im psychopathologischen Bild
beobachtet, ohne daß letzten Endes die Diagnose einer Schizophrenie in Frage
gestellt war (s. S. 118). Vor allem fehlten durchgehend, und auch bei jenen
12 organisch gefärbten Schizophreniefällen, belangvolle somatische, in Richtung
einer organischen Hirnerkrankung verwertbare Befunde, also neurologische Ausfälle sowie Liquor- und Augenhintergrundveränderungen von pathologischem Wert.

Es ist zu bemerken, daß wir unter belangvollen somatischen oder neurologischen Befunden
hier nur solche verstehen, die *mit Sicherheit Rückschlüsse erlauben auf einen organischen,
anatomisch faßbaren Hirnprozeß.* Etwas anderes ist gemeint, wenn man besonders bei kon-
stitutionsbiologischer Betrachtung im Sinne von KRETSCHMER etwa davon spricht, daß bei
der Schizophrenie nur selten Fälle ohne „organischen Krankheitsbefund" vorkommen; man
hat dann alle möglichen dyscrinen und dysplastischen Stigmata, Degenerations- oder Ent-
artungszeichen und auch vegetative Stigmatisierung im Auge, die z. T. im Körperbau ver-
haftete Eigenheiten darstellen und auch bei Gesunden mehr oder weniger oft anzutreffen sind,
jedenfalls keinen Hinweis abgeben können für einen organischen, morphologisch bestimmbaren
Hirnprozeß.

Bei den möglicherweise zu der Schizophrenie hinzutretenden und sie kompli-
zierenden Hirnveränderungen dachten wir bis jetzt nur an organische Hirnerkrankungen im Sinne von histologisch definierbaren, wohl umschriebene
Krankheitseinheiten darstellenden cerebralen Prozessen. Doch könnte es sich
hierbei auch nur um eine *einfache Steigerung normaler Rückbildungsvorgänge,* d. h.
der physiologischen, vielleicht schon mit dem 35., nach SPATZ zwischen dem 50.
und 60. Lebensjahr einsetzenden Altersatrophie des Gehirns handeln. Man kann
sich vorstellen, daß bei der Schizophrenie oder wenigstens bei einem Teil der
Schizophrenien der anatomische Symptomenkomplex der Rückbildung (FÜNF-
GELD), die *Hirnveränderungen der allgemeinen biologischen Altersinvolution* im
Sinne von SPATZ (Parenchymreduktion, Zunahme der faserigen Bestandteile des
Stützgewebes und des Abnutzungspigmentes) *pathologisch gesteigert bzw. vorzeitig*
auftreten. Damit nähert man sich aber schon unserer früher aufgestellten Hypothese von der „*Hirnatrophie ohne spezifischen histologischen Befund*" (bzw. überhaupt ohne anatomisches Substrat, da die histologischen Veränderungen des Rück-
bildungskomplexes bei rein anatomischer Betrachtung ohne Kenntnis der klinischen Daten nicht als sicher pathologische Befunde diagnostizierbar sind) und,
wenn man noch die besondere Verteilung und Prädilektion der pneumencephalographisch nachgewiesenen atrophischen Gehirnveränderungen berücksichtigt, der
Vorstellung eines *vorzeitigen lokalen Alterns,* einer vorzeitigen Rückbildung

bestimmter Systeme des Zentralnervensystems (also pathogenetischen Hypothesen, wie sie von Spatz bei den systematischen Atrophien entwickelt wurden); damit würde aber eine zufällige Kombination mit der endogenen Prozeßspychose unwahrscheinlich (s. S. 160 ff.).

2. Deutung als „symptomatische Schizophrenie"

Auf Grund des pathologischen Pneumencephalogramms wird *das psychopathologische schizophrene Bild wie der hirnatrophische Befund als Symptom eines andersartigen, u. U. erst autoptisch faßbaren organischen Hirnprozesses aufgefaßt*, also die Psychose als „symptomatische Schizophrenie" gedeutet. Damit wird, im Gegensatz zu den bis jetzt diskutierten Deutungsmöglichkeiten, eine Beziehung des pneumencephalographischen Befundes zum aktuellen klinischen Krankheitsbild der schizophrenen Psychose zwar anerkannt, aber dieses nicht als echte, „genuine" Schizophrenie, sondern als *klinisch nicht näher diagnostizierbarer hirnatrophischer Prozeß mit schizophrener Symptombildung* angesehen. Dieser Einwand wird besonders den Schizophreniefällen mit erheblichen pneumencephalographischen Veränderungen im Sinne eines ausgesprochenen Hydrocephalus gelten und die Hirnatrophie beweist dann für diese Auffassung mit Sicherheit die Nichtzugehörigkeit zum schizophrenen Formenkreis.

Das Fehlen von belangvollen und sonst bei geläufigen organischen Hirnprozessen in der Regel vorhandenen somatischen Krankheitszeichen (neurologische, ophthalmologische oder Liquorveränderungen) scheint uns wiederum ebenso wie das klinisch-psychopathologische Symptomenbild gegen eine solche Auffassung unserer Schizophreniefälle und im besonderen der mit Hirnatrophie einhergehenden Schizophreniefälle in unserem Material zu sprechen.

Wir hatten bereits früher in diesem Zusammenhang darauf hingewiesen, daß bei den von Bronisch herausgestellten hirnatrophischen Prozessen im mittleren Lebensalter, die z. T. schizophrenieähnliche Affekt- und Triebstörungen, jedoch nie erstrangige schizophrene Symptomatik boten, neurologische Symptome immer — wenn auch oft in spärlicher Ausprägung — vorhanden waren, mit Ausnahme *eines* Falles, der klinisch am ehesten als schizophrener Defektzustand imponierte und pathologisch-anatomisch keine spezifischen histologischen Befunde zeigte. *Ohne Zweifel gibt es aber* zu Lebzeiten als Schizophrenie diagnostizierte, *unter dem Bild einer „genuinen" Schizophrenie chronisch verlaufende Fälle ohne klinisch faßbaren somatischen Befund, die sich autoptisch doch noch als organische, histologisch definierbare Hirnprozesse erweisen.* Man denke etwa an den von Röder-Kutsch und Scholz-Wölfling veröffentlichten, klinisch als Schizophrenie aufgefaßten Fall einer Kohlenoxydschädigung, an manche bei jahrelanger stationärer Beobachtung als Schizophrenie angesehene Fälle diffuser Sklerose (Ferraro — 1934) oder an den klinisch als Schizophrenie imponierenden, von Kufs beschriebenen Fall einer chronischen (stationären) progressiven Paralyse. Morel und Wildi mußten bei einem nach klinischen Gesichtspunkten ausgewählten Schizophreniematerial von 59 Fällen die Diagnose nach der anatomisch-histologischen Untersuchung in einigen seltenen Fällen, bei denen die Schizophrenie offenbar nur Symptom andersartiger cerebraler Erkrankungen war, revidieren.

Unsere früher (1953) geäußerte Ansicht, bei der mit Hirnatrophie einhergehenden Schizophrenie könne man *aus dem Fehlen klinisch-neurologischer Symptome* (einschließlich von Liquor- und Augenhintergrundveränderungen) *auf das Nichtvorhandensein eines organischen Hirnprozesses mit neurohistologisch faßbarem Substrat schließen, gilt also nicht ausnahmslos*, aber wohl doch für das Gros der hierhergehörigen Schizophreniefälle. Gerade von den klinisch als Schizophrenie diagnostizierten Fällen mit *hochgradiger* Hirnatrophie werden sich, wie wir bei Berücksichtigung der besonders von SCHOLZ betonten Erfahrungen der Neurohistopathologie glauben, manche autoptisch noch auf einen bekannten Hirnprozeß zurückführen und so von der Schizophrenie abtrennen lassen. Obschon manche Einzelbeobachtungen vorliegen, fehlt eine zusammenfassende Betrachtung und es scheint hier noch eine Lücke in der somatischen Schizophrenieforschung zu bestehen, die nur durch statistisch-vergleichende, klinisch-neuroanatomische Untersuchungen an einem großen Material geschlossen werden könnte: Man weiß nicht, *wie groß unter den klinisch als Schizophrenie diagnostizierten Fällen*, d. h. besonders den alten Anstaltsschizophrenen, *der Prozentsatz derjenigen Fälle ist, die autoptisch sich doch noch als organische, neurohistologisch faßbare Hirnprozesse herausstellen.*

Es ist noch zu bemerken, daß sich bei unseren Schizophreniefällen auch im späteren Verlauf und bei Katamnesen keine eindeutig organischen Symptome auf neurologisch-somatopathologischem und auch nicht — abgesehen von einem leichten organischen Kolorit bei den 12 erwähnten Schizophreniefällen — auf psychopathologischem Gebiet herausbildeten. In Richtung einer ,,symptomatischen Schizophrenie" unklare Fälle wurden, wie erwähnt, von vornherein oder nachträglich ausgesondert.

3. Deutung der Befunde
als der endogenen Psychose zugehörige Veränderungen

Es wurde gezeigt, daß die Deutung der pathologischen pneumencephalographischen Befunde als von der Schizophrenie unabhängige Hirnschäden oder Hirnmißbildungen ebenso wie die Auffassung als symptomatische Schizophrenie wenig Wahrscheinlichkeit besitzt, auch wenn sich 2 Möglichkeiten nicht ganz von der Hand weisen lassen: Bei den frühkindlichen Hirnschäden gibt es anamnestisch stumme und psychosomatopathologisch weitgehend symptomlose, bei bestimmten organischen, erst autoptisch faßbaren Hirnprozessen ohne organische Symptomatik im engeren Sinne unter dem Bild einer Schizophrenie verlaufende Fälle, die sich bei einem klinisch ausgelesenen Schizophreniematerial nicht ausschließen lassen, doch sicher sehr selten sind.

Nehmen wir einen inneren Zusammenhang der pneumencephalographischen Befunde mit der Schizophrenie an, so kann dieser ein *mittelbarer* oder *unmittelbarer* sein.

a) Mißbildung (anlagebedingte systematische Hirnhypoplasie)

Die pneumencephalographisch nachweisbaren Befunde könnten Ausdruck einer angeborenen, wohl in der Mehrzahl der Fälle erblich bedingten, als Hypoplasie bestimmter Systeme des Zentralnervensystems zu denkenden Fehlbildung (Entwicklungsstörung) sein, die dann aber nicht — wie oben diskutiert — völlig unabhängig von der Schizophrenie bestünde, sondern als angeborene Hirnanomalie im Sinne einer ,,besonderen Hirndisposition zur Schizophrenie" (E. BLEULER) aufzufassen wäre und eine besonders lokalisierbare endogene Schwäche des Zentralnervensystems bedingen würde. Damit nähert man sich der Vorstellung einer Abiotrophie (GOWERS), einer angeborenen Lebensschwäche einzelner Gewebskomplexe bzw. bestimmter Teile des ZNS mit vorzeitiger Atrophie dieser kongenital minderwertigen Systeme (s. unten). Solche Gedankengänge wurden schon 1928 von JACOBI u. WINKLER geäußert und später (1936) sah LEMKE in den pneumencephalographischen Veränderungen bei der Schizophrenie den Ausdruck einer anlagemäßig vorhandenen Hirnanomalie, die in besonderem Maße zu einer schweren Schizophrenieerkrankung disponiere.

b) Prozeßbedingte Hirnatrophie

Es besteht eine unmittelbare Beziehung der pneumencephalographisch nachweisbaren Befunde zur Schizophrenie: Es handelt sich um *hirnatrophische, während des Lebens entstandene Veränderungen*, die Folge des schizophrenen Prozesses sind, d. h. einer noch unbekannten, mit unseren heutigen Methoden neurohistologisch nicht faßbaren Gehirnkrankheit Schizophrenie, von der wir pneumencephalographisch nur das Endergebnis in Form eines uncharakteristischen, nicht sehr ausgeprägten und bestimmte Hirnregionen bevorzugenden Hirnschwundes nachweisen können. Die pathologischen pneumencephalographischen Befunde sind also *Ausdruck einer cerebralen, in erster Linie im Bereich der Zentralganglien lokalisierten Atrophie, die in zeitlichem Zusammenhang mit der Ausbildung der schizophrenen Persönlichkeitsveränderung entstanden ist;* die hirnatrophischen Veränderungen sind *ein Symptom der Somatose Schizophrenie.*

Da die übrigen Möglichkeiten der Interpretation der pneumencephalographischen Befunde, wie dargelegt wurde, nicht viel für sich haben, halten wir die beiden zuletzt gebrachten Deutungen, die in den Befunden eine der endogenen Psychose zugehörige Gehirnveränderung erblicken, für die wahrscheinlichsten; hier wiederum neigen wir zu der zweiten Auffassung, die in den Befunden *Prozeßzeichen im Sinne hirnatrophischer Veränderungen* und ein Symptom einer noch unbekannten Gehirnkrankheit Schizophrenie selbst sieht.

Wenn wir von einem „Zusammenhang“ der pneumencephalographischen Befunde mit der Schizophrenie, einer „Zugehörigkeit“ zur endogenen Prozeßpsychose sprechen, so besagt das also nicht, daß die pathologischen Hirnbefunde — in der hier überall gebrauchten Sprache eines kausalen empirischen Dualismus ausgedrückt — die letzte oder auch nur nähere Ursache, das eigentliche Substrat der krankhaften seelischen Erscheinungen und Veränderungen darstellen, die das klinische Krankheitsbild Schizophrenie ausmachen. Vielmehr wird damit lediglich angenommen, daß die Hirnveränderungen ein Symptom der unbekannten schizophrenen Krankheit sind, nicht aber der Prozeß selbst, eine Auffassung, die nichtsdestoweniger eine echte kausale, nosologische Beziehung zwischen Hirnbefund und endogener Psychose bedeutet. — Daß gleichartige pneumencephalographische Befunde (etwa ein symmetrischer Hydrocephalus externus und internus) bei voneinander völlig verschiedenen Krankheitsbildern erhoben werden können (KRISCHEK), besagt grundsätzlich nichts gegen den Zusammenhang der Befunde mit dem jeweiligen Krankheitsbild; der atrophische Hirnbefund ist eben — bei der Auffassung als prozeßbedingte Hirnatrophie — das immer gleiche Endresultat heterogener cerebraler Prozesse: Alle möglichen, ätiologisch ganz verschiedenartigen Hirnerkrankungen können zu einem ähnlichen oder gleichartigen hirnatrophischen Syndom führen, das sozusagen das *gemeinsame pathogenetische Zwischenglied* für die jenen Hirnprozessen zugeordneten chronischen psychischen Veränderungen darstellt. (Dabei blieb hier noch ganz außer Betracht, daß es Verschiedenheiten der pneumencephalographischen Syndrome gibt und der besondere Charakter der psychischen Veränderungen durch die Lokalisation der Hirnatrophie bestimmt sein kann — s. S. 171 ff.)

Hinsichtlich der beiden Deutungen, anlagebedingte Hirnhypoplasie-prozeßbedingter Hirnschwund scheint aber ein schroffes aut-aut nicht unbedingt erforderlich zu sein und wir glauben, daß unsere frühere Hypothese (1953), die pneumencephalographisch nachweisbaren Gehirnveränderungen bei der Schizophrenie seien in zeitlichem Zusammenhang mit der Persönlichkeitsveränderung im Verlauf des schizophrenen Prozesses entstanden (= prozeßbedingte Hirnatrophie), nicht auf *alle* hierhergehörigen Schizophrenieerkrankungen angewandt werden kann. Sofern man überhaupt einen inneren Zusammenhang mit der endogenen Psychose annimmt, steht u. E. einer *beide Anschauungen verbindenden Auffassung* nichts im Wege:

1. An bestimmten, funktionell und anatomisch einheitlichen Abschnitten des ZNS besteht bei der Schizophrenie eine *anlagemäßige, wahrscheinlich erblich bedingte Hypoplasie,* die morphologisch-pneumencephalographisch nachweisbar werden kann.

2. Dieselben primär hypoplastischen Systeme des ZNS können einer früher oder später während des Lebens einsetzenden *vorzeitigen Rückbildung und Atrophie* verfallen.

Eine solche Vorstellung einer *Atrophie primär hypoplastischer Systeme* hat im Bereich organischer degenerativer Hirnprozesse eine Stütze in Beobachtungen von PATZIG u. VOGT, nach denen bei klinisch gesunden oder nur geringe Krankheitszeichen aufweisenden Mitgliedern von Huntington-Sippen abnorm kleine Corpora striata gefunden wurden. PETERS hält es daher hinsichtlich der „systematischen Atrophien" (SPATZ) für denkbar, daß vor Einsetzen des atrophisierenden Vorganges eine Organunterentwicklung (Hypoplasie) vorliegt.

3. *Bei einem Teil schizophrener Erkrankungen sind diese cerebralen Systeme schon anlagemäßig hypoplastisch ausgebildet, bei einem anderen, wahrscheinlich größeren Teil erfahren sie* (infolge dann einsetzender atrophisierender Gehirnvorgänge und ohne daß eine morphologisch faßbare kongenitale Unterentwicklung vorlag) *eine morphologisch sichtbare Gewebsreduktion erst im späteren Leben, d. h. am ehesten im zeitlichen Zusammenhang mit dem Auftreten der schizophrenen Psychose bzw. der Ausbildung des schizophrenen Defektes.* — Auch im ersten Fall braucht die genetische Störung keineswegs sofort, sondern kann irgendwann im Laufe des Lebens — wie bei vielen Erbkrankheiten — zur Manifestation gelangen.

Wenn tatsächlich eine vorwiegende Gebundenheit der morphologischen Veränderungen an bestimmte Abschnitte des ZNS, nämlich — nach unseren Befunden — an die basalen Ganglien des Zwischen- und Endhirns besteht, *müßten auch im klinischen Bild durch den Systembefall* (die Systematrophie) *hervorgerufene Symptome bzw. Symptomgruppen nachzuweisen sein* (s. S. 176 ff.). Im nächsten Abschnitt (s. S. 164) soll aufgezeigt werden, was sich an positiven Indizien für unsere hypothetische, durch Ausschluß anderer Möglichkeiten aber an Wahrscheinlichkeit gewinnende Ansicht, die eine mittelbare oder unmittelbare Beziehung der pathologischen pneumencephalographischen Befunde zur Schizophrenie annimmt, anführen läßt.

c) Mögliche neuroanatomische Grundlagen der Hirnatrophie bei der Schizophrenie

Wir nehmen also bei der Mehrzahl der Schizophrenien mit pathologischen pneumencephalographischen Veränderungen einen prozeßbedingten, an bestimmte Systeme gebundenen Hirnschwund an und stellen uns vor, daß bei einem Teil der Schizophrenien die zugrundeliegende Somatose zu einer Hirnatrophie führt. *Diese Somatose Schizophrenie ist nur quantitativ, in ihrer grobmorphologischen Endauswirkung der Atrophie nachzuweisen und klinisch- pneumencephalographisch sichtbar zu machen*, während der Prozeß selbst mit unseren heutigen Methoden nicht faßbar ist, es sich also neuroanatomisch um eine *Hirnatrophie ohne spezifisches neurohistologisches Substrat* handeln wird.

Doch muß auch die Hirnatrophie bei der Schizophrenie eine neurohistologische Grundlage haben, denn Atrophie ist immer nur das *Endresultat* verschiedenartiger, zu einer Reduzierung der funktionstragenden, zentralnervösen Substanz führenden, feingeweblicher Vorgänge. *Über das Wesen* und die Art *dieser auch bei der Schizophrenie anzunehmenden degenerativen bzw. regressiven, zur Atrophie führenden Gehirnvorgänge läßt sich nichts Sicheres aussagen.* Die neurohistologische Forschung hat bekanntlich seit Jahrzehnten immer wieder feststellen müssen, daß es eine pathologische Anatomie der Schizophrenie im Sinne eines spezifischen anatomischen Substrates nicht gibt (SCHOLZ, PETERS, GRÜNTHAL); dagegen kann an dem Vorkommen verschiedenartiger unspezifischer neurohistologischer Veränderungen bei der Schizophrenie kein Zweifel bestehen. Es scheint uns denkbar, daß den hirnatrophischen Veränderungen bei der Schizophrenie unspezifische, regressive, sehr langsam ablaufende und u. U. bestimmte Systeme bevorzugt betreffende Vorgänge am zentralnervösen Parenchym zu Grunde liegen, die keiner histologisch eindeutig bestimmbaren Hirnerkrankung entsprechen (s. S. 158).

In den Rahmen solcher regressiven, zur Atrophie führenden Vorgänge gehören vielleicht auch bestimmte bei der Schizophrenie gefundene Ganglienzellveränderungen. FÜNFGELD beschrieb die „schwundähnliche" Zellerkrankung bzw. „Fettinvolution" der Ganglienzellen und C. u. O. VOGT im Thalamus von Schizophreniegehirnen mehrere Typen einer gleichartigen Nervenzellveränderung, die von den Autoren selbst nicht für spezifisch gehalten wird und auch bei seniler Demenz und normalen Greisen vorkommt. Nach C. u. O. VOGT handelt es sich dabei um eine als ein anatomisches Teilsubstrat der Schizophrenie aufgefaßte vorzeitige Verfettung der Ganglienzellen des medialen Thalamuskernes. Wir selbst fanden zwar die von VOGT beschriebene Nervenzellveränderung im Thalamus auch bei Hirngesunden (in 12 von 13 Gehirnen Hingerichteter bzw. von an internen und chirurgischen Krankheiten Verstorbenen) und aus dem GRÜNTHALschen Institut konnte HEYCK (1954) bei 14 Schizophreniegehirnen unspezifische, als Nebenbefunde oder sogar als postmortale Vorgänge gedeutete Ganglienzellveränderungen im Thalamus (Schwundformen, netzige Auflösung der Grundsubstanz, wabigalveoläre Plasmaveränderung, Lipofuscinvermehrung) *nicht in größerer Zahl* feststellen, wodurch nach C. u. O. VOGT erst die anatomische Diagnose einer Schizophrenie ermöglicht werden soll. Obschon nun diese Untersuchungen von HEYCK und von uns selbst die Befunde der VOGTschen Schule nicht zu bestätigen vermögen bzw. ihre schon von VOGT selbst hervorgehobene Unspezifität unterstreichen, ist es u. E. immer noch vorstellbar, daß unspezifische, an sich nicht sicher pathologische histologische Veränderungen am Gehirnparenchym wie die von VOGT beschriebenen und auch im normalen Senium vorkommenden regressiven Ganglienzellveränderungen bei *vorzeitigem und numerisch stärkerem Auftreten* pathologischen Wert gewinnen und eine neurohistologische Grundlage für die Atrophie des Gehirngewebes bei der Schizophrenie darstellen können. Es scheint auch sonst organische atrophisierende Hirnprozesse ohne spezifischen histologischen Befund bzw. überhaupt ohne histologisches Substrat zu geben, wie wir bei einem eigenen, klinisch als Pick diagnostizierten und psychopathologisch eindeutig organisch dementen Fall feststellen konnten, der bei makroskopisch ausgeprägter Atrophie histologisch keinerlei sicher pathologische Veränderungen zeigte[1]. Bei makroskopisch sichtbarem Hirnschwund läßt daher das Fehlen sicherer Spuren einer (System-)Atrophie im neurohistologischen Bild eine solche nicht ausschließen. Wenn überhaupt bei der Schizophrenie mit den alten histologischen Methoden Veränderungen nachweisbar sind, dann nur solche unspezifischer Art. *Die pathologische Steigerung an sich physiologischer bzw. biologischer*

---

[1] Herr Professor HALLERVORDEN hat uns auf klinisch als M. Alzheimer diagnostizierte Fälle hingewiesen, bei denen autoptisch zwar eine Atrophie, doch keine histologischen Veränderungen gefunden wurden.

Vorgänge, das Problem der Quantität wird dabei besonders zu beachten sein. Freilich wird notwendigerweise immer dann, wenn sich das Zentralnervensystem auf die Ausbildung einiger weniger „unspezifischer" morphologischer Veränderungen beschränkt, die Diagnostik immer unsicherer und zwar — genau wie bei der nur grob-morphologische Strukturen erfassenden pneumencephalographischen Methode — sowohl hinsichtlich der lediglich auf Grund des anatomischen Bildes erfolgenden Entscheidung noch normal — schon pathologisch wie auch hinsichtlich der Frage der Beziehung zum klinischen Krankheitsbild.

Außerdem ist zu bedenken, daß wir mit den uns zur Verfügung stehenden neurohistologischen Methoden nur gröbere Strukturen erfassen, worauf vor kurzem PETERS ausdrücklich hingewiesen hat: Es fehlen u. a. Untersuchungen über die normale und pathologische Beschaffenheit der feinen endozellulären Fibrillen, über die pathologischen Abweichungen der Synapsen im ZNS und die Pathomorphologie des Kerns, wir wissen so gut wie nichts über die mit der Nisslschen Methode nicht erfaßbaren Teile des Neurons und der zwischenzelligen grauen Substanz. Der Grund des scheinbaren Versagens der Neuropathologie bei den körperlich *nicht* begründbaren Psychosen kann sehr wohl, wie PETERS in einer kritischen Betrachtung ausgeführt hat, in der *Unvollständigkeit der heutigen Untersuchungsmethodik* liegen. Es darf daher u. E. aus dem Umstand, daß über 600 Arbeiten zur pathologischen Anatomie der endogenen Psychosen bis heute keinen allgemein anerkannten positiven Beitrag erbracht haben (M. BLEULER, HEYCK), *nicht auf die Unwahrscheinlichkeit einer primären Gehirnerkrankung bei der Schizophrenie geschlossen werden.*

II. Indizien für eine Zugehörigkeit der pneumencephalographisch nachweisbaren Befunde zur endogenen Prozeßpsychose

1. Die Korrelationen zwischen morphologisch-pneumencephalographischem Befund und psychischem Bild (Remissions- bzw. Defektgrad)

a) Defektfreie Remission der Psychose (Fehlen einer psychischen Dauerveränderung) und normaler (nicht sicher pathologischer) pneumencephalographischer Befund

Bei der überwiegenden Mehrzahl (82,6%) der ohne nachweisbaren psychischen Defekt remittierten Schizophrenien (Remissionsgrad I) *fehlen,* wie wir sahen (Teil B, S. 35 ff.), *sicher pathologische Veränderungen im pneumencephalographischen Bild.* Nur in 17,4% (8 Fälle) der defektfreien Schizophrenien bestehen pathologische Veränderungen, die den 3. Ventrikel (15,5%) und in einem kleinen Teil der Fälle gleichzeitig auch die Seitenventrikel betreffen; nur in 1 Fall sind die Seitenventrikel allein betroffen.

Bei den *Cyclothymien* und *atypischen endogenen Psychosen* (Zwischen-Fälle, atypische cyclothyme Depressionen) liegen die Verhältnisse entsprechend: Wir fanden bei den zustandsdiagnostisch rein cyclothym-depressiven und phasenhaft ohne Persönlichkeitsveränderung abklingenden Cyclothymien ebenso wie bei den defektfrei ausheilenden atypischen endogenen Psychosen in allen Fällen — abgesehen von einer im 62. Lebensjahr stehenden Cyclothymie mit mäßiger Rindenatrophie — ein im Bereich der Norm liegendes Pneumencephalogramm (s. Teil B, II).

Es ergibt sich: *Defektfrei ausheilende endogene Psychosen* (Schizophrenie, atypische endogene Psychosen, Cyclothymien) *zeigen in der Regel (84,21%) keinen pathologischen pneumencephalographischen Befund.*

Die wenigen defektfreien Fälle *mit* pathologischem pneumencephalographischem Befund (15,79%) stellen Ausnahmen von der Regel dar, wie sie auch im Bereich organischer, ohne chronische psychische Veränderung bestehender Hirnerkrankungen vorkommen: Auch hier gibt es Fälle *ohne* für unseren klinischen Blick faßbare psychische Dauerveränderungen, also ohne organische Demenz, die einen pathologischen pneumencephalographischen Befund im Sinne einer Rindenatrophie oder eines Hydrocephalus internus aufweisen. Man wird sie sich entsprechend der eingangs diskutierten und schon von SPIELMEYER betonten Erfahrung erklären, daß Erkrankung des Substrates und Erkrankung der Funktion nicht parallel zu gehen brauchen, das Gehirn morphologisch krank sein kann — wobei es sich um eine als Heilungsdefekt erworbene morphologische Dauerveränderung handeln kann —, ohne daß auffällige klinische Erscheinungen auftreten.

Selbstverständlich ist es demnach ebenso denkbar, daß neben defektiven psychischen Veränderungen auch akute klinische Erscheinungen, entsprechend den akuten schizophrenen Erlebnisproduktionen u. U. das ganze Leben fehlen bzw. nicht faßbar sind, es also anatomisch kranke, klinisch aber nie deutliche Krankheitszeichen bietende und nicht als solche erkennbare Schizophrenien gibt („latente Schizophrenie" im Sinne von E. BLEULER), was jedoch für unsere Betrachtung außer acht gelassen werden kann.

Angesichts der bei organischen, histologisch faßbaren Hirnerkrankungen zu beobachtenden „variablen Penetranz" der anatomischen Prozesse steht so der Annahme hirnatrophischer, dem Morbus der Schizophrenie eigener und pneumencephalographisch nachweisbarer Defekte *ohne* psychische Dauerveränderung grundsätzlich nichts im Wege.

b) Psychische Defektbildung
und pathologischer pneumencephalographischer Befund

Die überwiegende Mehrzahl, nämlich 84,56% (126 von insgesamt 149 defektschizophrenen Fällen) *derjenigen Schizophreniefälle, bei denen der Prozeß zu einem psychischen Defekt geringeren oder stärkeren Ausmaßes führte, zeigen einen sicher pathologischen Hirnbefund im Pneumencephalogramm.*

Die mit Persönlichkeitsdefekt remittierten *atypischen endogenen Psychosen und Cyclothymien* bieten sogar ausnahmslos, d. h. in 100% der hierhergehörigen Fälle unseres Materials, ein sicher pathologisches pneumencephalographisches Bild.

Es besteht demnach eine *eindeutig positive Korrelation zwischen dem Vorhandensein einer als Atrophie aufzufassenden pathologischen Gehirnveränderung und dem Vorliegen einer schizophrenen bzw. endogen-psychotischen Persönlichkeitsveränderung überhaupt.* Diese Korrelation dürfte in ihrer Stärke etwa derjenigen zwischen Vorliegen einer Atrophie und eines psychischen Abbaues bei organischen Hirnerkrankungen mit chronischen psychischen Veränderungen entsprechen. So fand sich nach GOSLING bei insgesamt 68 Fällen organischer Demenz des höheren Lebensalter (über 45 Jahre) in 85% der Fälle eine cerebrale Atrophie als anatomisches

Substrat des psychischen Abbaus; es blieb also ein kleiner Anteil von Fällen, bei denen die Demenz *nicht* mit einer pneumencephalographisch nachweisbaren Hirnatrophie verbunden war, der *mit 15% etwa genau so hoch liegt (!) wie derjenige der Defektschizophrenien ohne sicher pathologischen pneumencephalographischen Befund.*

Darüber hinaus ergibt sich, daß sowohl *die Häufigkeit pathologischer Hirnveränderungen an sich als auch das Ausmaß* der atrophischen Veränderungen an den einzelnen Hirnabschnitten mit dem *Grad des psychischen Defektes* bei der Schizophrenie zunehmen (s. Tabelle 9—11, S. 111 ff.). Bei den Schizophrenien mit geringgradigem Defekt zeigen 77,9% aller Fälle, bei den Schizophrenien mit stärkerem Defekt 95,35% und bei den schweren Defektschizophrenien schließlich 100% aller Fälle eine sicher pathologische pneumencephalographische Gehirnbeschaffenheit. Das *Ausmaß* der hirnatrophischen Befunde ist bei den leichten Defektschizophrenien geringer als bei den stärkeren schizophrenen Defekten: Es findet sich bei den Schizophrenien mit leichtem Defekt nur in 23,1% der Fälle ein allgemein verplumptes oder hydrocephales Ventrikelsystem mit einem Seitenventrikelindex unter 4,0, dagegen bei den stärkeren schizophrenen Defekten in 60,5% und bei den schweren Defektschizophrenien in 63,7% aller Fälle; hier sind also die hirnatrophischen Veränderungen vor allem im Bereich der Seitenventrikel stärker ausgeprägt als bei den leichten Defektschizophrenien, wo die mit einer gering- oder mäßiggradigen Formveränderung an den Seitenventrikeln kombinierte hydrocephale Erweiterung des 3. Ventrikels im Vordergrund steht.

Am *3. Ventrikel* kommt die Zunahme des Grades der hydrocephalen Erweiterung darin zum Ausdruck, daß die Schizophrenien mit stärkerem Defekt in 44,5% aller Fälle eine erhebliche oder hochgradige Erweiterung (über 10 mm) aufweisen, die leichten Defektschizophrenien dagegen nur in 20% aller Fälle. Doch ist die Zunahme der hirnatrophischen Veränderungen bei den stärkeren gegenüber den leichten schizophrenen Defekten im Bereich der Seitenventrikel noch ausgeprägter als am 3. Ventrikel. — An den *äußeren Liquorräumen* finden sich in der Defektgradgruppe II in etwa 7%, in der Gruppe III jedoch 35% und in der Gruppe IV in 54% der Fälle von Defektschizophrenien als pathologisch anzusehende Veränderungen im Sinne einer mäßigen Rindenatrophie.

Es besteht, wie unsere Befunde zeigen, demnach *eine positive Korrelation zwischen dem Grad des psychischen Defektes bei der Schizophrenie und dem Ausmaß der hirnatrophischen Veränderungen im Pneumencephalogramm: Je schwerer die schizophrene Persönlichkeitsveränderung, um so ausgeprägter sind die pneumencephalographisch faßbaren Hirnveränderungen* (vgl. Tabelle 9, 10 und 11).

Die als Ergebnis unserer Untersuchung gewonnene Feststellung einer gradmäßig stärkeren Ausprägung der hirnatrophischen Veränderung bei den Schizophrenien mit stärkerem und schwerem Defekt gegenüber denjenigen mit nur geringgradiger Persönlichkeitsveränderung kann durch die in der Literatur von JACOBI u. WINKLER (1928) und von LEMKE (1934) mitgeteilten pneumencephalographischen Befunde bei meist schwer defekten Altschizophrenien eine Ergänzung und Bestätigung erfahren. JACOBI u. WINKLER fanden unter 19 chronischen Anstaltsschizophrenien 18 mit einem deutlichen Hydrocephalus internus und 9 mit einem Hydrocephalus externus, LEMKE bei dem größten Teil der encephalographierten schizophrenen Anstaltsinsassen der Landesheilanstalten Stadtroda einen deutlichen Hydrocephalus. In einer Untersuchung an der Anstalt Bethel fand SCHULTE bei Schizophrenien von jahrzehntelanger Prozeßdauer in „fast allen bisher untersuchten Fällen erhebliche Ventrikelerweiterungen" (s. S. 5).

Vergleicht man unsere pneumencephalographischen Befunde bei *leicht* defekten Schizophrenien mit diesen in der Literatur niedergelegten pneumencephalographischen Befunden bei *schwer* defekten Anstaltsschizophrenen, so ist *das Ergebnis dasselbe wie beim Vergleich mit unserem eigenen Encephalogramm-Material von stärkeren und schweren Defektschizophrenien:* Es zeigt sich jeweils ein deutlicher Unterschied in der gradmäßigen Ausprägung der hirnatrophischen Veränderungen.

c) Die Defektschizophrenien
ohne sicher pathologischen pneumencephalographischen Befund

Eine gesonderte Darstellung erfordern die Defektschizophrenien ohne sicher pathologische, pneumencephalographisch nachweisbare Hirnveränderungen. Hierunter fallen bei den Schizophrenien mit leichtem Defekt (Remissionsgrad II) 21 Fälle, bei den stärkeren und schweren Defektschizophrenien (Remissionsgrad III und IV) 2 Fälle; der Prozentanteil dieser keine sicher pathologische Hirnveränderung zeigenden Defektschizophrenien beträgt also in der Gruppe II 22,1%, in der Gruppe III und IV dagegen nur 3,7%.

Encephalographisch negative Schizophrenien mit leichtem psychischem Defekt

Betrachten wir zunächst die *leichten Defektschizophrenien* (Remissionsgrad II) ohne sicher pathologisches Pneumencephalogramm, so fällt auf, daß im pneumencephalographischen Bild *fast sämtliche hierhergehörigen Schizophreniefälle,* nämlich 18 von 21 Fällen (86%), *eine leichte* — von uns nicht als sicher pathologisch gewertete — *Erweiterung des 3. Ventrikels*(Querdurchmesser 6—7,9 mm) *aufweisen,* wobei die 3. Hirnkammer meist in ganzer Höhe oder mehr spindelförmig erweitert ist.

Bei den restlichen 3 Fällen ist der 3. Ventrikel in 1 Fall (II, 87) nicht dargestellt, in einem weiteren Fall (II, 33) im Verhältnis zu dem sehr kleinen Ventrikelsystem relativ erweitert (5 mm), während er nur in 1 Fall (II, 45) mit einer Weite von 5 mm noch im Bereich der Norm bleibt. Ebenso zeigen nahezu sämtliche, nämlich 17 von jenen 21 Fällen, leichte Formveränderungen im Bereich der stammgangliennahen Abschnitte der Seitenventrikel (laterale Umschlagstelle und basale Teile); nur 3 Fälle mit Mikroventrikulie und 1 Fall mit abnormer Kleinheit der Seitenventrikel lassen Formveränderungen an den Seitenventrikeln vermissen.

Grundsätzlich bedeutet das Vorkommen psychischer Dauerveränderungen ohne grob morphologisch-pneumencephalographisch faßbare Hirnveränderungen bei der Schizophrenie keinen Widerspruch zu den Erfahrungen der Hirnpathologie bei den bekannten organischen Hirnerkrankungen, wo es klinisch-psychopathologisch sichere organische Demenzen ohne pathologischen pneumencephalographischen Befund gibt, so etwa bei hirntraumatischen Folgezuständen (WITTER), bei Dystrophie (SCHULTE) und bei unklaren Demenzen im fortgeschrittenen Lebensalter (GOSLING, s. oben). Sucht man bei den in Frage stehenden Schizophreniefällen mit leichtem Defekt dennoch ein *morphologisches Korrelat für die geringgradige psychische Dauerveränderung,* so kommt auf Grund der pneumencephalographischen Befunde nur die *leichte Erweiterung des 3. Ventrikels* in Verbindung mit den leichten Formveränderungen an den rostralen Abschnitten der — hier anscheinend konstitutionell kleinen — Seitenventrikel in Frage, also Befunde, die in gleicher Lokalisation, doch gradmäßig stärkerer Ausprägung auch beim Gros der Defektschizophrenien vorkommen und die auf Veränderungen in den Basalganglien des Zwischen- und Endhirns hinweisen können.

Der an und für sich mit der Erfahrung bei organischen Hirnprozessen durchaus zu vereinbarende Tatbestand, daß schon relativ geringgradigen morphologischen

Veränderungen klinisch eine dauernde und deutliche, wenn auch nur leichte seelische Veränderung entspricht, wird vielleicht bei unseren leichten schizophrenen Defektsyndromen ohne sicher pathologischen pneumencephalographischen Befund noch von einer anderen Seite her einer Deutung zugänglich. *Klinisch fällt bei unseren encephalographisch negativen leichten Defektschizophrenien auf, daß sie häufig eine, meist mit einer allgemeinen Somatopathie (konstitutionelle Neurasthenie) verbundene, präpsychotisch dyston-psychopathische Persönlichkeitsstruktur aufweisen, nämlich in zumindest 14 von insgesamt 21, also in $^2/_3$ aller Fälle*, während im gesamten Schizophreniematerial nur etwa 30% der Fälle auffällige präpsychotische Persönlichkeitszüge zeigen (s. S. 153). 11 von diesen 14 Schizophreniefällen mit präpsychotisch auffälliger, psychopathisch-psychasthenischer Persönlichkeit und allgemeiner „Physasthenie" sowie 3 weitere Fälle unserer leichten encephalographisch negativen Defektschizophrenien zeigen ein abnorm kleines Ventrikelsystem, davon 4 Fälle eine ausgesprochene Mikroventrikulie; *insgesamt lassen also 15 von 21, d. h. 71,4% der hierher gehörigen Fälle* (gegenüber nur 27,5% im gesamten Schizophreniematerial und 33,3% bei den im 1. Krankheitsjahr stehenden Schizophreniefällen) eine sehr wahrscheinlich konstitutionell bedingte *abnorme Kleinheit der Seitenventrikel* erkennen.

KEHRER (1948) nimmt an, daß es sich bei der Mikroventrikulie um einen Hirnriesenwuchs (Hyperplasie cerebri vera) handelt und mit der durch sie angezeigten relativen konstitutionellen Volumenvermehrung des Großhirngewebes eine Organminderwertigkeit verbunden ist. BRONISCH, der die Ergebnisse von KEHRER am eigenen Material einer Nachprüfung unterzog, sieht in der Mikroventrikulie den Ausdruck einer unspezifischen Hirnanomalie.

Es ist auf Grund des auffallend häufigen Vorkommens von psycho- und somatopathischen Konstitutionen und einer abnorm kleinen, u. U. auf eine Organminderwertigkeit des ZNS hinweisenden Beschaffenheit der Hirnventrikel bei unseren leichten Defektschizophrenien ohne sicher pathologischen pneumencephalographischen Befund ernstlich zu erwägen, ob bei diesen Schizophreniefällen nicht *eine vergleichsweise geringere „individuelle Funktionsbeherrschung" gegenüber der —* demzufolge hier stärkeren — *Penetranz des anatomischen Prozesses* von Bedeutung ist, hier schon geringere morphologische Veränderungen zur Manifestation der schizophrenen Psychose bzw. eines klinisch faßbaren schizophrenen Defektsyndroms genügen.

Am konkreten Fall drängt sich einem bei jenen leichten schizophrenen Defekten mit nur geringgradigen, nicht sicher pathologischen pneumencephalographischen Veränderungen nicht selten eine solche Deutung auf. Wir denken an über Jahre unverändert fortbestehende *Bilder eines wurstigen Sich-hängen-lassens und schwächlich-wehleidiger Klagsamkeit* bei Schizophrenien, die früher eindeutig schizophrene Prozeßsymptome gezeigt hatten. Diese Schizophrenen machen oft den Eindruck eines psychopathisch-asthenischen „Jammerlappens", sind in ihrer Affektivität nicht typisch schizophren-inadäquat, kühl und uneinfühlbar, bloß matt und modulationsarm, der emotionale Rapport ist noch relativ gut, der Kontakt mit der Wirklichkeit erhalten; in ihrer Grundstimmung erscheinen sie freudlos-apathisch, antriebsmäßig mehr träge und ungestrafft als spontaneitätsarm. Es scheint so, als ob es den Patienten nach der Psychose infolge eines ursprünglichen Mangels an psychischer Kraft nicht gelingt, sich wieder einzuordnen und Kontakt zu bekommen, mittels der erhaltenen Kräfte der Gesamtpersönlichkeit sich dem psychotischen Erleben gegenüberzustellen, es zu verarbeiten oder einzukapseln, den tatsächlich bestehenden, wenn auch nicht sehr erheblichen Verlust an elementaren psychischen Energien zu kompensieren: *Das in seiner seelisch-leiblichen Verfassung schwächlich angelegte Individuum vermag bei Stillstand des schizophrenen Prozesses nicht mit den krankhaft entstandenen „Residuen"* (EWALD) *fertigzuwerden und eine neue Persönlichkeit aufzubauen.*

Wir nehmen also bei einem Teil der in Frage stehenden Defektschizophrenien mit nur unerheblichem, nicht sicher pathologischem pneumencephalographischem Befund eine geringere individuelle Funktionsbeherrschung gegenüber der Penetranz des morphologischen Substrates an. Bei anderen hierher gehörigen Fällen taucht die schon früher erörterte Frage des *schizophrenen Pseudodefektes* auf. Zwar kann man auf Grund des psychopathologischen Zustandsbildes bei längerer klinischer Beobachtung und katamnestischen Nachuntersuchungen nicht umhin, einen schizophrenen Defekt anzunehmen; doch bleibt immer noch die Möglichkeit offen, daß es sich nur um ein u. U. jahrelang bestehendes, als Defekt imponierendes Durchgangsstadium des Prozesses mit späterer Remission handelt. Grundsätzlich besitzen wir, wie früher (s. S. 29 ff.) hervorgehoben wurde, keine psychopathologischen Kriterien, die eine Abgrenzung bestimmter defektähnlicher reversibler Prozeßsyndrome von einem echten, irreversiblen Defekt bei der Schizophrenie ermöglichen würden; überraschende Spätgenesungen bei solchen im Erscheinungsbild defekt wirkenden schizophrenen Zustandsbilder kommen noch nach vielen Jahren vor.

Encephalographisch negative oder nur schwach positive Schizophrenien mit stärkerem psychischem Defekt

Bei den beiden Fällen *stärkerer* schizophrener Defekte ohne sicher pathologische pneumencephalographische Veränderungen finden wir in 1 Fall (III, 5) wieder eine leichte Erweiterung des 3. Ventrikels in ganzer Höhe, im anderen Fall (III, 3) jedoch bei einem im Bereich der Norm liegenden 3. Ventrikel (Weite 5 mm) nur leicht verstrichene Stammganglientaillen an beiden relativ kleinen „kastenförmigen" Seitenventrikeln. Gerade in diesem, aber auch in dem anderen Fall bietet sich ein typisches Bild eines schizophrenen Defektes mit hochgradiger Zerfahrenheit des Gedankenganges, gänzlich uneinfühlbarer, situationsinadäquater Affektivität und grotesker Manieriertheit. Der Patient lebt völlig in sich und seine Wahnwelt versponnen, ohne jeden Kontakt mit der Realität und zeigt so das klassische Bild einer „Verrücktheit", das den am weitesten von der organischen Demenz entfernten „reinsten" Typ einer schizophrenen Persönlichkeitsveränderung repräsentiert: Ein völlig unzugängliches *Anderssein*, im Gegensatz zu dem in aller Zerstörung noch natürlichen und nicht so fernen *Wenigersein* des organischen Abbaues und auch abweichend von jenen Typen schizophrener Defektzustände, die dem Organischen näherstehen und deren psychische Veränderung mehr in einem bloßen „Minus", einer Antriebs- und Interesseverminderung, einer Gemütsverarmung oder -verödung besteht. Die beiden Fälle zeigen, daß *auch ein stärkerer schizophrener Defekt* — prinzipiell nicht im Gegensatz zur organischen Demenz — sehr selten (2 Fälle von 54) *ohne jede sicher pathologische, pneumencephalographisch faßbare Hirnveränderung vorkommt — und damit vielleicht auch rein funktionell und potentiell reversibel.* Die Vermutung liegt nahe, daß es sich gerade bei diesen schizophrenen Defekten ohne sicher pathologische pneumencephalographische Veränderungen um jene Fälle mit den überraschenden, u. U. auch länger anhaltenden Remissionen, der Aufhellung und Auflockerung im höheren Alter noch nach jehrzehntelanger Prozeßdauer handelt.

Nimmt man von den stärkeren und schweren schizophrenen Defekten noch diejenigen Fälle hinzu, bei denen zwar sicher pathologische pneumencephalographische Veränderungen vorhanden sind, aber *nur isoliert an den Seitenventrikeln* (mäßige Formveränderungen — Fall III, 1 und 11) *oder an der Hirnoberfläche* (partielle mäßiggradige Atrophie — Fall IV, 5; Abb. 66), so finden wir wieder chronische Zustandsbilder von Schizophrenien, die ohne Beziehung zur Realität und ohne jegliches Interesse für ihre Umgebung, unberechenbar in ihren Gefühlsreaktionen und unverständlich-zerfahren in ihren Gedankeninhalten kontaktlos in den Tag hinein leben, sicher noch reichlich akute psychotische Erlebnissymptome aufweisen und zwischendurch immer wieder durch natürliche und normale Gefühlsreaktionen, einzelne sinnvolle und situationsangepaßte Äußerungen oder auch längerdauernde Phasen weitgehender Unauffälligkeit überraschen. Man gewinnt so bei diesen Defektschizophrenien mit nur partiellen und wenig ausgeprägten pneumencephalographischen Veränderungen den Eindruck, daß nicht nur intellektuelle Fähigkeiten und formaler Denkablauf, sondern auch Affektivität und Spontaneität *potentiell* erhalten sind. Es ergibt sich psychopathologisch wieder das Bild der klassischen schizophrenen Verrücktheit, wie es für den Betrachter durch eine völlig uneinfühlbare Fremdheit und widersprüchliche Rätselhaftigkeit und durch eine *mehr produktiv-positive als defektiv-negative Symptomatik* gekennzeichnet ist, die allerdings bei der jahrelangen Dauer ihres Bestehens nur als Defekt gewertet werden kann.

Alle diese pneumencephalographisch negativen oder nur schwach positiven Schizophreniefälle mit ihren schweren Veränderungen auf dem Gebiet der Affektivität, der Spontaneität und des Interesses, ihrer immer vorhandenen formalen Denkstörung im Sinne der Zerfahrenheit, ihrem verschrobenen und bizarren, läppisch-manierierten Ausdruck, ihrem völligen Verlust des Kontaktes mit der Realität und ihren immer noch vorhandenen akuten psychotischen Erlebnisproduktionen zeigen eine „*potentielle Reversibilität*", ein potentielles Vorhandensein nicht nur formal-intellektueller Fähigkeiten, sondern eine mögliche Aufhebbarkeit sämtlicher psychischer Veränderungen und Ausfälle für Stunden oder Tage, vielleicht aber auch für die Dauer; hierüber läßt sich auf Grund der bis heute vorliegenden Erfahrungen noch nichts Sicheres aussagen. *Durch die potentielle Reversibilität, den mehr produktiv-positiven Charakter des Symptombildes und die hier am reinsten ausgeprägte qualitative Andersartigkeit des psychopathologischen Bildes gegenüber der organischen Demenz unterscheiden sich, wie wir annehmen, diese encephalographisch negativen Defektschizophrenien von den encephalographisch positiven und besonders den mit ausgesprochener Hirnatrophie einhergehenden schizophrenen Defekten.* Jene encephalographich negativen schizophrenen Defekte sind es u. E., die eine zu grob materialistische und starre Auffassung des Defektbegriffes bei der Schizophrenie und seine Gleichsetzung mit dem einer „totalen Irreversibilität" nicht erlauben (v. BAEYER). Die mit hirnatrophischen Veränderungen verbundenen Defektschizophrenien jedoch werden ihren Defekt genau so wenig verlieren wie ein Paralytiker seine Demenz, die psychische Veränderung ist hier *nicht mehr reversibel und nicht weniger konstant als bei einer organischen Demenz;* man darf nur nicht übersehen, daß auch die — nicht allzu weit fortgeschrittene — Demenz bei organischen Hirnprozessen bis zu einem gewissen Grade besserungs- und remissionsfähig und nicht unerheblichen Schwankungen in ihrer Manifestation und Ausprägung unterworfen ist.

Allerdings beobachtet man die „potentielle Reversibilität" in Form episodischer, kurzdauernder Remissionen gelegentlich auch bei encephalographisch positiven und mit erheblicher

Hirnatrophie einhergehenden Schizophreniefällen unter der Schocktherapie; wir verweisen auf unseren schweren Defektschizophrenen Karl G. (Fall IV, 3, S. 102), bei dem es völlig überraschend nach 2 Elektrokrämpfen zu einer „vollkommenen Veränderung" mit Wiederherstellung der Kontaktfähigkeit und natürlicher, lebhafter Affektivität kam, die freilich nur 1 Tag (!) anhielt. Hier fehlen vorläufig noch psychopathologische Beobachtungen an einem genügend großen Krankengut pneumencephalographisch untersuchter Defektschizophrener.

Gegenüber der eben skizzierten, am weitesten von der organischen Demenz entfernten, qualitativ heterogenen Form des encephalographisch negativen schizophrenen Defektes gehört der früher beschriebene psychopathologische Typus der „asthenischen" und „leibhypochondrischen" schizophrenen Persönlichkeitsveränderung fast immer zu den encephalographisch positiven Schizophrenien (s. S. 119).

2. Lokalisation der pneumencephalographischen Veränderungen

Pneumencephalographisch nachweisbare Hirnveränderungen sind, wie wir sahen (Teil B), bei der Schizophrenie wie auch bei den atypischen endogenen Psychosen im Bereich der *inneren* Liquorräume (Seitenventrikel und 3. Ventrikel) häufiger und ausgeprägter als im Bereich der *äußeren* Liquorräume (Tabelle 8, S. 110). Wir fanden bei den Defektschizophrenien in 82,5% der Fälle sicher pathologische Veränderungen an den inneren Liquorräumen, dagegen nur in 14,4% solche an den äußeren Liquorräumen. Bei den atypischen endogenen Psychosen und Cyclothymien mit Persönlichkeitsdefekt ergaben sich in 93,75% sämtlicher Fälle sicher pathologische Veränderungen an den inneren Liquorräumen (15 von 16 Fällen) und nur in 25% solche an der Hirnoberfläche (4 Fälle von 16).

Bei Berücksichtigung des gesamten Schizophreniekrankengutes mit sicher pathologischem Pneumencephalogramm (134 von 195 Fällen) sind die Veränderungen in 79,1% der Fälle entweder ausschließlich im Bereich der inneren Liquorräume vorhanden oder dort eindeutig stärker ausgeprägt als an den äußeren Liquorräumen, während die Veränderungen nur in 3,7% sämtlicher Fälle (5 von 134) an den äußeren Liquorräumen überwiegen und in 12,7% der Fälle (17 Fälle) gleichmäßig die inneren wie die äußeren Liquorräume betreffen (s. Tabelle 20).

Tabelle 20. *Lokalisation der Veränderungen an den inneren oder äußeren Liquorräumen bei Schizophreniefällen mit sicher pathologischem Pneumencephalogramm*

Remissions-gradgruppe	Gesamtzahl der Fälle mit sicher patholog. Veränderg.	Veränderungen überwiegend od. ausschließl. an den *inneren* Liquorräumen	Gleichmäßige Ausprägung der Veränderungen innen wie außen	Überwiegen der Veränderg. an den *äußeren* Liquorräumen	Subarachnoidealraum nicht dargestellt
I	8	100,0%	—	—	—
II	74	86,5%	8,1%	1,3%	4,5%
III	41	70,7%	17,0%	4,9%	7,3%
IV	11	45,4%	36,4%	18,2%	—
III u. IV	52	65,3%	21,1%	7,7%	5,8%
I, II, III u. IV	134	79,1% (106 Fälle)	12,7% (17 Fälle)	3,7% (5 Fälle)	4,5% (6 Fälle)

Betrachten wir die Verteilung der hirnatrophischen Veränderungen in den
4 Remissionsgradgruppen, so sehen wir (Tabelle 20), daß *in der Remissionsgradgruppe I und II* (defektfreie Schizophrenien und leichte schizophrene Defekte) *die
Bevorzugung der inneren Liquorräume am ausgesprochensten ist,* indem die Veränderungen in 100 bzw. 86,5% der Fälle ausschließlich oder überwiegend hier vorkommen: In der Remissionsgradgruppe III dagegen sind die inneren Liquorräume nur noch in 70,7%, in der Remissionsgradgruppe IV in 45,4%, in der Remissionsgradgruppe III und IV zusammen — also bei den stärkeren und schweren
Defektschizophrenien — in 65,3% der Fälle ausschließlich oder überwiegend
betroffen.

An den *äußeren* Liquorräumen der Hirnkonvexität überwiegen die Veränderungen in der
Defektgruppe II in 1,3% der Fälle (1 Fall), in der Defektgruppe III in 4,9% und in der
Defektgruppe IV in 18,2% der Fälle. Eine innen und außen gleichmäßige Ausprägung der
hirnatrophischen Veränderungen zeigen in der Remissionsgradgruppe II 8,1%, in der Remissionsgradgruppe III 17% und in der Remissionsgradgruppe IV 36,4% sämtlicher Fälle.

Es ergibt sich also, daß das *Schwergewicht* der hirnatrophischen Veränderungen
bei schizophrenen und atypischen endogenen Psychosen *im Bereich der inneren
Liquorräume* gelegen ist, *jedoch bei den schweren Defektschizophrenien das Dominieren der Veränderungen an den inneren Liquorräumen nicht mehr so ausgeprägt ist*
wie bei den Schizophrenien ohne oder mit nur leichtem Defekt, wo die Veränderungen fast ausschließlich auf die inneren Liquorräume beschränkt sind; in der
Remissionsgradgruppe II, III und IV kommen nämlich in zunehmender Häufigkeit neben den nach wie vor im Vordergrund stehenden Veränderungen an den
Seitenventrikeln und am 3. Ventrikel Veränderungen auch an den äußeren Liquorräumen der Hirnoberfläche vor.

An den inneren Liquorräumen findet sich weiterhin, wie gezeigt wurde, eine
Akzentuierung der atrophischen Veränderungen im Bereich der rostralen, stammganglienbenachbarten Abschnitte der Seitenventrikel sowie der mehr caudalen
und dorsalen, oberhalb des Sulcus Monroi gelegenen Teile des 3. Ventrikels.

Inwieweit es möglich ist, bei bestimmten Typen pneumencephalographischer Seitenven-
trikelbilder Rückschlüsse zu ziehen auf das Befallensein bestimmter Hirnteile, läßt sich noch
nicht mit Sicherheit sagen. Eine Reihe von Autoren (BRENNER, HEMPEL, GÖLLNITZ) kamen
durch Vergleich von pneumencephalographischem Bild und anatomischem Befund zur Aufstellung verschiedener Typen von Formveränderungen an den Seitenventrikeln, die nicht mit
einer ausgesprochenen hydrocephalen Vergrößerung verbunden sind; dabei wird sowohl eine
Abstumpfung der lateralen Umschlagstellen wie eine Erweiterung der basalen Teile der Seitenventrikel (Tendenz zur Rechteck- oder Prismenformbildung, kantige oder „Kastenform")[1] auf
eine Volumverminderung des Striatum und vor allem des N. caudatus, also eine Atrophie im
Bereich der telencephalen Stammganglien zurückgeführt. Auch wenn man aus dem Encephalogramm eine umschriebene Atrophie bestimmter kleinerer Hirnabschnitte nicht diagnostizieren kann, so scheint doch nach diesen Erfahrungen aus einer *Erweiterung der basalen Teile
der Ventrikelfigur* (Verstrichensein der Stammganglientaillen und Ausweitung der ventralen
Pole) oder einer *Abstumpfung der äußeren oberen Ventrikelspitzen,* wie sie in unserem Schizophreniematerial in Verbindung mit einer Erweiterung des 3. Ventrikels so häufig vorkommt,

---

[1] Eine andersartige Entstehung ist für die in unserem Schizophreniematerial nicht seltene
Kastenform mit Ausbildung einer spitzwinklig-kantigen lateralen Umschlagstelle und Verkürzung des Seitenventrikeldaches anzunehmen; sie ist, wie wir autoptisch nachweisen konnten,
durch Verwachsungen zwischen Unterfläche des Balkens und Caudatuskopf bzw. durch breit-
flächige oder strangförmige intraventrikuläre, vom Ependym ausgehende gliöse Brücken in
diesem Bereich bedingt; die Genese dieser „Ependymsegel" ist unklar (dysplastische Anlage ?).

die *Folgerung auf atrophische, allgemein im Bereich der basalen Ganglien des Hirnstammes lokalisierte Veränderungen* erlaubt.

Es läßt sich demnach auf Grund der Art und Lokalisation der pneumencephalographischen Befunde feststellen, daß bei der Schizophrenie und den atypischen endogenen Psychosen mit Persönlichkeitsdefekt atrophische Veränderungen ventrikelnahe, subcorticale Gebiete des Hirnstammes und Hemisphärenmarkes und *vor allem die Stammganglien des Zwischen- und Endhirns*[1] *betreffen,* während eine *Rindenatrophie in der Regel nur bei den stärkeren Defektschizophrenien und dann fast immer in Verbindung mit atrophischen Veränderungen an den Seitenventrikeln und am 3. Ventrikel* vorkommt. Wir nehmen daher in Weiterführung unserer Hypothese einer prozeßbedingten Hirnatrophie bei der Schizophrenie an, daß die *Hirnstammatrophie bei den endogenen Psychosen mit Persönlichkeitsdefekt zeitlich primär auftritt, die Hirnrinde dagegen, wenn überhaupt, erst sekundär atrophischen Veränderungen unterliegt*[2].

Die deutliche Prädilektion der frontalen und präfrontalen Region (s. S. 109) innerhalb der corticalen Atrophie könnte dabei darauf hinweisen, daß es sich im Sinne unserer Hypothese bei der Schizophrenie um eine vorzeitige Atrophie bestimmter funktionell und anatomisch einheitlicher Abschnitte des ZNS handelt, indem zu den im Vordergrund stehenden Veränderungen in den subcorticalen Kerngebieten in späteren Stadien der Erkrankung noch atrophisierende Vorgänge *in den funktionell abhängigen Systemen der frontalen Hirnrinde* (HASSLER) *und außerdem in benachbarten anderen Hirnrindengebieten* (parietale und temporale Region) hinzutreten; entsprechend überwiegen ja auch bei den bekannten systematischen Atrophien (SPATZ) die Veränderungen zwar in einem System, bleiben aber vielfach nicht auf dieses beschränkt, so daß klinisch und pathologisch-anatomisch eine kombinierte Systemerkrankung vorliegt.

Das Praevalieren von Veränderungen im Sinne des Hydrocephalus internus, d. h. einer Atrophie im Bereich subcorticaler und ventrikelnaher Hirngebiete bei der Schizophrenie und den atypischen endogenen Psychosen ist nun gut in Übereinstimmung zu bringen mit der *Art der seelischen Dauerveränderung,* wie man sie bei den endogenen Psychosen findet: Es besteht eine Veränderung der Persönlichkeit, die in vielen, doch längst nicht in allen Fällen qualitativ eigenartig und charakteristisch für die Schizophrenie ist, während eine eigentliche Demenz fehlt. Das Bild des schizophrenen und des endogen-psychotischen Defektes überhaupt ist

---

[1] Für die Bezeichnung „*Stammganglien*" trifft auch heute noch die Feststellung von SPATZ (1927) zu, daß sie in der Nomenklatur nicht festgelegt und ihr Gebrauch sehr variabel ist. Auch hinsichtlich der Zugehörigkeit der einzelnen Teile der Stammganglien zum Zwischenhirn oder Endhirn herrscht keine Übereinstimmung; obschon SPATZ schon vor 30 Jahren die Zugehörigkeit des Pallidum zum Zwischenhirn und des Striatum (Putamen + N. caudatus) zum Telencephalon annahm, rechnet u. a. im neuen Handbuch der Neurologie BRUN auch das „Neostriatum" (N. caudatus + Putamen) zum Zwischenhirn. Wir verwenden hier, einem verbreiteten Sprachgebrauch folgend, die Bezeichnung *Stamm-, Basal-, Zentralganglien synonym* und verstehen darunter sämtliche subcorticalen, motorischen und sensiblen Kerngebiete des Vorderhirns (= Endhirn + Zwischenhirn), also Striatum, Pallidum, Thalamus und Hypothalamus. Es handelt sich demnach bei den Stammganglien um den *Hirnstamm nach Abzug von Mittel-, Hinter- und Nachhirn;* dabei wird das Striatum mit SPATZ dem Endhirn, das Pallidum sowie Thalamus und Hypothalamus dem Zwischenhirn zugeordnet.

[2] Bei den stärkeren wie bei den leichten Defektschizophrenen (Remissionsgradgruppe III und II) ist außerdem die Rindenatrophie im Gesamtmaterial häufiger als bei den Fällen unter 40 Jahren (39,2% bzw. 7,6% gegenüber 28 bzw. 4,5%, s. Tabelle 10 und 13 und S. 114ff.); wir sehen darin gleichfalls einen Hinweis, daß die corticale Atrophie erst sekundär und nach längerer Verlaufsdauer des Prozesses eintritt.

mehr durch Veränderungen von Affektivität, Interesse und Spontaneität, wie sie gewöhnlich lokalisatorisch dem *Hirnstamm* zugeordnet werden, als durch eine Störung der Intelligenz im engeren Sinne und der mnestischen Funktionen gekennzeichnet; grobe Zeichen einer Schädigung der Hirnrinde werden bei nicht komplizierten endogenen Psychosen in der Regel vermißt.

Bei allen grundsätzlichen Bedenken hinsichtlich der Frage, ob Psychisches überhaupt lokalisiert werden kann, kann doch u. E. kein Zweifel bestehen, daß bestimmte sehr komplexe Störungen psychischer Grundfunktionen mit der Schädigung bestimmter und zunächst noch sehr ausgedehnter Hirngebiete (wie Hirnrinde — Hirnstamm) in Beziehung gesetzt und darüber hinaus auch gewisse psychische Einzelsymptome schon umschriebeneren Hirnregionen zugeordnet werden können.

Die Lokalisation der atrophischen Veränderungen bei der Schizophrenie und den atypischen endogenen Psychosen kann so einen weiteren Hinweis abgeben, daß *diese Veränderungen im Bereich ventrikelnaher Gebiete der Zentralganglien das Korrelat des psychischen Defektes bei schizophrenen Prozessen darstellen.*

Daß das *Ausmaß* der Veränderungen dabei in einem Teil der schizophrenen Defekte relativ gering ist und die Atrophie im Bereich der Seitenventrikel gewöhnlich nicht den Grad eines ausgesprochenen Hydrocephalus internus erreicht, bedeutet — wie schon früher ausgeführt — keine grundsätzliche Schwierigkeit; Grad des psychischen Abbaues und Grad der Hirnatrophie stehen auch bei den bekannten organischen Hirnprozessen vielfach in einem Mißverhältnis. Im übrigen muß man annehmen, daß gerade im Bereich des diencephal-vegetativen Systems „kleinste Ursachen größte Wirkungen für die Gesamtpersönlichkeit her&aufführen können", wie EWALD unter Hinweis auf die postencephalitischen Wesensänderungen formuliert.

Im Gegensatz zu dem Praevalieren der Veränderungen an den *inneren* Liquorräumen bei der Schizophrenie überwiegt bei organischen, neurohistologisch begründbaren hirnatrophischen Prozessen, bei denen das psychische Bild durch den intellektuellen Abbau, die Demenz im engeren Sinne und eine eindeutig „organische" Persönlichkeitsveränderung gekennzeichnet ist, die pneumencephalographisch durch einen Hydrocephalus externus angezeigte Rindenatrophie; zumindest steht hier die corticale Atrophie in ihrer gradmäßigen Ausprägung im Einzelfall nicht hinter dem Hydrocephalus internus zurück (s. bei KEHRER sowie bei JANTZ). Man kann sagen, daß *der Heterogenität des schizophrenen Defektes und der organischen Demenz im klinisch-psychopathologischen Bild auf der somatologisch-pneumencephalographischen Seite eine unterschiedliche Topik der hirnatrophischen Veränderungen entspricht. Bei der Schizophrenie steht eine subcorticale und meist nicht sehr hochgradige, bei der organischen Demenz eine corticale, gewöhnlich ausgeprägte und diffuse Atrophie im Vordergrund.*

Ob die weniger häufigen, doch sicherlich auch vorkommenden schizophrenen Prozesse, bei denen an einem Verlust intellektueller Fähigkeiten kein Zweifel bestehen kann, diejenigen sind mit stärkeren und überwiegenden diffusen Hirnrindenveränderungen, können wir in Anbetracht der nur sehr geringen Anzahl von Fällen mit prävalierender corticaler Atrophie bzw. intellektueller Demenz in unserem Material nicht sicher sagen, scheint uns aber naheliegend und bedarf noch einer besonderen, nur an einem Anstaltskrankengut durchzuführenden Untersuchung. Dabei wird man allerdings mit der grundsätzlichen Schwierigkeit der Feststellung eines irreversiblen intellektuellen Abbaues bei Schizophrenen zu rechnen haben; man müßte zuvor mittels bis heute nicht vorhandener zuverlässiger psychopathologischer Kriterien die Schizophrenien, bei denen die formale Intelligenz sehr wahrscheinlich potentiell völlig intakt bleibt und alle Störungen durch die schizophrene Persönlichkeitsveränderung bedingt sind, von denjenigen, bei denen eine eindeutige und irreversible intellektuelle Reduktion besteht, mit Sicherheit abtrennen können.

Bei besonderen Typen klinisch nicht einzuordnender hirnatrophischer Prozesse, die meist unter dem Bild einer chronischen körperlich begründbaren Psychose mit organischer Persönlichkeitsveränderung und Demenz verliefen oder doch immer, wenn auch zum Teil erst nach mehr oder weniger langem Bestehen eines endogen-psychotischen Syndromes, deutlich organisches Kolorit zeigten, nämlich den vorzeitigen Versagenszuständen von BERINGER u. MALLISON, den hirnatrophischen Prozessen im mittleren Lebensalter von BRONISCH und den organisch ausmündenden cyclothymen Syndromen von WEITBRECHT, wird von den Autoren jeweils das Überwiegen des Hydrocephalus externus gegenüber dem Hydrocephalus internus betont. Wir hatten, wie schon erwähnt, aus unserem ursprünglich umfangreicheren Material zunächst rein schizophren oder cyclothym aussehende und als endogene Psychosen diagnostizierte Fälle, bei denen im weiteren Verlauf — bei späteren Klinikaufnahmen oder katamnestischen Nachuntersuchungen — jedoch ein organischer Einschlag in das psychopathologische Bild kam und die Diagnose einer endogenen Psychose in Frage stellte, ausgeschieden. Bei einer gesonderten Betrachtung und Auswertung dieser *organisch auslaufenden Cyclothymien und Schizophrenien*, bei denen es sich um chronische körperlich begründbare Psychosen mit nur passager und initial endogen aussehenden Bildern handelt, ergibt sich in somatisch-pneumencephalographischer Hinsicht, daß in den meisten Fällen (89%) der Hydrocephalus externus entweder eindeutig überwiegt oder jedenfalls nicht geringer ausgeprägt ist als der Hydrocephalus internus; nur in wenigen Fällen (11%) überwog der Hydrocephalus internus, wobei jedoch immer auch ein deutlicher Hydrocephalus externus bestand und im psychopathologischen Bild der intellektuelle und mnestische Abbau gegenüber der organischen Wesensveränderung zurücktrat.

Im einzelnen war bei den *organisch ausmündenden Cyclothymien* (8 Fälle) die Rindenatrophie in je 4 Fällen gleich stark oder stärker ausgeprägt als die Atrophie im Bereich der inneren Liquorräume; bei unseren *organisch ausmündenden Schizophrenien* (10 Fälle) war der Hydrocephalus externus in 5 Fällen gradmäßig stärker und in 3 Fällen gleich stark ausgeprägt wie der Hydrocephalus internus, während in 2 Fällen hier der Hydrocephalus internus überwog.

Unsere Befunde bei diesen nur als symptomatisch aufzufassenden Schizophrenien und Cyclothymien zeigen, daß *das psychopathologische Bild sich um so mehr der bei körperlich begründbaren hirnatrophischen Prozessen üblichen organischen Demenz annähert, je stärker ausgeprägt der Hydrocephalus externus ist. Besteht pneumencephalographisch eine erhebliche Rindenatrophie, ist das psychopathologische Bild nie mehr das eines reinen schizophrenen Defektes, sondern zeigt immer deutlich organische Züge;* dagegen gibt es sicher typische und reine schizophrene Defekte mit erheblichem Hydrocephalus internus. Bei der klinisch in akuten Stadien nicht immer entscheidbaren Differentialdiagnose des endogen-psychotischen Prozesses bzw. Defektes gegenüber dem organischen Prozeß bzw. Defekt kann das Verhältnis der Veränderungen an den äußeren und inneren Liquorräumen ein pneumencephalographisches Kriterium sein: *Liegt das Schwergewicht der Veränderungen bei Fehlen nennenswerter Zeichen von Rindenatrophie eindeutig innen, und hier wiederum im Bereich der stammganglientnahen Abschnitte der Seitenventrikel und des 3. Ventrikels, spricht dies für einen endogen-psychotischen, schizophrenen Defekt; ein Überwiegen der Rindenatrophie dagegen spricht eher für eine organische Demenz.*

3. Die Erweiterung des 3. Ventrikels bei endogenen Prozeßpsychosen (Schizophrenie und atypische endogene Psychosen) als wahrscheinliches Substrat bestimmter klinischer Symptomgruppen

a) Der röntgenologische Befund am 3. Ventrikel

Die pneumencephalographisch nachweisbare Erweiterung des 3. Ventrikels ist, wie sich bei unserer Untersuchung ergab, ein häufiger Befund bei der Schizophrenie und bei atypischen endogenen Psychosen mit Persönlichkeitsdefekt: Wir fanden in unserem Krankengut von *Defektschizophrenien die 3. Hirnkammer in annähernd 96% (95,9%) aller Fälle erweitert* (Querdurchmesser über 6 mm); in etwa $^2/_3$ dieser Fälle (65,8%) bestand eine stärkere hydrocephale, von uns erst als sicher pathologisch gewertete Erweiterung des 3. Ventrikels (Weite über 8 mm). Bei den *atypischen endogenen Psychosen und Cyclothymien mit Persönlichkeitsdefekt war der 3. Ventrikel sogar in 100% der Fälle erweitert*, wobei die Erweiterung in 93,75% aller Fälle stärker ausgeprägt war (Querdurchmesser über 8 mm).

Der pneumencephalographische Befund am 3. Ventrikel ist zunächst *vieldeutig;* wir fassen ihn, wie oben auseinandergesetzt und begründet wurde (s. Abschn. C, I.) entsprechend der Deutung der Veränderungen an den übrigen Abschnitten des Pneumencephalogramms als der endogenen Psychose zugehörige Veränderung im Sinne einer prozeßbedingten Atrophie bzw. anlagebedingten Hypoplasie auf. Eine gesonderte und die früheren Darlegungen für diesen Teil des Pneumencephalogramms ergänzende Betrachtung der *Pathogenese der Erweiterung der 3. Hirnkammer* scheint jedoch noch erforderlich, wobei wir hier von der formalen Genese ausgehen. *Formalgenetisch* gibt es *2 Möglichkeiten der Entstehung der Erweiterung des 3. Ventrikels:* Liquormechanisch als „aktiver" Hydrocephalus und infolge primärer Atrophie der Wandstrukturen als „passiver" Hydrocephalus (Hydrocephalus e vacuo).

1. Die Erweiterung des 3. Ventrikels kann als *Folge einer früher durchgemachten Liquorzirkulationsstörung* nach Art eines „aktiven" oder „Druck"-Hydrocephalus entstanden sein, indem beim Hirndruck und Stauungshydrocephalus sich zuerst der 3. Ventrikel erweitert, seine Erweiterung die früheste Veränderung im Pneumencephalogramm ist (s. bei KEHRER; ferner SCHMIEDER u. a.[1]). Bei einer solchen liquordynamischen Genese könnte die bevorzugte oder isolierte Erweiterung der 3. Hirnkammer als „stehengebliebener Hirndruck" erklärt werden und wäre dann Folge einer früheren, mit einer leichteren und bald wieder zum Stillstand gekommenen Liquorströmungsstörung verbundenen cerebralen Affektion. BRENNER nimmt in diesem Sinne an, daß sich die blasige Formveränderung des 3. Ventrikels ohne wesentliche Vergrößerung der Seitenventrikel auch als Folge eines im frühen Beginn wieder zum Stillstand gekommenen Druckhydrocephalus (z. B. bei Meningitis) findet, da der Thalamus als umgebende Hirnsubstanz des 3. Ventrikels besonders empfindlich gegenüber Druckänderung sei und hierauf rasch mit einer Volumverminderung reagiere. Doch sind nach KEHRER die meisten Erweiterungen der Liquorräume, abgesehen von dem — in unserem Material mit Sicherheit auszuschließenden — Obstruktionshydrocephalus, ex vacuo und nicht liquormechanisch entstanden. Auch SCHIFFER hält eine bevorzugte Erweiterung des 3. Ventrikels nach dem Prinzip eines liquormechanisch bedingten Hydrocephalus hypersecretorius oder aresorptivus für schlecht denkbar, allenfalls noch unter der Annahme, daß eine leichte Liquordrucksteigerung bei *vorgegebenen Wandveränderungen*[2] am betreffenden Ventrikelteil sich

---

[1] Daß nicht jeder Druck, der zur Erweiterung des 3. Ventrikels führt, auch zu einer Erweiterung der übrigen Ventrikel führen muß, hat STENVERS 1936 in seinem Handbuchartikel durch den Hinweis auf die unterschiedliche Stärke des Bodens des 3. Ventrikels einerseits und des Hirnmantels andererseits zu erklären versucht.

[2] Vom Referenten hervorgehoben.

isoliert bemerkbar macht. Wir hätten es dann mit einer exogenen Schädigung an einem *anlagemäßig hypoplastischen Abschnitt des Zentralnervensystems* zu tun. Bei der Annahme einer liquormechanischen Genese der Erweiterung des 3. Ventrikels bei der Schizophrenie müßte es sich überdies um eine *anamnestisch unbekannte,* am ehesten frühkindliche cerebrale Affektion gehandelt haben, da in unserem Material Fälle mit nach Anamnese oder klinischem Befund sicher oder wahrscheinlich vorgeschädigtem Gehirn nicht enthalten sind (s. S. 152 ff.).

Auch bei liquormechanischer Entstehung des Hydrocephalus der 3. Hirnkammer wäre eine — dann *sekundäre* — Atrophie der anliegenden Hirnteile anzunehmen, sofern die Feststellung von KEHRER, daß in jedem Fall eines längere Zeit bestehenden Hydrocephalus internus eine Atrophie (oder Hypoplasie) des Hirngewebes vorliege, auch für den umschriebenen Hydrocephalus des 3. Ventrikels gilt. Wenn man sich fragt, ob nicht bei dem im Verhältnis zu den Seitenventrikeln kleinen, normalerweise spaltförmigen Raum des 3. Ventrikels ein lokales „Nachgeben" oder „Ausweichen" der periventrikulären Hirnstrukturen (d. h. der Wände und des Bodens des 3. Ventrikels) infolge Liquordrucksteigerung, eine Erweiterung des Ventrikellumens *ohne* Atrophie eintreten kann, so wird man diese Möglichkeit bejahen müssen; doch müßte es sich dann in grundsätzlich gleicher Weise wie beim akuten Stauungshydrocephalus der Seitenventrikel, wo das periventrikulär durch den Liquordruck ausgedehnte Hirngewebe nach der Operation seine frühere Lage wiedergewinnt und damit das erweiterte Ventrikellumen sich wieder verkleinern kann, um eine *reversible* Erweiterung handeln; ein „Stehenbleiben" der Veränderungen wäre auch hier u. E. nur auf der Grundlage einer Atrophie denkbar.

2. Die Erweiterung des 3. Ventrikels, wie sie bei unseren Defektschizophrenien und atypischen endogenen Psychosen mit Persönlichkeitsdefekt in Verbindung mit oft nur mäßiggradigen Veränderungen an den Seitenventrikeln das pneumencephalographische Bild kennzeichnet, ist nach Art eines „passiven" Hydrocephalus *ex vacuo entstanden und Folge einer primären Atrophie seiner Wandstrukturen, d. h. diencephaler Hirngebiete* und dabei auch ihrer dorsalwärts über den Sulcus hypothalamicus (Monroi) hinausgehenden thalamischen Anteile.

Daß der umschriebene Hydrocephalus ex vacuo (d. h. infolge primärem Schwund des Hirngewebes) des 3. Ventrikels durch eine Atrophie in erster Linie der unmittelbar anliegenden — diencephalen — Hirngebiete bedingt ist und so einen Hinweis darstellt auf die zumindest vorwiegende Lokalisation der Veränderungen im *Zwischenhirn,* scheint uns sicher. Auch SCHIFFER, nach dem der isolierten Erweiterung des 3. Ventrikels ein Schwund seiner Wandstrukturen zugrunde liegt, sowie KEHRER, für den die Erweiterung des 3. Ventrikels beim Hydrocephalus ex vacuo ein Hinweis ist auf das „bevorzugte Befallensein der Stammhirngegend", sind dieser Ansicht; ebenso finden sich nach BRENNER die Erweiterung des 3. Ventrikels — wie auch bestimmte encephalographische Typen von Formveränderungen an den Seitenventrikeln (s. S. 172) — bei Hirnstammprozessen. Die mehr konzentrische Erweiterung des 3. Ventrikels, wie wir sie bei der Schizophrenie fanden, spricht nach den Untersuchungen von SCHIFFER u. OSTERTAG, sofern keine *allgemeine* Erweiterung der Seitenventrikel vorliegt, eindeutig für eine Schrumpfung oder Hypoplasie der anliegenden Organe, d. h. des Zwischenhirns, wobei es sich dann um dorsalwärts über den Sulcus Monroi hinausgehende Prozesse handelt. Neuerdings wurde diese allgemein vertretene Anschauung (u. a. auch SCHIERSMANN, FROWEIN u. HARRER), die in der Erweiterung des 3. Ventrikels ein Zeichen einer Zwischenhirnläsion erblickt, von KAUTZKY und ZÜLCH bestritten: Die Erweiterung des 3. Ventrikels entsteht nach diesen Autoren durch den Schwund „benachbarter Markmassen". Eine solche Genese der Erweiterung des 3. Ventrikels durch Atrophie der Marksubstanz ist jedoch allenfalls bei *allgemeiner* Erweiterung der inneren Liquorräume vorstellbar; keinesfalls wäre einleuchtend, daß eine Atrophie der Marksubstanz eine isolierte oder bevorzugte Erweiterung der 3. Hirnkammer ohne gradmäßig entsprechende Erweiterung der dem Hemisphärenmarklager unmittelbar angrenzenden Seitenventrikel zur Folge hat.

Im Rahmen dieser beiden Möglichkeiten der formalen Genese der Erweiterung des 3. Ventrikels, von denen die 2. die für unser Material bei weitem wahrscheinlichere ist, kommen in *ätiologischer* Hinsicht die mannigfachen und verschiedenartigen Affektionen des ZNS in Frage, die früher schon (Abschn. C, I., 1. und 2.) angeführt und erörtert wurden. Es ergab sich, daß die verschiedenen möglichen Deutungen der Befunde als von der Schizophrenie unabhängige Hirnschäden,

Hirnerkrankungen und Hirnmißbildungen wenig Wahrscheinlichkeit besitzen: Abgesehen von der Auffassung als „symptomatische Schizophrenie" auf der Grundlage eines klinisch nicht faßbaren, organischen atrophisierenden Hirnprozesses, die für die Pathogenese der bevorzugten und nicht mit erheblichen hydrocephalen Veränderungen an den Seitenventrikeln verbundenen Erweiterung des 3. Ventrikels außer acht gelassen werden kann, konnte lediglich die Möglichkeit einer anamnestisch nicht bekannten und auf psychischem und somatischem Gebiet folgenlos gebliebenen frühkindlichen cerebralen Affektion nicht mit ausreichender Wahrscheinlichkeit ausgeschlossen werden (s. S. 152 ff.).

Wollte man bei unserem Pneumencephalogramm-Material endogener Psychosen eine solche von der Schizophrenie unabhängige Verursachung der Erweiterung des 3. Ventrikels annehm n, müßte man folgern, daß nahezu sämtliche Defektschizophrenien, nämlich 96% in unserem Material, eine anamnestisch unbekannte und klinisch stumme, zu einer Erweiterung der 3. Hirnkammer führende frühkindliche cerebrale Affektion durchgemacht haben, was äußerst unwahrscheinlich ist. Aber selbst dann, wenn man also in der Erweiterung des 3. Ventrikels die Folge eines frühkindlichen Cerebralschadens sehen will, wäre dies *allenfalls unter der Voraussetzung einer anlagemäßig vorhandenen* und eine besondere Disposition gegenüber exogenen Noxen bedingenden *Hypoplasie und Unterwertigkeit* der von der supponierten frühkindlichen Schädigung in so auffallender Häufigkeit betroffenen *diencephalen Hirnregion* denkbar: Die Veränderungen am 3. Ventrikel wären dann als Hinweis auf eine bei der Schizophrenie als Mißbildung bestehende, kongenitale und in das Zwischenhirn lokalisierbare „Minderwertigkeit" des ZNS von Bedeutung, entsprechend unserer oben in Verbindung mit der Hypothese einer prozeßbedingten Hirnatrophie gegebenen Interpretation der pneumencephalographischen Befunde bei den endogenen Psychosen (s. S. 160). Die von STERTZ für die Erweiterung des 3. Ventrikels bei der Epilepsie aufgestellte Hypothese (lokale Resistenzschwäche plus paroxysmale Drucksteigerung im epileptischen Anfall) würde so auf die Pathogenese der Erweiterung des 3. Ventrikels bei der Schizophrenie übertragen: Zu einem *endogenen* Faktor, nämlich einer „lokalen Resistenzschwäche" infolge — bei der Epilepsie wie bei der Schizophrenie — hypoplastischer Anlage der Hypophysenzwischenhirnzentren, käme ein *exogener* Faktor, der bei der Schizophrenie in verschiedenartigen und meist frühkindlichen entzündlichen oder traumatischen Schädigungen des ZNS bestünde.

Wird bei unserem Krankengut endogener Psychosen eine andersartige, von der endogenen Psychose unabhängige Verursachung der pneumencephalographisch nachweisbaren Veränderungen am 3. Ventrikel schon auf Grund der in dieser Hinsicht negativen klinisch-anamnestischen Daten sehr unwahrscheinlich, so sprechen weiter die bereits beschriebenen positiven Korrelationen zwischen röntgenologischer Erweiterung des 3. Ventrikels und psychischer Defektbildung für einen Zusammenhang des Befundes mit der endogenen Psychose. Bei den leichten Defektschizophrenien ist die Korrelation zwischen Ausbildung eines schizophrenen Defektes und röntgenologischer Erweiterung des 3. Ventrikels insofern besonders eindrucksvoll, weil hier Veränderungen an den übrigen Abschnitten des Pneumencephalogramms, die als morphologisches Substrat des psychischen Defektes neben der Erweiterung des 3. Ventrikels in Frage kämen, weitgehend zurücktreten. Bei den stärkeren Defektschizophrenien (Remissionsgrad III und IV) nehmen zwar Häufigkeit und gradmäßige Ausprägung der Veränderungen am 3. Ventrikel gegenüber der Remissionsgradgruppe II weiterhin zu, doch bei weitem nicht in dem Ausmaß, wie es bei den leichten Defektschizophrenien (Gruppe II) gegenüber den defektfreien Schizophrenien (Remissionsgrad I) der Fall war; dagegen kommt es bei den stärkeren schizophrenen Defekten (III und IV) im Bereich der Seitenventrikel zu einer erheblichen Zunahme der atrophischen Veränderungen. Dieser

Sachverhalt legt es nahe, im Sinne unserer Hypothese einer prozeßbedingten Hirnatrophie bei der Schizophrenie einen Beginn des Prozesses in diencephalen Hirngebieten anzunehmen und das *Zwischenhirn als primäres Erkrankungszentrum bei schizophrenen und atypischen endogenen Psychosen* anzusehen.

Erst in späteren Stadien kommt es dann zu einer Beteiligung anderer, telencephaler Abschnitte der Stammganglien sowie bestimmter Teile der Großhirnrinde; hier scheinen dann in einem Teil der Fälle gerade diejenigen Regionen des Cortex bevorzugt befallen zu sein, die in engem anatomischen und funktionellen Zusammenhang mit dem Diencephalon stehen.

Daß das Diencephalon bei einem großen Teil der Schizophrenien das primäre Erkrankungszentrum darstellt, dafür können außer den die schizophrene Persönlichkeitsveränderung kennzeichnenden und für das Diencephalon bzw. allgemein das „Stammhirn" als charakteristisch geltenden psychischen Störungen des Antriebs, der Willensfunktion und der Affektivität auch bestimmte *akute klinische Symptome* sprechen, die gerade im Beginn schizophrener Erkrankungen mit großer Regelmäßigkeit beobachtet werden. Es handelt sich dabei neben den schon lange als zentral-diencephalogen gedeuteten vegetativen Erscheinungen um bei der Schizophrenie wie auch bei atypischen endogenen Psychosen in ungeheurer Mannigfaltigkeit auftretende *abnorme Körpersensationen*, die wir gleichfalls als diencephal bedingt auffassen. Es schien uns naheliegend, die pneumencephalographisch feststellbare, auf Veränderungen in diencephalen Hirngebieten hinweisende Erweiterung des 3. Ventrikels mit diesen klinischen, vor allem in akuten Stadien der Schizophrenie auftretenden Symptomen in Beziehung zu setzen: Wir sehen in der Veränderung am 3. Ventrikel das wahrscheinliche morphologische Substrat der klinisch nachweisbaren, als diencephal aufgefaßten und im Folgenden beschriebenen Symptomatik.

b) Die schizophrenen Leibsensationen

Bei aller Skepsis hinsichtlich lokalisatorischer Bestrebungen, die sich mit zunehmender, selbst für gesichert gehaltene *neurologische* Ergebnisse wieder in Frage stellender Erfahrung der Neuropathologie einstellte, hat man doch auch im psychopathologischen Bereich immer wieder versucht, Beziehungen zwischen bestimmten Symptomen und der Erkrankung bestimmter Hirnregionen herzustellen. So gibt es psychische Symptome, für die eine besonders enge Beziehung zu Zwischenhirnaffektionen sehr wahrscheinlich ist; man hält etwa Korrelationen zwischen den Störungen des elementaren Affekt- und Trieblebens und den Zwischen- und Mittelhirnerkrankungen für ziemlich gesichert (STAEHELIN). Ein komplexes psychopathologisches Syndrom, wie es eine Psychose darstellt, wird man kaum je auf das alleinige Befallensein eines umschriebenen Hirngebietes beziehen können; denn neben dem primären Sitz der Störung sind immer noch die Auswirkungen auf die mit diesem Hirngebiet im Zusammenhang stehenden Hirnteile zu berücksichtigen, so daß selbst einem hirnlokalen Psychosyndrom, wie dem Zwischenhirn- oder Stirnhirnsyndrom, stets eine Funktionsstörung des gesamten Gehirns zugrunde liegt. Der Ort des primären, mehr oder weniger umschriebenen Gehirnschadens kann sich aber dennoch, wie PETERS es formuliert, durch die „spezifische Art des Strukturwandels" bemerkbar machen.

Innerhalb des Gesamtsyndroms der endogenen Psychose sind es nun in erster Linie somatische, als zentralvegetativ aufgefaßte und unabhängig von psychischen Vorgängen auftretende Symptome sowie gewisse „körpernahe", gegen das rein Somatisch-Neurologische nicht scharf abzugrenzende Phänomene von „Übergangscharakter" (s. S. 184ff.), nämlich die mannigfachen Veränderungen der Leibgefühle und des Körperschemas, die auf eine bestimmte Hirnregion hinweisen können. Zwar ist es nicht angängig und führt jedenfalls nicht weiter, aus der Psychose einzelne Glieder herauszulösen und mit einer bestimmten Hirnregion in Beziehung zu setzen, sofern es sich dabei um rein psychopathologische Phänomene handelt, wie etwa den Wahn oder die schizophrenen Störungen des Icherlebnisses (Gedankenbeeinflussung, -entzug, -ausbreitung); auch für die meisten halluzinatorischen Erlebnisse als komplexe Phänomene gilt die Feststellung von GRUHLE, daß man nicht den Unterschied von Bewußtseinsphänomenen und Körpersymptomen verstehe, wenn man sie — als Erregung bestimmter Hirnzentren — der Neurologie zuweise. Bei den schizophrenen Veränderungen des Leibgefühls jedoch, die gewissermaßen den nicht zu übersehenden sinnesmäßig-neurologischen Kern der bei den endogenen Psychosen vorkommenden Leibhalluzinationen darstellen, läßt sich die Unterscheidung zwischen „Bewußtseinsphänomen" und „Körpersymptom" nicht mehr in gleicher Weise durchführen, die Grenze zwischen Psychopathologischem und Somatologisch-Neurologischem nirgends mit Sicherheit festlegen. Diese Symptome sind gegenüber der sonstigen Phänomenologie der endogenen Psychosen von greifbar organisch-somatologischem Charakter; sie sind daher im Vergleich mit den übrigen, rein psychopathologischen Symptomen der Schizophrenie von vornherein eher geeignet für Lokalisationsversuche. Der oft nur *transitorische Charakter* der Leibgefühlstörungen wie der körperlich-vegetativen Erscheinungen bei der Schizophrenie, das Auftreten besonders der vegetativen Symptome nur in bestimmten aktiven Stadien der Erkrankung, ist ein Merkmal, das allen bei der Schizophrenie bekannten, daher nur durch Serienuntersuchungen bzw. Längsschnittbeobachtungen zu erfassenden körperlichen Vorgängen zukommt; das in vielen Fällen nur episodäre und passagere Vorkommen jener Störungen kann also ihren Wert als für Lokalisationsversuche besonders geeignete somatische bzw. somatopathische Symptomgruppen nicht in Frage stellen.

α) Hinweise für die zentral-diencephale Genese

Was kann nun für eine diencephale Genese schizophrener Leibsensationen sprechen?

Das regelmäßige Vorkommen einer Erweiterung des 3. Ventrikels
bei der leibhypochondrischen Schizophrenie

Anlaß für unsere Annahme einer besonders engen Beziehung der Leibgefühlstörungen bei der Schizophrenie zu einer Affektion diencephaler Hirngebiete gab die schon im Beginn unserer pneumencephalographischen Untersuchungen an endogenen Psychosen auffallende Beobachtung, daß bei einer bestimmten Form schizophrener Erkrankungen, nämlich der unten näher gekennzeichneten „leibhypochondrischen" oder „coenaesthetischen" Schizophrenie mit im Vordergrund des psychopathologischen Bildes stehenden Leibgefühlstörungen und oft lange Zeit fehlender andersartiger und erstrangiger schizophrener Symptomatik im pneumencephalographischen Bild besonders häufig und ausgeprägt eine Erweiterung des 3. Ventrikels gefunden wurde. Aus unserer tabellarischen Zusammenstellung „Encephalogramm und Unterform der Schizophrenie" (S. 117) wird ersichtlich, daß eine *stärkere hydrocephale Erweiterung des 3. Ventrikels bei der leibhypochondrischen Schizophrenie in allen Remissionsgradgruppen im Vergleich mit den anderen Unterformen der Schizophrenie am häufigsten* vorkommt.

In unserem Krankengut an Defektschizophrenien verfügen wir über 22 rein leibhypochondrische Schizophrenien (s. Tabelle 15); davon zeigen *20 Fälle (90,9%) eine stärkere hydrocephale Erweiterung (Weite 8—14 mm) und der Rest von 2 Fällen (9,1%) eine leichte Erweiterung der 3. Hirnkammer.* In der Defektgruppe II (leichte Defektschizophrenien) mit insgesamt 16 leibhypochondrischen Fällen fand sich bei 14 Fällen (87,5%) eine stärkere Erweiterung der 3. Hirnkammer, während bei den stärkeren schizophrenen Defekten (Remissionsgradgruppe III) in 100% der leibhypochondrischen Schizophrenien der 3. Ventrikel stärker (8—14 mm) erweitert war.

Bei der leibhypochondrischen Unterform der Schizophrenie bestanden weiter häufiger als bei den anderen Schizophrenieformen stärkere hirnatrophische Veränderungen im Bereich der Seitenventrikel, doch war bei den meisten Fällen der 3. Ventrikel deutlich *bevorzugt* und in einigen Fällen auch *isoliert* betroffen. Im Hinblick auf andere hirnlokalisatorische Deutungsmöglichkeiten der Leibgefühlstörungen bei der Schizophrenie ist es von Wichtigkeit, daß an den *äußeren* Liquorräumen nur selten, nämlich in 3 von insgesamt 22 leibhypochondrischen Fällen, pathologische Veränderungen vorhanden waren und *bei den coenaesthetischen Schizophrenien mit leichtem Defekt eine Rindenatrophie*, im Gegensatz zu den hier durchgehend vorhandenen hirnatrophischen Veränderungen an den inneren Liquorräumen, *überhaupt nicht vorkommt.*

Betrachtet man die „*gemischten" Schizophrenieformen mit leibhypochondrischer Komponente* an Hand unserer Tabellen II, III und IV, so bekommt man ein gleichsinniges Resultat: Stärkere Erweiterungen des 3. Ventrikels (8—14 mm) sind hier bei den leichten (Remissionsgradgruppe II) wie bei den stärkeren und schweren Defektschizophrenien (Remissionsgradgruppe III und IV) häufiger als bei der katatonen, einfachen und paranoiden Unterform; sie kommen in der Gruppe II in 77,7% (7 von 9 Fällen) und in der Gruppe III in 88,8% (8 von 9 Fällen) der hierher gehörigen Fälle vor.

Das in so großer Häufigkeit beobachtete Zusammentreffen einer bestimmten, klinisch-psychopathologisch herauszustellenden, durch coenaesthetische Störungen charakterisierten Verlaufsform der Schizophrenie und eines sicher pathologischen, auf Veränderungen im Diencephalon hinweisenden röntgenologischen Befundes am 3. Ventrikel scheint uns so ein erstes wesentliches Argument für die Zwischenhirngenese schizophrener Körpersensationen.

In unserem gesamten Schizophreniekrankengut aller 4 Remissionsgradgruppen zeigen nur 3 Fälle leibhypochondrischer Schizophrenien (Fall 40 in Gruppe I; Fall 24 und 69 in Gruppe II) eine nur leichte, von uns nicht als sicher pathologisch gewertete Erweiterung und ein noch akuter Fall (Fall 41 der Gruppe I) eine im Bereich der Norm liegende Weite des 3. Ventrikels. Diese relativ seltenen Fälle leibhypochondrischer Schizophrenie ohne wesentliche Erweiterung des 3. Ventrikels brauchen nicht gegen den diencephalen Ursprung der schizophrenen Leibsensationen zu sprechen. Diese können auch Ausdruck eines funktionellen und reversiblen krankhaften Geschehens im ZNS sein und ihr Auftreten ist wohl in der großen Mehrzahl der Fälle, jedoch nicht ausnahmslos, gleichbedeutend mit dem Vorhandensein eines pneumencephalographisch nachweisbaren morphologischen Defektes im Diencephalon, wie bereits an Hand eines Falles einer typisch leibhypochondrischen endogenen Psychose mit phasenhaftem Verlauf gezeigt wurde (s. S. 141). Andererseits gibt es zweifellos den diencephal bedingten, symptomatologisch ähnliche Körpersensationen bei Affektionen des Cortex (s. unten S. 188).

Wie bei den Schizophrenien, findet man *auch bei den atypischen endogenen Psychosen eine positive Korrelation zwischen dem Vorhandensein einer sicher pathologischen Veränderung am 3. Ventrikel und dem Vorliegen coenaesthetisch-leibhypochondrischer Symptomatik* im klinisch-psychopathologischen Bild. Abgesehen von dem gesondert beschriebenen Fall 7 der Gruppe VI mit wiederholten schizophrenleibhypochondrisch aussehenden, jedoch defektfrei abklingenden Phasen zeigen

die Fälle mit im Vordergrund des psychopathologischen Bildes stehenden Leibgefühlstörungen (Fall 1, 2, 3, 8, 9 und 13 der Tabelle VI) sämtlich eine stärkere
hydrocephale Erweiterung des 3. Ventrikels.

Die phänomenologische Verwandtschaft mit sicher thalamogenen Leibgefühlstörungen

Einen weiteren Hinweis für den diencephalen Ursprung schizophrener Leibsensationen sehen wir in der weitgehenden *phänomenologischen Verwandtschaft mit
Körpersensationen und Körperschemastörungen, wie sie bei autoptisch oder klinisch-
neurologisch sichergestellten Zwischenhirn- und speziell Thalamusläsionen vorkommen.* Das Auftreten von zentralen Spontanschmerzen sowie von sensibel, aber
auch sensorisch und sogar affektiv ausgelösten Dysaesthesien, der „rätselhafte
Komplex der Hyperaesthesie und der Spontanschmerzen" (SCHUSTER), galt seit
langem als Charakterzug der Thalamusläsionen. Andersartige, spontan auftretende
Sensationen, Mißempfindungen und erlebte Körperveränderungen bei isolierten
Thalamusherden wurden schon von HEAD u. HOLMES, die 1911 über insgesamt
14 anatomisch untersuchte und in der Literatur niedergelegte Fälle mit auf den
Seehügel beschränktem Herd berichten konnten, und später von BONHOEFFER
(1928) erwähnt. In dem Fall von BONHOEFFER mit klinisch und anatomisch ge-
sichertem Thalamusherd gab die Patientin auf der linken Körperseite Spontanempfindungen wie Schweregefühl, Steifigkeitsempfindung, Gefühle des Eingedrücktseins und des Weggezogenwerdens, Schwimmhautgefühl zwischen den Fingern, Kloßgefühl im Hals, Jucken im Gesicht an.

Besonders deutlich wird die symptomatologische Ähnlichkeit dieser thalamogenen Spontanempfindungen mit den schizophrenen Leibgefühlstörungen, wenn man die in den kasuistischen Abschnitten der einschlägigen Publikationen über klinisch oder anatomisch gesicherte
Thalamusherde mitgeteilten Äußerungen der Patienten heranzieht. Die Patientin von BON-
HOEFFER klagte u. a. über ein „Gefühl, als ob etwas die linke Seite herunterrieselt", ein „Gefühl, als ob ein Kloß im Hals wäre"; etwa 1 Jahr nach dem Insult kam es zu einem „Gefühl
der Schwere, ein brennendes Gefühl zunächst unter dem linken Arm, später auch im linken
Oberschenkel und in der linken Backe", „Schmerzen und Stechen im dicken Fleisch", „in der
linken Seite des Halses ein Gefühl, als ob er steif würde" — alles Angaben, wie man sie in
genau derselben Weise von einem Schizophrenen mit Leibsensationen erhalten kann.

Es handelt sich dabei u. E. nicht nur um eine Ähnlichkeit des Vokabulars,
sondern die zugrundeliegende erlebte Störung auf dem Gebiet der Leibempfindungen, die qualitativ eigenartigen, vielfach nur unzulänglich und in Vergleichen
und Bildern beschreibbaren Körpersensationen sind in beiden Fällen (beim Schizophrenen wie beim Thalamuspatienten), wie wir glauben, dieselben.

BONHOEFFER hat schon auf den für unsere Betrachtung belangvollen Umstand
hingewiesen, daß die spontanen Schmerzen und Mißempfindungen sehr häufig
nicht sofort nach dem Eintritt der mit Sensibilitätsausfällen verbundenen Thalamusschädigung, sondern oft erst erheblich später — nach mehreren Monaten —
auftreten; er folgert daraus, daß für das Zustandekommen der Spontanschmerzen
ein *bestimmter Grad von Funktionstüchtigkeit der Sehhügelelemente die Voraussetzung* bilde. SCHUSTER hob hervor, daß die Spontanschmerzen und die Hyperpathie bei sehr großen thalamischen Herden trotz schwerer sonstiger Sensibilitätsstörungen fehlen, dagegen bei unscheinbaren Herden und geringfügigen Sensibili-
tätsveränderungen ausgesprochen vorhanden sein können. Von anderen Autoren
wurde vermutet, daß außer der Lokalisation auch die feinere histopathologische

Beschaffenheit die Entstehung der thalamischen Metamorphästhesien beeinflusse (v. PAP), ein Ausfall andere Symptome mache also ein „besonderer, qualitativ von den normalen Lebensvorgängen verschiedener Krankheitsprozeß" in der betreffenden Hirnstelle (nämlich in den „Lebenszentren" um den 3. und 4. Ventrikel — REICHARDT).

Es scheint sich jedenfalls zu ergeben, daß weniger massive Ausfälle, vielmehr *eher diskretere Störungen* in diencephalen Hirngebieten die als thalamogen[1] aufzufassenden Leibgefühl- und Körperschemastörungen hervorrufen. Von hier aus kann man eine Erklärung dafür erhalten, daß diese Störungen nicht bei *allen* Thalamusaffektionen, sondern nur in einem kleinen Teil der Fälle vorkommen. Die besondere morphologische Beschaffenheit der zugrundeliegenden Veränderungen könnte vielleicht auch eine Erklärung dafür abgeben, daß Zwischenhirnprozesse bald ohne psychische Symptome und dann unter rein neurologischem Bild, bald mit vorwiegender Störung von Stimmung und Antrieb verlaufen (BÜSSOW).

In der Folge erklärte v. PAP (1934) die von BONHOEFFER beobachteten thalamischen Leibgefühlstörungen wie bestimmte Körperschemastörungen bei einem eigenen Fall eines Thalamussyndromes als „thalamogene Reizerscheinungen": Durch pathologische Veränderungen im Thalamus hervorgerufene und auf dem Wege der thalamocorticalen Bahn dem Parietalhirn zugeleitete Erregungen verursachen dort — durch Erregung der sensiblen Zentren — die verschiedensten Glied- und Organsensationen. v. PAP hat auch darauf hingewiesen, daß solche thalamogenen pathologischen Organsensationen symptomatologisch nicht streng von jenen Paraesthesien bzw. Organhalluzinationen differenziert werden könnten, die von französischen Autoren (DUPRÉ u. CAMUS) als „coenaesthetische Störungen" beschrieben wurden; diese könnten ebenso auf den *Funktionswandel* (v. STEIN und WEIZSÄCKER) *des Sehhügels* zurückgeführt werden wie die Hyperpathie und die Schwellenlabilität der Temperatur-, Schmerz- oder Tastempfindungen. Allerdings ist hier noch nicht von der Schizophrenie und ihren Leibsensationen die Rede; erst STÖRRING hält es an Hand eines Falles einer Postencephalitis mit schizophrenem Bild und stark paranoisch ausgedeuteten thalamischen Sensationen für möglich (1938), daß auch die schizophrenen Körpersinnhalluzinationen „thalamisch mitbedingt" sein könnten, lehnt jedoch später (1949) bei der Frage, ob und inwieweit Ähnlichkeiten zwischen diencephaler psychischer Symptomatik und psychiatrischen Krankheitsbildern bestehen, Beziehungen zur Schizophrenie ab.

Dagegen vermutet STÖRRING auf Grund seiner Beobachtung bei einem Fall einer Zwischenhirnencephalitis, bei der depressive Verstimmungen häufig verbunden mit — thalamischen — Mißempfindungen auftraten, einen engen Zusammenhang zwischen Mißempfindungen und depressivem Affekt und — mit EWALD — eine thalamische Bedingtheit der Vitalstörungen bei der Cyclothymie, bei der man nach ihm mit aller Vorsicht von einer „endogenen Diencephalopathie" sprechen kann. Anhand des Falles von STÖRRING läßt sich zeigen, daß thalamische

---

[1] Die verschiedenen Vorstellungen, die im einzelnen hinsichtlich des Zustandekommens der schizophrenen Leibgefühlstörungen möglich sind, können hier nicht erörtert werden. Man kann wie bei den thalamischen Spontanschmerzen und der Hyperpathie an eine Reizung thalamischer Kerngebiete bzw. der im Thalamus endigenden sensiblen Fasern, einen Ausfall des epikritischen Systems der Schleifen-Thalamus-Rindenbahn (FÖRSTER) oder eine Schädigung einer cortico-thalamischen Hemmungsbahn durch Unterbrechung im lateralen Thalamuskern (HEAD u. HOLMES) denken. LHERMITTE glaubt, daß bei Zerstörung des thalamischen Filters sonst zurückgehaltene Reize zur Rinde und damit zum Bewußtsein gelangen. Die Genese der thalamischen Hyperpathie und Spontansensationen ist letztenendes, wie die voneinander abweichenden Deutungen dieser und einer Reihe anderer Autoren zeigen, nicht geklärt; die pathophysiologische Erklärung der thalamischen Spontanschmerzen bleibt auch heute, wie GOTTSCHICK feststellt, weitgehend in der Theorie stecken.

Leibgefühlstörungen auch in ihren allgemeinen psychopathologischen und klinischen Charakteristika eine weitgehende Übereinstimmung mit den bei der Schizophrenie vorkommenden Leibsensationen besitzen; hierauf wird im folgenden bei der Besprechung der allgemeinen Kriterien schizophrener Leibsensationen eingegangen. Eine gesonderte Darstellung der verschiedenartigen, nach der bis heute vorliegenden Literatur bei Thalamusherden beobachteten spontanen Leibgefühlstörungen würde lohnend erscheinen, ist aber hier nicht möglich; wir werden jedoch bei der Beschreibung der einzelnen Typen schizophrener Leibsensationen jeweils an Hand von Fällen der Literatur auf symptomatologisch ähnliche Leibgefühlstörungen bei anatomisch oder klinisch gesicherten Thalamusaffektionen hinweisen.

Bei einem *eigenen Fall* eines gefäßbedingten Thalamussyndromes mit linksseitiger leichter Hemiparese, halbseitiger leichter Herabsetzung der Sensibilität aller Qualitäten, ausgesprochener Dysaesthesie auf Berührungs-, Schmerz- und Kältereize sowie deutlichem Tiefendruckschmerz, Störung der epikritischen Sensibilität und Funktionswandel im Bereich der linken Körperhälfte kam es — erst mehrere Monate nach dem akut aufgetretenen Insult und nach weitgehender Rückbildung der objektiven neurologischen Ausfälle — zu mannigfachen, subjektiv als sehr quälend empfundenen Spontansensationen im Bereich der linken Körperhälfte. Der Patient gab u. a. an: „Ich spüre so ein Kriebeln und Prickeln innen drin, wie elektrisch geladen, so ein komisches, so ein ungeduldiges Gefühl. — In den Rippen, unter der Schulter zieht sich das wie Gummi .... als ob ein Gummi unter dem Rücken sitzt. — Es ist ein Gefühl, als ob das Blut sickern würde. Ein Prickeln und Wimmern innen drin, ein Zucken unter der Haut; das sitzt im Schulterblatt, im Arm und in den Zehen, ein ständiges Wühlen und Vibrieren im Leib". Wenn er in der Stadt beim Ausgang ein Schaufenster sehe oder sich sonst ablenke, sei das „Kriebeln" weg. — 4 Tage später: „Der linke Fuß wird beim Gehen ganz weich. Es ist ein Gefühl, als ob man einen Gummiballen unter der Sohle hat. Am Kopf rieselt so etwas herunter .... Es ist, als ob die Blutströmung nicht in Ordnung wäre". — 3 Tage später: „Es ist so, wie wenn ich mit leichtem Strom geladen wäre; das spüre ich in der ganzen linken Seite, das wird stärker und dann wieder schwächer. An den Wangen und am Hals spüre ich so ein steifes Gefühl, so eine eigenartige Steifigkeit". 8 Tage später: „Die linke Seite ist so geladen. Ein Gefühl wie elektrischer Strom im Oberschenkel und in den Waden, so eine ganz leichte Elektrisierung, nicht schmerzhaft, doch unangenehm. — Es ist ein komisches Gefühl, wie wenn das Blut nicht durch die Adern fließen würde, nicht richtig durchgeht, als ob die Adern verstopft sind. Es geht durch die ganze linke Seite wie elektrischer Strom".

Der organische bzw. „Übergangs"-Charakter der schizophrenen Leibsensationen

Wir sehen in den schizophrenen Leibgefühlveränderungen den Ausdruck einer zentral-diencephalen Störung, deren Erlebnisseite sich in den verschiedenartigen, von den Patienten wahrgenommenen Sensationen darstellt. Diese Leibsensationen besitzen nun in mehrfacher Hinsicht eine „Zwischenstellung", einen „Übergangscharakter": Sie reichen einerseits in die seelische Sphäre hinein, sind in gleicher Weise wie die nicht krankhaften Leibgefühle letzten Endes auch „seelische" Gefühle, da sie sonst kein Erlebnis, kein Gefühl wären (KURT SCHNEIDER); andererseits sind sie durch ihren nicht zu übersehenden empfindungsmäßigen Anteil ein somatisches Phänomen. Sie sind so im Vergleich zu allen anderen schizophrenen Erlebnisproduktionen kein rein psychopathologisches Phänomen mehr, haben aber auch noch nicht völlig somatopathologisch-neurologischen Charakter. Die schizophrenen Körpersensationen stellen in diagnostischer Hinsicht auf der einen Seite eine charakteristische endogen-psychotische, auf der anderen Seite eine organische Symptombildung dar; man kann bei ihnen von einer *endogen-organischen „Übergangssymptomatik"* sprechen.

Wir hatten früher bei unseren schizophren-katatonen Psychosen auf dem Boden nicht rubrizierbarer Hirnprozesse auf die hier vorkommende, *nicht mehr* rein psychopathologisch-psychomotorische und *noch nicht* völlig neurologisch-extrapyramidale, organisch-endogene Übergangssymptomatik auf motorischem Gebiet hingewiesen; *die schizophrenen Leibsensationen können hierzu auf sensiblem Gebiet ein Analogon darstellen.* Es ist zu beachten, daß man im allgemeinen bisher nur von „Übergangscharakter" oder „Übergangssymptomatik" sprach, wenn bei körperlich begründbaren Psychosen auf dem Boden *organischer* Hirnprozesse Symptome auftraten, die nicht mehr „organisch" oder „exogen" aussehen, sondern eine „Zwischenstellung" zwischen organischer und endogener Symptomatik besitzen und eine sichere Abgrenzung vom psychopathologischen Bild her nicht mehr erlauben. So zeigte nach Büssow ein Fall eines Zwischenhirntumors auf vegetativem Gebiet „Übergangscharakter", indem die körperlichen Störungen sich von denen der endogenen Psychose nur durch die Intensität und eine gewisse Vergröberung ihrer Ausprägung unterschieden.

Bei den schizophrenen Leibsensationen scheint uns der primäre Prozeßcharakter unbestreitbar. Sie sind wohl noch weniger als alle anderen schizophrenen Symptome in ihrem Auftreten und Verschwinden von psychisch-erlebnisreaktiven Faktoren abhängig. Auf rein psychopathologischem Gebiet ist ihnen in dieser Hinsicht allenfalls die schizophrene Denkstörung vergleichbar, die nach v. Baeyer als eine echte, vom Krankheitsprozeß unmittelbar hervorgebrachte Grundstörung gilt.

Alle schizophrenen Erlebnissymptome einschließlich der diagnostisch beweisenden Primärsymptome, der Symptome 1. Ranges im Sinne von Kurt Schneider, zeigen eine mehr oder weniger weitgehende *Situationsbedingtheit* und Abhängigkeit von ihrem sinnmäßigen Inhalt; hierdurch wird jedoch ihr primärer, organischer Charakter letzten Endes nicht in Frage gestellt, wie neuerdings gefolgert wurde. Die *direkten* somatischen Grundlagen psychopathologischer Phänomene kennen wir nirgends, auch nicht bei den körperlich begründbaren Psychosen auf dem Boden bekannter Hirnprozesse, deren produktiv-psychische und neurologische Symptomatik gleichfalls situativ und besonders von der Affektsphäre her beeinflußbar ist[1]. Kein schizophrenes Erlebnissymptom kann man unmittelbar als „cerebrale Funktionsstörung", „cerebrales Reizsymptom" erklären: *Überall ist das Seelische vom Körperlichen, wie* Jaspers *es ausdrückt, durch einen unendlichen Bezirk von dazwischenliegenden unbekannten Geschehnissen getrennt.* Man kann daher auch niemals einen schizophrenen Verfolgungswahn unmittelbar auf eine — als prozeßbedingt gedeutete — Hirnatrophie als „Ursache" zurückführen, genau so wenig wie man den Größenwahn des Paralytikers in direkte Beziehung zu den im Gefolge des paralytischen Hirnprozesses entstandenen atrophischen Hirnveränderungen bringen kann. Wir hatten hierzu früher in Anlehnung an Kurt Schneider bemerkt, daß zur Erklärung und Genese des Wahns etwas Somatologisches nicht unmittelbar herangezogen werden kann, allenfalls eine kausale Erklärung und Somatologie der *Wahnkrankheiten* möglich ist (s. „Das Wahnproblem"). Es bliebe also, selbst wenn eines Tages eine schizophrene Somatose in gleicher Weise nachzuweisen wäre wie die paralytische Hirnerkrankung, das psychopathologische und anthropologische Problem des Wahns (und des schizophrenen Erlebniswandels überhaupt) bestehen.

Das *am ehesten unmittelbar prozeßbedingte Symptom* bei der Schizophrenie stellen — neben den vegetativen Symptomen — die schizophrenen Körpersensationen dar, die daher an der Schwelle zwischen somatisch-neurologischen und psychischen Symptomen stehend, in manchen Fällen einer Interpretation als „cerebrales Herdsymptom" zugänglich werden.

Man könnte einwenden, daß den für die Schizophrenie charakteristischen Leibsensationen *ähnliche Mißempfindungen auch normalerweise als körperlich-vegetative Schaltwirkungen der*

---

[1] Besonders die Erfahrungen bei der Encephalitis epidemica ließen die schon früher bemerkte Situationsabhängigkeit im Bereich sicher organischer, neurologisch extrapyramidaler Störungen erkennen, auf die kürzlich Bräutigam in einer anthropologischen Studie hingewiesen hat.

Affektivität (E. Bleuler) bei Erlebnisreaktionen auftreten, etwa muskuläre Ermüdbarkeit und Schwäche, pseudorheumatoide Schmerzen als Folge von psychisch bedingten Innervationsstörungen bei unausgeglichenen affektiven Spannungen, so wie den Vitalstörungen der Cyclothymie phänomenologisch entsprechende Mißgefühle auch sekundär als Folge reaktiver Traurigkeit vorkommen (Kurt Schneider, Weitbrecht). Aber die in Frage stehenden schizophrenen Leibsensationen, wie wir sie in verschiedenen Typen herausheben werden, gibt es in derselben Erlebnisqualität u. E. *nicht sekundär*, d. h. psychologisch zurückführbar auf psychisch-reaktiv oder psychotisch bedingte Emotionen, verdrängte affektgeladene Vorstellungskomplexe u. a.; sie sind erlebnismäßig für den Kranken und meist auch phänomenologisch für den Betrachtenden etwas anderes als äußerlich ähnliche Sensationen, wie sie vom Psychischen her zustandekommen können. Während so für unseren klinischen Blick eine Unterscheidung der primären — cyclothymen und sekundären — reaktiven Vitalstörungen nicht möglich ist, gelingt eine phänomenologische Abgrenzung der primären schizophrenen Leibgefühlstörungen von den Sensationen, die sekundär durch starke vegetative Auswirkungen seelischer Reize entstehen, in den meisten Fällen. Wo aber rein phänomenologisch eine Unterscheidung nicht möglich ist, wird die genaue *Analyse der biographischen Entstehung, der Blick auf die klinische Gesamtlage* die organische Natur des Symptoms erweisen. Daß die schizophrenen Körpersensationen oft initial bei fehlenden und doch nur geringgradigen psychischen Veränderungen oder während des weiteren Verlaufs sichtlich ganz unabhängig von abnormen Gefühlszuständen auftreten, zeigt, daß es sich nicht um die Auswirkungen und Folgen psychischen bzw. psychotischen Erlebens handeln kann. Sowohl das „Sein" wie das „Werden", die Betrachtung der Qualität wie die Analyse der Entstehung der Symptome erweist ihren primären und organischen Charakter. Dem Erfahrenen werden schon eindeutig faßbare Erlebnisweisen der beschriebenen Körpersensationen allein, unabhängig von ihrer Entstehung, den Verdacht einer Schizophrenie nahelegen und eine Erlebnisreaktion ausschließen lassen, und zwar auch dann, wenn ausgeprägte affektive Störungen noch fehlen. Bei den schizophrenen Leibgefühlsstörungen wird also — im Gegensatz zu den später zu besprechenden vegetativen Symptomen — schon rein phänomenologisch eine Entscheidung möglich, ob ein schizophrener Prozeß oder eine Erlebnisreaktion die Symptombildung schufen.

Es scheint uns sicher, daß auch die ausgesprochenen *Leibhalluzinationen* eine empfindungsmäßige Grundlage besitzen und in ihrem sinnesmäßigen Kern, der allerdings sehr oft von ihrem mehr denkmäßig-wahnhaften Anteil von der Erlebnisseite her in keiner Weise abtrennbar ist, den schizophrenen Körpersensationen entsprechen. Mayer-Gross (1928) hat ausdrücklich gemahnt, die „Abänderung des sinnesmäßig vermittelten Materials", den sinnesmäßigen (gleich empfindungsmäßigen) Anteil bei den halluzinatorischen Erlebnissen, sei er auch noch so eingegliedert in die psychischen Gesamtkomplexe, nicht zu vernachlässigen. Da es uns hier um möglichst elementare und relativ einfach zu übersehende somatische Störungen bei der Schizophrenie geht, kommen die eigentlichen, durch das Kriterium des (von außen) „Gemachten" gekennzeichneten Leibhalluzinationen nicht in das Blickfeld und wir versuchen die Störungen in ihrem organischen Kern dort zu fassen, wo sie uns am reinsten und ohne wahnhafte Aus- und Umgestaltung entgegentreten, d. h. in Form der schizophrenen Körpersensationen.

Die den Leibsensationen bei der Schizophrenie entsprechenden *Leibgefühlstörungen im Rahmen von Encephalopathien* (im Sinne von v. Baeyer) *und von körperlich begründbaren Psychosen*, wie sie bei umschriebenen gefäßbedingten, encephalitischen oder neoplastischen Affektionen des Zwischenhirns oder selten auch bei diffusen, besonders hirnatrophischen Prozessen auftreten und u. E. in der großen Mehrzahl der Fälle als lokalisatorisch-fakultatives (Kurt Schneider), für eine bestimmte Hirngegend charakteristisches Symptom aufzufassen sind, kommen *gleichfalls mit ausgesprochen wahnhafter Ausgestaltung und der Erlebnisqualität des „Gemachten"*, der Zurückführung auf Außeneinflüsse und mit allen Übergängen von der reinen Leibsensation zur Leibhalluzination vor. Dasselbe gilt für die gleichartigen Erlebnisse im *Meskalinrausch* (Beringer), die auch bei erhaltener Besonnenheit und ohne

Wahnbildung und Denkstörung zum Teil nicht weniger grotesk und phantastisch sind als diejenigen der Schizophrenie. Auch diese qualitativ abnormen, von denen der Schizophrenen nicht unterscheidbaren Leibgefühlstörungen bei toxisch erzeugten Zuständen mit zentral gestörter Sensibilität sprechen für den organischen Charakter dieser Symptome und eine gemeinsame somatisch-neurologische Grundlage der schizophrenen Leibhalluzinationen wie der einfachen Leibsensationen.

Daß die in Frage stehenden schizophrenen Erlebnisweisen einschließlich der ausgesprochenen Leibhalluzinationen im Sinne von leiblichen Beeinflussungserlebnissen wirklich eine *empfindungsmäßige Grundlage* besitzen, es sich tatsächlich um von den Schizophrenen am oder im eigenen Körper wahrgenommene Sensationen und nicht nur um wahnhafte Gedanken und Einfälle handelt, ist unbezweifelbar. KURT SCHNEIDER hat auf jene schizophrenen Hypochonder ohne wahnhafte Deutung hingewiesen, die zweifellos zahlreiche unangenehme Leibgefühle und Schmerzen erleben. Dagegen spricht auch nicht, daß die Schizophrenen oft — d. h. beim einzelnen Patienten in manchen Stadien der Erkrankung und keineswegs immer — nicht unter den Sensationen oder angeblichen Schmerzen zu leiden scheinen; auch sonst bei der Schizophrenie ist die gefühlsmäßige Antwort, die bei den Leibgefühlen untrennbar mit der Empfindung verbunden ist, auf schizophrene Primärerlebnisse oft nicht „adäquat“. Der emotionale Ausdruck bei den schizophrenen Leibsensationen kann auch, so z. B. am Beginn der Erkrankung, den geschilderten Körpererlebnissen durchaus entsprechen (s. S. 192 ff.). Gerade am akuten Beginn vieler Schizophrenien sind qualitativ eigenartige Leibsensationen besonders häufig, wie sie überhaupt, auch im späteren Verlauf, einen *Hinweis* darstellen *auf ein aktives Stadium des Prozesses;* ihr Vorkommen über längere Zeiträume ist ein prognostisch ungünstiges Zeichen und bedeutet in den allermeisten Fällen eine zur Defektbildung führende Progredienz des Prozesses. Bei ihrem Auftreten in akuten initialen Stadien ist besonders eindrucksvoll zu erkennen, daß es sich um ein primäres, unmittelbar prozeßbedingtes Symptom handelt, das unabhängig von psychischen Vorgängen auftritt und hier um so kennzeichnender für das Wesen der Erkrankung sein kann, als es noch nicht durch sekundäre Verarbeitung und Umformung abgeändert ist.

Nach allen Erfahrungen der Hirnpathologie ist es nicht möglich, ein bestimmtes Symptom als spezifisches Zeichen der Läsion ausschließlich eines ganz bestimmten Hirnteiles zu betrachten, vielmehr können die meisten neurologischen und noch mehr psychischen Symptome durch Läsionen *verschiedener* Hirnteile hervorgerufen werden. Es ist also zu erwarten, daß die in Rede stehenden Leibgefühlstörungen nicht nur bei Affektionen diencephaler, sondern auch anderer Hirngebiete auftreten; so könnte ihnen eine *corticale* Schädigung und insbesondere eine solche der parietalen Hirnrinde, d. h. der zentralen Vertretung der Körperfühlsphäre zugrunde liegen, wie es KEHRER und KLAGES bei Körpermißempfindungen im Rahmen hypochondrischer Zustände annehmen. Auch Körperschemastörungen können in gleicher Weise bei Thalamusläsionen wie bei parietalen Herden vorkommen (v. PAP), ja selbst lange Zeit für Thalamusherde als charakteristisch geltende objektive Sensibilitätsstörungen trifft man in gleicher Form bei corticalen Herden (SCHUSTER).

H. E. KEHRER sah bei hypochondrischen Zuständen mit Mißempfindungen eine encephalographisch nachgewiesene Hirnatrophie bevorzugt am *Parietalhirn.* Da die afferenten Bahnen vom Thalamus weiter zu ihrer corticalen Endigung in der Körperfühlsphäre der Parietalrinde verlaufen, ist es gut vorstellbar, daß symptomatologisch ähnliche Körpersensationen bei Störungen im parietalen Cortex wie bei solchen in thalamisch-diencephalen Regionen auftreten. Bei elektrischer Reizung im Bereich der hinteren Zentralregion und des oberen Scheitellappens werden sensible Sensationen wie Kribbeln, Ameisenlaufen, Schwirren, Wallen, Vibrieren, Kitzeln, Jucken, Brennen, Kältegefühl, weiter ein Gefühl des Zusammengeschnürtwerdens beobachtet. KLAGES führt für einen corticalen Ausgangspunkt hypochondrischer Körpermißempfindungen an, daß es sich dabei fast niemals um *schmerzhafte* Empfindungen handle, wie auch bei elektrischen Reizungen im parietalen Sektor die auftretenden Empfindungen selten von Schmerzangaben kommentiert seien. Doch kommen bei der Schizophrenie auch schmerzhafte Sensationen vor (s. S. 202 ff.); andererseits werden bei corticaler elektrischer Reizung des oberen Scheitellappens und anderer parietaler Gebiete ausgesprochene Schmerzen (Beklemmungsgefühl, Leibschmerzen) angegeben (GAGEL) und wurden bei corticalen (parietalen) Herden auch typische und schwere Spontanschmerzen — wenn auch selten — beobachtet (ROUSSY u. FOIX, SCHUSTER). Schließlich kennt man bei Thalamuskranken mannigfache spontane Körpersensationen ohne Schmerzcharakter, so daß das Fehlen des Schmerzcharakters nur bedingt für die corticale Genese zentraler Körpermißempfindungen verwertbar ist.

Es steht nach allem nichts der Annahme entgegen, daß abnorme Leibgefühlstörungen, wie sie bei vielen Schizophrenen vorkommen und bei der leibhypochondrisch-coenästhetischen Schizophrenie das psychopathologische Bild kennzeichnen, in phänomenologisch ähnlicher oder identischer Erscheinungsweise durch *cortical-parietale* Störungen hervorgerufen werden können. SCHUSTER sah bei insgesamt 3 Fällen mit sicher corticalen, in der Parietalregion lokalisierten Herden neben Hyperpathie heftige Spontanschmerzen im Bereich einer Körperhälfte und Spontansensationen wie „starkes Reißen", „schmerzhaftes Zerren und Kribbeln", vom Fuß ausgehend durch die linke Seite ziehend, sowie anfallsweises Kribbeln in einer Extremität und „furchtbare Schmerzen, wie feines Schneiden in der ganzen linken Seite". Er folgert, daß an dem Vorkommen corticaler Spontanschmerzen (und corticaler Hyperpathie) nicht gezweifelt werden kann, betont aber ihre Seltenheit und hält daher den Spontanschmerz praktisch weiterhin für „eines der zuverlässigsten differentialdiagnostischen Zeichen für das Bestehen einer Thalamuserkrankung". Man wird also mit SCHUSTER annehmen müssen, daß *sensible Rinde und Thalamus in vielen Beziehungen eine Funktionseinheit darstellen, deren Schädigung, an welchem Punkt des Systems sie erfolgen mag, die gleichen Sensibilitätsstörungen und — wie wir hinzufügen möchten — die gleichen als sensible Reizerscheinungen[1] aufzufassenden Spontansensationen und Schmerzen erzeugen kann.* Für die *diencephale* Bedingtheit der Körpersensationen bei der Schizophrenie spricht aber, daß *bei unseren leibhypochondrischen schizophrenen und atypischen endogenen Psychosen* (einschließlich der defektfreien Fälle) *einmal sicher pathologische Veränderungen am 3. Ventrikel in der überwiegenden Mehrzahl der Fälle (85%) vorhanden sind,* andererseits sicher pathologische *Veränderungen am Cortex in der überwiegenden Mehrzahl, nämlich gleichfalls bei 85% der leibhypochondrischen Fälle, fehlen.* Darüber hinaus ist anzuführen, daß eine große Anzahl der im folgenden beschriebenen Typen für die Schizophrenie charakteristischer Körpersensationen zwar bei diencephalen Herden, bisher aber nicht bei corticalen Affektionen in gleicher Art beobachtet wurde. Diese abnormen Körpersensationen scheinen demnach zumindest vorzugsweise bei diencephalen Störungen vorzukommen, so daß

---

[1] Wir sehen hier davon ab, daß das physiopathologische Wesen der thalamischen Spontansensationen unklar ist, es sich dabei auch um ein Ausschaltungs- bzw. Enthemmungssymptom handeln kann (s. Bem. 1 S. 183).

es sich um Symptome handelt, die als Ausdruck einer *„engeren Lokalbedingtheit"* (SPATZ) angesehen werden dürfen[1].

β) Allgemeine psychopathologische und klinische Charakteristika der schizophrenen Leibsensationen

Auf eine eingehendere Besprechung der allgemeinen Kriterien schizophrener Leibsensationen müssen wir hier verzichten; es sollen nur einige wesentliche Punkte herausgegriffen werden, die im Hinblick auf die Frage der symptomatologischen Verwandtschaft der bei der Schizophrenie vorkommenden Leibgefühlstörungen mit solchen bei organischen Thalamusaffektionen von Bedeutung sein können.

Mannigfaltigkeit und rascher Wechsel

Von der vielgestaltigen Mannigfaltigkeit schizophrener Leibsensationen, den zahlreichen Variationen, in denen sie auftreten können, kann unsere weiter unten gegebene Beschreibung einiger Typen keine ausreichende Vorstellung vermitteln; allen gemeinsam ist nur die qualitative Besonderheit der Erlebnisweise gegenüber den Leibgefühlen des normalen und psychopathischen Seelenlebens. Neben der Mannigfaltigkeit der Sensationen im ganzen und — in akuten Stadien — beim einzelnen Patienten ist ihr rascher zeitlicher Wechsel auch hinsichtlich der Intensität und der mit ihnen verbundenen affektiven Störungen (s. unten), das schnelle Kommen und Gehen und der nicht selten anfallsartige Charakter des Auftretens bezeichnend. Die Sensationen sind entweder *mehr diffus* oder aber *mehr lokalisiert* und an eine bestimmte Körperstelle, ein Organ fixiert, wobei dann nicht selten die übertrieben genau umschriebene, nicht mehr auf der Grundlage einer normalen sinnlich-empfindungsmäßigen Gegebenheitsweise erklärbare Lokalisierung auffällt. Im ganzen überwiegen an und im Körper nicht fixierte, sondern den Sitz wechselnde und mit Zustandsänderungen verbundene Leibgefühlstörungen mit den Kriterien des Ziehens, Fließens, Sich-Bewegens, während mehr drückende, festsitzende, stillstehende Sensationen zurücktreten — ein Unterschied, der auch differentialdiagnostisch gegenüber den Vitalstörungen der Cyclothymie von Bedeutung sein kann.

Die Vielfältigkeit der Sensationen ist allerdings nicht mehr so unübersehbar und verwirrend, wenn man die Empfindungen *sofort nach oder während ihres Auftretens* sich schildern läßt, jeweils bei den einzelnen Patienten zum ursprünglichen Erlebnis durchzustoßen und den eigentlichen Erlebniskern herauszuschälen sucht und so von den Modifikationen des Primärerlebnisses absieht, welche durch die verschiedenartige Darstellungsweise dieser an sich schwer beschreibbaren Körperfehlempfindungen und durch die psychotische Gesamtveränderung der Persönlichkeit bedingt sind. Der inhaltliche Wechsel in der Schilderung der Sensationen bei der Schizophrenie darf zum Teil nicht mehr den ursprünglichen Erlebnissen zur Last gelegt werden, sondern wird als Ergebnis psychologischer bzw. psychotischer Umformung, Verarbeitung und Ausgestaltung zu werten sein, indem hier, wie

---

[1] Es scheint auch bemerkenswert, daß bei Patienten mit *corticaler* im Gegensatz zu denen mit thalamischer Hyperpathie keine psychischen Auffälligkeiten gefunden wurden; SCHUSTER ist geneigt, hierin einen differentialdiagnostischen Unterschied zu erblicken.

KLAGES meint, die Äußerungen der Schizophrenen nicht das Spiegelbild der wirklichen Empfindungen, sondern ein „verzerrtes Bild" darstellen. Zwar bleibt auch so noch die Vielfalt der Körpersensationen bestehen, doch gelingt es jetzt, trotz der Mannigfaltigkeit einige ziemlich charakteristische Typen herauszuheben.

Vergleicht man die schizophrenen Leibsensationen mit den Leibgefühlstörungen bei Thalamusaffektionen im Hinblick auf die Merkmale der Mannigfaltigkeit und des raschen Wechsels, so ergibt sich, wenn man die Literatur befragt, zunächst kein einheitliches Bild. STÖRRING weist bei seinem Fall einer Zwischenhirnencephalitis ausdrücklich auf den schnellen Wechsel der neurologischen wie der psychischen Symptome, das rasche Kommen und Gehen der verschiedenen Zwischenhirnsymptome einschließlich der Thalamussensationen hin. LÜDECKE hob bei einem Fall eines Tumors im 3. Ventrikel besonders hervor, daß die Stärke und Art der unangenehmen und eigenartigen Sensationen (Brennen, Kribbeln, Steifigkeits- und Kältegefühl — s. S. 200 ff.) dauernd und sehr rasch oft innerhalb weniger Minuten wechselt und die Patientin an manchen Tagen überhaupt beschwerdefrei war. Auch ein anfallsartiges Auftreten, wie wir es oft bei unseren Schizophrenen sahen, wurde bei thalamischen Mißempfindungen häufig beobachtet (PÖTZL). Ebenso zeichnen sich die Leibgefühlstörungen bei Thalamusaffektionen, wie ein Überblick über die verschiedenen Beobachtungen der Literatur erkennen läßt, durch einen Formenreichtum aus, der dem der schizophrenen Leibsensationen kaum nachsteht.

KLAGES, der die Körpermißempfindungen bei Schizophrenen und bei Thalamuskranken einander gegenüberstellt, sah allerdings in einer beim Einzelfall zu beobachtenden Einförmigkeit und inhaltlichen Konstanz der thalamischen Mißempfindungen, die hier auch bei mehrfachen Explorationen häufig wortgetreu wiedergegeben wurden, einen Unterschied gegenüber den Körpersensationen der Schizophrenen, die durch einen häufigen inhaltlichen Wechsel ausgezeichnet seien. Es scheint uns jedoch, daß dieser Unterschied sich aufhebt, wenn man nur die ursprünglich empfundenen, besonders initial in reiner Form und unverfälscht faßbaren Körpersensationen der Schizophrenen heranzieht, soweit sie noch nicht durch sekundäre psychische Vorgänge in der verschiedensten Weise abgeändert, umgestaltet und in die psychotischen Komplexe eingegliedert sind. Schließlich gibt es auch bei der Schizophrenie beim einzelnen Patienten, besonders in chronischen Stadien der leibhypochondrischen Form, eine inhaltliche Konstanz der Körpersensationen, die dann über lange Zeit in ein und derselben ganz bestimmten Form erlebt und in monotoner Weise stets mit dem gleichen Vokabular berichtet werden.

Subjektive Neuheit und Andersartigkeit

Die Körpersensationen sind für den schizophrenen Patienten bei ihrem erstmaligen Auftreten etwas ganz Neues, noch nie früher in gleicher oder ähnlicher Weise Erlebtes, wie immer wieder in den Schilderungen der Patienten zum Ausdruck kommt.

Ein Patient (I, 45), der sich in ängstlicher Besorgnis, dabei vertrauensvoll und hilfesuchend an den Arzt wendet, wird seit einigen Monaten durch mannigfache, für ihn völlig neuartige und ungewohnte Körpermißempfindungen beunruhigt: Mit einem Drücken in der Stirngegend habe es begonnen, ein „Gefühl, als ob die ganze Stirn zusammengedrückt würde", ein „furchtbarer Schmerz", dann „wie wenn immer etwas laufen würde in der Nase" (es wurde schließlich eine rhinologische Operation durchgeführt!), mitunter ein Ziehen und Kitzeln, ein „heißes, von den Füßen bis zur Nabelgegend ziehendes Gefühl", schließlich ein „Gefühl, als ob es das Herz zusammendrücken wolle", ein „eigenartiges Schwächegefühl in den Beinen", „wie wenn etwas in den Weichteilen sitzen würde" u. a. „Noch nie im Leben habe ich so etwas am Körper gespürt; ich habe gar nicht gewußt, was das war"; der Patient steht den Sensationen fassungslos und bestürzt gegenüber, fragt sich, was es damit für eine Bewandtnis habe, was das sein könne und bringt immer wieder die als seltsam und fremdartig empfundene Andersartigkeit der Mißempfindungen zum Ausdruck.

Ein Patient im 1. schizophrenen Schub berichtet: Er habe die Stromstöße erstmals in den Tagen vor Weihnachten, morgens in der Fabrik gegen 10 Uhr verspürt. Plötzlich sei ein Stoß, wie ein Brennen, 2- bis 3 mal durch den Körper gegangen, nur Sekunden anhaltend, später länger und auch stärker. So etwas habe er noch nie zuvor erlebt, es sei ganz fremd, seltsam ungewohnt und sehr unangenehm gewesen. Zuerst habe er diese Empfindungen für ein „Zukken" gehalten und noch nicht für Stromstöße: habe geglaubt, es gehe wieder weg, weitergearbeitet und nicht darüber gesprochen.

Der letzte Fall zeigt außerdem — im Gegensatz zu dem ersten — wie trotz der Neuartigkeit und Fremdheit des Erlebnisses das *Erklärungsbedürfnis gering* ist[1]; dies wird in anderen Fällen noch deutlicher.

Ein Schizophrener (wissenschaftlicher Assistent in einem naturwissenschaftlichen Fach) mit Elektrisierungsempfindungen, bei welchen im Primärerlebnis schon die Erlebnisqualität „von außen gemacht" enthalten ist, beschreibt die Sensationen als „nicht schmerzhaft oder unangenehm, nur neu und ungewohnt"; das normale Gefühl, wie man es von früher her kenne, komme von *innen* her, das Elektrisierungsgefühl mehr von *außen;* es sei wie ein Kribbeln, Stecknadelstiche oder wie Massage, auf einem Punkt konzentriert und dann sehr stark, oder zerstreut, wobei er sich dann innerlich wie elektrisiert fühle. Unser Patient nimmt die Sensationen wie etwas Selbstverständliches hin, hat kein Bedürfnis nach einer Erklärung und macht auf Befragen eher noch den Versuch, das Erlebnis durch Vergleiche weiter zu veranschaulichen.

Das Kriterium der Neuartigkeit und völligen Andersartigkeit, dem objektiv die vom Betrachter festgestellte „Uneinfühlbarkeit", die qualitative Abnormität der Erlebnisweise entspricht, gilt nun in gleicher Weise für die thalamischen Körpersensationen und Körperschemastörungen, wie die in der Literatur niedergelegten (allerdings psychopathologisch nicht eingehender untersuchten) Beobachtungen zeigen. Ebenso fehlt bei den thalamogenen Körpersensationen häufig das Erklärungsbedürfnis. KLAGES bemerkt, daß die sonst recht kritischen Thalamuskranken keine Versuche machen, sich die eigenartigen Phänomene selbst zu erklären, die Bereitschaft, Körperempfindungen aus dem allgemein-menschlichen Kausalitätsbedürfnis heraus von irgendeiner vermeintlichen Ursache abzuleiten, reduziert erscheine.

Schwerlich nur als Ausdruck eines allgemein menschlichen, auch in der Psychose wirksamen Erklärungsbedürfnisses sind die wahnhaften Umgestaltungen und Ausdeutungen schizophrener Leibsensationen aufzufassen. Vollends bei den Leibhalluzinationen mit der im Primärerlebnis schon enthaltenen Erlebnisqualität „von außen gemacht" kann es sich nicht nur um eine „Bereitschaft, den Einbruch der Mißempfindungen von außen zu erklären" (KLAGES), um nachträgliche wahnhafte Deutungen und Erklärungen von Körpersensationen handeln (s. unten).

Schwere Beschreibbarkeit

Die subjektiv neuen und eigenartigen, noch nie zuvor erlebten Körpersensationen und Körperschemastörungen können von den Patienten außerordentlich schwer geschildert und beschrieben werden. Es fehlen in unserer Sprache anscheinend für diese qualitativ abnormen Körpermißempfindungen, wie auch sonst für schizophrene Erlebnisweisen, die adäquaten Ausdrucksmöglichkeiten und Kategorien, weshalb es oft sehr schwer oder unmöglich wird, präzise Angaben über die

---

[1] Das reduzierte Erklärungsbedürfnis bei den schizophrenen Leibsensationen entspricht gewöhnlich, wie sich ergab, einem späteren, schon in eigentlichem Sinne psychotischen Stadium der Erkrankung.

Sensationen zu erhalten. Die Patienten nehmen häufig Zuflucht zu Vergleichen und Bildern, versuchen in immer wieder neuen Umschreibungen die Körpersensationen zu schildern. Dem häufigen Wechsel in den sprachlichen Äußerungen des einzelnen Patienten brauchen also nicht immer auch verschiedenartige Sensationen zugrunde zu liegen. Viele Kranke finden für ihre schwer beschreibbaren abnormen Körpererlebnisse neue Worte, so daß *Wortneubildungen* (z. B. „zirren", „knäkkern") zur Darstellung der Andersartigkeit gegenüber allem Bisherigen zustandekommen.

Die schwere Beschreibbarkeit zeichnet nun auch die als thalamisch gesicherten Sensationen bei organischen Zwischenhirnerkrankungen aus. STÖRRING hebt bei den thalamischen Sensationen seiner Fälle hervor, daß es den Kranken unmöglich oder nur schlecht möglich sei, ihre Mißempfindungen zu beschreiben und spricht von „kaum beschreibbaren" oder „schwer adäquat beschreibbaren" Erlebnisweisen. Diese Unmöglichkeit der Beschreibung wird auch hier von STÖRRING auf die völlige Andersartigkeit der thalamischen Leibgefühlstörungen gegenüber den normalerweise auftretenden Mißempfindungen zurückgeführt. Auch äußerlich normalen Leibempfindungen entsprechende thalamische pathologische Leibsensationen sind qualitativ abgewandelt; so ist etwa eine Kältesensation „ganz anders als jedes sonstige natürliche Kältegefühl".

Kurzdauernde Reproduzierbarkeit und rasche Amnesie

Es fiel auf, daß manche Schizophrene über ihre Leibsensationen nur zur Zeit ihres Auftretens berichten konnten: Schon kurze Zeit nach ihrem Verschwinden — sei es *mit* oder *ohne* Behandlung — war auch auf eindringliches Befragen nichts mehr über die vorher in großer Mannigfaltigkeit vorhandenen und nicht selten im Vordergrund ihrer Klagen stehenden Leibgefühlstörungen in Erfahrung zu bringen. Andere Patienten erinnerten sich zwar allgemein, daß früher körperliche Mißempfindungen bestanden, waren aber nicht imstande, über die Art der seltsamen Empfindungen etwas auszusagen, und zwar auch dann, wenn sie diese früher in ihrer charakteristischen Eigenart richtig erfaßt und in wiederholten Explorationen ausführlich dargestellt hatten. Dabei ist in vielen Fällen die Erinnerungsfähigkeit an gleichzeitig vorhandene andersartige schizophrene Symptome, wie etwa akustische Halluzinationen oder wahnhaftes Erleben, nicht gestört; es liegt also keineswegs eine Dissimulation der psychotischen Inhalte (die ohnehin die mehr körperlichen Symptome der Leibsensationen am wenigsten betreffen wird), ein Nicht-mehr-darüber-sprechen-wollen vor, wie es erfahrungsgemäß bei der Schizophrenie nach einiger Zeit einzutreten pflegt.

Verknüpfung mit affektiven Störungen

Wie bei den Leibgefühlen überhaupt ist auch bei den schizophrenen Leibsensationen die gefühlsmäßige Antwort untrennbar von der Empfindung (KURT SCHNEIDER). Die bei Schizophrenen vorkommenden Körpersensationen sind nun *sehr häufig mit affektiven Störungen verknüpft* und im ganzen gesehen durch einen Wechsel zwischen „adäquater" und „inadäquater" Affektivität gekennzeichnet.

Wenn wir später feststellen, daß bei den schizophrenen Leibgefühlstörungen eine reale, erlebnismäßig eigenartige Körpersensation und nicht die seelische Fehleinstellung, die ängstlich-sorgenvolle Beachtung des eigenen Körpers, das Primäre sei, so handelt es sich bei der erlebnisreaktiv oder habituell verständlichen Angst des Hypochonders natürlich um etwas anderes als bei den hier gemeinten, mit den Leibsensationen verbundenen affektiven Störungen, die nicht mehr eindeutige Äußerungen des Seelenlebens darstellen. Vielmehr scheint hier gewissermaßen eine Verselbständigung des affektiven Äußerungsapparates vorzuliegen: Die im Zusammenhang mit den schizophrenen Körpersensationen und auch mit bestimmten, später abgehandelten vegetativen Erscheinungen der Schizophrenen sich einstellenden, *elementar-organisch, „automatisch" anmutenden Affekte, Stimmungen und Triebe* entspringen ohne jeden Zusammenhang mit dem übrigen Seelenleben unmittelbar dem außerbewußten Untergrund und sind als *den Leibsensationen und vegetativen Störungen koordinierte Symptome* aufzufassen. Man kann daher, streng genommen, auch nicht sagen, die qualitativ eigenartigen Körpersensationen erzeugen die ängstliche Affektivität; die affektiven Veränderungen sind in vielen Fällen nicht aus den erlebten Leibgefühlstörungen verstehend ableitbar, die Angst ist im ursprünglichen Erlebnis der Leibgefühlstörung schon enthalten und mit ihr innigst und untrennbar verbunden. Einer unserer Schizophrenen mit — dem Beobachter unbedeutend erscheinenden — stundenweise auftretenden und mit Sterbeangst verbundenen eigenartigen Kribbelsensationen in verschiedenen Körpergebieten berichtet nachher, daß er nicht *wegen* dem Kribbeln Angst gehabt habe, sondern vielmehr: „Das Kribbeln *ist* die Angst" (s. auch S. 215). Unsere Interpretation der körpernahen und körperlichen Symptome der Schizophrenen (Leibsensationen und vegetative Störungen) weicht also von der 1925 von W. R. HESS gegebenen Theorie über Wechselbeziehungen zwischen psychischen und vegetativen Funktionen insofern ab, als wir in den vegetativen Erscheinungen, den Körpersensationen und den psychotischen Affektstörungen koordinierte, in gleicher Weise primäre, nicht weiter zurückführbare und wechselseitig auseinander ableitbare Symptome erblicken. Die affektiven Veränderungen können auch *ohne* die Verbindung mit Leibgefühlstörungen oder vegetativen Symptomen isoliert als — inhalts- und gegenstandsloser — *„Angstanfall"* auftreten, wie wir es nicht selten bei Patienten mit Körpersensationen sehen. Daß die schizophrenen, nach unserer Auffassung diencephalogenen Körpersensationen überhaupt durch die enge Verkuppelung mit Veränderungen der Affektivität ausgezeichnet sind, kann nicht überraschen, wenn man die nach den Erfahrungen der humanen Hirnpathologie und des Tierexperimentes anzunehmende diencephale Genese der Emotionalität und der Affekte bedenkt. Der Thalamus ist so als Organ anzusehen, in dem die verschiedenartigen Phänomene der schizophrenen Leibgefühlstörungen wie die Symptome emotionaler Erregung ihren Ausgang nehmen: *Die bei der Schizophrenie vorkommenden, qualitativ eigenartigen Störungen auf dem Gebiet der Leibgefühle und der Affektivität sind, in dem Sinne verbunden, daß beide die psychische Erscheinungsseite pathologisch abgewandelter Funktionen des Diencephalon darstellen.*

Auch die Körpersensationen bei organischen Thalamusprozessen sind mit affektiven Störungen verbunden, wie die in der Literatur mitgeteilten Fälle erweisen, bei denen eine psychische Veränderung der Kranken auffiel und von den Autoren besonders hervorgehoben wurde (s. den Fall von STÖRRING mit enger Verbindung zwischen Körpersensationen und depressivem Affekt — S. 183). Von SCHUSTER werden die Patienten als „allgemein-psychisch hyperaesthetisch und auffällig", als „abweisend, nörgelig, klagsam" geschildert; sie zeigten ein „nicht zu übersehendes, eigenartiges, exaltiertes Verhalten".

Nach KLAGES ist bei den schizophrenen Körpermißempfindungen der affektive Bezug bei weitem nicht so stark wie bei den *thalamischen* Sensationen, die nach ihm durch eine intensive Aufmerksamkeitszuwendung, eine starke Beschäftigung mit der erlebten Körperzustandsveränderung und durch den Gefühlsakzent des Quälend-Unangenehmen sich von den Mißempfindungen bei der Schizophrenie unterscheiden. Ohne Zweifel ist das matte oder jedenfalls kaum der Schilderung adäquate gleichmütige und u. U. sogar euphorische affektive Verhalten ungemein charakteristisch für die schizophrenen Leibsensationen; doch ist der Affekt keineswegs immer matt und inadäquat. In manchen Stadien der schizophrenen Erkrankung ist die Affektivität durchaus adäquat, die Patienten erscheinen bei der Schilderung

ihrer Körpersensationen ganz natürlich und angemessen in ihren Gefühlsäuße-
rungen, gut schwingungs- und kontaktfähig. Die emotionale Beteiligung kann,
wie man in akuten und besonders initialen Stadien der Psychose immer wieder
beobachtet, auch lebhaft und stark sein, sogar unangemessen stark erscheinen, so
daß die Patienten im Zusammenhang mit dem Auftreten der Körpersensationen
in einen Zustand hochgradiger Unruhe und angstvoller Erregung geraten. Viele
schizophrene Körpersensationen und Körperschemastörungen, z. B. solche der
erlebten Verkleinerung und Vergrößerung, der abnormen Schwere oder Leichtigkeit (s. unten) sind *bei ihrem akuten Auftreten* mit einem Gefühlsakzent des
Angstvoll-Unangenehmen versehen, genau so wie die entsprechenden Sensationen
bei Thalamuskranken. Nicht nur in den anfallsartig auftretenden und mit einer
elementaren Vernichtungs- und Sterbeangst einhergehenden akuten „dysaesthe-
tischen" Zuständen, sondern auch sonst wird, in immer wieder völlig unbegreif-
licher Weise für den Betrachter, *die ganze Aufmerksamkeit durch die Mißempfindungen absorbiert;* die schizophrenen Patienten beschäftigen sich sehr stark und
fast ausschließlich mit den erlebten Leibveränderungen, wie es von BONHOEFFER,
SCHUSTER, STÖRRING und von KLAGES als wichtiges Charakteristikum für die
thalamischen Mißempfindungen herausgehoben wurde. Mag der Affekt dem
Gesunden auch „matt" und „inadäquat" erscheinen, kann man doch kaum je
von einem geringen Grad der Aufmerksamkeitszuwendung sprechen, vielmehr
sind die Kranken gewöhnlich völlig auf ihre Körpersensationen eingeengt, so daß
für nichts anderes mehr Platz bleibt. Diese *Einengung auf die Körpersensationen
bei gleichzeitig gleichmütig und gleichgültig erscheinender Affektivität,* wobei die
Schizophrenen sichtlich nicht unter den Sensationen zu leiden scheinen, ist kenn-
zeichnend für die späteren Stadien leibhypochondrischer Schizophrenien. Doch
auch dann kann es, und zwar auch bei leibhypochondrischen *Defekt*schizophrenien,
jederzeit zu einer radikalen Veränderung der Stimmungslage kommen, der „affektive Bezug" der Leibsensationen wird unvermittelt wieder stark und lebhaft, der
Gefühlsakzent ist ein ausgesprochen negativer und die Patienten sind infolge ihrer
Körpersensationen hochgradig gequält und geängstigt. Die mit den Leibsensationen
verbundene *Affektivität kann innerhalb kurzer Zeiträume von einem in das andere Ex-
trem umschlagen;* ein mattes, unbeteiligtes oder auch vergnügt-belustigtes Gegen-
überstehen kann unvermittelt von einer Phase lebhafter gefühlsmäßiger Beteiligung mit ausgesprochen negativem Vorzeichen abgelöst werden, in der dann die
Sensationen sicherlich nicht weniger als die thalamischen Mißempfindungen durch
eine starke „Ichnähe" und einen hohen „Realitätswert" ausgezeichnet sind[1].

Fließendes Übergehen in die Leibhalluzinationen

Neben den schizophrenen Leibsensationen und Leibhalluzinationen gibt es auch
bei der Schizophrenie *körperliche Beschwerden und Sensationen, die noch nicht die
Färbung eines eigenartigen, absonderlichen Erlebens tragen* und von den Klagen
normaler Personen und insbesondere asthenisch-psychopathischer Selbstbeobach-
ter nicht zu unterscheiden sind, so etwa lange Zeit — u. U. über viele Jahre —
initial, aber auch nach vorausgegangenen, mit oder ohne wesentlichen Defekt

---

[1] Das außerordentlich komplizierte und komplexe Problem der Affektivität bei den schizophrenen Körpersensationen erfordert eine gesonderte Untersuchung und wird anderenorts
eingehender dargestellt werden.

abgeklungenen Schüben. Wir haben nicht wenige Fälle in unserem Krankengut, die bei stationärer Beobachtung und katamnestischen Untersuchungen nichts als solche uncharakteristischen Hypochondrismen boten und in diesen Zeiten nicht als Schizophrenie hätten diagnostiziert werden können, doch zu anderen Zeiten — neben anderer schizophrener Symptomatik — ausgesprochene schizophrene Leibsensationen und Leibhalluzinationen zeigten, wie sie hier allein interessieren. Die begriffliche Abgrenzung der schizophrenen Leibsensationen und der *Leibhalluzinationen* ist schwer durchführbar und es gibt phänomenologisch fließende Übergänge (s. hierzu S. 208ff.). Das bei den Störungen auf dem Gebiet des Gehör-, Gesichts- und auch noch des Geruchs- und Geschmackssinnes fast nie versagende einfache Kriterium des „Nichtdaseins" (es wird etwas empfindungsmäßig erlebt, am Leib verspürt, was objektiv — vom Beobachter aus festgestellt — nicht da ist (KURT SCHNEIDER), ist bei den zuständlichen Leibempfindungen oft nicht ohne weiteres anwendbar.

Wenn ein Schizophrener sich von außen elektrisiert oder sexuell beeinflußt fühlt, kann man objektiv feststellen: Es ist kein elektrischer Strom da, bzw. es findet in Wirklichkeit keine sexuelle Handlung statt; es besteht am Vorliegen einer Leibhalluzination kein Zweifel. Auch dann noch, wenn die Zurückführung auf Außeneinfluß in der Schilderung fehlt (der Patient also selbst konstatiert: „Es kann kein Strom da sein", bzw. „in Wirklichkeit ist kein Herr da, der verkehrt"), das Realitätsurteil ausbleibt, aber im Primärerlebnis der unmittelbare leibliche Eindruck „von außen gemacht" enthalten ist, wird man noch von einer Leibhalluzination sprechen. Bei einem großen Teil der schizophrenen Leibgefühlstörungen *fehlt* die ursprüngliche Erlebnisqualität „von außen", es handelt sich aber dennoch um normalerweise nicht vorkommende Erlebnisweisen, die in ihrer qualitativen Andersartigkeit mehr oder weniger deutlich vom normalen, nichtpsychotischen Leiberleben sich abheben.

Ein Teil der verschiedenen Typen schizophrener Leibsensationen, wie sie weiter unten aufgezählt werden, und wobei es sich dann oft um dem Gesunden völlig unzugängliche und uneinfühlbare Erlebnisweisen handelt, ist also durch eine qualitative Andersartigkeit gegenüber den Leibgefühlstörungen des normalen und psychopathischen Seelenlebens ausgezeichnet, zeigt aber nicht die für die Leibhalluzinationen, die eigentlichen „leiblichen Beeinflussungserlebnisse" der Psychopathologie, kennzeichnende Erlebnisqualität „von außen gemacht". Wenn bei den schizophrenen Leibsensationen im primären Erlebnis der Eindruck „von außen" oder „von außen gemacht" enthalten ist, wie es bei Elektrisierungs- und Hitzesensationen der Fall sein kann (s. unten), wird man auch dann dieses Erlebnis eine Leibhalluzination nennen, wenn bei erhaltener Kritik das Realitätsurteil ausbleibt und die Sensation in der Als-ob-Form geschildert wird.

Gerade bei der Annahme von leiblichen Sinnestäuschungen muß man, wie KURT SCHNEIDER feststellt, besonders zurückhaltend sein und sich davor hüten, Vergleiche und Bilder, z. B. die Angabe, es sei „als wenn" im Leib drin Messer wären, „als ob" die Arme elektrisiert würden, als leibliche Beeinflussungserlebnisse zu nehmen. Derselben Angabe und Als-ob-Schilderung kann aber auch in manchen Fällen eine echte, im Urteil als Täuschung erkannte Leibhalluzination zugrunde liegen. Ein Schizophrener gibt z. B. an: Es sei ihm gewesen, als ob die Stirn elektrisiert würde, als ob ihn hinten jemand anfasse, er an der Schulter, an der Wade und an der ganzen Körperoberfläche berührt werde; er wisse aber genau, daß es nicht so sei, niemand da sein könne. Tatsächlich besteht primär die Empfindung, elektrisiert bzw. von jemand berührt zu werden; der Patient erschrickt, sieht sich um, muß „dagegen ankämpfen", darf sich „nicht überrumpeln lassen"; primär erliegt er jeweils der Täuschung, erst sekundär und nach einer mehr oder weniger langen Zeitspanne gelingt es ihm, in einem Prozeß der gedanklichen Verarbeitung trotz des unmittelbaren leibhaftigen Erlebnisses die Trugwahrnehmung in der urteilenden Stellungnahme als Täuschung zu erkennen: „Ich muß kämpfen, bis ich das wieder fortgeschafft habe" (Fall II, 59).

Ob also eine Leibhalluzination im Urteil als Täuschung erkannt wird und in der „Als-ob-Form" berichtet wird, oder ob sie bei fehlender Kritik als real beurteilt wird, dann als ausgesprochenes leibliches Beeinflussungserlebnis imponiert („die Elektrizitätswerke der ganzen Welt sind auf mich eingestellt") und u. U. noch in der verschiedensten und oft phantastischen Weise wahnhaft aus- und umgestaltet wird, macht hinsichtlich der in jedem Fall anzunehmenden sinnlich-empfindungsmäßigen Grundlage mit der primären Erlebnisqualität „von außen" keinen Unterschied aus. Es ist allerdings oft unmöglich, die sinnlichen Anteile des Erlebnisses von den mehr gedanklich-wahnhaften Komponenten zu trennen; auch sind die Sinnestäuschungen an sinnlichem Gehalt sehr verschieden (KURT SCHNEIDER). Selten dürfte es sich bei den Leibhalluzinationen lediglich um wahnhafte Deutungen und Erklärungen an sich normaler Körpersensationen handeln, wobei man dann mit G. SCHMIDT von einer „Wahnempfindung" sprechen könnte. Wohl immer wird schon in der Primärsensation der Erlebnischarakter „von außen" in mehr oder weniger ausgeprägter Form enthalten sein, es sich dabei um Sinneswahrnehmungen handeln, wie sie normalerweise (in vergleichbarer Art) nur bei einer Erregung durch Reiz von *außen* entstehen.

Die *thalamischen Sensationen* zeigen ebenso wie die bei der Schizophrenie alle Übergänge zu den ausgesprochenen Leibhalluzinationen. Während sie gewöhnlich als fremdartige, schwer beschreibbare und die Aufmerksamkeit fesselnde körperliche Sensationen erlebt werden, kehren sie in den phasenhaft auftretenden Depressionszuständen und den Delirien Thalamuskranker in halluzinatorischer, oft phantastisch konkretisierter und visualisierter Form wieder, wie es STÖRRING beschreibt; so sind als Stiche erlebte zentrale Schmerzen für die Patientin von der Umgebung verursacht, Malariatierchen im Kopf erzeugen Hitze, das Gehirn wird gekocht oder gebraten, große weiße Maden bewegen sich im Magen und im Kopf. Die halluzinatorisch-wahnhafte Umgestaltung, Umdeutung und Verarbeitung der thalamischen Leibsensationen kann dabei ein Ausmaß erreichen, daß das resultierende psychopathologische Bild dem einer „Hallucinosis phantastica" (SCHRÖDER) bei der Schizophrenie entspricht. Eine Bewußtseinstrübung ist dabei nicht Voraussetzung für diese halluzinatorische Umgestaltung der thalamischen Leibsensationen, wie STÖRRING hervorhebt. Die Kritikfähigkeit den Leibgefühlstörungen gegenüber kann in gleicher Weise schwanken wie bei der Schizophrenie: Sie kann fehlen und die Erlebnisse besitzen dann Realitätscharakter („es wachsen Bleistifte aus dem Körper hervor") oder aber sie ist vorhanden und die Patienten gehen dann zur „Als-ob-Schilderung" über („ein Gefühl, als ob Bleistifte aus den Fingern wüchsen").

Abhängigkeit von der physiologischen Rhythmik und atmosphärischen Einflüssen

Einige weitere klinische Besonderheiten der schizophrenen Leibsensationen sollen hier nur kurz erwähnt werden. Nicht selten kann man eine Abhängigkeit der Sensationen von der physiologischen Rhythmik und Periodik, eine Bindung an bestimmte Tageszeiten und schließlich eine Abhängigkeit von atmosphärischen Einflüssen beobachten.

Bei einer initialen Schizophrenie (I, 45) kam es über mehrere Wochen zu periodisch alle 3—4 Tage und dann jeweils 2mal täglich für die Dauer von 15 min auftretenden thermischen Sensationen; später verspürte der Patient jeden 2. Tag regelmäßig jeden Abend etwa um

21 Uhr eigenartige, 10 min anhaltende Herzsensationen („wie wenn es das Herz zusammen-
drücken wolle"). — Bei einem anderen Patienten (II, 61) traten jeden Morgen umschriebene
Brennsensationen am Kopf auf („wie ein Brennglas auf eine Stelle, aber innen, nicht außen"),
die jeweils „wie abgeschaltet" morgens gegen 5 Uhr verschwanden. — Bei einem älteren
Schizophrenen (II, 94) begann der 3. Schub mit einem jede Nacht plötzlich auftretenden
Brennen in den Füßen, das ebenso plötzlich um 9 Uhr morgens aufhörte.

Bei *organischen Zwischenhirnaffektionen* finden sich dieselben Abhängigkeiten.
Die thalamischen Leibsensationen sind ebenso wie die psychischen Störungen der
Zwischenhirnkranken in der abendlichen Labilitätsphase besonders stark (STÖR-
RING). Man sieht mitunter ein regelmäßiges Auftreten von spontanen thalamischen
Schmerzen zu bestimmten Stunden des Tages (MARIE) und eine weitgehende Abhängigkeit von atmosphärischen Verhältnissen (KÖRNYEY). GAGEL hebt gleichfalls
die Abhängigkeit der thalamischen Schmerzustände von bestimmten Tagesstunden
und atmosphärischen Einflüssen hervor, die nach ihm für ihre vegetative Natur
spricht.

Ein Charakteristikum der schizophrenen Leibsensationen ist schließlich auch
ihr meist *beidseitiges* Auftreten bzw. das Fehlen einer Halbseitenbetonung; dagegen zeigen die thalamischen Sensationen und Schmerzen, denen ja oft halbseitige
herdförmige Affektionen zugrunde liegen (Tumor, Erweichung), meist eine der
neurologischen Halbseitensymptomatik entsprechende Beschränkung auf eine
Körperseite. Doch kommt es auch bei der Schizophrenie nicht selten vor, daß
Leibgefühlstörungen *bevorzugt im Bereich einer Körperseite* auftreten.

Es besteht etwa ein Gefühl der Kraftlosigkeit im linken Arm und Bein (II, 68), ein Taubheitsgefühl „wie nach einem Backenstreich" im Bereich der linken Kopfseite (II, 65), ein
Lähmungsgefühl im linken Bein, das leicht ermüde (III, 23) oder ein „Gefühl der Abgestorben-
heit, der Kälte" im linken Bein (II, 43).

γ) Differentialdiagnose gegen die Körpersensationen des normalen
und psychopathischen Seelenlebens

Wir sehen in den schizophrenen Leibsensationen qualitativ abnorme Erlebnisse, die sehr charakteristisch, doch nicht spezifisch für die Schizophrenie sind,
vielmehr — wie alle übrigen schizophrenen Erlebnissymptome — auch bei körperlich begründbaren Psychosen vorkommen können und dann in der Regel als
lokalisatorisch-fakultatives Symptom aufzufassen sind. Im Bereich der Variationen seelischen Wesens besitzen die Klagen von asthenisch-hypochondrischen
Selbstbeobachtern und von Debilen, oft auch allgemein von Menschen mit einer
Neigung zu bilderreicher, phantastisch ausschmückender Sprache, für unseren
klinischen Blick mitunter eine große Ähnlichkeit mit den Körpermißempfindungen
der Schizophrenen. Doch sind die hier gemeinten schizophrenen Leibsensationen,
wie sie im folgenden in einigen kennzeichnenden Typen angeführt werden, u. E.
qualitativ-erlebnismäßig etwas anderes als die Hypochondrismen und Körpersensationen der Psychopathen und Debilen und auch psychopathologisch meist
von jenen zu unterscheiden.

Eine allgemeine Neigung zu reichen und verstärkten leiblichen Empfindungen (KURT
SCHNEIDER) kann bei Psychopathen und bei Schizophrenen in gleicher, zustandsdiagnostisch-
psychopathologisch nicht unterscheidbarer Weise, doch dort meist habituell, hier episodisch
und prozeßhaft, vorkommen. Diese noch normalen, phänomenologisch nicht als qualitativ abnorm heraushebbaren Leibsensationen und Beschwerden, Schmerzen im Bereich des Kopfes

oder anderer Körpergebiete bei Schizophrenen (s. S. 194) bleiben hier, wie schon erwähnt, außerhalb unseres Blickfeldes; es ist denkbar, doch nicht entscheidbar, daß sie gleichfalls anders aufzufassen sind als die ähnlichen Sensationen bei Psycho- bzw. Somatopathen und bei Debilen.

Körpersensationen des normalen und psychopathischen Seelenlebens entstehen erlebnisreaktiv-,,erwartungsneurotisch'' oder mehr habituell durch Einstellung der Aufmerksamkeit auf den eigenen Leib oder einen vermeintlich gefährdeten Körperabschnitt, indem durch die Selbstbeobachtung und -kontrolle normalerweise vorkommende, doch unbemerkte und unbeachtete Sensationen und kleine Funktionsstörungen zum Bewußtsein gebracht werden; oder aber es handelt sich um eine abnorm starke vegetative Auswirkung seelischer Reize (körperliche Schaltwirkungen der Affektivität und dabei auch verdrängter affektgeladener Komplexe — s. S. 185 ff.). *Das Primäre ist hier jedenfalls ein subjektiv gewichtiges Erlebnis oder die seelische Fehleinstellung, die ängstlich-sorgenvolle Beachtung des eigenen Körpers*, als deren Folge dann *sekundär* die Mißempfindungen auftreten[1]. *Bei den schizophrenen Leibgefühlstörungen ist dagegen nicht die ,,hypochondrische Einstellung'' das Primäre, sondern eine tatsächliche, erlebnismäßig eigenartige Körpersensation oder erlebte Leibveränderung.* Es ist allerdings nicht zu übersehen, daß auch die schizophrenen Leibsensationen psychisch-reaktiv *ausgelöst* werden können (s. S. 210), wobei man dann, wie es Kurt Schneider bei der erlebnis-reaktiv ausgelösten Cyclothymie tat, eine *sinnblinde Affektivwirkung*, eine somatische ,,Umsetzung'', eine ,,Umschaltung'' von Emotionen in körperliche Sensationen annehmen wird.

Ausgehend von der Tatsache, daß bei der Kausalgie der typische Schmerz sowohl durch Reizung des erkrankten peripheren Nerven wie auch durch eine psychische Emotion ausgelöst werden kann, hat Astwazaturow (1934) die Hypothese aufgestellt, daß psychische Emotionen in körperlichen Schmerz umgeschaltet werden können; Schmerz und Emotion werden beide als Funktion des Thalamus angesehen, entsprechend einer von Cannon (1931) entwickelten Theorie der Emotionen, der — angesichts der sensorischen Hyperaesthesie vieler Thalamus-kranker entstandenen — Lehre von der ,,emotional over-response'' (Evaerts) und ähnlichen Gedankengängen anderer Autoren.

Bei organischen Zwischenhirnaffektionen gibt es entsprechend affektiv ausgelöste Dysaesthesien, die man sich in gleicher Weise durch einen ,,Affektstoß ins Vitale'' erklären kann (s. S. 211). Hier wird man auf die für die Analyse bestimmter psychosomatischer Zusammenhänge u. E. besonders wichtige Tatsache gestoßen, daß gerade in der *diencephalen* Funktionsschicht, wie kürzlich Peters ausführte, Körperliches und Seelisches besonders eng verfilzt sind und hier eine besonders leichte Störbarkeit leiblicher und seelischer Phänomene sowohl vom Seelischen als auch vom Somatischen her besteht.

Es scheint uns daher denkbar, daß die bei der Schizophrenie zweifellos ausgeprägter als bei organischen Psychosen vorhandene Situationsabhängigkeit und psychische Beeinflußbarkeit der Symptomatik zwar nichts für ihren psychogenen Charakter besagt, dagegen *möglicher-*

---

[1] Um von der Psyche her erzeugte, ,,sekundäre'' Leibgefühlveränderungen handelt es sich auch bei bestimmten durch Autosuggestion bzw. ,,konzentrative Einstellungsänderung'' erzielbaren Effekten (Wärme-, Schwere-, Vergrößerungssensationen u. a.) im autogenen Training (J. H. Schultz). Auch dort, wo den Leibsensationen das zeitliche Primat im Aufbau bestimmter nichtpsychotischer hypochondrischer Erscheinungsbilder zuzukommen scheint (wie auch oft bei Vorliegen einer Somatopathie im Sinne von Kurt Schneider), gewinnen sie doch ihre hypochondrisierende Kraft erst dank der hypochondrischen Einstellung, welche den entscheidenden Faktor darstellt und vielleicht auch hier erst die Mißempfindungen hervorruft bzw. in den Kreis des deutlichen Bewußtseins zieht.

weise einen Hinweis darstellt auf eine diencephale Lokalisation der zugrundeliegenden organisch-cerebralen Störungen. Man muß sich vor Augen halten, daß gerade bei vorwiegend diencephal lokalisierten Hirnerkrankungen wie der Encephalitis epidemica (und neuerdings bei bestimmten hirnstammlokalisierten Formen sporadischer Encephalitis im Jugendalter) die Situationsbedingtheit des Auftretens und Verschwindens organischer Symptome in erster Linie beobachtet wird, und andererseits hier Krankheitsbilder (z. B. bestimmte Formen von Dyskinesien, lokalen Muskelspasmen und Tics) auftreten, wie sie in klischeeartiger Ähnlichkeit auf rein psychischer Grundlage entstehen können[1]. Diese „Ausdrucksgemeinschaft" (v. WEIZSÄCKER) des Organischen und Psychogenen ist bei der Deutung der als zentral-vegetativ aufgefaßten Symptome ein wesentlicher Gesichtspunkt (s. Abschn. C, II, 3, c.).

Klinisch wird sich so bei einem hypochondrischen psychopathologischen Querschnittsbild mit Körpersensationen oft nicht mehr entscheiden lassen, wer von beiden, der Leib oder die Seele, angefangen hat (v. WEIZSÄCKER), den hypochondrischen Gesamtkomplex in Gang zu setzen, ob die „hypochondrische Einstellung", oder tatsächlich erlebte, qualitativ abnorme Körpersensationen das „Primum movens" darstellen.

δ) Die einzelnen Leibsensationen

Infolge der großen Mannigfaltigkeit, der schweren Beschreibbarkeit und der z. T. nur kurzdauernden Reproduktionsfähigkeit, schließlich auch infolge der oft wenigstens im Ansatz vorhandenen wahnhaften Aus- und Umgestaltung mit fließenden Übergängen zu den Leibhalluzinationen, ist es schwierig, bei den schizophrenen Leibgefühlstörungen einzelne Formen zu unterscheiden und gegeneinander abzugrenzen. Eine alle Modalitäten schizophrener Körpersensationen und Körperschemastörungen umfassende systematische Darstellung und Gliederung ist an sich kaum möglich und wird im Rahmen unserer Untersuchung auch nicht angestrebt. Doch kann man aus der Vielfalt der Körpersensationen bei der Schizophrenie *einige charakteristische Typen herausheben, die häufig wiederkehren und* die wir hier in Kürze anführen und kasuistisch belegen wollen; den einzelnen Typen schizophrener Leibsensationen sollen dabei jeweils symptomatologisch entsprechende oder ähnliche Leibgefühlstörungen bei anatomisch oder klinisch gesicherten organischen Zwischenhirnaffektionen gegenübergestellt werden. Die verschiedenen Einzeltypen schizophrener Leibsensationen können sich ablösen, ineinander übergehen und zu einem einheitlichen Erlebnis verschmelzen oder gleichzeitig nebeneinander bestehen; oft treten sie in Verbindung mit den später beschriebenen vegetativen Erscheinungen auf.

Taubheits-, Steifigkeits- und Fremdheitsgefühle

Es handelt sich um Sensationen, die z. T. den organneurologisch oder vasomotorisch bedingten Parästhesien nahestehen und phänomenologisch von ihnen nicht unterscheidbar sind, z. T. jedoch schon deutlich die Tönung eines qualitativ abnormen Erlebens tragen. Man trifft demnach auf Leibempfindungen, die als „pelziges" oder „taubes" Gefühl in den Extremitätenenden oder an anderen Körperabschnitten, dann als mehr umschriebene oder von einer Körperstelle zur anderen ziehende „Steifigkeits"empfindung und schließlich als qualitativ eigen-

---

[1] BING suchte dies dadurch zu erklären, daß neben der organischen auch eine psychogene „Enthemmung" onto- und phylogenetisch älter Bewegungsapparate vorkommen könne.

artige Fremdheitsgefühle einzelner Körperteile oder des gesamten Körpers („Absterben" und „Abgestorbensein") erlebt werden.

Ein jugendlicher Schizophrener (II, 61) verspürt im Prodromalstadium des 1. Schubes ein *pelziges Gefühl* an den Fingern und an den Füßen (neben nächtlichen anfallsartigen Angstzuständen mit Atemnot); ein anderer Patient (II, 65) ein „pelziges Gefühl auf der ganzen linken Körperseite" und ein „Taubwerden von Händen und Füßen"; wieder ein anderer Patient (III, 20) ein „Taubheitsgefühl, eine Gefühllosigkeit" am Genitale und weiter ein „Gefühl als ob man die Kopfhaut gar nicht mehr spüre". Oft werden *Steifigkeitsempfindungen*, etwa ein „Steifwerden von Wangen und Hals, wie wenn man eine Injektion vom Zahnarzt bekommt" (II, 10) oder ein „Steifigkeitsgefühl im Nacken" (I, 7) erlebt. Bei einer leibhypochondrischen Schizophrenie (II, 68) kommt es neben zahlreichen anderen Leibgefühlstörungen zu einem „tauben Gefühl im ganzen Körper", alles sei „wie abgestorben und pelzig", die Haut der Körperoberfläche „nicht mehr so erregbar"; manchmal spüre er ein „taubes Gefühl in den Armen" und auch am Rücken in einem umschriebenen Bezirk; es sei außen auf der Haut, doch auch „innen sei das Gefühl nicht mehr so wie vorher". Bei diesem Patienten wird bei der Sensibilitätsprüfung eine Hypaesthesie und Hypalgesie an Kopf, Armen und oberer Rumpfhälfte angegeben, die nach distal zu immer mehr abnimmt; auch der Tiefendruckschmerz ist herabgesetzt und die Bewegungsempfindung geringgradig gestört. — Eine *Veränderung der Oberflächenempfindung am ganzen Körper* wird häufiger geklagt und z. T. auch bei der neurologischen Untersuchung in der Klinik angegeben: Die Empfindungen an seinem Körper seien „so komisch, so gefühllos und taub", heiß und kalt spüre er nur „unter der Haut", nicht auf der Haut (II, 40). — Ein leibhypochondrischer Schizophrener (II, 70) berichtet, er habe kein Gefühl mehr in den Fingerspitzen, die Gefühllosigkeit habe sich von Tag zu Tag weiter nach oben auf die Arme und schließlich auf den ganzen Körper ausgedehnt, er habe keine Wärme und kein Gefühl mehr am ganzen Körper gespürt. Später gibt derselbe Patient an: „Ich spüre meinen Körper nicht mehr, habe einfach kein Körpergefühl mehr, nicht mehr das Gefühl, daß mein Körper noch mir gehört; ich spüre wohl, daß ich hier sitze, aber das Gefühl ist fremd". Hier handelt es sich schon um das, was man in der Psychopathologie *Entfremdungserlebnisse* — die sich ja auch auf den eigenen Leib beziehen können — heißt.

Bei *organischen Zwischenhirnaffektionen* wurden ähnliche Sensationen beobachtet. Der schon zitierte Patient von BONHOEFFER mit rechtsseitigem Thalamusherd klagte — 1 Jahr nach dem Insult — in der linken Seite des Halses ein „Gefühl, als ob er steif würde" und andere *Steifigkeits*empfindungen auf der linken Körperseite. Bei einem von LÜDECKE beschriebenen Fall eines vom Ventrikelependym ausgehenden und in das Lumen des 3. Ventrikels allmählich hineinwachsenden Tumors, dessen klinische Symptome im wesentlichen auf eine langsam sich steigernde Druckwirkung im 3. Ventrikel zu beziehen waren, bestanden wechselnde Paraesthesien an den verschiedensten Körperteilen, und dabei auch ein Steifheits- und Kältegefühl im Gesicht und im rechten Arm. Einfache Paraesthesien, Sensationen wie Ameisenlaufen und Prickeln, sind bei Thalamusherden häufig (BRUN). „Fremdheits"gefühle einer Körperhälfte oder einer Extremität im Rahmen von Thalamussyndromen wurden von PÖTZL (s. S. 212) sowie von SCHUSTER beschrieben; ein Patient von SCHUSTER hatte zunächst das Gefühl „den linken Arm verloren zu haben", später ein Fremdheitsgefühl des linken Armes („ein fremder Arm liege an seiner Seite"). — Ein Patient von KLAGES (Zwischenhirnsyndrom nach Encephalitis mit auf den Thalamus zu beziehenden neurologischen Ausfällen) gab an: „Die linke Körperhälfte ist manchmal gar nicht mehr da. Es kommt mir alles dabei ganz fremd vor". Bei dem von BERINGER beschriebenen Fall einer Hirnstammencephalitis bei einem 12 jährigen Jungen mit diencephaler Antriebsstörung (rhythmischer Wechsel von Enthemmtheit und Gehemmtheit) ergab sich in der Gehemmtheitsphase eine Herabsetzung der Berührungs- und Temperaturempfindung und eine veränderte Qualität der propriozeptiven Reize wie Muskel- und Kraftempfindung — Veränderungen von Leibempfindungen, wie wir sie auch bei unseren Schizophrenen fanden und wie sie etwa dem Fremdheitsgefühl des oben zitierten Patienten zugrunde liegen dürften.

Sensationen plötzlicher motorischer Schwäche

Zahlreiche Schizophrene klagen über ein plötzlich und unvermittelt auftretendes Gefühl der Schwäche und Kraftlosigkeit ein- oder beidseitig in den Armen oder

Beinen oder im Bereich der Extremitäten einer Körperhälfte; die Empfindung ist meist nur *kurzdauernd* und hält wenige Minuten bis Stunden an. Nicht selten kommt es infolge der passageren motorischen Schwäche in den Extremitäten dazu, daß die Patienten ein Bein nachziehen oder ihnen ein Gegenstand aus der Hand fällt, sie ihr Handwerksgerät (Zange, Hammer usw.) nicht mehr festhalten können und die Arbeit unterbrechen müssen.

Ein Patient (I, 36) verspürt bei der Arbeit plötzlich ein „Lähmungsgefühl" im Arm, ein Gefühl „als ob der Arm abfalle", so daß er die Zange nicht mehr halten kann; er meint dazu, daß dies dasselbe sei wie die anderen Störungen (Sensationen im Bereich der inneren Organe) und alles durch Herrn R. gemacht werde. Hier ist kaum zweifelhaft, daß es sich um nachträgliche wahnhafte Deutungen primär zwar als eigenartig, doch nicht mit der Qualität „von außen" erlebter Leibsensationen handelt (also um „Wahnempfindungen" im Sinne von G. SCHMIDT). — Ein anderer Schizophrener (II, 80) klagt in einem durch mannigfache Körperschemastörungen gekennzeichneten Zustand über ein plötzlich auftretendes Gefühl der Kraftlosigkeit in den Armen, wieder ein anderer (II, 68) ein kraftloses Gefühl im linken Arm und Bein, das fast ausschließlich morgens auftritt. — Angaben über eine passagere Schwäche und Kraftlosigkeit in den Extremitäten sind auch sonst, und besonders im Beginn der Schizophrenie, häufig zu erhalten; so wird etwa ein anfallsartig auftretendes Gefühl der Kraftlosigkeit im rechten Bein mit Nachschleifen berichtet, das mit der angstvollen Befürchtung einer Lähmung erlebt wird (III, 16). Bei einem 20jährigen Schizophrenen, bei dem als erste Manifestation der Schizophrenie sich mehrfach wiederholende anfallsartige Zustände mit schmerzhaften Sensationen im Leib, dem Gefühl des „Sichzusammenziehens" im Bereich des Thorax und unheimlich-angstvollem „Luftnot"-Gefühl (s. unten) auftraten, kam es nach den Anfällen zu einem Lähmungsgefühl in den Beinen mit einige Tage lang bestehender Gehunfähigkeit II, 78).

Neben diesen mehr anfallsartig auftretenden und kurzdauernden Lähmungssensationen gibt es auch *langdauernde, über Wochen anhaltende Zustände subjektiver motorischer Schwäche im Bereich der Extremitäten.*

Neben Drucksensationen in der Herzgegend wird von einem leibhypochondrischen Schizophrenen (I, 45) mehrere Wochen lang ein „starkes Schwächegefühl in den Beinen", wie er es noch nie vorher verspürt habe, geklagt, während die Arme „ganz normal und in Ordnung" sind. — Ein anderer Patient (III, 31) verspürt eine motorische Schwäche in Armen und Beinen, bewegt sich nur mühsam; man nimmt zunächst eine psychogene Gangstörung an, der Zustand verschwindet aber nach einigen Wochen ohne besondere Maßnahmen genau so schlagartig, wie er kam. — Ein anderer Patient (II, 70) berichtet über ein plötzlich aufgetretenes Gefühl der Kraftlosigkeit im ganzen Körper, „Arme und Beine wie lahm", das nach 3 Tagen wieder verschwand. Angaben über „Schwäche in den Beinen, gar kein Vergleich mit dem Müdigkeitsgefühl, wie man es von früher her kennt" (III, 20), „plötzliches Versagen der Beine" (II, 54) sind besonders im Beginn schizophrener Schübe nicht selten.

Als eine intensitative Steigerung der Empfindungen subjektiver motorischer Lähmung kann man bestimmte merkwürdige, anfallsartig auftretende und schnell vorübergehende Zustände auffassen, während welcher die Patienten — bei vollem Bewußtsein — unfähig sind, sich zu bewegen oder zu sprechen. Dieses Phänomen wurde in der älteren Literatur unter verschiedenen Bezeichnungen („Starre-", „Sperre"- oder „Bannungs"-Zustände, verzögertes psychomotorisches Erwachen — PFISTER, Wachanfälle — ROSENTHAL) bei der Schizophrenie (A. HOMBURGER, MAYER-GROSS), aber auch bei organischen Hirnerkrankungen beschrieben. Die *Bannungszustände* treten mit Vorliebe im Beginn schizophrener Erkrankungen auf.

Morgens nach dem Aufwachen, als er schon hellwach im Bett lag, habe er sich plötzlich am ganzen Körper wie gelähmt gefühlt, habe sich nur unter großer Energieaufwendung aufrichten können (II, 79). — Man sieht, daß hier die Bewegungsunfähigkeit noch nicht vollständig und durch willensmäßige Anstrengung überwindbar ist. In anderen Fällen haben solche Zustände kurzdauernder Bewegungsunfähigkeit schon ausgesprochen psychotischen Charakter und sind mit leibhalluzinatorischen Erlebnissen verbunden: Ein Schizophrener mit Elektrisierungssensationen gibt an, einmal habe er sich unter der Einwirkung von „Strahlen" für mehrere Minuten nicht mehr bewegen und nicht mehr sprechen können (III, 23).

Man kann bei den „Sperre"-zuständen, wie auch z. T. bei den Sensationen plötzlicher motorischer Schwäche, eine Störung bzw. Aufhebung der Umsetzung des Bewegungsimpulses in die körperliche Bewegung annehmen; der Patient erlebt die „Ohnmacht des Bewegungsimpulses" (JASPERS). Phänomenologisch ähnliche Zustände, die dann als Dissoziation von „Schlafbewußtsein" und „Schlafmotorik" gedeutet wurden, findet man nach Encephalitis epidemica.

Nach PFISTER (1903) und TRÖMNER sah ROSENTHAL (1928) im Gefolge epidemischer Encephalitis Anfälle von „verzögertem psychomotorischem Erwachen", d. h. Erwachen zu völliger Bewußtseinsklarheit bei sekunden- bis minutenlang andauernder völliger Bewegungsunfähigkeit und als Begleiterscheinung dieser „Wachanfälle" eigenartige, z. T. schmerzhafte Sensationen. ROSENTHAL ordnete die „Wachanfälle" bzw. das verzögerte psychomotorische Erwachen ebenso wie die Schlafanfälle, die Zustände affektiver Adynamie und bestimmte Formen des Schlafwandelns dem Begriff der „krankhaften Dissoziationszustände" unter und faßt sie auf Grund zahlreicher, im einzelnen angeführter Hinweise auf die Beziehung endokriner und vegetativer Vorgänge zur Narkolepsie und zum dissoziierten Erwachen als Ausdruck einer Störung der vegetativen Zwischenhirnmechanismen auf. STÖRRING sah bei seinem Fall einer Zwischenhirnencephalitis eine vielleicht den Bannungszuständen entsprechende, von ihm als „Schlafstupor" bezeichnete Erscheinung: Nach einer Phase triebhafter Erregung verfiel die Patientin plötzlich in einen kurzdauernden „stuporösen" Zustand, in dem sie völlig reaktionslos „wie eine Mumie" erschien, bis sie ebenso plötzlich wieder „erwachte".

Den bei der Schizophrenie vorkommenden Lähmungssensationen vergleichbare Leibgefühlstörungen wurden im Rahmen des oben schon erwähnten Zwischenhirnsyndromes von LÜDECKE beobachtet (Tumor im 3. Ventrikel): Die Patientin klagte — neben andersartigen, rasch nach Stärke und Art wechselnden Sensationen wie Steifigkeitsgefühl, Brennen, Kribbeln, nadelstichartige Schmerzen — über ein Schwächegefühl im Fuß und glaubte im rechten Fuß und Bein keine Kraft zu haben; dann wieder gab sie ein Schwächegefühl im rechten Arm an, obschon objektiv ein Unterschied in der groben Kraft zwischen rechts und links nicht feststellbar war.

Circumskripte, bohrend-reißende, stechende oder brennende Schmerzsensationen

Es handelt sich um mehr umschriebene und als schmerzhaft empfundene, lange Zeit bestehende Sensationen von bohrendem, reißendem und stechendem Charakter, die nicht selten zu bestimmten Tagesstunden, bald mehr anfallsartig, bald langsam an- und abschwellend auftreten oder sich verstärken und den erwähnten Wechsel zwischen adäquater und inadäquater, lebhaft-sthenischer und matter Affektivität erkennen lassen.

Ein Schizophrener (II, 75) klagt seit Monaten über einen bohrenden und reißenden, krampfartigen und in die Schulter- und Herzgegend ausstrahlenden Schmerz im linken Oberbauch, der an- und abschwillt und dabei in den Morgenstunden seinen Höhepunkt erreicht, „wie eine Faust, die etwas in meinem Leib unter den Rippen festkrallt, immer an derselben Stelle", „ein Hin- und Herreißen". Während die Intensität starken Schwankungen unterworfen ist, ist die Lokalisation wie auch der Schmerzcharakter gleichbleibend, wenn auch zeitweise die Empfindungsqualität des „Brennens" oder „Angeschwollenseins" sich beimischt: „Ein Brennen und Bohren von innen heraus", „wie wenn es drinnen wund wäre", „als ob die ganze linke Seite geschwollen wäre". Die Emotivität hinsichtlich der die ganze Aufmerksamkeit absorbierenden Körpersensationen ist uneinheitlich, bald — und besonders im Beginn — zeigt der Patient eine hochgradige ängstlich-verzweifelte Erregung, eine elementare Sterbe- und Vernichtungsangst, bald — und das überwiegend in späteren Stadien — hat man den Eindruck, daß hinter seinen jetzt oft theatralisch-übertrieben wirkenden Klagen und Beteuerungen kein echter und tiefgehender Affekt mehr steht, es sich um leere Affekthülsen handelt.

Die *Qualität des Schmerzes* ist hier, wie allgemein bei den schmerzhaften schizophrenen Körpersensationen, eine andere als die der üblichen, den Patienten von früher her bekannten Schmerzen. Den Schizophrenen fällt es schwer, eine angemessene Bezeichnung dafür zu finden, weshalb sie zu immer neuen Umschreibungen greifen, um die besondere, fremdartige Empfindungsqualität darzustellen. Die Schmerzen sind „ganz anders als gewöhnliche Schmerzen“, wie die Patienten — sofern die psychotische Gesamtveränderung der Persönlichkeit noch nicht zu weit fortgeschritten und eine verwertbare Aussage hierüber erhaltbar ist — auf Befragen oder spontan übereinstimmend angeben: Es sind „keine Schmerzen, sondern Qualen“ oder „alle Schmerzen kann man schildern, aber das nicht, das ist eine Plage“ (III, 38).

Spontane Schmerzsensationen kommen in der großen Mehrzahl der Fälle von *Thalamussyndromen* vor und gelten als geradezu pathognomonisch für Thalamusherde (BRUN). Sie stimmen mit den schmerzhaften Sensationen bei der Schizophrenie (dies gilt auch für die schmerzhaften thermischen und „ziehenden“ Sensationen) zunächst darin überein, daß sie gleichfalls durch eine besondere Erlebnisqualität gegenüber den gewöhnlichen, d. h. den Schmerzen nicht-zentraler Genese ausgezeichnet sind, womit die bei den Schmerzsensationen der Schizophrenen wie denen der Thalamuskranken zu beobachtende schwere Beschreibbarkeit zusammenhängen dürfte (S. 191). Eine von den gewöhnlichen Schmerzen sich abhebende Erlebnisqualität schmerzhafter Sensationen spricht an sich für eine zentrale Genese des Schmerzes; zentrale Spontanschmerzen aber sind nach SCHUSTER eines der zuverlässigsten differentialdiagnostischen Zeichen für das Bestehen einer Thalamusaffektion, während cortical bedingte Schmerzen nur selten vorkommen (s. S. 188). Die Schmerzsensationen bei organischen Thalamusläsionen werden nun wie die der Schizophrenie oft als reißend-bohrend (Fall von EDINGER) oder brennend, dumpf in der Tiefe liegend (STÖRRING) beschrieben und sind, gleichfalls in Übereinstimmung mit denen der Schizophrenen, oft außerordentlich und innerhalb kurzer Zeiträume wechselnd in ihrer Intensität; sie können sich bis zur Unerträglichkeit steigern und zum Suicid führen (Patientin von EDINGER mit wahrscheinlich embolisch bedingtem Erweichungsherd im Thalamus, deren Schmerzen zeitweise für Stunden oder halbe Tage wenig intensiv waren, dann wieder zu unerträglicher Höhe anschwollen). Auch bei Thalamusschädigungen gibt es neben der typischen, in der Regel bestehenden Schmerzirradiation auf eine ganze Körperhälfte Schmerzen *mehr umschriebener Lokalisation*, eine stärkere Schmerzbeteiligung einzelner Glieder.

Eigenartige, auf einzelne Glieder oder Körperteile durch Jahre beschränkt bleibende Dauerschmerzen wurden von BONHOEFFER (1935) gesehen und auf Grund der objektiven neurologischen Symptomatik als Thalamussyndrom aufgefaßt. BONHOEFFER gelangte an Hand solcher Beobachtungen von umschriebenen, zentral bedingten Dauerschmerzen bemerkenswerterweise zu der Ansicht, daß man an eine Sehhügelaffektion auch bei bestimmten Fällen circumscripter seniler oder präseniler Hypochondrie (etwa Parästhesien im Bereich der Zungen- und Mundschleimhaut) denken müsse.

Schließlich ist die bei Schizophrenen oft zu beobachtende Schwierigkeit oder *Unmöglichkeit der Tiefenlokalisation*, ob nämlich die Schmerzen oder sonstigen Sensationen „außen“ oder „innen“, in der Haut, in den Weichteilen oder im Knochen sitzen, auch für die thalamischen Schmerzen charakteristisch: Ein Thalamuskranker von SCHUSTER gab z. B. an, die Schmerzen säßen „weder in den

Gelenken, noch im tiefen Fleisch, sondern unbestimmt im Bein". Die Art der Schilderung der Sensationen kann bei Thalamuskranken entsprechend sein wie bei manchen Schizophrenen, die über dem Betrachter unbedeutend erscheinende Beschwerden klagen, sie kann übertrieben und wenig überzeugend wirken, die Patienten reagieren „in exaltiert scheinender Weise auf ihre schmerzhaften Sensationen" (SCHUSTER), die als „unerträglich", „nicht beschreibbar" dargestellt werden (Patient von SCHUSTER).

Ziehende, kreisende, steigende „Wander"-Sensationen

Wieder besonders in initialen und in akuten Stadien des Prozesses treten für den Kranken neuartige und oft quälend-unerträgliche, den Beobachter von vornherein seltsam-bizarr anmutende Sensationen auf, die durch einen Körperteil oder von einem Körperabschnitt zum anderen oder durch den ganzen Körper ziehend, kreisend oder steigend geschildert und erlebt werden und zum Teil, wie die circumscripten, bohrend-reißenden Sensationen einen ausgesprochen schmerzhaften Charakter besitzen.

Die Patienten empfinden ein „Herumziehen im Leib" (III, 21), das ihnen keine Ruhe läßt, ein „Hochziehen" in den Beinen (I, 43), „erbärmliche blitzartige Kreuzschmerzen", die von dort zur Schulter, in die Nackengegend und zum Kopf ziehen oder ausstrahlen (VI, 13). Vom Geschlechtsteil ziehe etwas bis in den Hals, von Nacken und Schulter spüre er ein in den Arm ausstrahlendes Gefühl, unangenehm und ziehend (II, 68). Ein Patient (III, 20) der leibhypochondrischen Form berichtet wie folgt: Im März seien die seit seiner Verwundung bestehenden Rückenschmerzen verschwunden; dafür seien ganz andere, neue und ungewöhnliche Empfindungen aufgetreten, „so ein Kreisen und Steigen, ein Mahlen und Kreisen im Körper, nach oben und nach unten wandernd bis in die Geschlechtsorgane"; es ziehe vom Rücken in den rechten Fuß und zum Nacken und in den Kopf, kreise nachts in seinem Leib; es seien „mittlere Schmerzen, aber keine starken, trotzdem sehr unangenehm, ein Gefühl wie ein Erschöpfungszustand". — Bei einem anderen Patienten (II, 71) kommt es im 1. Jahr der schizophrenen Erkrankung zu phasenhaft sich einstellenden Zuständen mit „schmerzhaftem Ziehen über die Schultern, Arme und durch den ganzen Körper bis in die Zehen"; zeitweise sind die Schmerzen, die lange Zeit als Rheuma aufgefaßt und behandelt wurden, nur auf bestimmte Körperteile beschränkt, imponieren etwa als „starke Kreuzschmerzen", „Hexenschüsse". In der Klinik klagt der Patient immer wieder über anfallsartig sich verstärkende und dann qualvoll-unerträgliche, durch den ganzen Körper wandernde, ziehende Schmerzen, unter deren Eindruck es 2mal innerhalb von 2 Jahren zu ernstgemeinten *Suicid*versuchen kam. — Bei einem leibhypochondrischen Schizophrenen (II, 74) begann der Schub mit heftigen „vom Rücken und der Schulter über Hals und Hinterkopf in die Schläfen ziehenden Schmerzen" sowie „Wehegefühl in beiden Augen und in den Zähnen". Ein Patient (III, 37) mit einer seit Jahren bestehenden blanden akustischen Halluzinose, der wegen neu aufgetretener Leibsensationen arbeitsunfähig wurde, berichtet: Seit Pfingsten habe er Schmerzen an der rechten Körperseite, ein Ziehen im ganzen Körper herum, auch in den Knien Schmerzen (konnte zeitweise deswegen nur mit Mühe gehen); dann nächtliche Schmerzen vom Kreuz bis unter die Rippen nach vorne ziehend „wie wenn eine Wunde ständig weh tut", „von der Wade hinauf und am Gesäß ein Schmerz, der kommt und nach einigen Minuten wieder weggeht".

Solche eigenartig schmerzhafte, durch den ganzen Körper ziehende und zeitweise auch auf bestimmte Körperabschnitte beschränkte *pseudorheumatische Sensationen*, die sich bis zu qualvoller Unerträglichkeit steigern und den Patienten zum Suicid treiben können, trifft man bei Schizophrenen besonders häufig initial und bei der leibhypochondrischen Form. Diese Patienten werden oft lange Zeit wegen „Rheuma" behandelt.

Die Schizophrenen klagen eine „Art rheumatischer Schmerzen in den Backenknochen", über Schmerzen in den Schultergelenken, glauben, wegen „rheumatischer Schmerzen in den

Gliedern" nicht mehr arbeiten zu können. Es zieht von der Hand durch den Arm bis in den Kopf, die Gelenke sind „wie abgestorben" und schmerzhaft bei Bewegungen, die Hände „verkrampft", „keine Kraft mehr darin", es sticht in den Knien und Handgelenken; oft klagen die Schizophrenen dabei über allgemeine Schwäche, Müdigkeit und zeigen die Zeichen einer starken vegetativen Übererregbarkeit. Sicher handelt es sich auch hier um eine andere Empfindungsqualität als bei den peripher bedingten Schmerzen des Gelenk- und Muskelrheumatismus; ein Schizophrener, der über „Ziehen in den Gliedern" klagt, setzt hinzu: „Aber nicht wie rheumatisch".

Die *Spontanschmerzen Thalamuskranker* zeigen in ihren allgemeinen Kriterien, wie oben angeführt wurde, eine weitgehende Übereinstimmung mit den schmerzhaften Sensationen der Schizophrenen, seien sie nun bohrend, reißend und mehr umschrieben oder ziehend und „wandernd". Bei einem Thalamuskranken von SCHUSTER bestanden neben einem Kältegefühl in Arm und Beinen Spontanschmerzen, „als ob die Zehen auseinandergerissen würden", ein „durchdringender Schmerz, der bis in den Kopf zieht". Auch bei den ziehenden schizophrenen Sensationen stimmen die besonderen Schmerzcharaktere mit denen überein, die bei thalamischen Schmerzsensationen beobachtet wurden; man denke an die phasenhafte oder anfallsartige Exacerbation bis zur qualvollen Unerträglichkeit, die Neuartigkeit und schwere Beschreibbarkeit, den ziehend-reißend-brennenden, dabei außerhalb der Anfälle im Intervall nicht eigentlich schmerzhaften, sondern mehr unangenehm-seltsamen Charakter der Sensationen, das oft rasche Kommen und Gehen und die auch bei Schizophrenen oft zu beobachtende Abhängigkeit von sensorischen und von Kältereizen sowie die therapeutische Unbeeinflußbarkeit durch Analgetica.

Elektrisierungssensationen

Elektrisierungserlebnisse, sei es mit oder ohne die ursprüngliche Erlebnisqualität „von außen", sind bei Schizophrenen außerordentlich häufig. Besonders zu Beginn kommen sie noch als einfache, erlebnismäßig eigenartige Körpersensationen oder jedenfalls in der Als-ob-Schilderung ohne Realitätsurteil und Zurückführung auf äußere Einwirkungen vor.

Ein Schizophrener (III, 19) verspürt erstmals „ein sonderbares Gefühl von den Füßen durch den Körper zum Kopf ziehend wie elektrischer Strom, so ein Schwingen, ganz angenehm"; er hat auf Befragen keine Erklärung dafür, erst einige Tage später meint er, es müsse etwas gemacht sein, vielleicht durch die Arznei. — Oft sei es „wie ein elektrischer Strahl vom Kopf nach unten gefahren, so ähnlich wie elektrischer Strom" (II, 60); er sei aber nicht etwa an Strom angeschlossen gewesen, das müßten wohl die „Nervenstränge" sein. — Ähnlich denkt ein jugendlicher Schizophrener (II, 17), der schon seit Jahren ein „Gefühl wie elektrischer Strom" am Genitale verspürt, zunächst nicht an einen Einfluß von außen: „Das muß an meinem Körper liegen". — Ein anderer Patient (II, 34), der von einem elektrischen Strom spricht, der mehrmals am Tage durch seinen Körper laufe, bemerkt dazu: „Woher der kommt, weiß ich nicht". Zahlreich sind Angaben wie: „Es ist gewesen, wie ein leichter elektrischer Strom, wie ein Kribbeln im ganzen Körper; das ist aber nur eine Erklärung, ich war natürlich nicht an Strom angeschlossen" (III, 7) oder (II, 49): „Wie ein elektrisches Gefühl in Beinen, Armen, Rücken, als ob man an eine elektrische Leitung faßt, wie eine Bestrahlung"; später nachts „starke zuckende Schmerzen, hämmernd und fließend wie Strom", dabei Rückführung auf Außeneinwirkung und wahnhafte Überzeugung, man wolle ihn mit Strom umbringen; in der Klinik „dasselbe Elektrisierungsgefühl wie zu Hause, nur nicht so stark, nur mittelstark" und ohne den Eindruck, daß man ihn dadurch schädigen wolle. — Andere Patienten verspüren „ein elektrisches Gefühl in der Stirn übergehend in ein Druckgefühl, das von der Nasenwurzel sich über die Nase und Wangen hinwegzieht" (II, 59), ein „Zucken durch die Finger wie eine Art elektrischer Strom", ein „Gefühl wie ein Stromkreis im Körper" (III, 40), ein „durch Arme und Beine fließendes Gefühl wie ein heißer Strom" (II, 65) oder ein „Elektrisierungsgefühl in der Nähe von bestimmten Personen, wie wenn ein Strom von dem anderen in mich hineingejagt würde" (I, 43). Im letzten Beispiel handelt es sich schon um ausgesprochene leibliche Beeinflussungserlebnisse, auch wenn der Patient sein Erlebnis in der Als-ob-Form schildert, das Realitätsurteil also schwankend ist und zeitweise Kritik besteht. Sensationen, die den Elektrisierungserlebnissen nahestehen, doch nicht so charakteristisch sind, begegnet man oft in den Vorstadien der Schizophrenie, z. B.: Ein „plötzliches Hineinfahren, von der Schulter und durch den ganzen Körper, ganz ungewohnt" (II, 7).

Elektrisierungssensationen bei Thalamuskranken sind unseres Wissens nicht beschrieben worden. Doch trifft man bei Thalamusaffektionen Spontansensationen, die als Ziehen, Fließen oder Schwingen, Hämmern und Zucken, als „Hindurchfahren" oder Kribbeln geschildert werden. Dies entspricht aber dem Vokabular, das viele Schizophrene mit Elektrisierungserlebnissen zur Darstellung der Empfindungsqualität ihrer Sensationen neben der Kennzeichnung als „elektrisierend", „wie Strom" gebrauchen. In einer eigenen Beobachtung einer gefäßbedingten Thalamusaffektion fanden wir 3 Monate nach dem akuten, doch nicht apoplektiformen Auftreten des Halbseitensyndroms neben anderen spontanen Mißempfindungen über längere Zeit mannigfache Elektrisierungssensationen (s. S. 184).

Thermische Sensationen

Wir verstehen darunter spontane Leibgefühlstörungen auf dem Gebiet der Temperaturempfindung, also sowohl *Hitze- (Brenn-) wie Kältesensationen*. Es sind diffuse, wellenartig sich ausbreitende, „aufsteigende" oder mehr umschriebene, auf bestimmte Körperstellen bzw. -abschnitte lokalisierte Mißempfindungen, die besonders enge Beziehungen zu den Elektrisierungserlebnissen und zum Teil zu den circumscripten und den ziehenden Schmerzsensationen sowie zu den Oberflächensensationen (S. 208) besitzen.

Die Patienten verspüren unvermittelt ein Brennen in den Händen, ein „brennendes Wehegefühl im Hinterkopf" (I, 7), eine „Hitze im Kopf" und ein „Brennen in den Händen" (III, 21), ein „Hitzegefühl an Händen und Füßen", „im Hinterkopf" und „auf dem Mastdarm" (II, 65), ein „Brennen im Kopf wie ein Brennglas auf eine bestimmte Stelle, aber innen, nicht außen", das „wie abgeschaltet" morgens gegen 5 Uhr verschwindet, eine „schmerzende Hitze in der Schläfe" (II, 35), ein umschriebenes „Brennen in den Augen und am Hals"; weiter ein „starkes Brennen in der Magengegend", ein „Reißen, Bohren, Zerren unter dem linken Rippenbogen und in das Herz ausstrahlend" (II, 75).

Sehr charakteristisch sind „*Bestrahlungs*"-*Sensationen* im Bereich umschriebener Körperbezirke, die, unbeschadet der primären Erlebnisqualität, „von außen" im Urteil als Täuschung erkannt und in der Als-ob-Form geschildert werden: Ein Patient (leibhypochondrischer Schizophrener, II, 67) verspürt an der linken Stirnseite in einem handtellergroßen Bezirk ein mehrere Stunden anhaltendes und langsam abklingendes Gefühl, als ob er „mit Hitze angestrahlt würde, auf der Haut, aber auch tiefer im Knochen, eine übermäßige, nicht angenehme Wärme". Am Handgelenk im Bereich eines ovalen, etwa 8 cm im Durchmesser großen Bezirks empfindet er zu bestimmten Tageszeiten genau dasselbe Hitzegefühl. — Ein anderer Schizophrener (III, 33) berichtet ganz ähnlich von „heißen Stellen" am Körper in je etwa handtellergroßen Bezirken, die jeweils nur für einige Minuten verspürt werden, „wie eine partielle Heizsonne". Hieraus entwickelt sich nach einiger Zeit unter der stationären Beobachtung ein komplettes leibliches Beeinflussungserlebnis mit Realitätsurteil, indem jetzt ein umschriebenes, an den Oberschenkeln und in der Geschlechtsgegend verspürtes starkes Wärmegefühl als „von einem Kollegen ausgehende Aufgeilung" erlebt wird.

Neben den mehr umschriebenen gibt es die *mehr diffusen, nicht lokalisierbaren Brenn- und Hitzesensationen*. Ein Schizophrener der leibhypochondrischen Form (I, 40) verspürt ein Brennen in den Fingern und in der Hand, in der Magengegend, im Hinterkopf, an den Augen „so ein Brennen, wie wenn jemand mit einem brennenden Streichholz darüber fährt" (Gefühl des brennenden Streichholzes) und jede 2. Nacht gegen 3 Uhr ein anfallsartig auftretendes Hitzegefühl und Heißwerden in der Herzgegend in einem etwa brotlaibgroßen Bezirk, „als stecke glühende Kohle drin". Neben diesen ziemlich circumscripten Empfindungen bestehen über große Körperabschnitte oder den ganzen Körper ausgebreitete Dysästhesien, ein etwa 10 min anhaltendes „Brennen im ganzen Leib als ob ein Feuer darin wäre", ein „Brennen im ganzen Körper" zusammen mit einem Gefühl des Sichzusammenschnürens bzw. Zusammengedrücktwerdens (s. S. 213 ff.). Bei manchen Patienten kommt es zu sehr unangenehmen, kurzdauernden Zuständen „als ob heiße Funken in den Kopf steigen" (III, 16), mit einem „heißen Gefühl auf der Leiste und im ganzen Körper, doch mehr von innen her" (II, 18). Die Hitzesensationen veranlassen die Patienten nicht selten dazu, sich ihrer Kleider zu entledigen, um so die „unerträgliche Hitze" zu lindern. — Ein jugendlicher Schizophrener (II, 79) verspürt in den akuten Schüben jeweils gegen Mittag ein nur einige Sekunden dauerndes „heißes Gefühl im ganzen Körper, besonders stark an den Augen, im Kopf und an der Stirne".

Schon den Oberflächensensationen nahe stehen Dysaesthesien wie diejenigen eines leibhypochondrischen Schizophrenen (I, 45) mit einem akut einsetzenden und 2 Std andauernden „Ziehen und Brennen im ganzen Körper, als ob heißes Öl den Oberkörper herunter und die Oberschenkel hinauflaufe". Die Hitze- und Brennsensationen sind oft mit einer elementaren Vernichtungs- und Sterbeangst verbunden.

Nicht so häufig wie Hitzesensationen sind abnorme *Kälteempfindungen:* Seit 5 Wochen sei ein Kältegefühl von den Füßen immer weiter nach oben bis zur Leiste gezogen, habe dann auch die Hände ergriffen (II, 70). Neben Hitze- und Brennsensationen berichtet ein jugendlicher leibhypochondrischer Schizophrener (II, 72), es überkomme ihn ein eigenartiges Gefühl, vom Leib zum Herzen ziehend und in den Hals ausstrahlend, wobei Hände und Füße plötzlich ganz kalt würden. Das kalte Gefühl dauere jeweils nur kurze Zeit und werde hin und wieder abgelöst von einem bitteren Geschmack auf der Zunge; oft tritt es zusammen mit einem Gefühl „als ob es den Kehlkopf abdrücke", „alles eingeschnürt, als ob man zusammengedrückt würde" und starker Angst auf. — Ein anderer Patient (II, 56) klagt über Zustände, in denen sein Gesicht „eisig kalt, wie erfroren" sei.

Phänomenologisch entsprechende Körpermißempfindungen findet man bei *organischen Zwischenhirnaffektionen.* Bei der Patientin von BONHOEFFER mit rechtsseitigem Thalamusherd (Erweichung) entwickelte sich 1 Jahr nach dem Insult ein brennendes Gefühl zunächst im linken Arm, später auch im linken Oberschenkel und in der linken Wange. Bei dem Patienten von LÜDECKE (Tumor im 3. Ventrikel) bestanden Sensationen wie „Kältegefühl im Gesicht" und Brennen im Mund. Im Fall von STÖRRING (Zwischenhirnencephalitis mit neurologischem Thalamussyndrom) bestanden im Bereich der hyperpathischen Körperhälfte mannigfache, kaum beschreibbare thermische Spontansensationen: Unerträgliche, z. T. in mannigfacher Weise halluzinatorisch umgestaltete Hitzegefühle im Kopf, Kältesensationen „ganz anders als jedes sonstige natürliche Kältegefühl". SCHUSTER sah bei Patienten mit isolierten Thalamusherden Kältegefühl im Bein und in der Stirn, „Frieren" einer Körperseite sowie Sensationen „wie Reißen oder Brennen".

Bewegungs-, Druck- und Zugsensationen im Körperinnern

Bewegungssensationen im Körperinnern kommen bei der Schizophrenie in zahlreichen Variationen und großer Häufigkeit vor. Die Kranken empfinden ein Zucken, Hüpfen, Vibrieren, Klopfen oder Zittern, ein Hin- und Her-(Auf- und Ab-)Gehen und Wackeln, weiter ein Kribbeln und Krabbeln, Brotzeln und Wallen, ein Kurbeln und Wühlen, Wimmeln, Rutschen in bestimmten Körperabschnitten oder inneren Organen, an inneren — realen oder imaginären — Körperoberflächen oder nicht näher lokalisierbar im Innern des Körpers.

Es sei, „als ob jemand im Darm herumkurbele", ein „Wühlen im Magen", ein „dauerndes Wimmeln im Geschlechtsteil", ein „Zucken im ganzen Körper" (II, 64); ein „Kribbeln und

Zittern im Kopf", ein inneres Vibrieren und Zucken im ganzen Körper, ein Gefühl „als ob ein Gewicht im Körper rutsche" (II, 63); ein „Wimmeln und Wabbeln im Hoden". Ein Schizophrener der leibhypochondrischen Unterform (III, 21) verspürt ein „Knacken im Kopf, als ob man Holz auseinanderbreche", ein „Zucken und Hüpfen im ganzen Körper". Andere Patienten empfinden „im Darm so eine eigenartige Bewegung, so ein Zucken und Schlagen" (II, 75); oder ein „Zucken in der Magengegend, ein Vibrieren im Hals"; es habe so „in ihm gearbeitet, 4 Stöße am Herzen, als ob dieses heraus wolle", ein „Hin- und Hergehen", ein „Wackeln innen drin" (II, 60); „in den Waden so ein Zittern, wie wenn Frösche drin wären" (VI, 13). Es sei ein Gefühl in der Brust „wie ein senkrechter Stab, der auf und ab gehe" (II, 72); ein „Hin- und Hergehen im Kopf, als ob sich dort etwas bewege" (II, 7).

Nicht selten sind *Laufsensationen* an inneren Körperoberflächen: Ein Schizophrener im 1. Krankheitsjahr (I, 45) klagte lange Zeit über ein Gefühl, „wie wenn immer etwas laufen würde in der Nase" (es wurde schließlich eine rhinologische Operation durchgeführt); es sei, „als ob innen etwas in die Höhe krabble, hinter dem Brustbein und bis in die Zunge, es wallt und brotzelt im Fleisch und in den Armen innen drin" (II, 59).

Zu den Sensationen im Körperinnern gehören auch die mehr umschriebenen *Druck- und Zugsensationen*, die besonders im Bereich innerer Organe erlebt werden: Es wird ein „komischer Druck", ein „furchtbarer Druck auf die Leber" (VI, 7), ein „Druck auf die Milz, Leber, Lunge, nie länger als 8 min" (I, 36) verspürt. Weiter kann man einen Teil der Genitalsensationen hierher rechnen: ein „ziehendes Gefühl im Geschlechtsteil so von innen heraus" (II, 45).

Den schizophrenen Bewegungs-, Druck- und Zugsensationen vergleichbare Empfindungen im Körperinnern scheinen auch bei Thalamussyndromen vorzukommen.

Pötzl beschrieb einen Patienten mit Blutung im linken Thalamus, bei dem Jahre nach der Entstehung des Herdes (!) in anfallsartigen Zuständen und auch im Dauerzustand mannigfache Leibgefühlstörungen auftraten und hält es dabei für bemerkenswert, daß viele psychiatrisch interessante pathologische Sensationen aus dem Körperinnern im Anfallsbild enthalten waren (Drehempfindungen, Eingeweidesensationen). Sensationen im Körperinnern bestanden auch bei den von Störring beobachteten Thalamussyndromen sowie in unserer eigenen Beobachtung mit Sensationen wie „innerliches Vibrieren und Zucken", „Wühlen und Wimmeln innen drin", „ein Zittern und Prickeln im Leib, so ein ungeduldiges Gefühl".

Oberflächensensationen

Damit meinen wir nicht schmerzhafte und nicht thermische Leibgefühlstörungen im Bereich der äußeren Körperoberfläche, d. h. auf, in oder unter der Haut, die als Sensationen des *Kribbelns, Krabbelns, Juckens, Laufens, als Streich- (Stich-) oder Berührungssensation* erlebt werden.

Ein Kranker im Beginn der Psychose (I, 43) gibt an: Es sei so ein Spannungsgefühl an den Schläfen mit eigenartigem Kriebeln, so daß er ständig reiben müsse, ein Kriebeln an den Beinen, seltsam juckende Empfindungen an der Nasenwurzel „wie Schweiß", dabei Kriebeln an den Augenbrauen. Zur Zeit des intensiven Auftretens dieser Mißempfindungen ist der Patient äußerst gequält und verzweifelt. Es sei wie ein Kriebeln, ein Jucken oben im Kopf, in der Kopfhaut (der Patient schiebt bei der Schilderung mit beiden Händen die Kopfhaut hin und her — I, 40). „Ein Gefühl in der Kopfhaut, wie wenn die Haut hin und her geschüttelt werde, ein Kopfweh in der oberen Kopfhaut" (II, 84). Es sei, wie wenn hinten vom Rücken zum Gesäß Blut herunterlaufe und dabei erstarrt sei (III, 17).

Bei den Oberflächensensationen läßt sich der *Übergang von den einfachen Leibsensationen zur Leibhalluzination* bei Gegenüberstellung verschiedener Patienten, doch nicht selten bei Beobachtungen im Längsschnitt auch bei ein und demselben Patienten gut verfolgen.

Während es bei dem einen Schizophrenen bei der bloßen, u. U. schon als eigenartig erlebten Mißempfindung des Krabbelns und Kribbelns bleibt („ein Kribbeln an den Beinen" — I, 43), besteht bei einem anderen schon die ursprüngliche Empfindungsqualität „von außen", doch kein Realitätsurteil und Als-ob-Schilderung („ein Kribbeln auf den Armen, zuweilen auch auf der Brust, wie wenn kleine Tierchen darauf laufen würden" oder auch „wie wenn Würmer oder Ameisen unter der Haut kribbeln" — VI, 13). Schließlich kommt es bei einem Patienten (VI, 16), der zu bestimmten Zeiten nur in der Als-ob-Form über ein Krabbeln am Kopf, Genitale und an den Beinen wie von kleinen Tieren klagt (er spüre das äußerlich auf der Haut, wie ein kleines Tier, wie wenn etwas darüber krabble) in akuten Exacerbationen der Psychose zu einem ausgesprochenen *Dermatozoenwahn* mit Realitätsurteil und hochgradiger ängstlicher Erregung, der Befürchtung andere Menschen anzustecken usw. — Ein anderer Schizophrener (III, 19), der jahrelang über kribbelnde und juckende Hautsensationen geklagt hatte und deswegen in dermatologischer Behandlung stand, bot in der Klinik ein akut-psychotisches Bild mit wahnhafter Deutung der Sensationen im Sinne eines Dermatozoenwahnes, spürte überall in und unter der Haut, schließlich im ganzen Körper „Würmer und Krankheitserreger" und war in seinem ganzen Tun auf die Vernichtung der kleinen Lebewesen abgestellt.

Bei den *Streich- und Berührungssensationen* erleben die Patienten die Empfindung, als ob sie jemand anfasse, sie an einer bestimmten Körperstelle berührt werden. Es besteht eine unmittelbare Realitätsgewißheit, in der urteilenden Stellungnahme wird aber das Erlebnis als Täuschung erkannt, doch weiterhin als „eigenartig", „fremd" oder „unheimlich" empfunden.

Ein jugendlicher Schizophrener der leibhypochondrischen Unterform (II, 63) berichtet: Plötzlich habe er das Gefühl, als ob ihn jemand in der Kreuzgegend berühre, ihn nach hinten ziehe; es sei kein richtiges „Gepacktwerden", mehr so ein kleiner Stoß, wie eine oberflächliche Berührung. Es handelt sich dabei ohne Zweifel um ein leibhaftiges Erlebnis mit unmittelbarem Realitätseindruck; der Patient sieht sich um und überzeugt sich, daß niemand da ist: „Ich bin dann wohl etwas ängstlich geworden, habe dann aber ja gewußt, daß nichts da war"; doch blieb ein Gefühl des Unheimlichen und Unerklärlichen. — „An einer bestimmten Stelle starkes Seitenstechen wie mit einer Nadelspitze" (II, 41).

Noch zu den Oberflächensensationen kann man bestimmte *Reifen-, Band- und Ringsensationen* rechnen, obschon sie enge Beziehungen zu den unten (S. 213) abgehandelten Erlebnissen des Sichzusammenziehens aufzuweisen scheinen und nicht selten in derartige „Strangulations"-Sensationen übergehen.

Ein Schizophrener bemerkt schon seit Jahren ein eigenartiges Ringgefühl um den Kopf (III, 33); ein anderer, gleichfalls zu Beginn der Erkrankung, ein Reifengefühl, „das gehe links und rechts an der Schläfe entlang um den Kopf herum", gelegentlich und nur für die Dauer von etwa 1 min „ziehe der Reif sich zusammen wie ein Strang" (II, 44). — „Auf der rechten Seite der Brust bis zum Rücken ein Gefühl wie ein Ring" (VI, 1). —„Manchmal spüre ich so einen Ring um den Brustkorb, das kommt plötzlich und dauert einige Stunden" (II, 73).

Hier sind noch die *umschriebenen Druckgefühle* an der Oberfläche zu erwähnen: Ein Patient (II, 41) im Beginn seiner Psychose verspürt anfallsweise und jeweils für die Dauer einer halben Stunde einen Druckschmerz „wie wenn jemand im Bereich einer fünfmarkstückgroßen Stelle drücke"; ein anderer Patient einen „eigenartigen Druck im Nacken". — Ein leibhypochondrischer Kranker verspürt plötzlich morgens zwischen den Schulterblättern in einem fünfmarkstückgroßen Bezirk ein „drückendes Brennen", das 2 Jahre lang (!) anhält, bald stärker, bald schwächer, bei Ablenkung geringer[1], bis die Schmerzen eines Morgens ganz plötzlich verschwunden waren und seither nie mehr auftraten (II, 70).

Bei organischen Zwischenhirnprozessen wurden ähnliche Sensationen im Bereich der Oberflächenempfindung beobachtet und als Irritation des Thalamus aufgefaßt.

STÖRRING sah bei einem Fall einer Zwischenhirnerkrankung Oberflächenparästhesien, die von den Patienten im Sinne eines „Gezwickt- oder Gebissenwerdens" halluzinatorisch umgedeutet wurden. Manche Hyperpathien der Thalamuskranken erinnern sehr an schizophrene

---

[1] Das Verschwinden der Sensationen durch Ablenkung wird in gleicher Weise bei Thalamuspatienten beobachtet, so bei unserem eigenen Fall, dessen Elektrisierungssensationen z. B. bei Betrachten eines Schaufensters aufhörten: „Ich bin wie mit elektrischem Strom geladen in der linken Seite. Bei Ablenkung verschwindet das Elektrische, dann kommt es urplötzlich wieder".

Spontansensationen, so wenn ein Patient von FOERSTER — dem kalter Regen ins Gesicht
schlug — ein Gefühl verspürt, „als ob eine Welle kochenden Wassers vom Gesicht über die
kranke Körperhälfte herablaufen würde" (vgl. bei den thermischen Sensationen unseren
Fall I, 45) oder ein Thalamuskranker von BONHOEFFER „ein Gefühl, als ob etwas die linke
Seite herunterrieselt". Bei unserem eigenen Fall (gefäßbedingtes Thalamussyndrom) fanden
sich Leibsensationen wie ein „Gefühl, als ob am Kopf und am Gesicht etwas herunterriesele,
wie wenn Blut darüberlaufe". Der von LÜDECKE beschriebene Patient (Tumor im 3. Ventrikel)
klagte über ein „Gefühl von unangenehmem Kribbeln am ganzen Körper, wie wenn Unge-
ziefer vorhanden wäre" und über „nadelstichartige Schmerzen" in Stirne und Hinterkopf
ohne genaue Lokalisation.

Sensibel, sensorisch und affektiv ausgelöste Dysaesthesien

Eine unangenehme Empfindung sensibler Reize im Sinne einer Hyperpathie
sowie ein Auftreten unangenehmer Körpersensationen auf sensorische und besonders akustische sowie affektive Reize hin sahen wir nicht allzu selten bei unseren
Schizophrenen. Nur die sensorisch und affektiv ausgelösten Dysaesthesien gehören
im strengen Sinne noch zu den als psychopathologische Symptome bzw. als psycho-
somatopathologische Übergangssymptome zu wertenden Leibgefühlstörungen.

Bei einer mit ausgeprägten vegetativen Störungen und Leibsensationen beginnenden
Schizophrenie (I, 7) treten die Sensationen mit Vorliebe auf *akustische Reize* hin auf; der
Patient verspürt bei verschiedenartigen Geräuschen (Motorengeräusch eines vorbeifahrenden
Autos, Umfallen eines Besens, Lärmen der Kinder) ein „Hindurchfahren durch den ganzen
Körper von unten bis in den Kopf", ein „Durchzucken und Reißen an Händen und Füßen",
ein „Wehegefühl am Hinterkopf", „Brennen in den Händen".

Auf *gemütlich affizierende Einwirkung* hin auftretende Körpersensationen waren bei einem
jugendlichen Schizophrenen im Beginn der Erkrankung zu beobachten (II, 1): Immer, wenn
er geärgert oder beleidigt wurde, habe er ein sekundenlang anhaltendes Reißen im Geschlechtsteil, oder auch ein „Zucken im Körper wie ein elektrischer Schlag", einen „Kurzschluß im
Kopf" verspürt. — Wenn er auf der Straße an bestimmten Frauenspersonen vorbei gegangen
sei, sei es durch seinen ganzen Körper gefahren, habe es ihn „zusammengerissen, im Magen
so hin und her gehauen" (I, 9). — Bei einem jugendlichen Patienten im Beginn der Schizophrenie (II, 82) kam es wenige Tage nach einem außerehelichen Geschlechtsverkehr zu anfallsweise auftretenden brennenden und Hitzesensationen im Genitale, die seither nicht mehr
verschwanden und später in ausgesprochene Leibhalluzinationen übergingen.

Außer den sensorisch ausgelösten Dysaesthesien kann man im Beginn eines
Schubes eine *sensorische Übererregbarkeit für akustische Reize* beobachten.

Bei einem Schizophrenen, der vor Jahren einen 1. katatonen Schub mit erstrangiger
schizophrener Symptomatik durchgemacht hatte (II, 11), kommt es zu periodisch alle 6
Wochen auftretenden, kurzdauernden (1—2 Wochen) depressiven Verstimmungszuständen
mit Antriebs- und Denkhemmung, Insuffizienzgefühlen und vegetativen Störungen; in diesen
Zeiten besteht neben einer erhöhten Ansprechbarkeit für negativ betonte affektive Reize,
unangenehme Eindrücke aller Art, auch eine ausgesprochene sensorische Übererregbarkeit
für akustische Reize: „Alles zu laut"; die üblichen nicht zu vermeidenden Geräusche — die
er außerhalb der depressiven Phase überhaupt nicht beachtet — empfindet er als „direkt
schmerzhaft". — Als 1. Symptom der beginnenden Psychose fiel bei einem jungen Patienten
(II, 16) neben Klagen über Kopf- und Magenschmerzen sowie Appetitlosigkeit eine hochgradige, nicht aus der psychischen Gesamtverfassung verständlich ableitbare Geräuschüberempfindlichkeit auf.

Die *sensibel ausgelösten Dysaesthesien* stellen Hyperpathien[1] und damit schon
ein neurologisches Symptom dar; die Hyperpathie ist bekanntlich ein für Thalamusläsionen charakteristisches Zeichen.

---

[1] „Hyperpathie" wird hier im weiteren Sinne, d. h. einer Überempfindlichkeit auf unter-,
normal- oder überschwellige sensible (taktile, thermische oder Schmerz-) Reize verwandt.

Bei einer Schizophrenie (II, 32) im 2. Schub besteht seit ½ Jahr eine Überempfindlichkeit der Haut des ganzen Körpers auf Berührungsreize, die als „nicht direkt schmerzhaft, aber sehr unangenehm" empfunden werden. Diese Hautüberempfindlichkeit verschwindet zusammen mit der wahnhaften Erlebnissymptomatik nach der 3. Elektroschockbehandlung.

Das Auftreten bzw. die Verschlechterung von *thalamischen Spontanschmerzen* und Mißempfindungen auf *sensorische* Reize hin ist bekannt (s. bei GAGEL, BRUN). Bei einem Thalamuskranken von SCHUSTER trat bei Geräuschen ein „Unbehaglichkeitsgefühl" am ganzen Körper auf und es entwickelte sich eine sensorische Übererregbarkeit besonders auf akustischem Gebiet, wie wir sie auch bei der Schizophrenie besonders in initialen Stadien sahen.

Von den Angehörigen oder den schizophrenen Patienten selbst wird dann über eine früher nicht vorhandene auffällige Geräuschüberempfindlichkeit berichtet, die auch nach akuten Schüben im Rahmen einer „neurasthenisch" anmutenden leichten Persönlichkeitsveränderung (mit Nachlassen der allgemeinen Vitalität, Ermüdbarkeit, körperlicher Belastungsunfähigkeit und Wetterfühligkeit, leichter Erregbarkeit und Reizbarkeit) auftritt. Hier weniger als in akuten Stadien und besonders in kurzdauernden, rasch wieder abklingenden Zuständen mit erhöhter Geräuschempfindlichkeit (wie in unserem Fall II, 11) ist der Gedanke einer zentral bedingten Störung naheliegend. Man kann dann an ein *Versagen eines supponierten* — thalamischen — „*Reizmilderungsapparates*", wie SCHUSTER es bei seinen Thalamusfällen vermutet, denken. Die Existenz einer derartigen zentralen Stelle, deren Aufgabe die Dämpfung sensibler Reize ist, deren volle Perzeption nicht im Interesse des Organismus liegt, geht schon daraus hervor, daß normalerweise viele und besonders die aus den inneren Organen und aus dem Zirkulationsapparat kommenden Reize uns nicht zu Bewußtsein kommen; daß jener supponierte Reizmilderungsapparat gerade bei thalamischen Herden am häufigsten versagt (Hyperpathie, Spontanschmerzen!), macht es nach SCHUSTER wahrscheinlich, daß er ganz oder zum Teil im Thalamus gelegen ist.

KÜPPERS (1922) hat besonders darauf aufmerksam gemacht, daß bei Thalamuserkrankungen eine Auslösung und Verstärkung von Schmerzen durch sensorische Reizüberempfindlichkeit auftritt. Weiter kommen als thalamische Dysaesthesien auf affektive Reize hin halbseitig auftretende Leibgefühlstörungen vor (HEAD u. HOLMES, BRUN). Eine Steigerung zentraler, thalamogener Schmerzen durch Aufregung und Ärger wurde schon von EDINGER (1891) bemerkt. TROST-DORF hat neuerdings für bestimmte vegetative Erscheinungen, sensorische Reizüberempfindlichkeit und Spontanschmerzen bei der akuten Porphyrie — ebenso wie für die Kausalgie — eine thalamische Genese im Sinne einer funktionell-reversiblen Irritation des Thalamus angenommen. In einem Fall einer akuten Porphyrie bei einer 36jährigen Kinderärztin beobachtete groteske spontane Körperfehlempfindungen (Gefühl, einen ungestalteten Auswuchs in der Kreuzbeingegend sowie 2 Afteröffnungen und 2 Dickdärme zu besitzen) können dabei eine Bestätigung des Hineinwirkens der thalamischen Komponente darstellen.

Gefühle abnormer Schwere oder Leichtigkeit

Die im folgenden beschriebenen Typen schizophrener Leibsensationen kann man großenteils als Körperschemastörungen auffassen. Zunächst finden wir bei den Schizophrenen Gefühle abnormer Schwere oder Leichtigkeit einzelner Körperteile, einer Körperhälfte oder des ganzen Körpers, wobei hier neben den eigentlichen *Levitationsphänomenen,* den Erlebnissen abnormer subjektiver Leichtigkeit, Erlebnisse der *Elevation,* also ausgesprochene Schwebe- und Flugsensationen sowie auch entsprechend *Fall- und Sinksensationen* vorkommen.

Kombinationen und Übergänge mit und zu den ab S. 213 beschriebenen Vergröße-
rungs- und Verkleinerungserlebnissen sind häufig.

Ein Schizophrener der coenästhetischen Form (II, 72) verspürt beim Gehen mit einem Mal
ein *Schweregefühl* im ganzen Körper, „so daß ich nicht mehr gehen konnte, ein Gefühl, als ob
ich zusammengedrückt oder eingeschnürt würde“; ein anderes Mal kommt es zu Sensationen
„als ob der Kopf immer tiefer in ein bodenloses Meer sinke“. — Bei einem paranoiden
Schizophrenen (II, 55) kommt es während des akuten Schubs — neben anderen Körpersensationen und Gedankendrängen — zu *Sink- und Fallerlebnissen:* Morgens bei einer Arbeit
auf dem Dachboden habe er ein Gefühl gehabt, als wenn er plötzlich durch das ganze Haus
hindurchfalle und bis in den Keller nach unten sinke. — Neben Elektrisierungssensationen klagt
ein Patient im Beginn seiner Erkrankung (II, 60) über ein Gefühl „wie wenn der Oberkörper
vom Unterkörper weg und in die Höhe schweben wolle“, wobei die Trennungslinie in Nabelhöhe
empfunden wird. — Ein Schizophrener (II, 34) mit Körperschemastörungen der Einschnürung
(s. unten) hatte einige Monate lang — die Sensationen verschwanden später vollständig —
fast täglich eigenartige *Schwebeerlebnisse:* Wenn er sich tagsüber auf das Bett legte, habe er
ein etwa 1 Std anhaltendes Gefühl gehabt, als ob er in der Luft herumfliege. „Ich schwebe
dann planlos in der Luft hin und her, wie auf einem fliegenden Teppich, alles bei offenen Augen
und hellwach“. — Ein anderer, leibhypochondrischer Patient (II, 70) berichtet über ein
Schwebeerlebnis, das zunächst beim Einschlafen, dann aber auch in vollständig wachem Zustand auftrat: Das Bett gehe unter dem Körper fort und man hänge dann frei in der Luft.

Häufig verbindet sich das Gefühl der Levitation mit dem der „*Leere*“, wobei das
Gefühl der Leichtigkeit und Leere paradoxerweise statt mit Sensationen der Ele-
vation (Aufsteigen, In-die-Höhe-gehoben-werden, Schweben usw.) mit solchen des
Sinkens und Absteigens einhergehen kann.

Ein Kranker berichtet (II, 78), der Kopf sei so leicht und leer, es sei eine Leere und ein
Druck im Kopf mit der Richtung nach unten, er habe sich gegen dieses Absteigen der Leere
zu wehren versucht und damit sei er dauernd beschäftigt. Tatsächlich wird von der mit einem
Gefühlsakzent des Qualvoll-Unangenehmen versehenen Empfindung die ganze Aufmerksamkeit des Patienten absorbiert, bis nach 6 Elektroschockbehandlungen sich die Sensationen,
die „Tendenz nach unten“, vollkommen verliert. — Vom Magen steige so eine Leere nach oben,
ganz plötzlich, „ich spüre dann so eine Leere und Leichtigkeit in der Brust, als ob alles fertig
sei“, nach Minuten sei alles wieder vorbei; an anderen Tagen geht die Leere und Leichtigkeit
über in ein nicht näher lokalisierbares Gefühl, als wäre er „aufgeblasen wie ein Gummiballon“
— eine Körperfehlempfindung, die schon zu den Erlebnissen der Vergrößerung und der Ausdehnung (S. 213) zu rechnen ist.

Sensationen der Levitation bei Schizophrenen wurden früher von KLOOS (1936)
im Rahmen anfallsartiger Zustände mit Veränderung der Leibgefühle und gleichzeitiger Denkstörung (Gedankenabreißen) beobachtet; ein Patient, der im Gespräch plötzlich hinstürzte, hatte dabei subjektiv das Gefühl, als ob sein Körper
plötzlich sehr leicht, fast gewichtslos geworden sei. Wie wir es als allgemeines
Charakteristikum für die Leibgefühl- und Körperschemastörungen bei der Schizophrenie besonders hervorhoben, kommen solche Anfälle nach KLOOS nur in akuten
Stadien und meist im Beginn vor.

Bei *klinisch-neurologisch gesicherten Zwischenhirnaffektionen* wurden Sensationen abnormer Schwere und Leichtigkeit sowie Elevationsphänomene von BON-
HOEFFER, PÖTZL, v. PAP, SEITELBERGER und von KLAGES beobachtet.

Von PAP sah im Rahmen von Thalamussyndromen Spontanempfindungen abnormer
Schwere, die nur zeitweise — meist während der Menstruation — auftraten (ein Gefühl, als
ob der linke Arm schwerer und dabei größer, länger, massiger und gedunsen wäre) sowie
Sensationen des Steigens im Bereich einzelner Körperabschnitte (ein Gefühl, als ob aus dem
Magen etwas in den Kopf steige). Von PÖTZL beobachtete „Anfälle vom Thalamustypus“
(bei einem Fall mit einem Herd im linken Thalamus) begannen mit dem Gefühl, als ob alles

leicht, der Patient in die Höhe gehoben würde; später kam es zu einem als furchtbar geschilderten Gefühl, als ob die beiden Körperhälften — und auch die Hirnhälften — samt den Eingeweiden ineinandergeschoben würden, ferner zu Drehempfindungen im Körperinnern, in Zunge und Schlund. Außerhalb der Anfälle bestand ein Gefühl der Körperschwere der rechten Körperhälfte und ihres Körperinnern sowie ein Gefühl des Nichtvorhandenseins oder der Fremdheit der rechten Körperhälfte (s. unser S. 200 zitierter Fall II, 70). Ein Patient von SEITELBERGER mit gefäßbedingtem sog. klassischem Thalamussyndrom nach DÉJÉRINE-ROUSSY (Läsion im Gebiet der rechten Arteria thalamogeniculata) empfand die ganze linke Körperhälfte als krank, geschwollen, schmerzhaft und bedeutend schwerer. Ein Thalamuskranker von KLAGES gab neben zahlreichen Körperschemastörungen im Sinne der Verkleinerung und Vergrößerung an: ,,Ich bin dann auch ganz leicht, ich fliege. Die linke Körperhälfte ist manchmal gar nicht mehr da". — Bei Schwebeerlebnissen unmittelbar nach Kopfschußverletzungen, wie sie von JANTZ u. BERINGER häufig gesehen wurden, nehmen die Autoren an, daß die Signale der Graviceptoren irgendwo auf dem Weg zur Körperfühlsphäre des Großhirns betroffen werden und denken dabei zunächst an den Thalamus.

Verkleinerungs-(Einschnürungs-) und Vergrößerungs-(Ausdehnungs-)Erlebnisse

Sehr häufig fanden wir bei unseren Schizophrenen, zum Teil zusammen mit abnormen Körperschwereempfindungen, *Erlebnisse der Verkleinerung und Schrumpfung bzw. des Sichzusammenziehens, der Einschnürung und des Eingebundenseins,* etwas weniger häufig solche der Vergrößerung und Ausdehnung, des Dicker-, Länger-, Breiterwerdens einzelner Körperteile, einer Köperhälfte oder des ganzen Körpers. Wir geben zunächst einige Beispiele für Störungen des Köperschemas im Sinne der Verkleinerung bzw. des Sichzusammenziehens.

Gleichzeitig mit einem Schweregefühl des ganzen Körpers verspürte ein Schizophrener (II, 72) ein Gefühl, als ob sich alles einschnüre, ,,als wenn es mir den Kehlkopf abdrücken würde, ich bekomme dann keine Luft mehr". Längere Zeit kommt es zu nächtlichen Erstickungsanfällen, bei denen der Patient wieder die noch intensitativ gesteigerte und mit elementarer Todesangst verbundene Sensation, ,,als ob sich die Brust und der Hals zusammenziehen und einschnüren", erlebt. — Ein Patient (III, 17) berichtet mit lebhafter und durchaus situationsadäquater gefühlsmäßiger Beteiligung: ,,Ich spüre um den Leib ein Gefühl, als ob alles eingebunden ist, wie zugebunden". — Bei einem anderen Patienten (III, 21) mit deutlicher schizophrener Gesamtveränderung der Persönlichkeit findet man in der Schilderung wohl nicht mehr in gleicher Weise ein Bild der wirklich erlebten, ursprünglichen Körpersensation: ,,Meine Halsnerven und der ganze Hals sind geschrumpft, der Hals ist beim Atmen eingezogen, die Schultern ziehen sich zusammen, so daß ich keine Ruhe habe, der ganze Leib zieht nach innen". — ,,Die Hoden sind immer kleiner geworden und zusammengeschrumpft" (I, 40).

Zahlreiche Patienten erleben ein Zusammengeschnürtwerden (II, 13) oder ein Sichzusammenziehen des *Halses* (VI, 1: Im Hals zieht sich alles zusammen), ein Sichzusammenziehen im Bereich *einer Körperseite* (,,die rechte Brustseite zieht sich zusammen, wie Ringe um die Brust" — VI, 1). Die *Intensität dieser Sensationen wechselt* stark, ein Patient berichtet (VI, 1): ,,Zuerst spüre ich nur ein schwaches Sichzusammenziehen, dann kommt die Verkrampfung ganz stark, so daß sich die Brust nicht mehr dehnt; man hat dann das Gefühl, daß das Blut nicht mehr zum Hals und Kopf kommen kann, bekommt keine Luft mehr". Andere Patienten berichten: ,,Die Brust krampft sich zusammen, so eine Beklemmung; dabei Herzklopfen und das Gefühl, die Luft geht aus" (II, 87); oder ,,ein Gefühl am Kehlkopf, als ob sich das zusammenziehe oder jemand hier zudrücke" (II, 41); oder ,,der Hals ist ganz zu, so ein Engegefühl, es geht nichts mehr hinunter, dabei ein furchtbar bitterer Geschmack im Mund wie Galle" (VI, 7).

Wie der 1. Fall und z. T. auch die anderen Fälle zeigen, können die oft *anfallsartig* auftretenden Sensationen des Sichzusammenziehens und Sicheinschnürens ein äußerst beängstigendes *Luftnot- und Erstickungsgefühl* bedingen. Nicht immer allerdings läßt sich bei den häufigen Erlebnissen subjektiver Atemnot bei Schizophrenen (,,Angst, keine Luft zu bekommen") eine zugrundeliegende Strangulationssensation phänomenologisch nachweisen. Bei eingehender Exploration und

Beobachtung über längere Zeiträume kann man aber häufig feststellen, daß sich hinter allgemeinen und unbestimmten Angaben über „Erstickungsangst" und „Atemnot" die beschriebenen, dann meist intensitativ gesteigerten anfallsartig auftretenden Störungen des Körperschemas im Sinne der Einschnürung und des Sichzusammenziehens verbergen.

Bei einem Patienten (II, 78) kam es initial zu anfallsartigen, etwa 10 min dauernden Zuständen, die sich mehrmals wiederholten und durch ein „schmerzhaftes Zusammenziehen und -krümmen des Körpers, eine Atemnot und unheimliche Angst, keine Luft mehr zu bekommen", sowie objektiv durch eine livide Verfärbung der Hände und des Gesichts gekennzeichnet waren. — Nach vorausgegangenen heftigen, anfallsartigen Kopfschmerzen kam es bei einem Schizophrenen zu Beginn seiner Erkrankung (III, 18) nachmittags zu einem „Erstickungsanfall", er rief plötzlich im Gespräch mit Bekannten: „Ich bekomme keine Luft mehr", wurde erregt und ängstlich. — Ein anderer Schizophrener (II, 75), der seine Klagen zwar lebhaft und sthenisch vorbringt, doch dabei übertrieben und unnatürlich, jedenfalls nicht unmittelbar überzeugend, ansteckend und echt wirkt, wie etwa ein cyclothym Depressiver und bei dem man „nie den Eindruck hat, daß er unter seinen Beschwerden wirklich leidet", berichtet: „Ich leide Höllenqualen, bekomme keine Luft; es stellt mir die Luft ab, auch vorne im Kehlkopf sitzt es, wie wenn die Luft abgestellt wäre, eine furchtbare Luftnot". Tatsächlich kann man feststellen, daß die unangenehmen Körpersensationen vor allem in *anfallsartigen Exacerbationen* „dysaesthetischer Krisen" auftreten, außerhalb dieser kurzdauernden Zustände jedoch fehlen oder nur in geringer Intensität vorhanden sind; sieht man den Patienten während der erlebten Körpersensation, bietet er das Bild einer hochgradigen, durchaus überzeugend und elementar anmutenden angstvollen Erregung. Klagen über Atemnot, besonders nächtliche „Erstickungsanfälle" mit Angst, sterben zu müssen, kurzdauerndes „Zuziehen wie ein Strang", ganz akut auftretende Angst, keine Luft mehr zu bekommen usw. waren auch sonst überaus häufig bei unseren Kranken.

Neben den Sensationen des Sichzusammenziehens gibt es auch solche des *Zusammengedrückt- oder Zusammengepreßtwerdens*.

Jeden 2. Tag abends gegen 21 Uhr verspüre er (I, 45) „ein Gefühl, wie wenn es das Herz zusammendrücken wolle"; es sei innen drin und dauere 10 min. Ein andermal gibt der Patient an: „Die ganze Stirne wurde zusammengedrückt".

Erlebnisse der Verkleinerung und Schrumpfung können im Bereich eines bestimmten Körperabschnittes mit solchen der Vergrößerung und Ausdehnung abwechseln, so daß bisweilen nahezu *rhythmische Sensationen des Sichzusammenziehens und Sichwiederausdehnens* resultieren.

„Der Hoden krampft und zieht sich zusammen — ist dabei ganz gefühllos und taub — bleibt dann in diesem geschrumpften Zustand einige Stunden oder auch einen Tag, dann löst sich der Krampf wieder und ich habe das Gefühl, als ob die Hoden allmählich ganz dick würden; es ist ein regelmäßiges Schließen und Sich-wieder-öffnen" (III, 20 — leibhypochondrische Schizophrenie). — „Ein Brennen im Geschlechtsteil, dabei zog sich der rechte oder der linke Hoden krampfartig zusammen; nach ein paar Minuten ging das Verkrampfte langsam wieder weg, wie ein zusammengedrückter Ball, der sich langsam wieder ausdehnt" (II, 70). Derselbe Patient berichtet, der Hals sei „einmal ganz dünn und dann wieder dick geworden". — „Der Hoden wurde verengt und dann wieder gelockert, ein Ziehen und Krampfen" (III, 7). — Heute nacht sei er gegen 2 Uhr an den Schmerzen aufgewacht: Die Hoden hätten sich so zusammengekrampft; das Zusammenziehen sei ½ Std geblieben, dann löse es sich wieder; oder es zucke innen drin als ob innen alles wackeln würde (II, 73). — Bei einem jugendlichen Schizophrenen in einem akuten Stadium der Psychose (II, 80) wird das Gesicht in bestimmten Zeitabständen schmaler und wieder breiter.

Bei dem zuletzt erwähnten Kranken bestanden außerdem neben einer Mikro- und Makropsie noch andere Körperfehlempfindungen im Sinne der *Vergrößerung und Ausdehnung*, die in gleicher Weise wie die der Verkleinerung und des Sichzusammenziehens außerordentlich charakteristisch sind für die Schizophrenie.

„Leib und Gesicht werden dick und gleichzeitig heiß, ganz feurig", „ich habe das Gefühl, der Körper wird immer länger und dicker; manchmal habe ich das Gefühl gehabt, grenzenlos zu sein" (II, 80). — Ein gut kontakt- und diskussionsfähiger Patient, der eine lebhafte affektive Beteiligung zeigt und stark unter den fremdartigen Erlebnissen leidet (I, 36), hat längere Zeit das unangenehme Gefühl „als ob die Ohren breit und lang würden", bzw. (später) „... breit- und langgezogen würden". — Sehr quälend ist für einen leibhypochondrischen Patienten (II, 83) die Empfindung „ganz aufgequollen zu sein, wie ein dicker Zweizentnerkerl" und für einen Patienten mit einer atypischen cyclothymen Depression (VI, 3) das „Gefühl, als ob das Gehirn vergrößert sei und gegen die Schädeldecke drücke". — Andere Patienten erleben Sensationen wie „als ob die Brust platze" (II, 65), „die Hände ganz dick würden" (I, 9), „wie wenn der Körper aufgeblasen würde wie ein Gummiballon" (I, 49), „als ob die Stirne angeschwollen ist" (I, 40); entsprechend können andere Körperteile (Augen, Hoden, Nieren) oder eine Körperhälfte „unmäßig angeschwollen", „wie geschwollen" erlebt werden; „ein Gefühl, als ob die ganze linke Seite geschwollen wäre, morgens sehr stark, abends weniger" (II, 75). — Schon seit einiger Zeit spüre er „ein aufblähendes Gefühl im Geschlechtsteil, ein unangenehmes Gefühl: Dies alles ist mir unerklärlich" (I, 39).

Als Kriterium der schizophrenen gegenüber den thalamischen Körpermißempfindungen wurde von KLAGES die andersartige, matte Affektivität angegeben (s. S. 193). Als Beispiel für den hohen Realitätswert und die starke Ichnähe bei den thalamischen Sensationen wird ein Thalamuskranker angeführt, der — bei der Visite und der Erklärung des Arztes, der Patient habe das Gefühl, als ob es ihm den Hals zuziehe — unter starker Erregung äußerte: „Das ist nicht ein Gefühl, sondern es ist wirklich so". Denselben Grad von „Ichnähe" und „Realitätswert" der Leibgefühlstörung kann man aber auch bei Schizophrenen während des Auftretens der erlebten Körperveränderung antreffen. Ein Schizophrener unseres Krankengutes (I, 40), mit anfallsartig auftretenden kurzdauernden Einschnürungssensationen („in der Taille alles zusammengeschnürt") äußert *außerhalb* des Anfalls: „Das ist keine Einbildung, diese Gefühle sind wirklich vorhanden; die Angst, sterben zu müssen, kommt gleichzeitig mit ihnen". Es dürfte bei den schizophrenen Körpersensationen nicht anders sein als bei den thalamischen: *Während ihres akuten, intensitativ gesteigerten Auftretens ist die affektive Beteiligung stark,* mit der Stärke des Affektes aber nimmt auch der Realitätswert zu, während die Kritik schwindet und auf der Höhe der Angst untertaucht.

Unser Patient (I, 40) gab später an: Das Gefühl, als ob sich die Taille zusammenschnüre, sei jetzt auch noch da, aber bei weitem nicht mehr so stark und beängstigend. — Doch entspricht die Stärke des Affektes nicht immer der intensitativen Ausprägung der Körpersensationen, auch eine Dissoziation kommt vor, indem bei geringer und unbedeutend erscheinender Alteration der Leibgefühle die affektive Störung ausgeprägt ist.

Bei den Leibgefühlstörungen der Verkleinerung und Vergrößerung, des Sichzusammenziehens und Sichausdehnens ist die phänomenologische Verwandtschaft mit Störungen des Körperschemas, wie sie bei anatomisch oder klinisch gesicherten *Thalamusschädigungen* beobachtet wurden (v. PAP, STÖRRING, PÖTZL, TROSTDORF, KLAGES) unverkennbar.

Ein Zwischenhirnkranker von STÖRRING hatte folgende Sensationen: Der Kopf werde ganz groß wie ein Luftballon, die Hände würden allmählich groß und immer größer, die Schultern breit; das Ich schrumpfe zu einem Punkt zusammen, die Beine würden ganz dick usw. Bei einem Thalamuskranken von v. PAP trat zeitweise ein Gefühl auf, als ob der eine Arm größer, länger, massiger, gedunsener würde. PÖTZL beschrieb bei einem Fall einer linksseitigen herdförmigen Thalamusläsion (Blutung) ein Gefühl, als ob die rechte Schulter und die rechte Rückenhälfte voluminöser würden, der rechte Arm schwerer und länger wäre, oder „als wollte das Gehirn größer werden in der Richtung nach rechts oben". Erlebte Körperveränderungen wie Ausweitung der Extremitäten, Eingepreßtwerden sah Büssow bei Zwischenhirntumoren, Gefühle des „Eingedrücktseins" Bonhoeffer (1928) bei einem Fall mit gefäßbedingtem Thalamusherd. Das Sichzusammenziehen einzelner Körperteile, des ganzen Körpers und ähnliche Körperschemastörungen wurde von Pötzl u. Hoff sowie von Klages bei Thalamusschädigungen gefunden; der Patient von Klages gab an: „Es zieht sich der Hals und dann der Kopf zusammen ...; ich bekomme dann keine Luft mehr, als wenn mir ein Bindfaden den Hals zuschnüren würde". Seitelberger sah bei Thalamuserkrankungen Körperschemastörungen im Sinne der Anschwellung einer Körperhälfte, der Verkürzung einer Extremität oder der Schrumpfung des Rumpfes neben Erlebnissen der Verkleinerung einer Körperhälfte oder einzelner Teile derselben. Solche Erlebnisse entstellter Selbstwahrnehmung von Teilen des Körperbildes bei Thalamuspatienten können offenbar den erlebten Leibentstellungen der Schizophrenen phänomenologisch vollkommen entsprechen.

Sonstige erlebte Körperveränderungen, „kinaesthetische" und „vestibuläre" Sensationen

Hier sind noch einige weitere, schwer rubrizierbare Formen erlebter Leibveränderungen und Gleichgewichtsstörungen anzuführen, die bei der Schizophrenie vorkommen und z. T. schon früher als „vestibuläre" und „kinaesthetische" Sensationen beschrieben wurden.

Als 1. Manifestation einer Schizophrenie traten bei einem Patienten im Alter von 15 Jahren (II, 72) Anfälle von *Drehschwindel* auf, die sich täglich bis zu 5mal wiederholten. Später bestand lange Zeit ein Gefühl der *Gangunsicherheit*, „wie betrunken", so daß er sich festhalten mußte, bei gleichzeitiger Übelkeit und einem Schwächerwerden von Geräuschen, „wie beim Einschlafen"; in einem erneuten Schub beim Gehen „Gefühl, als ob der Boden unter mir weggehe" oder „*wie wenn ich auf Kork liefe*". — Neben Anfällen von Luftnotangst (s. oben) kam es bei einem anderen Kranken (II, 63) gleichfalls im Beginn der Psychose zu eigenartigen Gleichgewichtsstörungen beim Gehen: „Ein Gefühl, als ob die Straße nicht eben wäre", er „über Wellen laufe", „als ob ich nach vorne und hinten schwanke"; während dieser, ebenso wie die Attacken subjektiver Atemnot jeweils $\frac{1}{4}$—$\frac{1}{2}$ Std anhaltenden Zustände fühlte er sich beträchtlich unsicher und ängstlich. — Ein anderer Patient (I, 8) hatte im Beginn des Schubes das Gefühl — im Bett liegend — daß das Bett *hin und her schwanke;* wieder einem anderen mit mannigfachen Leibsensationen schien es, die Decke komme herunter oder der Fußboden rutsche weg (III, 25). — Nicht selten ist das Gefühl, nach unten gezogen zu werden, das auch nur einzelne Körperabschnitte betreffen kann. „Ein Ziehen an den Hodensäcken, als ob diese nach unten gezogen würden" (I, 36). Solche Gleichgewichtsstörungen und eigenartigen Schwindelsensationen, die man z. T. auch schon als zentral-vegetative Störungen auffassen kann, Klagen über „Herumtorkeln" (I, 9), Gangunsicherheit („wie betrunken") usw. fanden sich auch sonst bei einer Reihe von Kranken besonders initial.

Erlebnisse wirbelartiger Drehung der eigenen Person oder der Umgebung, Schaukeln, Fliegen, ein Gefühl des im Bett liegenden Patienten, als ob das Bett vertikal gestellt würde und er senkrecht im Raum mit dem Bett stünde, wurden von Mayer-Gross erwähnt. Sucht man in der neurologischen Literatur nach entsprechenden Störungen, so findet man sie wiederum bei Fällen von *Thalamusschädigung*, sofern man von ähnlichen Erscheinungen bei mit Bewußtseinsveränderung einhergehenden psychoorganischen Syndromen (epileptische Aura, Delirium tremens) absieht.

Störring beschrieb in seinen Arbeiten zur Psychopathologie des Zwischenhirns Gleichgewichtsstörungen wie ein Schwanken des Bettes von links nach rechts und zurück, Wanken der Wände, Einstürzen der Decke, ein Gefühl, als stehe das Bett schief nach rechts geneigt. Ähnliche eigenartige Störungen auf dem Gebiet des Gleichgewichtssinnes wurden von v. Pap (als ob das Bett nach links sinke, so daß der Patient befürchtete, herauszufallen) bei einem Thalamussyndrom gesehen. In dem erwähnten eigenen Fall eines Thalamussyndroms hatte der Patient links „ein Gefühl, als ob man auf Gummiballen liefe" (vergleiche unsere Schizophreniefälle II, 63 und II, 72 S. 216). Die Patientin von Edinger (kleiner Erweichungsherd im linken Thalamus) empfand im rechten Bein ein Gefühl großer Unruhe, so als ob es sich bewege — „kinaesthetische" Sensationen, wie sie auch von Schizophrenen angegeben werden.

Abschließend ist noch die bei Schizophrenen vorkommende und nicht selten anfallsartig auftretende *Veränderung des gesamten körperlichen Befindens*, das allgemeine Daniederliegen der Leibgefühle anzuführen, das in vielfältigen, meist wenig charakteristischen und diagnostisch neutralen Klagen über Kraftlosigkeit, Mattigkeit, Abgeschlagenheit, Energielosigkeit, Schlappheit, ein Gefühl „immer schwächer zu werden", auch objektiv in starker Ermüdbarkeit und Erschöpfung zum Ausdruck kommt. Auch hier kommen tageszeitliche Schwankungen vor: Einer unserer Patienten (II, 72) fühlte sich äußerst schlapp und matt, lag mit elendestem Befinden zu Bett, bis jeweils täglich gegen 16 Uhr eine fast schlagartige Besserung des Allgemeinbefindens eintrat.

Sensibilitätsstörungen bei Schizophrenen

Im Anschluß an die Besprechung der Leibgefühl- und Körperschemastörungen bei der Schizophrenie soll noch erwähnt werden, daß wir in einzelnen seltenen Fällen bei der neurologischen Untersuchung — abgesehen von den oben bei den Dysaesthesien beschriebenen Hyperpathien (S. 210) — auch (objektive) *Sensibilitätsstörungen* in Form einer halbseitigen oder auf Kopf, Arm und obere Rumpfhälfte beschränkten Hypaesthesie und Hypalgesie fanden. Es ist bemerkenswert, daß es sich dabei *stets um akute Stadien leibhypochondrischer Schizophrenien* handelte, also um Fälle, bei denen die schizophrenen Körpersensationen im Vordergrund des klinischen Bildes standen. In einzelnen Fällen erhält man von Patienten der leibhypochondrischen Form Angaben über plötzlich auftretende und rasch wieder verschwindende, halbseitenbetonte Gefühlsstörungen, so etwa (III, 20) ein „plötzliches Taubwerden der rechten Bauchseite und des ganzen rechten Beines". Man muß annehmen, daß solche flüchtigen Störungen besonders im Beginn schizophrener Schübe oft nicht zur Beobachtung des Arztes gelangen. Schon von BERINGER wurden bei experimenteller Prüfung des Hautsinnes eine abnorm lange Nachempfindung, verlängerte Unansprechbarkeit für successive Reize und überstarke schmerzhafte Empfindung auf Betupfen bei Schizophrenen festgestellt; neuerdings wurden halbseitige Sensibilitätsstörungen bei der Schizophrenie von KLAGES beschrieben. Weitere Untersuchungen in dieser Richtung, die gerade bei der leibhypochondrischen Schizophrenie in akuten Stadien am ehesten Aussicht auf Erfolg haben dürften, sind notwendig, ehe ein abschließendes Urteil über die Häufigkeit und Art von sensiblen Ausfällen bei der Schizophrenie möglich sein wird[1].

Grundsätzlich ist zu bedenken, daß *Sensibilitätsstörungen bei organischen Thalamusaffektionen vollständig vermißt werden können*, ihr Fehlen also nichts gegen das Vorliegen einer Störung in diencephalen Hirngebieten besagt. SCHUSTER (1937) konnte die schon früher von verschiedenen Autoren gemachte Feststellung, daß keineswegs in allen Fällen von Thalamusherden Störungen der Sensibilität

---

[1] Mittels spezieller *psychoexperimenteller Untersuchungsmethoden*, die zunächst gleichfalls bei der coenaesthetischen Schizophrenie durchzuführen sind, wird es vielleicht noch möglich sein, für einen Teil der beschriebenen subjektiven Phänomene auf dem Gebiet der Leibempfindungen wie auch für bestimmte Veränderungen auf anderen Sinnesgebieten (Seh- und Hör-, Geruchs- und Geschmacksstörungen, s. S. 231 ff.) und die damit verbundene Beeinträchtigung komplizierter sensomotorischer Abläufe objektive Unterlagen zu gewinnen.

nachweisbar sind, an seinem eigenen Material an Hand von 5 Fällen, die keine
sicheren Gefühlsstörungen erkennen ließen, bestätigen. Betrachtet man die in der
Literatur mitgeteilten, von Sensibilitätsstörungen freien Thalamusfälle (BOUTTIER,
BERTRAND und MARIE; CHIRAY, FOIX und NICOLESCO u. a.) näher, so fällt auf,
daß hier die Entstehung des anatomischen Substrates meist lange Zeit zurück
lag; andererseits treten die spontanen Mißempfindungen mit Vorliebe erst im späteren Verlauf einer rückbildungsfähigen Thalamusläsion (Erweichung, Entzün-
dung) auf. Die Vermutung liegt nahe, daß — wie früher schon ausgeführt (S. 183)
— die Leibgefühlstörungen durch vergleichsweise *diskrete* thalamische Störungen
bedingt sind und erst bei einem bestimmten Grad der Restitution thalamischer
Funktionen dann auftreten, wenn die (objektiven) Sensibilitätsausfälle sich mehr
oder weniger zurückgebildet haben. In diese Richtung kann auch die Beobachtung
von STÖRRING weisen, der bei seinem Zwischenhirnfall die mit thalamischen Mißempfindungen verbundenen Phasen depressiver Verstimmung erst gegen Ende der
Erkrankung und bei Rückgang der neurologischen Symptomatik auftreten sah.
Auch bei unserem eigenen Thalamuspatienten traten die Spontansensationen und
besonders die Elektrisierungserlebnisse erst nach weitgehender Rückbildung der
objektiven neurologischen Ausfälle stärker in Erscheinung. Die Physiopathologie
der Hyperpathien oder jedenfalls der thalamischen Spontanschmerzen und entsprechend der als thalamisch aufgefaßten Spontansensationen bei der Schizophrenie scheint eben eine andere zu sein als diejenige der übrigen Sensibilitätsstörungen bei Thalamusläsionen.

c) Die als zentral-vegetativ aufgefaßten Symptome

Bestimmte bei der Schizophrenie mit großer Regelmäßigkeit vorkommende
vegetative Symptome stellen neben den schizophrenen Leibsensationen eine weitere Gruppe klinisch faßbarer Störungen dar, die auf das Zwischenhirn hinweisen
und mit der röntgenologisch nachweisbaren Erweiterung des 3. Ventrikels in Beziehung gesetzt werden können.

Eine deutliche Erweiterung des 3. Ventrikels wird bei organischen Krankheitsbildern als
objektives Substrat klinisch nachweisbarer diencephaler Störungen aufgefaßt, so etwa bei
traumatischer Hirnschädigung. Man schließt von der Ausweitung des 3. Ventrikels, wie früher
näher ausgeführt wurde, auf pathologische Veränderungen im Bereich des Diencephalon, also
in den Hirnteilen, in welche die wesentlichen vegetativen Regulationszentren lokalisiert
werden.

Schon seit langem machte man für die körperlich-vegetativen Veränderungen
der Schizophrenen eine Erkrankung übergeordneter nervöser Areale verantwort-
lich, eine Störung im Bereich „vegetativer Zentralapparate" (REICHARDT), eine
„primäre Erkrankung der höheren vegetativen Zentren" (HESS 1925). Wohl trifft
für die Mehrzahl der bei der Schizophrenie beobachteten Einzelsymptome aus der
vegetativen Sphäre zu, daß sie, jedes für sich allein genommen, außerordentlich
vieldeutig sind, die Differenzierung der mehr peripher bedingten von den eigentlich zentralen, durch pathologische Vorgänge im Zwischenhirn verursachten vegetativen Störungen für das einzelne Symptom kaum durchführbar ist. Doch deuten
die bei den meisten Patienten neu aufgetretenen körperlich-vegetativen Symptome in ihrer Gesamtheit und in ihrer innigen Verbindung mit den Körpersensationen und der psychopathologischen Veränderung darauf hin, daß eine primäre

Alteration des ZNS zugrunde liegt, die nach allen hirnpathologischen beim Menschen und im Tierexperiment gewonnenen Erfahrungen in das Diencephalon zu lokalisieren ist: *Die vegetativ-somatischen Begleiterscheinungen der Schizophrenie werden, wie* EWALD *feststellte, in ihrer Gesamtheit und, wie wir hinzufügen möchten, in ihrer Verwobenheit mit den schizophrenen Leibgefühlstörungen nur erfaßt, wenn man eine primäre Störung im Bereich des diencephal-vegetativen Steuerungsapparates annimmt.* Bezeichnend für die vegetativen Symptome bei der Schizophrenie ist ihre Gegensätzlichkeit im Sinne einer *Hyper- und Hypofunktion*, das Pendeln von Erregung zur Hemmung zuweilen von einem Tag zum anderen, das — wie EWALD bemerkt — nur zentral-innervatorisch und nicht endokrin bedingt sein kann.

EWALD führt als allgemeine vegetative, im Beginn der Schizophrenie auftretende Erscheinungen Kopfschmerzen, Schlafstörungen, vasomotorische Symptome, synkopale Anwandlungen, Ermüdbarkeit, „unklares Denken" an, weiter menstruelle Unregelmäßigkeiten und Körpergewichtsschwankungen im Verlauf. Wir haben im Folgenden eine Reihe von körperlich-vegetativen Symptomen zusammengestellt, die wir bei unseren Schizophrenen immer wieder beobachten konnten und für die wir einen zentral-diencephalen Ursprung annehmen. Man findet sie in gleicher Weise wie bei der Schizophrenie, nur intensitativ gesteigert, bei organischen Zwischenhirnaffektionen (BÜSSOW). Die klinische Beobachtung lehrt, daß diese Symptome nicht die körperlich-vegetativen Auswirkungen des psychischen bzw. psychotischen Erlebens sind, sondern es sich dabei um unabhängig von psychischen Vorgängen auftretende, primär somatische und organische Erscheinungen handelt; sie treten oft initial, nicht selten anfallsartig ohne jede oder doch nur geringgradige psychische und besonders affektive Veränderung auf. Die unbestreitbare Tatsache, daß ein großer Teil dieser Störungen *auch psychisch bedingt* sein kann, als körperlich-vegetative „Schaltwirkungen der Affektivität" (E. BLEULER) vorkommen (z. B. Appetitlosigkeit, Brechreiz und Erbrechen, Obstipation und Diarrhoe, Blutdruck- und Pulsveränderungen, stenokardische Beschwerden, Schwindel und Ohnmachten, Tremor) zeigt die *Ausdrucksgemeinschaft* (v. WEIZSÄCKER) des Organischen und Psychogenen, kann aber nicht die primärorganische Natur der Symptome bei der Schizophrenie in Frage stellen. Auch hier wird die Analyse der Entstehung der Symptome, ihre klinische Einbettung und ihr fehlender bzw. vorhandener Zusammenhang mit dem übrigen Seelenleben, die *Wesensverschiedenheit* der zugrundeliegenden Vorgänge aufzeigen.

Der Einwand, daß die vegetativen Symptome oft nicht sehr ausgesprochen und in manchen Fällen gar nicht zu finden seien, ist nicht stichhaltig. Bei genauer und differenzierter, der Analyse der Entstehung der Symptome vorangestellter Erhebung der Anamnese und Herausarbeitung der ursprünglichen Phänomene, oft allerdings erst bei Längsschnittbeobachtung, lassen sich die in Frage stehenden körperlichen Symptome wie die beschriebenen Leibgefühlstörungen mit großer Regelmäßigkeit in jedem einzelnen Fall einer Schizophrenie nachweisen. Die *Inkonstanz des Auftretens* der vegetativen Erscheinungen jedoch, das Vorkommen nur in bestimmten, aktiven Stadien der schizophrenen Erkrankung entspricht anscheinend wieder einem allgemeingültigen Charakteristikum des bei der Schizophrenie anzunehmenden somatischen Prozesses: Die Mehrzahl aller körperlichen Vorgänge bei der Schizophrenie sind als episodär und phasisch verlaufend anzusehen (K. F. SCHEID). Es ist daran zu erinnern, daß bei organischen

Zwischenhirnaffektionen körperlich-vegetative Symptome ebenfalls phasisch und
episodär auftreten (Büssow), speziell bei Hypothalamusprozessen vegetative
Symptome — infolge der Tendenz zum kompensatorischen Ausgleich — häufiger
passager und nur selten als Dauersymptom vorkommen.

Gegen die Annahme, die vegetativen Störungen bei der Schizophrenie seien Ausdruck einer
primär zentral-diencephalen Störung, kann auch nicht die Erfahrungstatsache sprechen, daß
ein Teil — nicht alle — der bei der Schizophrenie vorkommenden vegetativen Symptome auch
bei anderen, körperlich begründbaren Psychosen, bei vegetativen Syndromen im Rahmen
hirnatrophischer Krankheitsbilder und sogar bei allen möglichen, peripher in Gang gesetzten,
vegetativ-dystonen Zuständen, bei konstitutionell bedingter vegetativer Dystonie und schließlich auch im Rahmen von Erlebnisreaktionen (als körperliche Schaltwirkung der Affektivität)
auftreten (s. S. 219). Die Genese der vegetativen Störungen ist außerordentlich mannigfaltig,
auch das periphere Nervensystem und endokrine Apparate sind für den reibungslosen Ablauf
vegetativer Funktionen von Belang und im ZNS selbst sind vegetative Regulationen außer
im Bereich der vegetativen Zentren des Zwischenhirns auch andernorts störbar. — Hinsichtlich der sog. *Zwischenhirnfunktionsprüfungen* ist zu bemerken, daß wirklich ausreichende, systematische Untersuchungen mittels sämtlicher geeigneter vegetativer Funktionsprüfungen an
Schizophrenen bis heute noch kaum vorgenommen wurden. Abweichungen wurden bei bestimmten mit vegetativen Störungen einhergehenden Fällen cyclothymer Depression („vegetative Depression" — LEMKE) gefunden (KEYSERLINGK). NAGEL, der experimentelle Untersuchungen an 81 Schizophrenen, nämlich 18 akuten und 63 chronisch-defekten Fällen vor-
nahm (Grundumsatz, Schellongsche Kreislauffunktionsprüfung, Psychogalvanogramm, Pu-
pillenweite, Capillarform, Volhardscher Versuch u. a. Belastungsproben), konnte keine systematischen vegetativen Veränderungen nachweisen, vielmehr eine „vegetative Dissoziation",
d. h. uneinheitliche und funktionell oft direkt widersprechende vegetative Veränderungen, die
er eher, wie die psychotischen Symptome, als sekundäre Symptome einer „tieferliegenden
prozeßhaften Grundstörung" auffaßt. Es muß jedoch offen bleiben, ob diese Deutung zu Recht
besteht und ob man überhaupt bei der Schizophrenie „systematische Regulationsstörungen"
im Sinne einer allgemeinen, pathologisch gesteigerten vegetativen Übererregbarkeit im akuten
Stadium und einer Funktionsuntüchtigkeit (Versagen des vegetativen Regulationsvermögens)
bei chronisch-inaktiven Fällen erwarten darf. Vor allem ist von Bedeutung, daß auch bei
organischen diencephalen Prozessen durchaus nicht immer bei experimentellen Untersuchungen pathologische Veränderungen gefunden werden und die sog. Zwischenhirnfunktionsproben
häufig versagen. Die „Somatose" Schizophrenie wird, ohne letztlich in ihrem Wesen erkannt
zu sein, in bestimmten Abschnitten des Prozesses in somatischen Symptomen deutlich, die
wie die psychotischen Symptome durchaus Folge eines „tieferliegenden" unbekannten gemein-
samen Grundprozesses sein können, wie es K. F. SCHEID bei seinen als besondere Gruppe ab-
gegrenzten febril-cyanotischen schizophrenen Katatonien angenommen hat.
Für einen zentralen und diencephalen Ursprung der verschiedenartigen klinisch ohne weiteres faßbaren und im folgenden beschriebenen vegetativen Symptome bei der Schizophrenie
scheint uns noch ihre *innige Verknüpfung mit affektiven Störungen* zu sprechen, die wir in
gleicher Weise bei den schizophrenen Körpersensationen fanden und die besonders eindrucksvoll in den anfallsartigen Zuständen sichtbar wird, wobei der ängstliche Affekt — als koordi-
niertes Symptom — oft gleichzeitig mit der vegetativen Veränderung (bzw. der Leibgefühlstörung) auftritt und mit ihr wieder verschwindet. Die Affektstörung kommt aber auch isoliert,
d. h. ohne vegetative Erscheinungen wie Tachykardie oder Brachykardie, als elementar-
organischer, gegenstandsloser „Angstanfall" vor. Auch wenn man bei dem Versuch einer lokali-
satorisch-pathogenetischen Differenzierung vegetativer Störungen von der Verbindung mit
affektiven Veränderungen absieht, ist festzustellen, daß ein großer Teil der angeführten vegetativen Symptome jedenfalls bei peripher und konstitutionell bedingten Störungen im Bereich
des vegetativen Nervensystems in dieser Form nicht vorzukommen pflegen, dagegen bei klinisch
und anatomisch nachweisbarer Schädigung der vegetativen Zentren des Hirnstammes, z. B. bei
der epidemischen Encephalitis, bei Tumoren oder Verletzungen des Zwischenhirns, bekannt sind.

Die vegetativen Symptome, wie sie nachstehend beschrieben werden, sind
u. E. Zeichen derjenigen unbekannten körperlichen Krankheitsvorgänge, die auch

Ursache der psychischen Störungen sind. Abgesehen von den Veränderungen einzelner Vitaltriebe, die gewissermaßen ein Zwischenglied zwischen den rein vegetativen Symptomen und den seelischen Phänomenen darstellten, handelt es sich dabei — im Gegensatz zu den schizophrenen Körpersensationen mit neurologisch-psychopathologischem Übergangscharakter — um *rein körperliche Symptome*, die aber oft gleichzeitig und in mannigfacher Weise verbunden und verwoben mit den Körpersensationen auftreten.

Wir können hier keine erschöpfende Darstellung geben, sondern beschränken uns auf einige bezeichnende Symptome, die bei pneumencephalographisch untersuchten Kranken immer wieder, vor allem im Beginn und in akuten Stadien, anzutreffen waren. Dabei wird bei der Besprechung der einzelnen Symptome *auf ähnliche und u. E. wesensverwandte Symptome, die sich W. R. Hess bei seinen tierexperimentellen lokalisatorisch-physiologischen Untersuchungen über die zentrale Organisation des vegetativen Systems ergaben*, hingewiesen. Auch die größte Vorsicht darf, wie wir glauben, nicht von einem Versuch zurückhalten, diese bei systematischer elektrischer Abtastung des Zwischenhirns erzielten Ergebnisse auf die Schizophrenie und die bei ihr vorhandenen Einzelsymptome aus der vegetativen Sphäre zu übertragen.

Es werden im folgenden vegetative Störungen von Seiten des Kreislauf-, Atmungs-, Verdauungs- Urogenitalapparates, des Hautorgans und seiner Drüsen, weiter Störungen der Schlaf-, Wach- und Thermoregulation und des Stoffwechselgeschehens nacheinander besprochen.

Anfallsartige Steigerung oder Herabsetzung der Herztätigkeit. Blutdrucksteigerung

Sehr häufig findet man in der Anamnese von frischen Schizophrenien Angaben über „*Herzanfälle*", d. h. ein anfallsartiges, mit Vorliebe nächtliches Auftreten von *abnorm raschem oder langsamem Herz- und Pulsschlag* („Herzrasen", „Herzaussetzen", „Herzstillstand"). Diese von den Patienten wahrgenommenen, subjektiv als unangenehm und in vielen Fällen als äußerst beängstigend empfundenen, mit Sterbeangst und oft mit Leibsensationen in der Herzgegend verbundenen Pulsunregelmäßigkeiten lassen sich bei stationärer Beobachtung auch objektiv als plötzlich oder mehr allmählich, in der Regel völlig unabhängig von psychischen Vorgängen auftretende Zustände von Tachykardie oder Bradykardie nachweisen. Im älteren psychiatrischen Schrifttum wurden Veränderungen der Atmung und des Pulses, Beschleunigung und „vagotone" Verlangsamung des Pulses (Steiner u. Strauss im Handbuch), „große, ganz plötzliche Sprünge (des Pulses) in akuten Perioden" (E. Bleuler 1911) erwähnt. Bleuler bemerkt bei der Besprechung der körperlichen Störungen der Schizophrenen, daß am auffallendsten und unabhängig von den psychischen Zuständen die Tätigkeit des Herzens und der Gefäße alteriert sei.

Ein Patient der leibhypochondrischen Form (I, 40) berichtet über Herzanfälle, die jede 2. Nacht gegen 3 Uhr auftreten und in denen das Herz langsam schlage; die etwa 5 min dauernden Anfälle sind mit einem Schwitzen der Hände und der Angst, sterben zu müssen, verbunden. „Das Herz geht ganz langsam .... Wenn es dann wieder anfängt zu rennen, kommt neuer Lebensmut und die Angst ist verschwunden". Bei einer vorhergehenden Klinikaufnahme bestanden Anfälle von „Herzrasen", die zeitweise mit circumscripten thermischen Leibsensationen, nämlich einem plötzlich auftretenden Hitzegefühl in der Herzgegend, verknüpft waren. „Nachts bin ich aufgefahren mit schwerem Herzklopfen, ganz anders als das gewöhnliche

Herzklopfen .... Auf dem Herzen hat es gebrannt wie der Teufel". — Andere Patienten klagen über ein „Gefühl starken Herzklopfens bald die ganze Nacht" (I, 7), „Gefühl des Herzstillstandes" oder „rascheren Herzschlags" (III, 19), unmotiviertes „Herzklopfen" zusammen mit Schweißausbrüchen und Kopfschmerzen (II, 2), „Herzklopfen" oder „Aussetzen des Herzens" z. T. mit Luftnotgefühl oder Brennsensationen in der Herzgegend und Sterbeangst, längere Zeit regelmäßig alle 3—4 Tage anfallsartig auftretend (II, 75). Oder man hört über ein „starkes Herzklopfen, wie man es früher nie gekannt" (II, 65). Bei einem Schizophrenen (IV, 9) begann die Erkrankung mit kurzdauernden Anfällen von „Herzaussetzen", Schwindel und Erbrechen. Bei einer leibhypochondrischen atypischen cyclothymen Depression (VI, 1) kam es phasenhaft über mehrere Wochen zu nächtlichen Anfällen, in denen das Herz ganz langsam schlug und gleichzeitig die Angst auftrat, das Herz bleibe stehen, bei einem jugendlichen Patienten (II, 78) zu Anfällen von gesteigerter Pulsfrequenz, die mit „unbeschreibbarer" Angst verbunden waren, einen Herzschlag zu erleiden.

Bei Schizophrenen mit anfallsartigen Zuständen gesteigerter oder herabgesetzter Herztätigkeit besteht nicht allzu selten objektiv eine *Blutdrucksteigerung*, die über Monate oder Jahre nachweisbar und in einem Teil, jedoch nicht in allen Fällen, wieder reversibel ist.

Bei einem 30 jährigen Schizophrenen (II, 83), bei dem es unvermittelt und ohne intern faßbaren Befund zu einer Unverträglichkeit von Fett und sauren Speisen, weiter zu brennenden Sensationen der Zunge und Elektrisierungssensationen gekommen war und der zu gleicher Zeit von einem Tag auf den anderen das Rauchen eingestellt hatte, weil es „einfach nicht mehr schmeckte", wurde neben Zeichen einer vegetativen Übererregbarkeit und einer Tachykardie erstmals ein erhöhter Blutdruck festgestellt (RR 170/95); der Patient litt außerdem an Anfällen von beschleunigter und gesteigerter Herzaktion bzw. solchen, in denen das Herz „stockte" oder „aussetzte".

In einigen meist jugendlichen Fällen unseres Krankengutes bestand über längere Zeit eine Hypertonie. Bei einem Patienten (II, 26), bei dem schon seit dem 11. Lebensjahr im Laufe der Jahre zunehmende Kopfschmerzen aufgetreten waren und der deswegen die Oberschule aufgab, wurde erstmals mit 18 Jahren ein erhöhter Blutdruck mit systolischen Werten über 200 nach RR festgestellt. Der Patient konnte wegen Verstärkung seiner Beschwerden bei kleinen Anstrengungen oder auch in affektiv erregenden Situationen nie einen Beruf erlernen. Mit 26 Jahren (1954) wurde er in der Medizinischen Klinik wiederholt längere Zeit stationär beobachtet; die Diagnose lautete: „juvenile Hypertonie, neurozirkulatorische Dystonie". An den inneren Organen (insbesondere Herz und Nieren) und am Augenhintergrund konnte außer einem röntgenologisch nachweisbaren Ulcus duodeni kein Befund erhoben werden; die Blutdruckwerte schwankten zwischen 180/100 und 140/80. Bei uns bot der Patient neben paranoiden Erlebnisweisen mannigfache schizophrene Körpersensationen und ein pathologisches pneumencephalographisches Bild mit Veränderungen im Bereich der Seitenventrikel und vor allem des 3. Ventrikels, der erheblich hydrocephal erweitert war (s. Abb. 18, S. 61).

Ein 24 jähriger Schizophrener (III, 32) zeigte im 2. Schub bei einer erheblichen Gewichtszunahme im zeitlichen Zusammenhang mit dem Einsetzen der psychischen Veränderung ein cushingähnliches Bild mit einer Hypertonie von 220/100, die nach einer Hyderginkur auf 120/70 absank, später jedoch wieder auf die früheren Werte anstieg. Auch im Encephalogramm dieses Patienten fand sich neben einer Erweiterung der Seitenventrikel eine erhebliche Erweiterung des 3. Ventrikels (s. Abb. 55, S. 94).

Ein leibhypochondrischer Schizophrener (II, 68), bei dem seit 4 Jahren verschiedenartige Leibgefühlstörungen in wechselnder Intensität und mit z. T. länger dauernden beschwerdefreien Intervallen und jetzt (1955) erstmals erstrangige schizophrene Erlebnisweisen auftraten, zeigte seit 1 Jahr erhöhte Blutdruckwerte; bei interner poliklinischer Untersuchung war eine „juvenile Hypertonie" angenommen worden.

Bei einer seit dem 25. Lebensjahr einsetzenden Schizophrenie (III, 34) mit paranoiden Inhalten und Körpersensationen vor allem von Seiten des Herzens, starken, anhaltenden Kopfschmerzen, Verkleinerungs- und Vergrößerungs- sowie Levitationserlebnissen, tetaniformen Krampfzuständen, enormer Kälteüberempfindlichkeit und anderen als zentral-vegetativ aufzufassenden Symptomen lagen die Blutdruckwerte zwischen 200/100 und 160/95. —

Auch in den beiden letzten Fällen bestand pneumencephalographisch eine Hirnstammatrophie mit stärkerer Erweiterung des 3. Ventrikels.

In der Literatur ist eine Hypertonie bei der Schizophrenie bisher kaum erwähnt worden. Pötzl beschrieb einen Fall einer schizophrenen Katatonie, deren akute Attacken regelmäßig mit Blutdrucksteigerungen (und Albuminurie) begleitet waren. Lingjaerde ist der Meinung, daß junge Schizophrene häufiger als Gesunde eine *Hypo*tonie aufweisen und auch bei den älteren Schizophrenen die durchschnittlichen Blutdruckwerte deutlich unter den Normalwerten liegen.

Die *„juvenile Hypertonie" bei Schizophrenen*, wie wir sie in unserem Krankengut fanden, ist von besonderem Interesse und erfordert eine gesonderte eingehende Untersuchung und kasuistische Darstellung; hier soll nur festgestellt werden, daß wir *bei Schizophrenen mit juveniler Hypertonie im Pneumencephalogramm ausnahmslos eine stärkere Erweiterung des 3. Ventrikels nachweisen konnten.*

Die Steigerung und Herabsetzung der Herztätigkeit wurde bei den *tierexperimentellen Zwischenhirnuntersuchungen* von Hess beschrieben. Er sah bei Reizung im hinteren Hypothalamus („dynamogene Zone") eine Steigerung der Herztätigkeit, die mit Blutdrucksteigerung parallel ging, bei Reizung im vorderen Hypothalamus eine mit Blutdrucksenkung gekoppelte Herabsetzung der Herzfrequenz. Von Bedeutung für die Auffassung der anfallsartigen Steigerung und Herabsetzung der Herzfrequenz bei Schizophrenen sind ferner die beim Menschen gemachten Operationsbeobachtungen von White, der bei Reizung in der Gegend des N. paraventricularis (zentrales Höhlengrau um den 3. Ventrikel), eine plötzliche mit Blutdrucksteigerung gekoppelte Steigerung der Herztätigkeit sah. Auch in der menschlichen Pathologie *organischer Zwischenhirnaffektionen* scheint es nicht an entsprechenden Beobachtungen zu fehlen: Gefäß- und Pulslabilität bei Hirnstammprozessen wird von Ewald beschrieben; bei epidemischer Encephalitis wurden Veränderungen der Herzaktion in Form von Bradykardie und Tachykardie als Zeichen einer zentral-nervösen Störung erwähnt (Wimmer). Von Interesse hinsichtlich der bei der Schizophrenie so überaus häufigen anfallsartigen Veränderung der Herzaktion ist die Beobachtung, daß Störungen der Herzaktion bei der Encephalitis Economo (Bradykardie, Tachykardie) von Angstgefühlen begleitet sein können und auch im pseudoneurasthenischen Stadium vorkommen (F. Stern). Attacken mit Tachykardie und schwankendem Blutdruck sowie Hyperthermie, Erbrechen und Frösteln bei einem Fall einer Thalamuscyste wurden von Engel u. Aring berichtet. Im Rahmen periodisch auftretender diencephaler Gehemmtheitszustände sah Betz neben Schlafstörungen, parkinsonistischen Zeichen und Zwangssymptomen anfallsweise Blutdrucksteigerung von 60—80 mm Hg. Hinsichtlich der zentral-diencephalen Interpretation der Veränderungen der Herzaktion und anderer nachstehend angeführter vegetativer Symptome bei der Schizophrenie sind schließlich noch Operationsbeobachtungen von Cushing von Bedeutung, der durch Injektion von Pituitrin oder Pilocarpin in den 3. Ventrikel Bradykardie, Blutdrucksenkung, Schweißsekretion und Erbrechen sowie Vasodilatation, Hypothermie und Stuhlentleerug, also ein parasympathisches Syndrom erzeugen konnte (Ventrikelsyndrom von Cushing).

Wenn man überhaupt einen lokalisatorischen Erklärungsversuch für die bei der Schizophrenie vorkommenden, nicht psychisch bedingten Veränderungen der Herzaktion und des Blutdrucks machen will, so wird nach den Erfahrungen der Hirnpathologie und des Tierexperimentes schon von der Symptomatologie der

Störung her eine diencephal-hypothalamische Genese nahegelegt; das gilt auch für die übrigen bei unseren Schizophrenen beobachteten Einzelsymptome aus der vegetativen Sphäre. Die Existenz einer diencephalen Blutdrucksteuerung kann heute als gesichert gelten (Tierversuche von KARPLUS und KREIDL, Blutdrucksteigerungen und Senkungen nach Encephalitis epidemica — LAIGNEL-LAVASTINE; STERN; W. R. HESS). Es scheint in diesem Zusammenhang beachtlich, daß die von uns gesehenen Schizophrenen mit „juveniler Hypertonie" ausnahmslos eine stärkere hydrocephale Erweiterung des 3. Ventrikels im Encephalogramm erkennen ließen.

Paroxysmale Tachypnoe

Gelegentlich sieht man bei jugendlichen Schizophrenen im Beginn der Erkrankung eine anfallsartig auftretende Atmungsaktivierung, wobei sich der Atemtyp plötzlich im Sinne einer Steigerung von Frequenz und Amplitude verändert.

Bei einem 21 jährigen Patienten (II, 63) begann die Psychose nach vorausgegangenen, kurzdauernden Zuständen erregter Herztätigkeit mit anfallsartigen, sich fast täglich wiederholenden und bis 4 Std dauernden Zuständen, während der er bei subjektivem Luftnotgefühl heftig, tief und „hastig" atmete. Die Anfälle begannen plötzlich und hörten ebenso unvermittelt wieder auf; der Patient gab dazu an, er könne nicht dagegen an, er *müsse* so „schnappen" („ich hab es einfach gemußt"). Von der paroxysmalen Tachypnoe zu unterscheiden ist das durch Sensationen des Sichzusammenziehens usw. bedingte Luftnot- und Erstickungsgefühl (s. S. 213); hier gibt es jedoch alle möglichen Kombinationen und Übergänge.

Ein u. E. entsprechendes Symptom findet man wieder bei den von HESS beschriebenen Reizeffekten der vegetativen Sphäre. Bei elektrischer Reizung im vorderen Hypothalamus der Katze sah HESS einen eigenartigen Atemtypus, der durch eine mit Beginn des Reizes momentan einsetzende, hochfrequente Atmung (Steigerung von Frequenz und Amplitude) gekennzeichnet war, die nach Aufhören der Reizung unmittelbar wieder in den normalen Typ übergeht.

Vegetative Symptome von seiten des Magen-Darm-Traktes

Hierher gehören Hypo- und Hypersalivation, Brechreiz und Erbrechen, Obstipation und Diarrhoe, Symptome, wie wir sie bei unseren Schizophrenen mehr oder weniger häufig und mit z. T. anfallsartigem oder periodischem Charakter beobachten konnten. Von den Störungen der Speichelsekretion ist die *Hyposalivation* häufiger als die Hypersalivation (Ptyalismus) und kommt in Klagen über „Trockenheit des Mundes" (II, 83), „kein Speichel mehr im Mund" (VI, 1) zum Ausdruck.

Ein Patient (II, 43), dessen Erkrankung mit Spannungsgefühl im Kopf, Magensensationen und Anfällen von Schwindel und „Herzrasen" begann, verspürte zunächst während dieser Anfälle und dann auch außerhalb, daß Zunge und Mund zeitweise „ganz trocken" wurden.

Brechreiz und Erbrechen sind gleichfalls nicht selten.

Bei einem Patienten (I, 36) kam es zu der Zeit des erstmaligen Auftretens einer psychischen Veränderung zu starkem Brechreiz bei jeder Mahlzeit, der sich bis zum Erbrechen steigerte. Bei einem 16 jährigen Schizophrenen (I, 15) bestand initial Brechreiz in Verbindung mit Kopfschmerzen, ebenso bei einer älteren leibhypochondrischen Schizophrenen (II, 74) zu Beginn des 1. Schubes zusammen mit kribbelnden Sensationen und depressiver Verstimmung. Auch im weiteren Verlauf kam es hier immer wieder zu psychotischen Exacerbationen, während derer neben schizophrenen Leibsensationen Erbrechen und Kopfschmerzen im Vordergrund des klinischen Bildes standen. Bei einem anderen Patienten (II, 51) war das 1. Zeichen der Psychose im 2. Schub — neben akustischen Halluzinationen — ein morgendliches Erbrechen, das über mehrere Wochen lang täglich nüchtern auftrat; ebenso begann der 2. Schub bei einem anderen schizophrenen Patienten (I, 38) neben Kopfschmerzen mit Brechreiz und Unwohlgefühl im Magen. — Ein Patient der leibhypochondrischen Form (II, 65) mit zahlreichen Körpersensationen und vegetativen Symptomen wie Tachykardie, Hyperhidrosis, Schlafstörungen, Frösteln abwechselnd mit Hitzegefühl, Entfernt- und Trübsehen, Kopfschmerzen, Schwindel sowie Veränderungen von Vitaltrieben klagte darüber, daß seit Beginn seiner körperlichen Beschwerden öfters auch bei an sich gutem Appetit ganz unvermittelt und unabhängig von den Mahlzeiten ein Brechreiz auftrete, woran er früher nie gelitten habe. Bei einem anderen Patienten (III, 18) begannen mehrere Schübe jeweils mit Kopfschmerzen, morgendlichem Erbrechen und starkem Durstgefühl sowie anfallsweise auftretenden Strangulationssensationen.

Obstipation und *Diarrhoe* im Beginn der Schizophrenie und dann gelegentlich periodisch und alternierend auftretend, sahen wir nicht selten, oft zusammen mit Anorexie, Schlafstörungen und schizophrenen Körpersensationen (II, 83).

Ein Teil der angeführten Störungen von Seiten des Intestinaltraktes wurde von Hess als Reizeffekte bei Reizung in bestimmten Abschnitten des Hypothalamus beschrieben.

Speichelsekretion erhielt Hess bei der Katze aus einem ausgedehnten Gebiet des Hypothalamus, Brechreiz und Erbrechen von verschiedenen Reizstellen im Hypothalamus und Thalamus (Regio supraoptica, Corpus mamillare, N. ventralis thalami). Diarrhoen wurden im Ausschaltungsexperiment im Bereich des Hypothalamus (bilateraler Coagulationsherd) gesehen.

Eine Hyposalivation (Hyposekretion der Speicheldrüsen) mit entsprechenden Beschwerden wurde — neben der hier häufigeren Hypersekretion — auch bei der Encephalitis epidemica beobachtet und, wie die anderen vegetativen Symptome der Encephalitis Economo, auf eine Läsion vegetativer Zentren des Zwischenhirns bezogen (F. Stern, Lotmar u. a.). Ebenso sind bei der Postencephalitis gefundene Störungen von Seiten des Magen-Darm-Apparates nach Stern sicher zentral bedingt, während Brechreiz und Erbrechen im Initialstadium oft schon als Herdsymptom faßbar werden (Stern).

Störungen des Urin-Ausscheidungsrhythmus

Wieder vor allem im Beginn schizophrener Erkrankungen kommen als Dysregulationen des Wasserhaushaltes aufzufassende Verschiebungen des Urin-Ausscheidungsrhythmus in Form von *Nykturie* und *Oligurie* während des Tages vor.

Bei einem 30 jährigen Schizophrenen (II, 83) mit zahlreichen Leibsensationen und vegetativen Symptomen wie Appetit- und Schlafstörung, Widerwille gegen bestimmte Speisen, bestand mehrere Wochen lang eine Nykturie, während tagsüber nur wenig Urin gelassen wurde. — Bei einem anderen Fall unseres Krankengutes (II, 64) begann die Psychose mit Appetit- und Schlaflosigkeit, mannigfachen thermischen und Elektrisierungssensationen, depressiver Verstimmung und innerer Unruhe; gleichzeitig kam es zu einer Verschiebung des Urin-Ausscheidungsrhythmus im Sinne einer Nykturie bei Oligurie während des Tages.

Bei 4 Fällen von Schußverletzungen des Zwischenhirns sah Pichler eine Nykturie, die als diencephales Lokalsymptom aufgefaßt wird. In einem Fall war die Verschiebung des Urin-Ausscheidungsrhythmus mit einer solchen des Schlafrhythmus verbunden, bei den anderen mit Oligurie während des Tages; die Oligurie mit Nykturie wird als „kompensierte Oligurie" angesehen. Nach Pichler kann die Nykturie das einzige Lokalsymptom bei Zwischenhirnläsionen sein; bei seinen Fällen fanden sich kaum andere diencephale Symptome (lediglich Appetitlosigkeit, Schwitzneigung, Haarausfall und Glanzauge). Experimentelle Reizung im Hypothalamus bei Katzen führt nach W. R. Hess zur Oligurie; dies kann die

Annahme von PICHLER, die Nykturie stelle eine Kompensation der Oligurie dar, stützen. Man wird nach diesen Erfahrungen bei Schußverletzungen des Diencephalon die Nykturie — bei Fehlen anderer, peripherer Ursachen — als diencephales Herdsymptom ansehen dürfen. Oligurie, aber auch Polyurie fand sich auch sonst bei unseren schizophrenen Patienten nicht allzu selten in der Anamnese.

Störungen von Seiten des Urogenitalapparates

Störungen der Blasenentleerung sieht man bei Schizophrenen bisweilen in Form passagerer *Urininkontinenz und -retention*. Auch ein nicht schmerzhafter *Harndrang* kommt vor. So zeigte einer unserer jugendlichen Schizophrenen (II, 6) im Beginn des 3. Schubes eine völlige Inkontinenz für Urin, die nicht als Folge der psychischen Veränderung zu erklären war. Entsprechend dem Harnzwang gibt es auch einen *Stuhlzwang* mit dauerndem Drang zur Entleerung.

Ein schizophrener Patient (II, 73) mit einem coenaesthetischen Syndrom, das in wechselnd starker Ausprägung seit 10 Jahren besteht und jetzt (1954) erstmals zur psychiatrischen Untersuchung führte, berichtet neben den Leibsensationen sowie vegetativen Störungen wie Hyperhidrosis, Frösteln, kalte Acren, nächtliche Anfälle verstärkter Herzaktion über „Stuhlzwang": Seit Beginn seines Leidens habe er es mit dem Stuhlgang, Verstopfung wechsle mit Durchfällen; zeitweise, meist für die Dauer von 6—8 Wochen, habe er ein dauerndes unangenehmes Gefühl, als ob er Stuhlgang habe und dann sei doch nichts.

Der Stuhl- und Harndrang bei Schizophrenen unterscheidet sich von den durch entzündliche Reizung der Blasen- oder Mastdarmmuskulatur bedingten Blasen- bzw. Darmtenesmen durch das Fehlen der Schmerzhaftigkeit. Blasenstörungen im Sinne einer Inkontinenz und Retention wurden als diencephales Herdsymptom im Rahmen seines Zwischenhirnsyndromes von STERTZ beschrieben. Bei akuter Encephalitis Economo werden flüchtige Retentionserscheinungen zentralvegetativen Ursprungs, meist mit begleitenden akinetisch-hypertonen Symptomen, erwähnt (STERN, NONNE).

Vasomotorische Symptome

Subjektive Klagen über kalte Hände und Füße, objektiv nachweisbare Störungen der peripheren Gefäßinnervation in Form *kühler, cyanotischer und feuchter Extremitätenenden* waren in den Anfangsstadien unserer Schizophreniefälle, aber auch später, keine Seltenheit. Auch in anderen Hautgebieten außer Händen und Füßen kommen solche Alterationen des Vasomotoriums vor, und zwar können der Kopf, mehr oder weniger umschriebene Bezirke am Stamm oder die Acren auch gerötet und — subjektiv und objektiv — erhitzt sein, wobei in aktiven Stadien oft ein rascher Wechsel von erhöhter und verminderter Durchblutung festzustellen ist. In manchen Fällen lassen sich solche vasomotorischen Störungen als Grundlage der früher beschriebenen thermischen Sensationen nachweisen[1]. — Bei der neurologischen Untersuchung ließ sich bei unseren frischen Fällen sehr häufig ein deutlicher roter, seltener auch ein weißer oder gemischter (roter Strich mit 2 blassen anämischen Begleitstreifen) *Dermographismus* nachweisen, der in akuten Stadien und wieder besonders bei der leibhypochondrischen Schizophrenie bis zur Quaddelbildung gehen kann.

---

[1] Manchen Leibgefühlen bei der Schizophrenie können also auch solche peripheren vegetativ-vasomotorischen, ihrerseits wieder zentral-diencephal bedingten Störungen zugrunde liegen.

Bei einem unserer Patienten (I, 7) begann die Erkrankung z. B. mit bei dem Patienten früher unbekannten Klagen über kalte Hände und Füße sowie Frösteln abwechselnd mit profusen Schweißausbrüchen, Appetit- und Schlafstörungen (der Patient wacht jede Nacht gegen 2 Uhr auf und ist mehrere Stunden hellwach), Gefühl starker Abgeschlagenheit neben mannigfachen, vor allem thermischen Körpersensationen und sensorisch ausgelösten Dysaesthesien. — Bei einem leibhypochondrischen Schizophrenen (II, 68) kam es während der Klinikbeobachtung zu einer akuten Exacerbation mit wahnhafter, an thermische und Elektrisierungssensationen anknüpfender Sterbeangst; dabei fand sich ein hochgradiger, lang anhaltender roter Dermographismus mit bis kleinhandtellergroßen Quaddeln und Plaques.

Acrocyanose findet man neben anderen vasomotorischen Störungen (Gedunsenheit des Gesichts, starke Kongestion, subjektives Hitzegefühl u. a.) beim postencephalitischen Parkinsonismus als Ausdruck einer Alteration vegetativer Zentren des Hirnstamms (STERN).

Anomalien der Schweiß- und Talgdrüsensekretion

Neben den schon erwähnten Störungen der Speicheldrüsensekretion (Hyper- und besonders Hyposalivation) ist eine vor allem palmare und plantare *Hyperhidrosis*, besonders im Erkrankungsbeginn der Schizophrenie und gekuppelt mit schizophrenen Leibgefühlstörungen, Kopfschmerzen und starker Störung des Allgemeinbefindens sowie anderen Zeichen einer vegetativen Übererregbarkeit außerordentlich häufig; objektiv läßt sich dann meist auch ein gesteigerter Dermographismus und eine Hyperreflexie feststellen. Anamnestische Erhebungen ergeben bei der überwiegenden Mehrzahl der Patienten, daß diese früher keine Störungen der Schweißsekretion aufwiesen und erst von einem bestimmten Zeitpunkt ab eine abnorm starke Schwitzneigung, „feuchte Hände" usw. auffielen. Gelegentlich sahen wir auch auf einen bestimmten Körperabschnitt *lokalisierte* oder nur eine Körperseite betreffende Hyperhidrosis.

Ein 17jähriger Schizophrener (II, 2) mit heftigen Schweißen sowie Kopfschmerzen, Tachykardie, Sensationen des Sichzusammenziehens im akuten Schub, zeigt nach eingetretener Remission eine — früher nicht vorhandene — Neigung zum Schwitzen, und zwar schwitzt er immer nur auf der linken Seite unter der Achsel und auf der Brust. Sonst besteht bei einer leichten Persönlichkeitsveränderung an körperlichen Symptomen noch ein lang anhaltender gesteigerter roter Dermographismus und ein vermehrtes Schlafbedürfnis gegenüber früher.

Neben einer erhöhten gibt es auch eine verminderte Schweißneigung bei Schizophrenen, die allerdings der üblichen klinischen Untersuchung entgeht. Die *abnorm starke Absonderung der Talgdrüsen* („Salbengesicht") bei Schizophrenen, besonders im katatonen Stupor ist bekannt. Man findet die übermäßige Talgabsonderung neben Speichelfluß und Hyperhidrosis auch bei der epidemischen Encephalitis und besonders bei postencephalitischem Parkinsonismus (nach STERN in 48% der chronischen Fälle), wo diese als Fett- oder Salbengesicht beschriebene Störung ebenso wie die Störung der Schweiß- und Speicheldrüsensekretion als Hinweis auf eine Schädigung vegetativer Zentren des Zwischenhirns gewertet wird.

Pupillenstörungen

Ein Fehlen der Pupillenreaktion auf sensible, insbesondere schmerzhafte sowie auf psychische Reize (Schreck, Angst) wie der „Pupillenunruhe" (sog. Bumkesches Zeichen) soll nach BUMKE außer bei der Schizophrenie nur noch bei anderen, durch schwere organische Hirnveränderungen bedingten Verblödungsprozessen, nie aber bei Gesunden, Psychopathen oder Cyclothymen vorkommen. Sodann gibt es ebenso wie bei der Encephalitis epidemica, auch bei der Schizophrenie und am häufigsten im schweren katatonen Stupor, eine passagere absolute Pupillenstarre (A. WESTPHAL).

Im Beginn der Schizophrenie sahen wir bei unseren Patienten *abnorm weite
Pupillen* nicht allzu selten; die Erweiterung der Pupillen fällt den Kranken selbst
auf und wurde oft spontan bei der Erhebung der Anamnese angegeben. In der Schi-
zophrenieliteratur fanden wir in Publikationen von GJESSING sowie von RIEBE-
LING eine Pupillenerweiterung im Beginn psychotischer Phasen erwähnt.

RIEBELING berichtet über eine seit 22 Jahren laufende Psychose mit alle 3 Monate auftretenden Perioden von Rededrang, Aggressivität usw., bei der vor Ausbruch der Phasen neben
schlechtem Schlaf sehr weite Pupillen bestanden. GJESSING sah bei seinen Untersuchungen
am Stuporbeginn im Rahmen ausgeprägter vegetativer Schwingungen neben Veränderungen
der Pulsfrequenz und Gesichtsfarbe, Schweißabsonderung u. a. einen Wechsel der Pupillen-
größe.

Eine wechselnde Weite und Reaktion der Pupillen (wechselnde Differenz, zeitweise oder dauernde Herabsetzung der Reaktion bis zur Starre) gehört zu dem von
STERTZ aufgestellten Zwischenhirnsyndrom. HESS konnte durch Reizung im
dorsalen Hypothalamus Pupillenerweiterung erzielen, die mit einer Herabsetzung
der Reizschwelle motorischer Effekte einherging. Es steht nach den Erfahrungen
von HESS sowie von STERTZ u. a. nichts entgegen, die unabhängig von psychischen
Vorgängen vorhandene *Mydriasis im Beginn mancher Schizophrenien als Zwischenhirnsymptom* anzusehen.

Störungen der Schlaf-Wach-Regulation

Störungen der Schlaf-Wach-Regulation, die heute als relativ sichergestellte
Funktion des Zwischenhirns gilt (EWALD, GAGEL, HESS), in Form von *Schlaflosigkeit, erhöhtem Schlafbedürfnis, abnorm tiefem oder langem Schlaf oder Schlaf-
inversion* waren bei unseren schizophrenen Kranken häufig, insbesondere im Beginn.
Phasen von Schlaflosigkeit können dabei mit solchen von abnorm langem und
tiefem Schlaf wechseln.

Bei einem leibhypochondrischen Schizophrenen (I, 45) bestand einige Monate lang eine
quälende Schlaflosigkeit, die mit einem Mal und ohne besondere therapeutische Maßnahmen seit
3 Wochen vor der Klinikaufnahme verschwand; der Schlaf war jetzt im Gegenteil besonders
tief und länger als früher. — Ein anderer Patient (I, 7) wacht im Beginn der Schizophrenie
jede Nacht gegen 2 Uhr auf und bleibt jeweils bis 5 Uhr wach, um dann wieder einzuschlafen.

Bei einer Reihe von Patienten waren anamnestische Angaben zu erhalten, daß
die Psychose mit Müdigkeit, erhöhtem Schlafbedürfnis und ausgesprochener
Schläfrigkeit begonnen hatte; man erfährt etwa von den Patienten über den
Psychosebeginn: „Es begann damit, daß ich mich immer müde und schläfrig
fühlte; ich hätte den ganzen Tag schlafen können" (II, 17). Daß die Schizophrenie
„sehr häufig, ja eigentlich immer" mit Schlafstörungen beginnt, ist nach EWALD
(1939) von erheblicher lokalisatorischer Bedeutung.

Störungen der Thermoregulation

Auch bei der Wärmehaushaltregulation steht das Zwischenhirn bzw. der Hypothalamus ganz im Vordergrund. Bei der Schizophrenie sahen wir als Störung der
Thermoregulation aufzufassende Symptome in Form einer *gesteigerten Kälteempfindlichkeit, Frieren und Frösteln.*

Am Beginn des Schubes tritt oft neben Schlaf- und Appetitstörung, Störung des Allgemeinbefindens usw. Frieren und Frösteln, in einem Teil der Fälle anfallsweise bzw. phasisch und
im Wechsel mit starkem Schwitzen auf. Einer unserer Patienten (I, 7) gebrauchte deshalb im
August bei heißer Witterung eine Bettflasche. — Bei einem 25 jährigen Schizophrenen (III,

34) war schon zur Zeit der 1. Manifestation des Psychose eine extreme Kälteempfindlichkeit und außerdem eine „juvenile" Hypertonie aufgetreten, die bis jetzt — nach 9 Jahren — unverändert fortbesteht; auf der Station war der Patient, bei dem außerdem zeitweise tetaniforme Anfälle bestanden, dadurch aufgefallen, daß er für die Nacht 6 Wolldecken benützte, während die übrigen Patienten mit einer bis allenfalls 2 Decken auskommen. — Ein anderer Patient (II, 80) mit Leibgefühlstörungen im Sinne von Vergrößerungs- und Verkleinerungserlebnissen zeigte jeden Morgen nach dem Aufstehen „beim Übergang vom Warmen ins Kalte" ein 10 min anhaltendes Zittern am ganzen Körper mit unwillkürlicher und unkoordinierter Aktivität der Körpermuskulatur.

Bei diesem Phänomen scheint es sich um einen pathologisch gesteigerten (bzw. schon bei relativ geringer Beanspruchung der Temperaturregulation auftretenden) der Unterkühlung entgegenwirkenden, zentralregulatorischen Schutzmechanismus zu handeln, wie ihn HESS im Tierexperiment als „*Kältezittern*" (Shivering) beobachtete; er sah Effekte im Sinne des „Kältezitterns" als Reizsymptome der diencephal-telencephalen Übergangszone. Eine solche anscheinend dem Kältezittern entsprechende unkoordinierte und unwillkürliche Aktivität der Körpermuskulatur kommt nun bei Schizophrenen auch ohne thermische Belastung vor und ist vielleicht auch dann als diencephales Reizsymptom aufzufassen. Ebenso scheint bei der Schizophrenie, besonders initial, die oben beschriebene anfallsweise Tachy- und Polypnoe, die nach HESS wie das „Hacheln" Ausdruck einer auf Entwärmung abzielenden Reaktion ist, ohne nachweisbare Inanspruchnahme der Temperaturregulation (Anstieg der Umgebungstemperatur) vorzukommen.

Gewichtsschwankungen

An Störungen des Stoffwechselgeschehens sind die Gewichtsschwankungen nach oben und unten bei der Schizophrenie am häufigsten. *Zu- und Abnahme des Körpergewichtes* treten dabei unabhängig von Appetitstörungen und der Menge der Nahrungszufuhr auf.

Bei einem Patienten (I, 30) begann die Erkrankung mit starkem Schwitzen an Händen und Füßen, anfallsartigen Zuständen von Zittern am ganzen Körper, Leibsensationen („Brennen über dem Herz") sowie einer starken Gewichtszunahme.

Die Schwankungen und Eigenarten des Körpergewichtverhaltens bei psychiatrischen Krankheitsbildern wurden von REICHARDT als cerebrales Herdsymptom aufgefaßt, das auf den Hirnstamm hinweise; er erkannte in Körpergewichtsanstieg, Initiativelosigkeit und Affektverarmung bei der Schizophrenie koordinierte Symptome des gleichen Hirngeschehens. Die Gewichtsschwankungen bei endogenen Psychosen sind also wie die Wasserhaushaltstörungen Ausdruck diencephal gesteuerter pathologischer Stoffwechselvorgänge, wie nach EWALD schon die postencephalitischen Fett- und Magersuchten und der Diabetes insipidus nahelegen. Außer den Gewichtsschwankungen gibt es bei der Schizophrenie auch *trophische Störungen* bis zum Marasmus ohne wesentliche Gewichtsveränderung.

Hier ist das von KRETSCHMER herausgehobene Körperbaubild der „Puberaldystrophie" anzuführen, das anscheinend Beziehungen zu bestimmten Verlaufsformen der Schizophrenie aufweist, doch nach den Untersuchungen von SCHIFFER pneumencephalographische Veränderungen zeigt, die sich von dem bei der Schizophrenie von uns festgestellten pneumencephalographischen Hirnstammsyndrom durch das gleichzeitige Vorhandensein einer Erweiterung der periencephalen Räume (grobe Oberflächenzeichnung und Erweiterung der Basalzisternen) unterscheiden.

Hier sind auch die schon bei jugendlichen Schizophrenen im Bereich der unteren Extremitäten vorkommenden *Ödeme* ohne nachweisbare Ursache zu nennen, wie sie bei einem unserer leibhypochondrischen Fälle seit 4 Jahren in wechselnder Intensität an beiden Knöcheln bestehen (II, 73; s. auch E. BLEULER und REICHARDT).

Zittererscheinungen und andere motorische Symptome

Ein *Zittern der Hände und Finger, der Lider und der Zunge* in Form eines ziemlich regelmäßigen, fein- bis mittelschlägigen Tremors tritt in bestimmten Stadien der Schizophrenie und wieder mit Vorliebe initial, meist längere Zeit (Tage bis Wochen oder Monate) persistierend und unabhängig vom psychischen Zustand auf. Außerdem beobachtet man kurzdauernde, *anfallsartige Zustände von Zittererscheinungen* an Armen und Beinen oder am ganzen Körper (s. auch oben „Kältezittern"). Solche oft mit Gleichgewichtsstörungen (Taumeln und Gangunsicherheit, wie wir es bei den „kinaesthetischen" und „vestibulären" Sensationen beschrieben — S. 216) verbundenen Tremorerscheinungen veranlaßten DUFOUR, von einer „cerebellaren Form" der Dementia praecox zu sprechen.

Die Patienten berichten in der Anamnese etwa ein „Zittern für 5 oder 10 min", das unvermittelt und „ohne jede Aufregung" einsetzt (I, 45), ein gelegentliches plötzliches „Durchschütteln des ganzen Körpers" (I, 9). Ein leibhypochondrischer Patient (II, 65) verspürte ein Zittern der Beine und Arme, ein „stromartiges Durchzittern" im linken Bein, das objektiv für die Dauer von etwa 2 min als deutliches Vibrieren sichtbar ist. — Ein völlig wirklichkeitsferner, kontaktloser junger Schizophrener mit erheblicher formaler Denkstörung (II, 86) zeigte über Monate einen hochgradigen mittelschlägigen Tremor der Finger sowie einen Tremor der Lider und der Zunge neben einem starken roten Dermographismus mit einer ausgeprägten Hyperhidrosis.

Andere motorische Reizerscheinungen bei unseren Schizophrenen waren *tetaniforme und atonische* (Erschlaffungs-) *Anfälle*, die seltener und nur episodär während relativ kurzdauernder Abschnitte des Prozesses vorkommen.

Bei einem Patienten (II, 63), bei dem die Schizophrenie zu einem leichten Defekt geführt hat, traten seit Mai 1952 etwa alle 4 Wochen im Erscheinungsbild typisch tetaniforme, auch vom Arzt beobachtete, tonische Krampfanfälle auf; die Blutcalziumwerte lagen dabei stets im Bereich der Norm. Zeitweise kam es an Stelle der tonischen Krämpfe zu „Zitteranfällen", die ½ Std dauerten und mit Benommenheitsgefühl im Kopf und „Herzbeklemmung" begannen. Nach 2 Jahren verschwanden die Anfälle vollständig. — Bei einem Schizophrenen mit stärkerem Defekt (IV, 9), bei dem die Erkrankung vor Jahren mit „Herzanfällen" (plötzliches Aussetzen des Herzens, Schwindel und Erbrechen) begann, kommt es jetzt in größeren Zeitabständen zu Anfällen mit Herzklopfen und Angstgefühl, bei denen er plötzlich bei klarem Bewußtsein in sich zusammensinkt und sich erst nach etwa 10—15 min langsam wieder aufraffen kann.
Solche *Erschlaffungsanfälle* sahen wir auch bei unseren organisch ausmündenden, nicht im Material enthaltenen Schizophrenen und Cyclothymen: Die Patienten können dabei sich plötzlich nicht mehr auf den Beinen halten und stürzen zu Boden oder haben, bei intensitativ schwächerer Ausprägung, das Gefühl „wie wenn man plötzlich in sich zusammenfallen müsse". Anscheinend kommen solche Anfälle plötzlichen Tonusverlustes mit Erschlaffung und Bewegungsunfähigkeit der Skeletmuskulatur nur bei Schizophrenen mit stärkerer Hirnatrophie vor. Es bestehen offensichtlich Beziehungen zu den Sensationen plötzlicher motorischer Schwäche, wie wir sie bei den Leibgefühlstörungen beschrieben, und den „Starrezuständen" (sog. Wachanfälle); dort steht mehr die passagere Störung der Motilität, hier eine solche des Muskeltonus im Vordergrund.

Den Erschlaffungsanfällen u. E. vergleichbare Zustände sah HESS bei elektrischer Reizung im vorderen Hypothalamus; die Katze sackt aus der Haltung, in der sie sich gerade befindet, in sich zusammen.

Ein eigenartiges motorisches Symptom, das wir wegen der Ähnlichkeit mit bestimmten „schnuffelnden" Bewegungen der Nasenflügel bei Kaninchen „*Kaninchensymptom*" heißen, fiel uns in akuten Stadien der Schizophrenie und besonders bei kataton-substuporösen und einfachen Formen auf. Es handelt sich dabei um rhythmische Bewegungsabläufe an den unteren, die Nasenlöcher umgebenden Abschnitten der Nasenflügel, ein Weiter- und Wieder-enger-werden der Nasenlöcher, das von den Patienten selbst meist nicht bemerkt wird. Die rhythmischen Bewegungen der Nasenlöcher treten in einem Teil der Fälle gleichzeitig mit grimassierenden Gesichtsbewegungen oder einer mehr ticartigen Gesichtsunruhe auf; obschon sie gewöhnlich auf Aufforderung nicht oder nur kurze Zeit unterdrückbar sind, hören sie manchmal von selbst auf, wenn man die Aufmerksamkeit darauf lenkt.

HESS sah an der Katze bei elektrischer Reizung im Hypothalamus ein offenbar ähnliches Symptom, nämlich ein gesteigertes, dem Atmungsrhythmus synchrones Bewegen der Nasenflügel, das z. T. mit Atmungsaktivierung, in anderen Fällen mit Abnahme der Atemfrequenz einherging. Einen Synchronismus mit dem Atemrhythmus konnten wir bei den rhythmischen Nasenflügelbewegungen unserer Schizophrenen nicht feststellen.

Sensorische Störungen

Bestimmte eigenartige Seh- und Hörstörungen ohne ophthalmologisch bzw. otologisch objektivierbaren Befund wurden von unseren schizophrenen Patienten wiederholt angegeben. In einzelnen Fällen fanden sich Wahrnehmungsstörungen im Sinne einer *Mikro- und Makropsie.*

Ein 23jähriger Patient (II, 80) berichtete während der stationären Beobachtung über Erlebnisse veränderter optischer Wahrnehmung. „Seit einigen Tagen sehe ich mit einem Mal alles ganz klein und in weite Ferne gerückt, dann wieder ganz nahe und größer als sonst. Das kommt plötzlich mit einem Zittern in den Augen und dauert jeweils 5—10 min". Er habe schon zuhause, wohl schon seit 1 Jahr die Gegenstände gelegentlich mal weiter fort und dann wieder ganz in der Nähe und vergrößert, auch doppelt und 3fach gesehen, und sei dann jeweils „schwindelig" dabei geworden. Gleichzeitig mit den Sehstörungen bestanden mannigfache, für den Patienten äußerst unangenehme Leibgefühlstörungen, besonders Vergrößerungs- und Verkleinerungserlebnisse und thermische Sensationen (Dicker- und Breiter-, Länger und Größerwerden, Klein- und Schmalwerden einzelner Körperteile, Dick- und Heißwerden des Gesichts, Gefühl, „grenzenlos zu sein" usw.). Die Störungen des Raumerlebens und auch die Körperschemastörungen verschwanden nach 5 Wochen und Einleitung einer Megaphenkur vollständig, während andere schizophrene Erlebnissymptome fortbestanden.

Häufiger klagen die Patienten, in erster Linie im Beginn eines Schubes, über *undeutliches und unscharfes, „Verschwommen"- und „Trüb"-Sehen.*

Ein Patient im 1. Schub sieht die Gegenstände „ganz verschwommen" (II, 41), bei einem anderen Schizophrenen (II, 87) beginnt die Erkrankung mit Anfällen von Übelkeit, Brechreiz und starkem Kopfdruck, in denen er fast nichts mehr sah, „so wie blind" war. Auch außerhalb der Anfälle sieht dieser Patient „verschwommen", „wie durch einen Schleier". Ein leibhypochondrischer Schizophrener (II, 65) gibt an, er sähe seit Beginn seiner Störungen oft „trüb", entfernt und „verblendet".

Außer dem Verschwommen- und Undeutlichsehen gibt es verschiedenartige, schwer faßbare *Qualitätsverschiebungen der Empfindungen,* z. B. werden die Gegenstände von einem Patienten, bei dem im 1. und 2. Schub auch eine Makropsie und verschwommenes Sehen bestand (IV, 3), „blaß, fahl und verzerrt" gesehen.

Hörstörungen bei der Schizophrenie begegnen im Beginn der Schübe in Form einer *Intensitätsabnahme der Gehörswahrnehmungen,* eines herabgesetzten, dumpfen, leisen und entfernten Hörens. So gab es in unserem Krankengut neben cyclothymen auch schizophrene Patienten, die zunächst wegen „dumpfem Hören" oder „trübem, verwischtem Sehen" den Augen- oder Ohrenarzt aufsuchten.

Ein Schizophrener (II, 72) verspürte im Beginn jedes Schubes ein „Schwächerwerden des Gehörs", „Geräusche und Töne verschwinden wie beim Einschlafen", „alles kommt wie aus weiter Ferne".

Diesen bei der Schizophrenie vorkommenden Wahrnehmungsanomalien ähnliche Störungen wurden bei *organischen Hirnaffektionen im Bereich des Zwischenhirns* beobachtet.

EWALD verweist auf die Mikropsie und Makropsie bei den im Zwischenhirn ansetzenden Meskalinversuchen; sie sind nach ihm nur auf das Zwischenhirnsystem zu beziehen. BERINGER sah bei einer Hirnstammencephalitis mit diencephaler Antriebsstörung (Wechsel von Enthemmtheit und Gehemmtheit) in der Gehemmtheitsphase eine Abstumpfung des Gehörs und Makropsie sowie „als Signal des Herannahens der Gehemmtheit" eine Intensitätsverminderung aller Sinnesleistungen. Ein von PÖTZL beobachteter Patient mit rechtsseitigem Thalamussyndrom, bei dem anfallsweise Körpersensationen wie Levitations- und Vergrößerungserlebnisse auftraten, hatte in den Anfällen und auch im Intervall Zustände, in denen er von rechts alles undeutlicher, flimmernd und verschwommen sah.

Die Intensitätsveränderung der Sinneswahrnehmungen im Sinne eines *Absinkens der Frische aller Sinnesempfindungen* kommt, ebenso wie die Veränderungen auf einzelnen Sinnesgebieten (Intensitätsabnahme der Gesichts- oder Gehörswahrnehmungen), im Beginn schizophrener Schübe vor: Die Umwelt scheint dunkler, die Töne leiser, der Geschmack läßt nach, die Oberflächen- und Tiefenempfindungen am eigenen Körper sind verändert (S. 200).

Störungen einzelner Vitaltriebe

Veränderungen einzelner elementarer Vitaltriebe waren bei unseren Kranken wiederum besonders im Initialstadium der Psychose zu beobachten, wobei sich auch hier die für die Zwischenhirnerscheinungen als charakteristisch angesehene Gegensätzlichkeit der Symptome im Sinne der Herabsetzung und der Steigerung zeigte. Es handelt sich im wesentlichen um quantitative Veränderungen elementarer Triebe wie Hunger (Appetit), Durst, Bewegungsbedürfnis, Sexualität; aber auch qualitative Abwandlungen und Perversionen einzelner Vitaltriebe kommen vor. In einem Teil der Fälle sind nicht einzelne Triebe gesteigert oder vermindert, sondern mehrere Einzeltriebe gemeinsam verändert; schließlich gibt es eine Herabsetzung und Abstumpfung sämtlicher Vitaltriebe, entsprechend der oben erwähnten Intensitätsverminderung der „höheren", gegenständlichen Sinnesempfindungen (Gesichts- und Gehörsempfindung) und nicht selten mit ihr gekoppelt. Von den Veränderungen des Appetits sieht man häufiger eine z. T. mit herabgesetztem Durstgefühl verbundene *Anorexie;* aber auch eine kürzere oder längere Zeit bestehende *Hyperorexie* (Heißhunger bis zur Freßsucht) allein oder abwechselnd mit Anorexie, kommt vor.

Bei einem 17jährigen Schizophrenen (II, 18) ging dem Ausbruch der Psychose eine 6 Monate dauernde, plötzlich beginnende Phase von Hyperorexie voraus; nach der Mutter begann der Junge unvermittelt wahllos riesige Mengen zu essen, wobei es ihm völlig gleichgültig war, was es gewesen sei; dauernd habe er unter einem starken Hungergefühl gelitten. Nach einer dazwischenliegenden Zeit mit normalem Appetit kam es zu einer Phase mit ungestörtem Hungergefühl, in der der Patient durch ein starkes, vorher an ihm ungewohntes Bedürfnis nach Süßigkeiten auffiel und immerfort Schokolade, Bonbons, Pralinen, Gebäck und dergleichen verlangte. — Die ersten Anzeichen der Erkrankung waren bei einem anderen Patienten (I, 8) neben Schlaflosigkeit bei gleichzeitiger Müdigkeit und Abgeschlagenheit eine völlige Appetitlosigkeit. — Ein Schizophrener (II, 40), der zunächst ein cyclothym-depressives Bild mit Gefühl der Gefühllosigkeit und vitalen Mißgefühlen bot, zeigte im Rahmen einer Abstumpfung sämtlicher Vitaltriebe ein gänzliches Daniederliegen des Hunger- und Durstgefühles. „Ich trinke und esse nur, um getrunken und gegessen zu haben". — Manche Kranken klagen über Appetitsteigerung, ein „dauerndes, nicht unterdrückbares Hungergefühl" (III, 17).

Die *Durstempfindung* kann gesteigert oder herabgesetzt sein. So begann die Schizophrenie bei einem 32jährigen Patienten (III, 18) mit starken periodischen Kopfschmerzen, morgendlichem Erbrechen, Zitter- und „Luftnot"-Anfällen (s.o.) sowie einem starken, imperativen Durstgefühl, das im Verlauf der Elektroschockbehandlung wieder verschwand.

Veränderungen elementarer Vitaltriebe scheinen auch bei einem Teil derjenigen Patienten vorzuliegen, die im Beginn der Erkrankung und oft vor Einsetzen einer psychischen Veränderung durch einen unvermittelt auftretenden *suchtähnlichen Nikotin- oder Alkoholabusus* auffallen. Die Angehörigen berichten dann über eine plötzlich aufgetretene, ihnen ganz unbegreifliche Rauch- oder Trunksucht bei jungen Menschen, die früher Nichtraucher waren und den Alkohol mieden.

Ein junger Ingenieur (III, 2), bei dem sich später erst eine schizophrene Symptomatik entwickelte, bisher Nichtraucher und abstinent, fing plötzlich und unmotiviert an unmäßig zu rauchen und zu trinken; nach etwa ½ Jahr wurde er wegen alkoholischer Exzesse von seinem Arbeitsplatz entlassen. — Bei einem anderen Patienten (II, 43) kam es vor dem 2. Schub zu einer hochgradigen Appetitlosigkeit neben „Herzanfällen" und thermischen Sensationen; zur gleichen Zeit fing er an stark und hemmungslos zu rauchen. — Eine Reihe von Patienten fielen zunächst durch Alkoholexzesse auf; ein Patient (II, 65), bei dem im übrigen seit ½ Jahr vielfältige Körpersensationen auftraten, berichtet darüber: „Früher lag mir nichts an Alkohol, jetzt habe ich ein direktes Verlangen danach, dem ich nicht widerstehen kann". — Ein jugendlicher Hebephrener im 1. Schub (II, 21), bisher Nichtraucher, wird auf der Station durch seine hemmungslose, nach der Mutter seit 3 Monaten aufgetretene Rauchsucht lästig; er ist fortgesetzt damit beschäftigt, sich Rauchwaren zu beschaffen, Mitpatienten und Pfleger anzubetteln, läßt sich immer wieder zu skrupellosen Diebstählen von Zigaretten, Tabak usw. hinreißen; nachmittags im Krankenhausgarten sammelt er die Kippen auf, um aus ihnen Zigaretten zu drehen. Im Verlauf einer Insulinkur verschwindet die Gier nach Zigaretten vollständig.

Auch das Umgekehrte, eine plötzliche *Nikotinabstinenz* bei Schizophrenen, die früher starke Raucher waren, kommt vor.

Ein junger Patient (II, 83) mit Schlaf- und Appetitstörung, „Herzanfällen", anfallsartiger Tachykardie und Körpersensationen, Hypertonie u. a., neu aufgetretenen und als zentralvegetativ aufgefaßten Symptomen (Nykturie, periodische Obstipation abwechselnd mit Durchfällen, Hyperhidrosis, Acrocyanose, Hyperreflexie, Tremor u. a.) hört etwa zur gleichen Zeit, als die Leibgefühl- und vegetativen Störungen einsetzen, auf zu rauchen (früher 15 bis 20 Zigaretten täglich). Der Patient wurde, ehe erstrangige schizophrene Erlebnissymptome auftraten, wiederholt stationär behandelt und als „vegetative Dystonie" bzw. „vegetativ labiler Neuropath" diagnostiziert.

Bei diesem Patienten kam es außerdem im Vorstadium der Schizophrenie zu einer *Abneigung gegen bestimmte Speisen bzw. Geschmacksqualitäten;* er berichtete, es sei plötzlich ein Widerwillen gegen alles Saure aufgetreten, er habe einen „richtigen Ekel" gegen saure Speisen, die er nicht mehr ausstehen könne; früher habe er gern Saures gegessen.

Ein anderer Patient (III, 17) verspürte im Beginn des 3. Schubes einen Widerwillen gegen Fett und Süßigkeiten bei gleichzeitig dauernd vorhandenem, starkem und kaum bezwingbarem Hungergefühl. — Eine entschiedene, plötzlich ohne äußeren Anlaß sich einstellende

Ablehnung bestimmter Geschmacksqualitäten fanden wir auch sonst im Beginn der Schizophrenie, während umgekehrt die neu auftauchende einseitige Bevorzugung bestimmter Geschmacksqualitäten, wie sie HIRSCHMANN bei Zuständen verschiedener Art beschrieb, nur vereinzelt beobachtet wurde (s. unten).

Andere Veränderungen vitaler Einzeltriebe fanden sich auf dem Gebiet der Sexualität als *Schwund oder Steigerung der Libido*, weiter in Form eines *gesteigerten oder herabgesetzten Bewegungsbedürfnisses;* doch läßt sich hier meist nicht sicher feststellen, ob und inwieweit es sich tatsächlich um die Störung eines einzelnen, elementaren Vitaltriebes handelt.

Für die Veränderungen im Bereich des vitalen Trieblebens, wie sie bei unseren Schizophrenen in verschiedener Kombination und mit anderen zentral-vegetativen Störungen gekoppelt vorkamen, wird seit langem eine vorwiegende Zwischenhirnbedingtheit angenommen (EWALD, STERTZ, REICHARDT, KRETSCHMER, W. R. HESS). Die Störungen des Hunger- und Durstgefühls (Anorexie, Hyperorexie, pathologische Durstempfindung), die Steigerung und Herabsetzung des Sexualund Bewegungstriebes wie auch der suchtähnliche Nikotin- und Alkoholabusus und der Widerwille gegen bestimmte Speisen bzw. Geschmacksqualitäten, der mit einem gesteigerten Hungergefühl gekoppelt sein kann und den man im Sinne eines pathologischen „Appetenzwandels" (HIRSCHMANN) deuten kann, kommen auch im Rahmen organischer Zwischenhirnaffektionen vor und werden auf eine gestörte Tätigkeit vom Zwischenhirn gesteuerter Funktionen bezogen.

STERTZ (1931) beschreibt das abnorme Hunger- und Durstgefühl als Zeichen des Zwischenhirnsyndromes, BÜSSOW Appetitstörungen bei Zwischenhirntumoren, PICHLER Appetitsteigerung bei Schußverletzungen des Zwischenhirns. Bei seiner Darstellung der Psychopathologie der Zwischen- und Mittelhirnerkrankungen hat STAEHELIN auf die Veränderungen des Sexualund Bewegungstriebes und die diencephal bedingte Rauch-, Eß- und Trinksucht besonders hingewiesen. HIRSCHMANN beobachtete einen „pathologischen Appetenzwandel" bei cerebralorganischen und funktional abnormen Zuständen verschiedener Art, besonders bei Hirnkontusionen, Encephalitis, beginnendem Parkinsonsyndrom und im Verlauf von diencephalen und thalamischen Funktionsstörungen. Er fand den Appetenzwandel stets eingebettet in einen Symptomenkomplex von Störungen der zentral-vegetativen, endokrinen und Stoffwechselsteuerung sowie circumscripter Änderung anderer Triebqualitäten und vermutet in ihm ein Symptom einer diencephal bedingten Regulationsstörung. — HESS erzielte aus einem hypothalamischen Gebiet abnorm starken „Freßtrieb" und hält es nach Beobachtungen an der Katze für möglich, daß primär durch den Reiz ein Heißhunger und damit gekoppelt eine Durstempfindung ausgelöst wird.

Diese Aufzählung vegetativer Störungen bei der Schizophrenie ist keineswegs vollständig. Manche andere, nicht allzu selten bei der Schizophrenie auftretende Symptome sind vielleicht gleichfalls zentral-vegetativen Ursprungs, so etwa die pathologische „*Wetterfühligkeit*" vieler Kranker, die nicht nur bei asthenischhypochondrischen Defekten, sondern auch initial bei früher gegen atmosphärische Einflüsse nicht empfindlichen Patienten zu beobachten ist.

Bei einem 18 jährigen schizophrenen Abiturienten (II, 20), bei dem seit 2 Jahren Phasen gesteigerten Antriebs mit solchen von Antriebshemmung abwechseln, besteht seither neben sehr ausgeprägten körperlich-vegetativen Symptomen und Leibsensationen eine ausgesprochene Wetterfühligkeit mit starker Abgeschlagenheit, Kopfdruck, Schlaflosigkeit, allgemeiner Leistungsunfähigkeit, stark herabgesetzter Konzentrations- und Auffassungsfähigkeit u. a.

Ein anderes, vielleicht hierhergehöriges merkwürdiges Symptom im Beginn der Schizophrenie sind die „*widerspenstigen Haare*": Die Haare sträuben sich, richten sich auf, stehen „zu Berg", während sie in der Remission sich wieder legen.

d) Andere mit dem Zwischenhirn in Beziehung zu setzende schizophrene Symptome

Die beiden letzten Abschnitte galten dem Versuch einer hirnlokalisatorischen Zuordnung bestimmter körperlicher bzw. „körpernaher", somatopsychischer Symptome der Schizophrenie. Wir haben schon ausgeführt, daß seit langem Störungen des elementaren Affekt- und Trieblebens, bestimmte organische Psychosyndrome mit Wesensveränderung bei Fehlen eines intellektuell-mnestischen Abbaues mit dem Hirnstamm und speziell mit dem Zwischenhirn in Zusammenhang gebracht wurden. Als Bestandteil des bei organischen Hirnerkrankungen vorkommenden Zwischenhirnsyndromes beschrieb STERTZ 1931 die sich auf alle seelischen Leistungen auswirkende „Senkung des psychischen Energieniveaus", den Mangel an psychischer Aktivität mit apathischem initiativelosem Verhalten, der — z.B. bei Fällen von progressiver Paralyse mit Fehlen von Intelligenzdefekten — eine Ähnlichkeit mit schizophrenen Defekten ergebe. Die Operationsbeobachtungen von FOERSTER (1928) bei einem großen Material von Zwischenhirn-(Hypothalamus-) Prozessen, die FOERSTER den Angriffsort der corticalen Aktivität in den Hypothalamus verlegen ließen, weisen darauf hin, daß Störungen der Dynamik seelischen Geschehens ihre Grundlage in Veränderungen der Zwischenhirnregion haben können, wie BERINGER ausführte. REICHARDT, der von Körpergewichtsuntersuchungen bei psychiatrischen Krankheitsbildern ausging, gelangte zu dem Ergebnis, daß an der Hirnbasis in der Gegend um den 3. und 4. Ventrikel „Lebenszentren" („vegetative Zentralapparate") sitzen, deren Veränderungen auch psychische Störungen bewirken. Er brachte bestimmte „psychische Zentralfunktionen" wie Gefühle, Triebe und psychische Aktivität, „Charakter und Kern der Persönlichkeit" in enge Verbindung zu den Stammganglien. Die diencephal-vegetative Genese des Trieblebens, der Gefühls- und Affektzustände, des Antriebsmangels und der Spontaneitätslosigkeit wurde weiter von EWALD herausgestellt. EWALD führt u. a. die unruhigen, inhaltlosen Drangzustände an, die bei Postencephalitis wie bei endogenen Psychosen vorkommen und erinnert an die Erfahrungen von HESS, der bei Reizung der dekortizierten Katze noch alle Ausdrucksbewegungen wilder Affektivität („Wutreaktion") beobachtete. Bei in der Literatur niedergelegten Einzelfällen von Thalamussyndromen wurden Affekt- und Antriebsstörungen wie „Antriebslosigkeit, Verlust jeder Affektivität, Mutismus" (CAIRNS), „Dämmerzustände mit triebhafter Erregung" (WALTHER), „Indolenz, Passivität, Stupor" (STRAEHELIN) gesehen. HESS sah bei Reizung im Zwischenhirn motorische Unruhe und Bewegungstrieb sowie als Folge von Ausschaltung Antriebsveränderungen, wobei ein Mangel an Spontaneität neben einer sehr trägen motorischen Reaktivität typisch ist.

Im einzelnen wurden auch die für die Schizophrenie charakteristischen psychomotorischen Störungen und Erlebnissymptome wie Halluzinationen, Wahn und Depersonalisationsphänomene auf das Zwischenhirn oder jedenfalls den Hirnstamm bezogen. Die *katatonen Impulsstörungen*, insbesondere choreiforme und athetoide Bewegungsentgleisungen, Stereotypien und automatische Wälzbewegungen, hat KLEIST mit extrapyramidalen Hyperkinesen in Parallele gesetzt und dem Striatum zugeschrieben; er sieht in den katatonen Bewegungsstörungen stammhirneigene psychomotorische Symptome.

Nach KLEIST überwiegen zwar bei den organischen Hirnstammkranken (Hirnverletzte und andere Herderkrankungen) im Durchschnitt die roheren, einfacheren, formenarmen Hyperkinesen; doch gäbe es auch hier alle Gradabstufungen bis zu den gestaltreichen Pseudospontan- und Pseudoexpressivbewegungen, die dann den katatonen Bewegungsstörungen von Geisteskranken in nichts nachgeben. Andererseits nähern sich mit der Schwere einer Psychose die Bewegungsstörungen den tieferen Stufen und gehen manchmal in echte choreatische Unruhe, Zittern und Starre von ganz organischem Gepräge über. Die *Ichzugehörigkeit* der Bewegungserscheinungen scheidet nach KLEIST psychopathologische und hirnpathologische Formen nicht scharf, da nicht für alle Bewegungsstörungen von Geisteskranken zutrifft, daß sie seelisch viel gehaltvoller und ausdrucksmäßiger sind als die von organischen Hirnkranken und vom Patienten als Ausfluß seiner Persönlichkeit erlebt werden. Wir selbst (1954) beobachteten bei nicht rubrizierbaren organischen Hirnprozessen ausgesprochen „psychomotorische", katatonschizophren aussehende Bewegungsstörungen; andererseits hatten wir auf die bei manchen Fällen schizophrener Katatonie vorkommenden organisch anmutenden Bewegungsstörungen, wie langsame, einförmig-primitive Hyperkinesen, torquierende, wälzende und strampelnde oder choreiforme Bewegungsabläufe, rhythmische und kreisende Armbewegungen, Iterativbewegungen, Stereotypien und ticartige Hyperkinesen hingewiesen.

Die die Schizophrenie kennzeichnenden psychopathologischen *Erlebnissymptome* wurden gleichfalls mit dem Diencephalon in Zusammenhang gebracht. Von einer Reihe von Autoren wird angenommen, daß das Zwischenhirn für die Entstehung optischer, aber auch akustischer und taktiler *Halluzinationen* von Bedeutung ist (KLEIST, REICHARDT, EWALD, STAEHELIN). Nach den hirnpathologischen Erfahrungen von KLEIST ist das Zwischenhirn als Entstehungsort der Halluzinose anzusehen; KLEIST fand Sinnestäuschungen bei Fällen mit Erweichungsherden im Thalamus und Höhlengrau sowie bei Tumoren der Zwischenhirnbasis und der Hypophyse und gelangte zu der Ansicht, daß die beim Halluzinierenden schadhafte Steuerung wahrscheinlich vom Thalamus ausgehe. EWALD bezieht besonders das bei den schweren akuten schizophrenen Psychosen oft stark in den Vordergrund drängende optisch-halluzinatorische, szenenhafte Erleben, das er ähnlich bei hirnstammnahen oder hirnstammlokalisierten Krankheitszuständen (Begleitpsychosen von Hypophysentumoren, Chiasmadurchschüsse, akute traumhafte Zustände von Postencephalitikern) sah, auf das Zwischenhirn. STÖRRING sah bei seinen Patienten mit Thalamuserkrankung Trugwahrnehmungen auch bei klarem Bewußtsein.

Diencephale Läsionen wie Hirnstammverletzungen und Encephalitiden können auch eine *Disposition zu echter Wahnbildung* setzen. Wahnhaftes Erleben, Bedeutungserlebnisse und Eigenbeziehungen gingen nach KLEIST bei seinen Fällen traumatischer Hirnschädigung vom Hirnstamm aus, während er solche Erlebnisse bei reinen Rindenverletzungen nicht beobachten konnte. Paranoische Umstimmungen, Fremd- und Eigenbedeutungen bei Hirnverletzten und Herdkranken treten nach ihm nur auf, wenn die Läsion bis in die Tiefe des Zwischenhirns hineinwirkt und dieses anatomisch oder nach Ausweis anderer klinischer Symptome geschädigt ist. KLEIST folgert, daß der Ausgangspunkt der paranoischen Erregbarkeitsverschiebungen wahrscheinlich im Zwischenhirn zu suchen sei. REICHARDT verweist auf paranoide Zustände und amentiaähnliche Störungen bei lokalen Hirnstammerkrankungen. Daß gerade im Bereich des diencephal-vegetativen Systems kleinste Ursachen größte Wirkungen für die Gesamtpersönlichkeit heraufführen können, zeigen nach EWALD die Erfahrungen bei postencephalitischen Wesensänderungen, die neben Triebentfesselung und -änderung gelegentlich wahnhafte Haltungen der Gesamtpersönlichkeit (Eifersuchtswahn, schizophrenieähnliche Psychosen) erzeugen können (s. auch die Fälle von BÜRGER-PRINZ und MAYER-GROSS). STECK beobachtete einen Fall eines erotischen Beziehungswahnes auf der Basis eines encephalitischen Zwischenhirnprozesses; ein solcher in die Instinktsphäre eingreifender pathologischer Prozeß stellt für ihn die organisch-biologische Wurzel der bei der paranoiden Wahnbildung wesentlichen Selbstwertbedrohung dar. Auch sog. Depersonalisationserscheinungen — soweit wir sehen, nur im Sinne von Entfremdungserlebnissen, nicht aber im Sinne der primären schizophrenen Störungen der Meinhaftigkeit (KURT SCHNEIDER) — wurden von KLEIST mit Hirnstammvorgängen in Verbindung gebracht und bei Zwischenhirnerkrankungen beobachtet, so z. B. in unmittelbarem zeitlichem Zusammenhang mit Schauanfällen bei der epidemischen Encephalitis.

Auf eine bei unseren nicht kataton erregten oder stuporösen Schizophrenen häufig vorhandene motorische Symptomatologie aus dem Bereich der organisch-endogenen, neurologisch-psychomotorischen Übergangssymptomatik sei noch aufmerksam gemacht. Wir meinen die besonders bei Kranken vom einfachen Typus zu beobachtenden verwickelten, den Zweck- und Ausdrucksbewegungen sich nähernden, eigentümlich spielerischen Hand- und Fingerbewegungen: Ein ständiges Kneten oder Reiben der Hände, zupfende und nestelnde Fingerspielereien, ein wie gedankenverlorenes, bei manchen akuten und subakuten Schizophrenen geradezu (ausdrucks-)diagnostisch verwertbares *Nägelknipsen* — motorische Entäußerungen, die man am ehesten zu den Pseudospontan- und Pseudoexpressivbewegungen, zum Teil auch zu den „Kurzschlußbewegungen" im Sinne von KLEIST rechnen kann, wie sie KLEIST bei tiefgehenden oder basalen Hirnschädigungen mit zum Teil auch autoptisch nachgewiesener Hirnstammverletzung sah. Manche dieser motorischen Entäußerungen kann man mit den grimassierenden Gesichtsverziehungen ohne Ausdruckswert in Parallele setzen und von einem *„Grimassieren der Körpermuskulatur"* sprechen. Es sind meist jugendliche Schizophrene mit einer dauernden, vielgestaltigen, noch nicht völlig neurologischen — etwa choreiformen — Bewegungsunruhe im Bereich des Körpers, die auch mit Grimassieren im Gesicht verbunden sein kann, bei gleichmütig-indifferenter Stimmungslage und ohne *innere* Unruhe; hinter diesen Bewegungsabläufen steht keine entsprechende Seelenbewegung, sie sind „leer", wie automatisch, sinnlos und ohne Ausdruckscharakter.

Damit sind wir am Ende der Darstellung möglicher Korrelationen zwischen der akuten klinischen, körperlichen und psychischen Symptomatologie der Schizophrenie und dem aufgefundenen pneumencephalographischen Hirnstammsyndrom. Wir hatten dabei das Hauptgewicht auf die körperlich-vegetativen Symptome und auf möglichst primitive, der tiefsten, somatopsychischen Schicht zugehörige psychische Symptombildungen gelegt, wie sie sich uns in den schizophrenen Leibgefühlstörungen darbieten. Wenn man eine hirnlokalisatorische Zuordnung des die Schizophrenie ausmachenden Psychosyndromes versuchen will, so wird man zunächst von solchen relativ einfach übersehbaren, vergleichsweise elementaren und primären körperlichen und körpernahen Symptomen ausgehen, die zudem als Grundsymptome im Sinne von BLEULER angesehen werden können, insofern sie zwar nicht zu jeder Zeit (s. S. 180), doch wohl in jedem Fall einer schizophrenen Erkrankung ausnahmslos vorhanden sind.

4. Die leibhypochondrische („coenaesthetische") Unterform der Schizophrenie

Wir hatten schon im pneumencephalographisch-phänomenologischen Teil neben der katatonen, paranoiden und einfachen Form eine weitere, u. E. klinisch-psychopathologisch recht charakteristische Unterform der Schizophrenie abgegrenzt

und als „leibhypochondrische Schizophrenie" bezeichnet. Es handelt sich dabei
um eine Verlaufsform, bei der die beschriebenen *Leibgefühlstörungen* das psychopathologische Bild kennzeichnen, während andersartige schizophrene Erlebnissymptome oft lange Zeit vollständig fehlen können; bei Längsschnittbetrachtung
ergibt sich jedoch, daß nach mehr oder weniger langer Zeit immer, und sei es
zunächst auch nur passager in akuten, rasch wieder abklingenden Exacerbationen der Psychose, eine Schizophrenie beweisende Symptome auftreten. Die bei
der leibhypochondrischen Form das führende Symptom darstellenden schizophrenen Körpersensationen sind, wie gezeigt wurde, qualitativ etwas anderes, als
äußerlich ähnliche Mißempfindungen des normalen und psychopathischen Seelenlebens und wurden als primäre Symptome des schizophrenen Prozesses aufgefaßt.
Sie kommen nicht nur bei der leibhypochondrischen Schizophrenie, sondern auch
bei der katatonen, paranoiden und einfachen Form und besonders initial und in
akuten und aktiven Stadien des Prozesses vor: Es verhält sich damit grundsätzlich
nicht anders als mit dem Leitsymptom der übrigen Unterformen, wo etwa katatone Impulsstörungen oder paranoide Erlebnisweisen nicht ausschließlich bei der
entsprechenden, als Typus heraushebbaren Unterform, sondern praktisch bei allen
Schizophrenen, sofern man sie nur genügend lange Zeit zu verfolgen vermag,
beobachtet werden, sich früher oder später katatone Züge der paranoiden,
paranoide Züge der katatonen Form usw. beimischen. *Erst wenn leibhypochondrische Symptomatik,* die oft allerdings nur in bestimmten Stadien und Exacerbation der Erkrankung in ihrer charakteristischen schizophrenen Form erkennbar
wird, *über längere Zeit das Bild beherrscht,* sprechen wir von „leibhypochondrischer
Schizophrenie". Wir geben zunächst eine Krankengeschichte zur Veranschauli-
chung dieser Unterform der Schizophrenie.

Alfred B. (II, 70), 35jähriger Landwirt, Klinikaufenthalt vom 1. 7. bis 25. 9. 1955.
Vorgeschichte: 5 Geschwister, 1 Schwester leidet an Schizophrenie. Normale Geburt und
Entwicklung. Abgesehen von einem Magengeschwür (1952) nie krank. Der Patient war ein
mittelmäßiger Schüler und arbeitet seit der Schulentlassung in der eigenen Landwirtschaft.
1940 bis 1945 bei der Wehrmacht, 1944 Granatsplitterverletzung am rechten Unterarm und
rechten Oberschenkel. Seit 4 Jahren betreibt er neben seiner Landwirtschaft einen kleinen
Handel in Futtermitteln. Seit 1953 verheiratet, ein gesundes Kind.

Über die Entwicklung seiner Beschwerden lassen wir den Patienten im
wesentlichen selbst berichten.

1947, im Alter von 27 Jahren, habe er zum 1. Mal bemerkt, daß sein Befinden nicht mehr
so wie früher gewesen sei. Damals habe er plötzlich eines Morgens zwischen den Schulterblättern in einem fünfmarkstückgroßen Bezirk ein „drückendes Brennen" verspürt; die Schmerzen
habe er 2 Jahre lang in wechselnder Stärke und geringer bei Ablenkung an derselben Stelle
gespürt, bis sie eines Morgens ganz plötzlich und von allein wieder verschwunden seien (bei
einer Untersuchung in der Medizinischen Poliklinik wurde seinerzeit die Diagnose einer vegetativen Dystonie gestellt). Er sei dann 1 Jahr lang bis auf ein unangenehmes Drücken in der
Magengegend beschwerdefrei geblieben. 1950 sei es mit dem Magen richtig losgegangen
und sei seither nicht mehr verschwunden. Er habe ein „brennendes Druckgefühl" verspürt,
zwar nicht so stark, doch ähnlich wie der brennende Schmerz zwischen den Schulterblättern;
vom Magen aus sei es in den Hals hochgezogen und außerdem habe sich ein Druck auf der Milz,
Leber und Galle eingestellt; in diesem Jahr habe er auch manchmal erbrochen. Er sei häufig
zum Arzt gegangen, doch keiner habe ihm helfen können. Seit 2 Jahren (seit 1953) habe es
auch mit dem Herz angefangen. Er habe damals plötzlich einen „*Stromstich*" durch das Herz
verspürt, „ein *Gefühl der Kraftlosigkeit im ganzen Körper, Arme und Beine wie lahm*", sei dann
3 Tage im Bett gelegen. Seit dieser Zeit habe er dauernd einen Druck am Herzen, zeitweise auch

ein Brennen; wegen der Herzschmerzen habe er öfters kürzere und längere Zeit mit der Arbeit ausgesetzt. 3 Monate nach Beginn der Herzbeschwerden sei ein Druckschmerz am Hals, meist auf der linken Seite, aufgetreten; er habe das Gefühl gehabt, als ob der *Hals einmal ganz dünn und dann wieder dick* würde.

Letztes Jahr (1954) vom August bis zum Oktober habe er sich verhältnismäßig wohl gefühlt, wie früher in gesunden Tagen und er habe von morgens bis abends gearbeitet. Ende Oktober sei dann plötzlich morgens beim Aufstehen wieder der Herzdruck gekommen, genau wie vorher: ein Stechen, Brennen und Drücken. Er habe aber immer noch gearbeitet bis zum „völligen Zusammenbruch" Ende Dezember. Damals habe er bei einer Arbeit im Wald plötzlich für einen Moment nicht mehr gesehen, eine *seltsame Kälte im ganzen Körper* verspürt, „wie eine Erstarrung", gleichzeitig sei eine furchtbare *Angst, sterben zu müssen*, über ihn gekommen („jetzt ist es fertig"). Er sei dann 4 Wochen im Bett geblieben, habe stark geschwitzt und habe ein benommenes Gefühl gehabt im Kopf „wie wenn man mit einem Holzhammer auf den Kopf geschlagen hätte". Im Februar habe er zwischendurch einige gute Tage gehabt; an den schlechten Tagen habe er die *Gesichtszüge seiner Frau so fremd*, so entstellt erlebt und beim Einschlafen, aber auch tagsüber, wenn er hellwach im Bett gelegen sei, das Gefühl gehabt, das *Bett gehe unter seinem Körper fort und er hänge frei in der Luft*. Er habe sich nicht mehr unter Menschen getraut und geglaubt, man beobachte ihn, die Leute würden über ihn sprechen oder ihn auslachen. Er habe fast völlig den Appetit verloren, das Drücken im Magen und im Hals sei wieder vermehrt losgegangen, dabei habe er *Schmerzen in den Knien und den anderen Gelenken* gespürt und ein dauerndes *Kältegefühl* in den Füßen. Oft habe er seiner Frau gesagt: „Frau, mach dich stark, es passiert was, ich merke, daß ich hinübergehe".

In den letzten Wochen sei besonders nachts ein *Brennen im Geschlechtsteil* aufgetreten; das habe in der Blasengegend angefangen, „während des Brennens zog sich der linke und der rechte Hoden krampfartig zusammen, mal links, dann rechts, das Verkrampfte ist dann langsam wieder weggegangen, *wie ein Ball, der sich langsam wieder ausdehnt*". Seit 3 Monaten sei das Brennen wieder völlig verschwunden, es sei aber eine völlige Energie- und Lustlosigkeit über ihn gekommen, er habe nichts mehr gearbeitet, sei meist im Bett gelegen. Seit 10 Wochen habe er am ganzen Körper stark schwitzen müssen, seit 5 Wochen fühle er ein *Kältegefühl*, „das zog von den Füßen immer weiter nach oben bis zur Leiste, ergriff dann auch die Hände und dehnte sich von Tag zu Tag weiter nach oben auf die Arme aus, bis es auf einmal am ganzen Körper vorhanden war". „Ich spüre keine Wärme und kein Gefühl mehr am Körper, *spüre meinen eigenen Körper nicht mehr*, habe einfach kein Körpergefühl mehr, nicht mehr das Gefühl, daß mein Körper noch mir gehört. Ich spüre, daß ich hier sitze, aber das Gefühl ist fremd." Manchmal fühle er sich *wie elektrisiert*, das ziehe vom Magen in den Darm, ins Geschlechtsteil und von dort in den Kopf. Er habe sich schon aufhängen wollen vor lauter Schmerzen, sei mit dem Kopf gegen die Wand gerannt und habe geschrien vor Schmerzen. Es sei am Herz „wie Strom, als ob man elektrisiert würde, das dauert 2 Std oder auch ½ Tag". Drüben in der Klinik habe er deutlich den Eindruck gehabt, daß man ihn beobachtete und sich über ihn unterhalte. Schon vor einigen Monaten sei er vom Nervenarzt untersucht worden, weil sein Gefühl auf der Haut schon damals nicht mehr richtig gewesen sei. In letzter Zeit sei ein „Herzanfall" nach dem anderen gekommen: Es sei plötzlich eine *Übelkeit* und ein *Brechreiz* mit einem starken brennenden Schmerz am Herzen aufgetreten, das Denken habe ausgesetzt, er sei umgefallen und habe das Gefühl gehabt, sterben zu müssen. Außerhalb der Anfälle gebe es ab und zu ein „Schuksen" im Körper, dann bleibe der Herzschlag aus. Irgendetwas im Körper habe sich umgestellt, aber das Gefühl ändere sich immer. In der Klinik habe man ihn, wie schon 1954, als einbildungskrank bezeichnet.

Hier klagt der Patient „mit matter Stimme eine Fülle von grotesken, bizarren Körpersensationen, fürchtet, sterben zu müssen, bringt aber diese Sterbeangst ohne adäquate affektive Beteiligung vor. Im formalen Denken wirkt er zeitweise leicht zerfahren, ist manchmal schwer auf die exakte Beantwortung einer Frage zu fixieren. Der Kontakt bleibt oberflächlich, die affektive Schwingungsfähigkeit des Patienten ist deutlich eingeschränkt". Später berichtet der Patient seine Beschwerden streckenweise mit durchaus „adäquatem" Affekt, wohl distanziert, objektivierend und sachlich, doch nicht — wie bei der Klinikaufnahme — matt und gleichmütig oder in einer Gefühlslage seltsam fern und unangepaßt wirkender Gehobenheit, als ob ihn alles im Grunde gar nichts anginge. Er spricht dann flüssig und ungehemmt, oft mit erstaunlicher Kritik, verständig und diskussionsfähig seinen

Beschwerden gegenüberstehend. Dann wieder erscheint er deutlich und tief beeindruckt, depressiv-verzweifelt, dem Weinen nahe und von der ängstlichen Überzeugung beherrscht, daß ihm nicht mehr zu helfen, er hoffnungslos krank sei. ,,Ich weiß ja, daß ich aus der Krankheit nicht mehr herauskomme. Mich haben sie verkehrt behandelt, ich hab schon so viele Protokolle gegeben und keiner hat mir helfen können.'' Im ganzen ist das affektive Verhalten außerordentlich wechselnd und uneinheitlich.

Der *körperliche und neurologische Befund* ist, abgesehen von den Zeichen einer Übererregbarkeit des vegetativen Nervensystems mit sehr lebhaften Eigenreflexen, Hyperhidrosis und Fingertremor regelrecht.

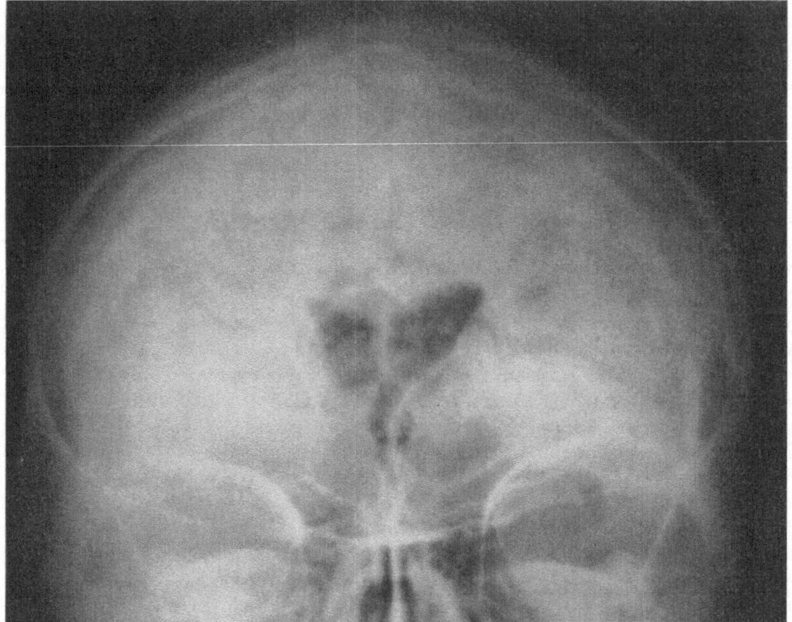

Abb. 91

Im *Pneumencephalogramm* fand sich eine Erweiterung der inneren Liquorräume im Bereich des linken Seitenventrikels und des 3. Ventrikels (s. Abb. 91 und Tabelle II, 70).

Nach einer Elektroschockbehandlung ergibt sich eine gewisse subjektive Besserung: Sein Zustand sei ,,zu 50%'' besser geworden und er stelle fest, daß er jetzt wieder mehr Interesse und Energie besitze als zuvor, ,,mehr Sehnsucht und mehr Gedanken für meine Frau und Kinder''. Doch fühle er sich noch nicht gesund, es sei noch kein rechtes Leben in ihm. Der Arm, manchmal auch die Beine seien *so fremd, so schwer und so tot*, das Gefühl am Körper sei immer noch schlaff und taub, nicht wie früher (vor Beginn der Erkrankung). Auch sonst klagt der Patient noch in recht matter und farbloser Weise über mannigfache Störungen wie etwa ,,eine so kalte Stirne'', ein ,,Klemmgefühl auf dem Herzen'' und ,,*pelziges Gefühl in den Händen*'', das von dort nach unten gehe und an den Knien am stärksten sei, ein Gefühl, ,,als ob sich der Leib zusammenziehe'', ein ,,*verwischtes Sehen*, als ob ein leichter Hauch über allem läge''.

Nach einer Winterschlafbehandlung sind die Körpersensationen verschwunden, doch fühlt er sich noch allgemein schwach, wirkt antriebs- und affektarm und bietet im ganzen das Bild eines deutlichen hypochondrisch-asthenischen schizophrenen Defektes. — Zu erwähnen ist noch, daß der Patient seit 1948 mehrmals ambulant und 1954 und 1955 2mal stationär in der Medizinischen Poliklinik bzw. Klinik behandelt und dort jeweils die Diagnose einer vegetativen Dystonie gestellt wurde; ein verwertbarer pathologischer Befund an den inneren Organen konnte nie erhoben werden. Im April 1955 wurde B. wegen ,,Therapieresistenz und zunehmender Insuffizienz'' vom Hausarzt in die Medizinische Klinik überwiesen.

Nach der Entlassung aus unserer Klinik (September 1955) wird der Patient nicht wieder arbeitsfähig. Wie die Ehefrau berichtet, klagt er ständig über körperliche Beschwerden, besonders *nächtliche, anfallsartig sich verstärkende, reißende und ziehende Schmerzen* in den Gliedern, Schwäche und Müdigkeitsgefühl in den Armen und Beinen, brennende Schmerzen in der Herzgegend und „Aussetzen" des Herzschlages, schlechten Appetit und Brechreiz (mit Erbrechen nüchtern oder nach den Mahlzeiten, das jeweils 3 Tage lang anhält). Oft sei er mehrere Tage lang im Bett gelegen, in der übrigen Zeit habe er höchstens noch das Feuer gemacht oder den Hof gekehrt und sich um seine Landwirtschaft nicht gekümmert. — Im Januar 1956 bietet der Patient ein gegenüber der letzten Klinikaufnahme unverändertes Bild mit mannigfachen Körpersensationen, berichtet u. a. über ein Taubheits- und Lähmungsgefühl abwechselnd im Bereich der linken Gesichtshälfte, der Hände und Füße, über *mit Sterbeangst verbundene Sensationen in der Herz- und Magengegend „als ob sich alles zusammenziehe,* wie wenn es mir das ganze Leben abstellen würde", bohrende, reißende und brennende, fast nur nachts auftretende und 1 Std anhaltende Schmerzen in der Brust und in den Gelenken „wie wenn die Knochen zusammenbrechen vor Schmerzen"[1].

Kurze Krankengeschichten weiterer reiner oder gemischter leibhypochondrischer Schizophreniefälle findet man in den kasuistischen Abschnitten des 2. Hauptteiles. Es handelt sich dabei um folgende Fälle: 39 und 45 der Tabelle I; 61, 63, 64, 65, 66, 67 (im Abschnitt über die Wiederholungsencephalographien — S. 122), 68, 71, 72, 73, 78, 82, 83, 95 (bei den Wiederholungsencephalographien — S. 128) der Tabelle II; schließlich 16—20 sowie 25, 33, 36, 37, 41 und 42 der Tabelle III.

Das leibhypochondrische Syndrom erschöpft sich, wie die Krankengeschichte zeigt, nicht in abnormen, mit affektiven Störungen verknüpften Leibsensationen, vielmehr kommen zu den Veränderungen der Eigenempfindung, der Vitalgefühle und -triebe solche der Fremdwahrnehmung (der meist gegenständlichen bzw. der sowohl gegenständlichen wie zuständlichen Sinnesempfindungen: Gesichts-, Gehörs-, Geruchs- und Geschmacksempfindung) sowie motorische und vegetative Symptome hinzu, wie sie früher (S. 218 ff.) beschrieben wurden. Es können also sämtliche Wahrnehmungsleistungen und darüber hinaus vegetative Funktionen und Motorik betroffen sein, wobei sich z. T. außerordentlich komplexe, mit der analytisch-beschreibenden Methode nicht zu erfassende Phänomene ergeben, die allenfalls einer Interpretation unter ganzheitlich-gestalthaften Gesichtspunkten zugänglich werden. Doch stellen die Veränderungen auf dem Gebiet der Leibgefühle den im Hinblick auf klinische Einheiten wesentlichen Bestandteil des Syndroms und das diagnostisch führende Symptom dar.

Die *Bezeichnung* dieser Verlaufsform der Schizophrenie als „leibhypochondrisch" erfolgt nicht ohne Bedenken und macht einige Erläuterungen erforderlich, die gleichzeitig vielleicht diesen für die praktische Diagnostik wie für die klinisch-nosologische Erkenntnis in gleicher Weise beachtenswerten Typ der Schizophrenie näher kennzeichnen können.

Von „*Hypochondrie*" zu sprechen, ist insofern nicht befriedigend, weil die mit diesem Begriff in der Psychiatrie üblicherweise verbundenen Vorstellungen bei der leibhypochondrischen Form nur bedingt zutreffen. Weder sind die Klagen dieser Kranken lediglich Ausdruck einer „Einbildung" oder eines Wahns ohne jede reale Grundlage, da das tatsächliche Vorliegen von Körpersensationen unbezweifelbar ist. Auch handelt es sich nicht eigentlich um eine ängstlich-sorgenvolle Überbewertung zwar tatsächlich vorhandener, doch geringfügiger und unbedeutender, auch normalerweise vorkommender, aber dann nicht bemerkter oder beachteter Störungen, da — wie gezeigt wurde — erlebnismäßig eigenartige abnorme Leibgefühlstörungen das Primäre sind und nicht die „hypochondrische Einstellung". Immerhin kann man sagen, daß sich bei der leibhypochondrischen Schizophrenie für den Betrachter oft das Bild

---

[1] Im August 1956 wird der Patient nach erfolgloser Durchführung einer Insulinkur (78 Komata) in einer Heilanstalt invalidisiert.

einer verschwommenen und unbeeinflußbaren, körperbezogenen Klagsamkeit ohne medizinisch
objektivierbare Grundlage bietet, oder auch eine Überbewertung scheinbar geringfügiger
körperlicher Beschwerden und Sensationen, jedenfalls eine Diskrepanz zwischen Fülle und
Intensität der Klagen und dem objektiven Befund vorzuliegen scheint, so daß solche Zustandsbilder bei der Schizophrenie mit einer gewissen Berechtigung seit je als „hypochondrisch" bzw. als „hypochondrische Schizophrenie" gekennzeichnet werden: Die Aufmerksamkeit ist auf den eigenen Leib gerichtet, der Kranke völlig auf seine Beschwerden eingeengt, wobei dann oft genug ein derartiges schizophrenes Zustandsbild im Querschnitt für
unseren klinischen Blick nicht von einer psychopathisch-asthenischen Hypochondrie abzugrenzen ist.

„*Leibhypochondrisch*" ist insofern berechtigt, als es auch eine rein seelische Hypochondrie
gibt, wieder als beherrschende, gänzlich unbegründete Sorge oder als Überbewertung tatsächlich vorhandener, doch geringfügiger seelischer Störungen. „Leibhypochondrische" Schizophrenie wird so ganz allgemein nur besagen können, daß es sich um ein Bild einer körperlichen
Klagsamkeit ohne faßbare Grundlage handelt, der eigene Leib im Mittelpunkt der Gedanken-
inhalte solcher Schizophrener steht. Nicht in der Bezeichnung zum Ausdruck kommt, daß
tatsächliche und qualitativ eigenartige Körpersensationen, Leibgefühl- und Körperschemastörungen von organischem Charakter bei dieser Schizophrenieform das wesentliche und
primäre Symptom sind und nicht eine hypochondrisch-wahnhafte Einstellung; die damit verbundenen Veränderungen von Affektivität und Antrieb treten in der Regel erst später hinzu
und entsprechen denen bei den übrigen Unterformen der Schizophrenie. Man würde daher
vielleicht besser von „*dysaesthetischer*" Schizophrenie sprechen, um so das Leitsymptom der
Körpermißempfindungen herauszustellen. Doch ist dieser Terminus im neurologischen Sprachgebrauch schon zu sehr eingeengt auf die Bedeutung „abnorme Empfindung eines Reizes",
so daß er, obschon es sprachlich vertretbar wäre, nicht mehr gut für *spontan* auftretende
Sensationen verwendet werden kann.

Statt „dysaesthetisch" bietet sich nun die Bezeichnung „*coenaesthetisch*" bzw. „*Coenaesthesie*" an. Diese aus dem Griechischen stammende Wortbildung entspricht etwa dem
deutschen Wort „Gemeingefühl" oder auch in — weiterem Sinne — „Leibgefühl"; „coenaesthetische Schizophrenie" würde also bedeuten: eine Schizophrenie mit Veränderungen auf
dem Gebiet der Leibempfindungen, eine *durch abnorme Leibgefühle gekennzeichnete Schizophrenie*. Erstmals in einer der hier gemeinten nahekommenden Bedeutung wurde die Bezeichnung „Coenaesthesie" von französischen Autoren angewandt. Dupré u. Camus beschrieben 1907
unter dem Namen der Coenaesthesie („Les Cénestopathies") ein besonderes klinisches Syndrom,
das nach den Autoren gewöhnlich mit neurasthenischen, melancholischen und hypochondrischen Zuständen verwechselt werde und durch das alleinige Vorkommen oder das starke
Dominieren von abnormen, immer seltsamen und unbestimmbaren, eher peinlichen als eigentlich schmerzhaften, die Kranken ungewöhnlich beunruhigenden und störenden Sensationen
charakterisiert sei. Dupré u. Camus heben den chronischen Charakter, das Fehlen irgendeiner
faßbaren medizinischen Grundlage, die Unbeeinflußbarkeit gegenüber jeder körperlichen oder
psychischen Behandlung hervor und erkannten, daß das wesentliche und primäre Symptom
abnorme Körpersensationen, d. h. „Störungen der allgemeinen oder inneren Sensibilität"
sind (eine „Störung der Wahrnehmung und Verarbeitung der inneren Sensationen, die wahrscheinlich von allen Punkten des Körpers im Gehirn ankommen und normalerweise nicht zu
unserem Bewußtsein gelangen"). Auf dieser primären Störung können sich dann eine Reihe
von zufälligen, gegenüber der ursprünglichen Coenaesthesie sekundäre Reaktionen aufpfropfen,
die durch ihre Intensität „das primäre Symptom maskieren können und dem Kranken den
Anschein eines Ängstlichen, eines Hypochonders oder sogar eines Verrückten geben". Die
Bezeichnung „coenaesthetische Störung" will gerade das nach Ansicht der Autoren entscheidende Symptom dieser Zustände klar zum Ausdruck bringen; *in gleicher Weise kann in der
Benennung „coenaesthetische Schizophrenie" das für diese Schizophrenieform charakteristische
Symptom, nämlich die Störungen auf dem Gebiet der Leibgefühle, bezeichnet werden.*

„*Leibhalluzinatorische*" Schizophrenie wäre an sich unmißverständlich, aber würde nicht
ganz den klinischen Verhältnissen und besonders dem gewöhnlich sich bietenden psychopathologischen Querschnittsbild gerecht, da ausgesprochene Leibhalluzinationen im Sinne
leiblicher Beeinflussungserlebnisse oft vermißt werden und ein Teil der kennzeichnenden
abnormen Leibgefühlstörungen nicht die Erlebnisqualität „von außen" besitzt; allerdings

scheinen bei Längsschnittbetrachtung wohl immer auch einmal leibliche Beeinflussungserlebnisse mit dem Kriterium des Gemachten aufzutreten.

Die von uns als 4., leibhypochondrische bzw. coenaesthetische Unterform der Schizophrenie ausgesonderten Fälle sind früher, da paranoide oder katatone Symptombildungen bei ihnen fehlen oder zumindest weitgehend zurücktreten, bei der einfachen Form der Schizophrenie untergebracht worden Man sprach von „vorwiegend hypochondrischen Hebephrenien", von „zur Hebephrenie gehörigen Fällen von Neurasthenie, Hypochondrie, Arztsüchtigkeit" usw. Wenn 1928 MAYER-GROSS bei der Darstellung der bei der Schizophrenie vorkommenden Syndrome vermerkte, daß bisher noch keine systematische Sammlung solcher „Hebephrenien" vorliegen, so scheint diese Feststellung auch heute noch Gültigkeit zu besitzen. Wir glauben zunächst, daß eine Herausstellung dieser Fälle als 4. Unterform von heuristischem Wert sein kann und sehen uns in dieser Meinung um so mehr bestätigt, als es sich hier nicht nur um ein recht charakteristisches, von der Katatonie, dem Paranoid und der Schizophrenia simplex abhebbares klinisch-psychopathologisches Syndrom handelt, sondern darüber hinaus dieser Verlaufstyp der Schizophrenie durch ein bestimmtes somatologisch-pneumencephalographisches Syndrom gekennzeichnet ist, das in einer Atrophie im Bereich der hirnstammnahen Abschnitte der inneren Liquorräume mit besonderer Bevorzugung des 3. Ventrikels besteht und bei der coenaesthetischen Schizophrenie in gradmäßig stärkerer Ausprägung vorkommt als bei den anderen 3 Unterformen der Schizophrenie (s. S. 116 u. 180). *Die coenaesthetische Schizophrenie weist also einen somatopathologischen Befund auf, wie er nach dem Ergebnis unserer Untersuchung bei keiner anderen Unterform der Schizophrenie in gleicher Regelmäßigkeit vorkommt.*

Schon die Unterteilung der Schizophrenie nach den hauptsächlichen Typen läßt sich oft, zumal in akuten Schüben, ohne Zwang und Willkür gar nicht durchführen, wie VON BAEYER bemerkt. Eine Unterteilung über die üblichen Typen der einfachen, katatonen und paranoiden Form hinaus ist schon angesichts der überall vorkommenden Übergänge von einer in die andere Form vor der klinischen Wirklichkeit ziemlich wertlos und hat heute nach KURT SCHNEIDER kaum noch tieferen Sinn. Doch wäre es nach KURT SCHNEIDER praktisch gerechtfertigt, die schizophrene Halluzinose, einschließlich der Halluzinose auf dem Gebiet der Leibempfindungen, als eigenen 4. Typus gelten zu lassen, da sie weder bei der einfachen, noch bei der katatonen, noch bei der paranoiden Form einen einwandfreien Platz habe und nicht selten isoliert vorkomme. Es wäre daher an sich unter psychopathologisch-deskriptiven Gesichtspunkten möglich, die von uns abgesonderten leibhypochondrischen Schizophreniefälle als Sondertypus dieser 4. Unterform, d. h. als *isolierte Halluzinose auf dem Gebiet der Leibempfindungen,* aufzufassen (s. auch oben). Doch scheinen nach unseren bisherigen Erfahrungen keine engeren Beziehungen der coenaesthetischen Schizophrenie zu den schizophrenen Halluzinosen auf anderen Sinnesgebieten zu bestehen, insbesondere scheinen letztere nicht in gleicher Häufigkeit wie die leibhypochondrischen Fälle durch ein bestimmtes pneumencephalographisches Syndrom ausgezeichnet zu sein.

Daß die von uns als coenaesthetische Schizophrenie herausgehobenen Fälle sich einer systematischen Sammlung und gesonderten Darstellung entzogen, scheint nicht zuletzt an der hier wie bei keiner anderen Unterform der Schizophrenie in gleichem Ausmaß bestehenden *Schwierigkeit der Diagnose* zu liegen. Bei der coenaesthetischen Schizophrenie treten produktive und eine Schizophrenie mit Sicherheit beweisende Erlebnissymptome weitgehend zurück; die geläufigen schizophrenen Erlebnisweisen, insbesondere schizophrene Symptome 1. Ranges im Sinne von KURT SCHNEIDER, können oft lange Zeit, u. U. über viele Jahre, vollständig fehlen. Eine Schizophreniediagnose läßt sich dann nur stellen, wenn entweder

(1.) für die Schizophrenie typische Veränderungen von Ausdruck und Affektivität in genügender Deutlichkeit hervortreten, oder aber wenn (2.) die von uns in einigen häufigen Typen beschriebenen qualitativ eigenartigen Leibgefühlstörungen in genügender Dichte und Deutlichkeit nachweisbar sind und sich eine organische, insbesondere thalamische Hirnaffektion ausschließen läßt.

Die Diagnose nach dem *Ausdruck* ist aber oft nicht möglich, weil die Kranken häufig im psychopathologischen Querschnittsbild ausdrucksmäßig nicht schizophren und nicht psychotisch wirken und dann auch die charakteristische, als schizophren unverkennbare, „inadäquate" widersprüchlich-uneinfühlbare Affektivität bei den Körpersensationen vermissen lassen. Wir müssen nach unseren Erfahrungen sogar sagen, daß manche hierhergehörigen Fälle bei langjähriger Beobachtung die meiste Zeit für unseren klinischen Blick nicht ohne weiteres psychotisch und schizophren, vielmehr eher psychopathisch-hypochondrisch und asthenisch anmuten und hic et nunc nicht als Schizophrenie diagnostizierbar sind. Mehr als bei den übrigen Schizophrenieformen besagt hier der gerade sichtbare Querschnitt nichts für die Diagnose bzw. läßt ein für eine Schizophrenie keinen sicheren Anhalt bietendes psychopathologisches Bild eine solche nicht ausschließen. Nur bei Berücksichtigung des Verlaufs und der beschriebenen Leibgefühlstörungen ist eine Zuordnung möglich, wobei auch dann nicht selten die Schizophrenie nur in relativ kurzdauernden akuten Stadien und Exacerbationen des Prozesses sich manifestiert, nur zu bestimmten Zeiten eine Psychose mit Sicherheit diagnostizierbar ist. Nicht allzu häufig werden diese die Diagnose ermöglichenden Exacerbationen unter der klinischen Beobachtung auftreten und — oft binnen weniger Tage — wieder verschwinden. Solche Vorkommnisse, wie wir sie wiederholt sahen, sind besonders instruktiv hinsichtlich der praktisch-diagnostischen Beurteilung dieser Schizophrenieform. Sie zeigen, daß die Stellung der richtigen Diagnose, d. h. die Erkennung der Psychose, bei der coenaesthetischen Form mehr als sonst bei der Schizophrenie weniger abhängig ist von der Dauer und Gründlichkeit der Exploration und der Erfahrung des Untersuchers als vom *Zeitpunkt der Untersuchung:* Das Erscheinungsbild kann innerhalb weniger Tage, u. U. sogar Stunden, wechseln, vom unbezweifelbar Psychotischen ins scheinbar Psychopathische, nach Affektivität und Ausdruck Unpsychotische und umgekehrt umschlagen. Man kann dann schwankend werden und geneigt sein, angesichts eines gänzlich unpsychotischen, nicht selten auch querulatorisch-demonstrativ anmutenden „hic et nunc" die Schizophreniediagnose zu revidieren. Die klinische Erfahrung lehrt aber, daß hier eine strenge Querschnittsdiagnostik nicht am Platz ist und der Satz gilt: *Wer einmal sicher psychotisch erschien, dem darf man eine noch so psychopathisch wirkende Hypochondrie nicht mehr glauben,* d. h. das unspezifische hypochondrische Erscheinungsbild ist dann als Ausdruck einer schizophrenen Erkrankung ohne als schizophren erkennbare aktuelle Prozeßsymptomatik anzusehen.

Ist so eine auf Ausdruckssymptome, auf eindeutig schizophrene Gefühls- oder Denkstörungen gegründete Schizophreniediagnose bei der coenästhetischen Form oft nicht möglich, so erlauben andererseits auch die körperlichen „hypochondrischen" Beschwerden der Patienten nicht immer die Diagnose einer Psychose. Denn sie werden nicht nur initial, sondern auch in späteren Stadien *in noch völlig uncharakteristischer Form,* die ihre psychotische Herkunft nicht erkennen läßt, geklagt und sind lange Zeit noch nicht als qualitativ eigenartige Erlebnisweisen, wie wir sie in einzelnen Typen beschrieben haben, faßbar. Immer aber treten, wie nochmals betont werden soll, früher oder später eindeutig schizophrene Symptombildungen auf, wie es auch bei allen unseren hierhergehörigen Schizophrenien der Fall war. Bei diesen diagnostischen Schwierigkeiten ist die Fahndung nach den beschriebenen Leibgefühlstörungen, die u. E. zum Teil die diagnostische Wertigkeit von schizophrenen Symptomen 2. Ranges im Sinne von KURT SCHNEIDER besitzen, besonders wichtig. Diese qualitativ eigenartigen Erlebnisweisen auf dem Gebiet der Leibgefühle können zwar nicht als Einzelsymptome, doch wohl in ihrer Häufung und in ihrer Verbindung mit

Auffälligkeiten von Ausdruck und Affektivität die Diagnose einer Schizophrenie ermöglichen.

Die *Prognose* ist bei der coenaesthetischen Schizophrenie schlecht, und es kommt schon nach dem 1. Schub, der fast immer als akute Verschlimmerung eines lange Zeit bestehenden mehr oder weniger charakteristischen leibhypochondrischen Syndroms imponiert, kaum je mehr zu einer befriedigenden sozialen Remission. Klar abgrenzbare Schübe können im übrigen vollständig fehlen, die Mehrzahl der Fälle zeigt einen chronisch-progredienten, von gelegentlichen akuten Exacerbationen unterbrochenen und bald zu einem deutlichen Defekt führenden Verlauf.

Hinsichtlich des Defektgrades darf man sich bei der coenaesthetischen Schizophrenie nicht durch das Fehlen typisch schizophrener Affektstörungen, die oft noch relativ gut erhaltene Kontaktfähigkeit, die auch hier bisweilen zu beobachtende subjektive und objektive Besserung mit unerwarteter Frische und Lebendigkeit des Gefühls irreführen lassen. Die „Momentaufnahme" des psychopathologischen Querschnittsbildes täuscht gerade bei der leibhypochondrischen Form nicht selten über die tatsächliche Schwere des Defektes hinweg, ähnlich wie bei Persönlichkeitsveränderungen im Rahmen organischer Psychosen, denen die coenaesthetische Schizophrenie auch in diesem Punkt näher steht als die anderen Schizophrenieformen mit meist umgekehrtem Verhalten (der irreversible Defekt ist nicht so schwer wie es scheint). Die Längsschnittbetrachtung unter Heranziehung katamnestischer Nachuntersuchungen zeigt aber immer das erhebliche Ausmaß und die — unbeschadet kurzdauernder temporärer Besserungen — Irreversibilität des Persönlichkeitsdefektes.

Doch ist die Prognose coenaesthetischer Bilder bei endogenen Psychosen *nicht ausnahmslos eine so ungünstige,* wie seltene Fälle mit ausgesprochen leibhypochondrischen, jedoch phasenhaft vollständig abklingenden Symptombildungen zeigen. Wir haben schon oben einen derartigen Fall (Fall VI, 7 — S. 141) kasuistisch mitgeteilt, bei dem im Verlauf von 14 Jahren mehrere klischeeartig ähnliche leibhypochondrisch-psychotische, durch eine charakteristisch schizophrene Affektivität ausgezeichnete Phasen auftraten, die jeweils ohne jeden faßbaren Persönlichkeitsdefekt ausheilten. Solche Beobachtungen mahnen einerseits zur Vorsicht, ein bestehendes leibhypochondrisch-schizophrenes Syndrom, selbst wenn es die typische schizophrene Affektivität aufweist, zu rasch schon als Defekt anzusprechen. Je länger allerdings der Zustand andauert, um so unwahrscheinlicher wird eine Remission; bei dem beschriebenen Fall dauerte die leibhypochondrische schizophrene Phase nie länger als ½ Jahr. Hinsichtlich der schizophrenen Leibsensationen und der Prognose der leibhypochondrisch-schizophrenen Syndrome lehrte der pneumencephalographisch völlig negative Fall, daß die für die Schizophrenie charakteristischen qualitativ eigenartigen *Leibgefühl- und Körperschemastörungen* — ebenso wie die gleichzeitig bestehenden vegetativen Symptome — *Ausdruck eines funktionellen und grundsätzlich reversiblen krankhaften Geschehens im ZNS sein können* und auch dann, wenn sie längere Zeit im klinisch-psychopathologischen Bild dominieren, nicht immer einen prognostischen Schluß auf eine psychische Defektbildung erlauben. Ihr Auftreten auch über längere Zeiträume ist, wie der Fall weiter zeigt, nicht ausnahmslos ein Hinweis für das Vorliegen eines anatomisch-morphologischen Defektes im Diencephalon, sondern nur in der überwiegenden Mehrzahl der Fälle, wie früher auf Grund der starken Häufigkeitskorrelation zwischen dem Vorkommen eines leibhypochondrischen Syndromes bei der Schizophrenie und dem Vorhandensein einer pneumencephalographisch nachweisbaren stärkeren Veränderung am 3. Ventrikel festgestellt wurde (s. S. 180).

Enge Beziehungen der leibhypochondrischen Schizophrenie bestehen *zu bestimmten atypischen Cyclothymien und Zwischen-Fällen,* bei denen qualitativ eigenartige Körpersensationen einen wesentlichen Bestandteil des klinisch-psychopathologischen Bildes ausmachen.

Wenn solche abnormen Körpersensationen, die sich dann deutlich von den bei der Cyclothymie gewöhnlich vorkommenden vitalen Mißgefühlen abheben, überhaupt auftreten, sei es auch nur kurzdauernd und nicht als führendes Symptom, handelt es sich nicht mehr um eine reine Cyclothymie, der Fall ist dann als atypische Cyclothymie oder „Zwischen-Fall" der Schizophrenie näher zu rücken.

Je mehr die coenaesthetische Symptomatik bei atypischen endogenen Psychosen das Bild beherrscht, um so weniger ist mit defektfreier Remission und Wiederherstellung der Ausgangspersönlichkeit zu rechnen. Die ungünstige Prognose der hypochondrischen, vorwiegend durch Leibgefühlstörungen gekennzeichneten Fälle cyclothymer Depression fiel schon früher auf; v. BAEYER hat auf die relativ ungünstige therapeutische Prognose cyclothymer Depressionen mit einförmiger hypochondrischer Klagsamkeit und vorwiegender Beeinträchtigung der vitalen Gemeinempfindungen und -gefühle hingewiesen. Das pneumencephalographische Bild dieser leibhypochondrischen atypischen Cyclothymien oder Zwischen-Fälle zeigt *Veränderungen, wie wir sie bei der leibhypochondrischen Schizophrenie fanden,* d. h. eine Atrophie im Bereich der hirnstammnahen Abschnitte der Seitenventrikel und besonders des 3. Ventrikels.

Bei unseren 16 Fällen atypischer endogener Psychosen (Gruppe VI) finden sich (abgesehen von dem schon erwähnten Fall 7, Georg H.) 7 mit mehr oder weniger ausgeprägter leibhypochondrischer Symptomatik (die Fälle 1, 2, 3, 8, 9, 13 und 16 der Tabelle VI), die alle eine stärkere Erweiterung des 3. Ventrikels und größtenteils sicher pathologische Formveränderungen an den Seitenventrikeln aufweisen; bei 2 Fällen besteht außerdem eine mäßige Oberflächenvergröberung. Sämtliche 7 Fälle remittierten mit leichtem Persönlichkeitsdefekt.

Die *Differentialdiagnose* der leibhypochondrischen Schizophrenie ist besonders gegenüber organischen Zwischenhirnaffektionen verschiedenartiger Genese (Gefäßstörungen, Tumoren, Encephalitiden) und gegen bestimmte pseudopsychopathische Syndrome auf der Grundlage relativ gutartiger und klinisch nicht weiter rückführbarer Hirnatrophien gelegentlich nicht einfach zu treffen, weil hier — bei Thalamusherden — dieselben oder — bei vorwiegend corticalen Hirnatrophien — ähnliche Körpersensationen und Körperschemastörungen auftreten können. In beiden Fällen wird aber der übrige klinische Befund (dabei auch eine familiäre Belastung mit Schizophrenie, die bei der leibhypochondrischen Form etwa in gleicher Häufigkeit wie sonst bei der Schizophrenie nachweisbar ist), oft aber erst der Verlauf, die Längsschnittbetrachtung und hier die bei der leibhypochondrischen Schizophrenie früher oder später, wenn auch zum Teil nur in akuten, rasch wieder abklingenden Exacerbationen auftretende beweisende schizophrene Symptomatik, wie wir sie in unseren Fällen stets nachweisen konnten, die Abgrenzung ermöglichen.

Die coenaesthetische Schizophrenie, deren ausführliche Darstellung an Hand unseres Krankengutes den Rahmen dieser Arbeit überschreiten würde, ist diejenige Form schizophrener Erkrankungen, die den körperlich begründbaren, organischen Psychosen am nächsten steht und gewissermaßen den *organischen Pol innerhalb der Schizophreniegruppe bildet.* Es wäre aber nicht berechtigt, diese im klinischen Erscheinungsbild vorwiegend durch Störungen auf dem Gebiet der Leibempfindungen und somatopathologisch durch ein pneumencephalographisches Stammhirnsyndrom gekennzeichnete Form aus dem Kreis der Schizophrenien herauszunehmen, da sie diesem nach dem klinischen und psychischen Gesamtbild und -verlauf unbezweifelbar angehört und nicht auf eine faßbare und bekannte, neurohistologisch bestimmbare körperliche Krankheit zurückgeführt werden kann. Erst dann nämlich, wenn also diese somatische Grundlage näher, etwa als pathomorphologisch abgrenzbare primäre Hirnerkrankung definierbar wird, würden solche Formen aus dem Bereich der Schizophrenie in die Gruppe der im eigentlichen Sinne körperlich begründbaren, organischen Psychosen hinüberwechseln. Im

Gebiet der leibhypochondrischen schizophrenen Erkrankungen, bei denen wir die pneumencephalographisch nachweisbare Hirnatrophie als Endauswirkung, als Symptom einer selbst nicht faßbaren primären Gehirnerkrankung auffassen, kann man jedoch u. E. innerhalb des schizophrenen Formenkreises *am ehesten einen Ansatzpunkt finden für weitere, notwendigerweise in enger Verbindung von Klinik und Anatomie durchzuführende Untersuchungen.* Imponiert diese durch das Überwiegen coenaesthetischer Symptombildungen ausgezeichnete Schizophrenieform unter dem Aspekt einer rein psychopathologisch orientierten Schizophrenieforschung auch zunächst als langweilig-einförmig, unproduktiv und uninteressant, so scheint sie doch für die klinisch-nosologische Erkenntnis im ganzen und die somatische Schizophrenieforschung bei dem heutigen Stand unserer Kenntnisse wichtiger und ergiebiger zu sein als etwa die inhaltlich reichen und interessanten, rein paranoiden Formen. Die leibhypochondrische Form fand bisher, wie wir meinen, zugunsten dieser am reinsten schizophrenen und dem organischen Pol entferntesten Form des Paranoids weniger Beachtung, als es tatsächlich berechtigt und dem Fortschritt der somatopathologischen Erkenntnis dienlich scheint.

5. Das Ergebnis der Wiederholungsencephalographien

Die Feststellung einer eindeutigen, über die physiologische Altersatrophie hinausgehenden Zunahme der pneumencephalographischen Veränderungen im Verlauf der Schizophrenie und in Parallelität mit der Progredienz der psychischen defektiven Veränderungen könnte ein weiterer Hinweis für einen Zusammenhang mit der Prozeßpsychose sein. Zum Nachweis einer Progredienz der Hirnatrophie im Verlauf des schizophrenen Prozesses sind pneumencephalographische Kontrolluntersuchungen *vor* und *nach* Ausbildung bzw. nach Progredienz einer schizophrenen Persönlichkeitsveränderung notwendig, die jedoch bisher fast vollständig fehlen.

In der gesamten Literatur fanden wir nur insgesamt 14 Schizophreniefälle, die einer Wiederholungsencephalographie unterzogen wurden. MOORE und Mitarbeiter (1935) sahen unter 6 kontrollencephalographierten Schizophrenen bei 5 Fällen, bei denen es inzwischen zu einem charakteristischen Zerfall der Persönlichkeit gekommen war, eine Zunahme der Erweiterung des Ventrikelsystems und z. T. auch eine vermehrte Rindenatrophie; 1 Schizophrener ohne psychische Veränderung zeigte auch im Encephalogramm keine wesentliche Veränderung. Bei 6 von JACOBI u. WINKLER (1928) erstmals encephalographierten Schizophrenen war nach 8 Jahren (LEMKE 1936) das Encephalogramm trotz Progredienz des klinischen Bildes unverändert geblieben; doch lag in diesen Fällen schon zur Zeit der *ersten* Encephalographie ein Defektzustand „läppischer Verblödung" vor (Anstaltspatienten!), wie der Veröffentlichung von JACOBI u. WINKLER zu entnehmen ist. YAMAMOTO (1941) berichtete über 2 Schizophrene, die bei der Wiederholungsencephalographie eine Zunahme der Ventrikelerweiterung erkennen ließen.

Wir selbst verfügen über 27 Wiederholungsencephalographien bei Schizophrenen. Wie im phänomenologischen Teil (S. 120 ff.) beschrieben wurde, ergab sich, daß bei 19 Fällen mit unverändertem psychischem Bild, d.h. gleichbleibendem Defektgrad, auch der pneumencephalographische Befund sich nicht geändert hatte, während bei 8 Fällen mit deutlicher Zunahme der pneumencephalographischen Veränderungen im Bereich der inneren Liquorräume im gleichen Zeitraum auch eine Progredienz der psychischen Veränderung festzustellen war, sich ein schizophrener Persönlichkeitsdefekt ausgebildet bzw. verstärkt hatte.

Wie man sieht, ist die bis heute vorhandene Erfahrungsgrundlage in diesem Punkt noch zu schmal, um eine endgültige Entscheidung der Frage, ob hirnatrophische Veränderungen im Verlauf der Prozeßschizophrenie zunehmen, zu ermöglichen. Nur so viel läßt sich bei Berücksichtigung des gesamten bis heute vorliegenden Materials kontrollencephalographierter fremder (MOORE und Mitarbeiter, LEMKE, YAMAMOTO) und eigener Fälle feststellen, daß *in der überwiegenden Mehrzahl der Fälle, bei denen in dem Zeitraum zwischen der Erst- und Kontrollencephalographie eindeutig ein schizophrener Defekt sich ausgebildet hatte bzw. fortgeschritten war* (nämlich in 15 von 21 Fällen) *auch eine Progredienz des encephalographisch-hirnatrophischen Defektes zu verzeichnen war.* Bei den 6 Fällen mit unverändertem Pneumencephalogramm trotz Progredienz des klinischen Bildes (LEMKE) war das psychische Bild bereits zur Zeit der ersten Encephalographie das eines anscheinend erheblichen Defektzustandes.

Das Fehlen der pneumencephalographischen Progredienz bei diesen Fällen könnte zwanglos damit erklärt werden, daß hier die cerebrale Atrophie zum Zeitpunkt der 1. Encephalographie bei schon fortgeschrittener psychischer Veränderung bereits einen Endzustand erreicht hatte. Wie man heute weiß und wie besonders die Beobachtungen von BRONISCH zeigten, braucht auch bei den auf bekannte Grundkrankheiten zurückführbaren hirnatrophischen Prozessen die Hirnatrophie nicht fortzuschreiten, wenn klinisch eine Progredienz schon bestehender chronischer organischer psychischer Veränderungen zu verzeichnen ist. Bei den von BRONISCH beschriebenen hirnatrophischen Prozessen des mittleren Lebensalters hatte das Encephalogramm zum Zeitpunkt der 1. Klinikaufnahme in der Mehrzahl der Fälle bereits seine hauptsächlichen Veränderungen erlebt und zeigte bei späteren Kontrollen nur in 3 Fällen eine wesentliche Zunahme der Veränderungen.

Diese Feststellung eines *zeitlichen Parallelgehens der Ausbildung bzw. Progredienz des psychischen und des pneumencephalographisch-hirnatrophischen Defektes bei den daraufhin untersuchten, klinisch-psychopathologisch zur Zeit der Erstencephalographie nicht zu weit fortgeschrittenen Fällen* kann in der Reihe der früher angeführten Indizien weiter für eine Zugehörigkeit der hirnatrophischen Befunde zur endogenen Prozeßpsychose sprechen. Erst die von uns geforderten klinisch-pneumencephalographischen Längsschnittuntersuchungen an einem genügend großen Krankengut jedoch werden letztlich die für das Gesamtproblem „Hirnatrophie und Schizophrenie" wesentliche Frage der Progredienz oder Konstanz quantitativer Hirnveränderungen im Verlauf der Schizophrenie zu klären vermögen.

III. Bedeutung der Ergebnisse für die Theorie, Prognose und Therapie der Schizophrenie

Die hier vorgelegten Ergebnisse könnten es lohnend erscheinen lassen, die vorhandenen Theorien der Schizophrenie und insbesondere die von REICHARDT und auf verbreiterter Basis von EWALD entwickelten Vorstellungen über Wesen und Ursprung der Schizophrenie erneut zu überprüfen. Doch möchten wir hier lediglich feststellen, daß *unsere Befunde zweifellos eine Bedeutung für die Hirnstamm- und Zwischenhirntheorie der Schizophrenie besitzen und das Gesamtergebnis unserer Untersuchung als starke Stütze für diese Anschauungen angesehen werden kann.*

REICHARDT, der schon 1909 den „Mangel an Antrieb" als hirnstammbedingt auffaßte, hob 1928 die Beziehung somatischer Hirnstammsyndrome (Körpergewichtsänderungen,

trophische Störungen, Fett- und Wasserspeicherung, synkopale Zustände, Menstruations-
störungen) zur Schizophrenie heraus und machte darüber hinaus den Versuch, die psychologischen Theorien und Grundsymptome der Schizophrenie mit dem Hirnstamm in Zusammenhang zu bringen.

KLEIST, der sich eingehend mit der Pathologie des Zwischenhirns befaßte, sprach neben
der Benommenheit Delirien und Dämmerzustände mit ihrer von EWALD betonten Parallele
zum „Einschlafmodell" der schizophren veränderten „Vollzugsweise des Erlebens" und zur
„Hypotonie des Bewußtseins" als Zwischenhirnsymptom an (1924). In seiner Gehirnpathologie (1934) nahm er ferner eine diencephale Lokalisation auch für optische und akustische
Sinnestäuschungen, für die „Steuerung der Besinnung" sowie Depersonalisations- und Bedeutungserlebnisse an. KLEIST, der 1923 erstmals seine „Auffassung der Schizophrenien als
psychische Systemerkrankungen (Heredodegenerationen)" vortrug, sieht in der Schizophrenie
eine Gruppe verwandter psychisch-heredodegenerativer Erkrankungen, denen eine Anlageschwäche bestimmter extrapyramidaler Hirnteile und Hirnsysteme zugrunde liegt und die zu
den bekannten heredodegenerativen Erkrankungen der Neurologie in Parallele zu setzen sind.

EWALD, der 1929 an Hand einer Reihe organischer Zwischenhirnfälle verschiedenster Entstehung (Encephalitiden, Hypophysentumoren) auf die Bedeutung der Zwischenhirnfunktionen
für das Auftreten optischer, bei akutem Ausbruch der Schizophrenie oft dominierender
Halluzinationen hingewiesen hatte, entwickelte 1939 seine *diencephale Theorie, nach der die
Schizophrenie in dem krankhaften und erblich bedingten, vorzeitigen funktionalen Versagen
gewisser vegetativer Zwischenhirnsysteme* eine Grundlage hat, deren Störung eine weitgehende
Reversibilität in sich berge; das Rätsel der Schizophrenie wird damit vom Gesamthirn —
und vom Gesamtorganismus! — auf das enge Gebiet der Zwischenhirnsysteme verschoben.
Das Versagen einer ganz zentralen energetischen Stelle der Persönlichkeit in der Schizophrenie gebe der Grundstörung, aus der die übrigen schizophrenen Symptome ableitbar
scheinen („Hypotonie des Bewußtseins"), die somatische Basis. Es handelt sich also um einen
veränderten Funktionszustand zentraler, für die Konstituierung eines Ichs wesentlicher
vegetativer Hirnstammsysteme, deren Funktionen nicht völlig erloschen, vielmehr nur
quantitativ energetisch herabgesetzt oder blockiert sind. Die Störung besteht in einem mehr
oder weniger passageren Versagen, das in vielen Fällen einer weitgehenden Reparation mit
Remobilisierung der blockierten Funktionen wieder Platz machen kann, wie die oft erstaun-
lichen Remissionen selbst bei jahrelang festgefahrenen und scheinbar ganz verblödeten
Kranken lehren. Ein solches passageres Versagen, das auch außerhalb der Schizophrenie im
Funktionsbereich des vegetativen Systems nichts Ungewöhnliches ist, mache verständlich,
daß man nicht mit dem Vorliegen eines destruktiven Krankheitsprozesses rechnen dürfe.
EWALD hält es für möglich, daß bestimmte Funktionszusammenhänge nach der *Rinde* zu sich
mehr und mehr dauernd lockern, so daß auch dort Ausfälle entstehen können, was jedoch
nichts an der Bedeutung der primären somatischen Zwischenhirnstörung ändert.

In späteren Darstellungen seiner Schizophrenietheorie (1950 und 1955) läßt es EWALD,
der die KLEISTsche Anschauung von einer systemdegenerativen Störung bei der Schizophrenie speziell auch auf das vegetative System ausgeweitet sehen möchte, wieder offen, wie
weit corticale Funktionssysteme mit zum Versagen kommen. Er betont, daß alle Funktions-
vorgänge im Gehirn, auch wenn sie sicher vom Zwischenhirn ausgehen, funktionell das ganze
Gehirn einbeziehen können. Die diencephale Theorienbildung setzt bei der „spezifischen Art
der Bewußtseinsstörung", einer „eigentümlichen mangelhaften Bewußtseinsstraffung"
(„Hypotonie des Bewußtseins", „primäre Insuffizienz der psychischen Aktivität") ein, die
im akuten Beginn der Schizophrenie zusammen mit dem somatischen Zeichen des STERTZ-
schen Zwischenhirnsyndromes auftritt, und von der her man den psychopathologischen
Symptomen der Schizophrenie näher kommen könne. Unter Hinweis auf die oft erstaunliche
Reversibilität der Endzustände nimmt EWALD wieder ein *funktionelles diencephales Versagen*
an, das sich histologisch nicht widerzuspiegeln braucht und zieht Parallelen zu bestimmten
Throphoneurosen (wie RAYNAUD u. a.). Auf Grund des hypostasierten diencephalen Prozesses
entwickelt sich eine veränderte Erlebnisgrundlage, aus der das ganze Inventar schizophrener
Symptomatik herauswachse. Zurück bleiben affektive Mattheit und Spontaneitätsverlust,
Neigung zum Dahinleben in gleichförmigen Gedankenwegen, zum Faseln und zur Zerfahrenheit, neurologisch-lokalistisch ausgedrückt „das mangelhafte Spiel der diencephalen Strukturen".

Auch eine Reihe anderer, hier nicht näher zu referierender Autoren, nähern sich in ihren Vorstellungen der Hirnstamm- und Zwischenhirntheorie der Schizophrenie und verlegen die körperlichen Grundlagen der endogenen Psychosen in das Diencephalon. So ist nach GUIRAUD der auf der Theorie vom „Automatisme mental" DE CLERAMBAULTS fußt, Ursache der wahnbildenden Psychosen eine partielle oder vollständige Anomalie primärer Grundfunktionen, die von ihm in die vegetativen Zentren von der Medulla bis zum Präfrontallappen lokalisiert werden. Die organisch-biologische Wurzel der bei der paranoiden Wahnbildung wesentlichen Selbstwertbedrohung ist für STECK ein „in die Instinktsphäre eingreifender pathologischer Prozeß", wie er ihn an Hand eines encephalitischen Zwischenhirnsyndromes mit erotischem Beziehungswahn nachweisen konnte. Für ARNOLD u. HOFF ist die Schizophrenie Folge eines Eindringens „diencephal gelagerter Instinktreaktionen in die Sphäre der Vernunft", Ausdruck eines spezifischen pathologischen Prozesses mit funktionellem Schwerpunkt im Zwischenhirn, wofür nach diesen Autoren die experimentelle Lysergsäure-„Schizophrenie", katatoniforme Zustände nach Zwischenhirnreizung im Tierversuch sowie die neurophysiologischen Konzeptionen von PÖTZL, der die Psychose mit dem Eindringen eines traumhaften Geschehens in den normalen Wachzustand verglich, sprechen können. Die Schizophrenie wird aber nicht als Diencephalose im Sinne von STAEHELIN aufgefaßt, vielmehr führt die Störung einer im Zwischenhirn (Hypothalamus) gelegenen Schaltstelle zu einer Veränderung des Gleichgewichtszustandes zwischen Isocortex und dem primitiven Allocortex — dessen Aktion im Traum überwiegt — und damit zu den schizophrenen Symptomen. ARNOLD u. HOFF glauben, daß bei der Schizophrenie ganz bestimmte Gebiete des Gehirns von einer bestimmten Art der Stoffwechselstörung betroffen werden, wobei aber auch dann durch die Dysfunktion *eines* Hirnteiles Störungen der Beziehung bestimmter Hirnteile entstünden. Sie denken dabei auch an eine Störung thalamocorticaler Beziehungen, weil bei solchen Störungen beobachtete Symptome unter Lyserg vorkommen. Neuerdings wurde gezeigt, daß durch LSD (Lysergsäurediäthylamid) wie durch Meskalin gleichartige und sehr charakteristische Veränderungen des Gehirnstrombildes mit Hervortreten sogenannter *Thalamus*rhythmen ausgelöst werden können, die häufig auch bei Schizophrenie vorkommen sollen (RINALDI u. HIMWICH). Durch bestimmte Substanzen, die eine durch LSD oder Meskalin ausgelöste „Modellpsychose" zu verhindern oder zu unterbrechen vermögen („Pitradrol"), läßt sich das EEG innerhalb von 2—10 min normalisieren, wobei eine direkte Beziehung zwischen den verabreichten Halluzinogen- und Pitradroldosen gefunden wurde. — LHERMITTE, MARCHAND u. GUIRAUD fassen die Schizophrenie als erbliche Systemerkrankung auf und sehen in den vegetativen Zentren des Großhirns und den ihnen übergeordneten Rindenregionen — u. a. Teile des Frontallappens und der vordere Temporalpol — die betroffenen Systeme. Nach einer Theorie von P. GLEES sind spontane, zwischen dem Thalamus und der Hirnrinde kreisende Erregungen (Eigenerregungen des Thalamus), welche bei (innerhalb des Thalamus gelegener) Blockade der aus den Sinnesorganen kommenden, diesen „Kreislauf" normalerweise regulierenden Signale durch viscerale Impulse abnorm moduliert werden, die neurophysiologische Grundlage schizophrener Halluzinationen. BORREGUERO führt die akute tödliche Katatonie mit ihren schweren vegetativen Störungen auf eine Schädigung des Zwischenhirns zurück und lokalisiert ebenso wie EWALD und J. DELAY die Wirkung der Schocktherapie in das Zwischenhirn.

Wir waren bei der Interpretation der Befunde schon zu der Annahme gelangt, daß die der Schizophrenie zu unterbauende pathophysiologische Störung primär im Bereich bestimmter Hirnsysteme des Stammhirnes zu suchen sei. Der von EWALD vertretenen Auffassung eines funktionalen Versagens vegetativer Zwischenhirnsysteme ist dabei unter Berücksichtigung unserer mittels der pneumencephalographischen Methode gewonnenen Ergebnisse hinzuzufügen, daß es meist nicht bei einem grundsätzlich reparablen, funktionalen Versagen bleibt, vielmehr in der Mehrzahl der Fälle *die ursprünglich funktionelle und wieder ausgleichbare Störung einen im engeren Sinne „organischen", destruktiven Charakter annimmt,* d. h. eine anatomische, im Pneumencephalogramm grobmorphologisch nachweisbare Fixierung erfährt, der klinisch mit biologischer — nicht absoluter — Regelmäßigkeit die Irreversibilität des schizophrenen Defektes entspricht. Mit einer solchen aus dem Ergebnis unserer Untersuchung sich herleitenden Erweiterung und Ergänzung der von Ewald gegebenen hypothetischen Interpretation der Schizophrenie als funktionale „diencephale Koordinationsstörung" wäre ein in der übrigen Medizin begegnendes allgemeines Prinzip auch bei der Schizophrenie in Anwendung gebracht: Eine Erkrankung, die zunächst als reparable, funktionelle Störung ohne morphologische Veränderung abläuft, wird organisch im Sinne des anatomisch-morphologisch Greifbaren und damit irreparabel. Damit wäre es nicht mehr in dem Maße wie bei Ewald notwendig, den reversibel-passageren, nicht destruktiven Charakter der Schizophrenie, die Wiederherstellungsmöglichkeit ganz verblödeter Kranker, die Remobilisierbarkeit einer partiell versagenden oder blockierten Funktion u. a. zu betonen. Angesichts der unbezweifelbaren Irreversibilität vieler schizophrener Defekte kommt man mit der rein funktionalen Vorstellung einer encephalogenen Bedingtheit bei der Schizophrenie kaum aus, das Vorkommen besonders der schweren, nicht wiederherstellbaren Formen schizophrener Defektzustände kann durch sie nicht erklärt werden.

Ewald verweist hier, um die bleibende Veränderung des Seelenlebens zu erklären, auf die sogar bei Gesunden vorhandene Nachwirkung eingreifender Jugenderlebnisse und -einstellungen und versucht das Faktum des irreversiblen schizophrenen Defektes vom psychologischen Standpunkt aus dem Verständnis näher zu bringen.

Wir möchten daher in einer Modifikation der Ewaldschen Anschauungen sagen: *Das endogen-organische, encephalogene Krankheitsgeschehen der Schizophrenie hat in einem erblich bedingten Versagen bestimmter Hirnstamm- und besonders Zwischenhirnsysteme seine Grundlage; dieses primär vom Zwischenhirn ausgehende Versagen braucht nicht mit morphologischen Veränderungen verbunden zu sein und kann in einer passageren und reversiblen, spezifischen funktionellen Störung bestehen; es kann aber auch* — und das wird bei der Mehrzahl der Fälle zutreffen — *„organischen" Charakter im Sinne der Entstehung einer morphologisch-anatomisch faßbaren Veränderung annehmen und wird dann klinisch-psychopathologisch in einem bleibenden, irreversiblen Defekt zum Ausdruck kommen.*

Der Begriff des „Organischen" in diesem Sinne ist ein relativer, worauf Siebeck besonders hingewiesen hat: Die Grenze zwischen „Organischem" und „Funktionellem" ist fließend und hängt „ganz vom Stande der Wissenschaft, besonders der histologischen Technik" ab. Wenn wir sagen, das diencephale, zunächst funktionelle Versagen könne auch organischen Charakter annehmen, so wird vorausgesetzt, daß den grobmorphologisch vorhandenen, pneumencephalographisch nachweisbaren Strukturveränderungen bei der Schizophrenie eines Tages auch feingeweblich faßbare, nur mit den heute zur Verfügung stehenden neurohistologischen Methoden noch nicht darstellbare Alterationen zugrunde liegen (s. S. 162).

Hieraus ergeben sich aber — unter Voraussetzung des bisher Entwickelten — ohne weiteres bestimmte Folgerungen für die *Prognosestellung. Nur für die Schizophreniefälle ohne morphologische Veränderung, also die pneumencephalographisch negativen Fälle gilt* — im Gegensatz zu den körperlich begründbaren, histologisch definierbaren Hirnprozessen — *das Kriterium der potentiellen Reversibilität,* nur für sie trifft zu, daß es sich „in einem großen Teil der schizophrenen Erkrankungen, wenn nicht sogar immer, in weitgehendem Maße nur um ein funktionelles Ruhen, um ein scheinbares Erlöschen handelt" (Ewald). *Die encephalographisch positiven Schizophrenieerkrankungen jedoch besitzen in grundsätzlich gleicher Weise — und mit denselben Einschränkungen und Ausnahmen (s. S. 170) — irreversiblen und irreparabel-destruktiven Charakter wie die somatisch-neurohistologisch*

begründbaren Hirnerkrankungen mit chronischen „organischen" psychischen Ver-
änderungen und cerebraler Atrophie.

Die Annahme einer potentiellen Reversibilität bei den encephalographisch negativen Schizophrenien bedeutet aber nicht eine günstige Prognose jedes hierher gehörigen Schizophreniefalles. Auch das funktionelle Hirnstammversagen, die „spezifische Funktionsänderung der vegetativen Mechanismen" ohne morphologische Veränderung kann Jahre oder Jahrzehnte lang unverändert andauern und einen Zustand hochgradiger schizophrener Verblödung bedingen. Doch auch dann wird man mit der Möglichkeit überraschender Remissionen und Wiederherstellungen dieser nur scheinbar endgültig defektmäßig ausgebrannten Schizophrenien rechnen müssen.

In *therapeutischer* Hinsicht ergibt sich der Hinweis, gerade bei den pneumencephalographisch negativen schizophrenen Defekten immer wieder einen energisch und genügend lange Zeit fortgesetzten Behandlungsversuch zu machen, wobei in erster Linie die Insulinschockbehandlung in Frage kommt, die nach EWALD eine intensive Ankurbelung des vegetativen Systems, eine „Massage" der vegetativen Zentren des Zwischenhirns darstellt.

IV. Ausblick

Die vor etwa 25 Jahren auf Grund des damaligen Wissensstandes vertretenen Anschauungen über Wesen und Entstehung der Schizophrenie hat seinerzeit GRUHLE in dem Satz zusammengefaßt, daß die Schizophrenie ein endogenes organisches Leiden sei, bei dem die Frage, ob encephalogen oder nicht, unentscheidbar bleibe. Einen Fortschritt in der Aufhellung des Schizophrenieproblems erhoffte man sich, wie GRUHLE es am Schluß des Schizophreniebandes zum Ausdruck brachte, am ehesten von der Aufdeckung neuer *körperlicher* Symptome.

Betrachtet man im Hinblick auf diese Formulierungen, welche die damalige Situation widerspiegeln, das Ergebnis der Schizophrenieforschung der letzten 25 Jahre, so zeigt sich, daß keine somatischen Befunde von wesentlicher Bedeutung beigebracht werden konnten, welche die These von 1931 und die damit verknüpfte wissenschaftliche Hoffnung auf eine hirnpathologische Erklärung der Schizophrenie hätten einer Verifizierung näher bringen können. Das Gesamtergebnis der somatischen Schizophrenieforschung ist überaus schmal geblieben, „eigentlich resultatlos", wie EWALD kürzlich noch feststellen mußte; nirgends fand sich eine überzeugende Regelmäßigkeit der Befunde auf breiter Basis.

Man kam daher bei dem Fehlen allgemein anerkannter positiver Beiträge der somatischen Schizophrenieforschung zu der Ansicht, die Grundlage der Schizophrenie dürfe nicht mehr in einer Hirnkrankheit gesucht werden, die Schizophrenie werde nicht mehr von der Mehrheit der Forscher als Ausdruck einer Somatose anerkannt und eine solche Annahme sei durch viele Tatsachen viel unwahrscheinlicher als früher geworden (M. BLEULER; s. auch Teil A, 1). ZUTT hebt in diesem Sinne hervor, daß JASPERS die Ansicht, alle Krankheiten und auch die Schizophrenie müßten letztlich somatisch sein, ein Vorurteil genannt habe.

Angesichts dieser Situation, in der sich die Lehre von den endogenen Psychosen heute befindet, war durch unsere Untersuchung von vornherein eine Verifizierung der Hypothese, bei der Schizophrenie handle es sich um eine körperlich bedingte und um eine primär encephalogene Erkrankung, nicht zu erwarten, vollends nicht eine Lösung des Schizophrenieproblems im ganzen[1]. Die schon bei Inangriffnahme der hier mitgeteilten Untersuchungen gemachte einschränkende Feststellung (1952), daß die mit der pneumencephalographischen Methode zu gewinnenden Erkenntnisse immer nur einen Beitrag für die Prolegomena zur künftigen Entdeckung der Somatose Schizophrenie darstellen können, ist an dieser Stelle und nach Abschluß eines wesentlichen Teilabschnittes der s. Z. geforderten Untersuchungen ausdrücklich zu wiederholen.

Hinsichtlich des Zieles der Untersuchung, Kenntnis zu verschaffen über das Vorkommen pneumencephalographisch faßbarer Hirnveränderungen bei den endogenen Psychosen und insbesondere der Schizophrenie, wie es im einzelnen eingangs formuliert wurde (s. S. 3), sind wir zu den schon im 2. Hauptteil für die Schizophrenie (s. S. 107 ff.), die Wiederholungsencephalographien bei der Schizophrenie (s. S. 132 ff.), die Cyclothymien (s. S. 136) und die atypischen endogenen Psychosen (s. S. 143) zusammenfassend besprochenen eindeutigen Ergebnissen gelangt.

Im 3. Teil wurde darüber hinaus versucht, eine Zugehörigkeit der bei der Schizophrenie und bestimmten atypischen mit Persönlichkeitsdefekt remittierten endogenen Psychosen aufgefundenen pathologischen Hirnveränderungen, die in 1. Linie in Form eines pneumencephalographischen Stammgangliensyndromes aufgezeigt werden konnten, zur endogenen Prozeßpsychose nachzuweisen. Dabei gelangten wir zu dem Resultat, daß eine andersartige, von der Prozeßpsychose unabhängige Genese der pneumencephalographischen Veränderungen unserer Fälle unwahrscheinlich ist. In positiver Hinsicht brachten wir eine Reihe von Indizienbeweisen bei, die für einen Zusammenhang der Hirnbefunde mit der Prozeßpsychose sprechen, so die Korrelationen zwischen morphologisch-pneumencephalographischem Befund und psychischem Remissionsgrad, die Lokalisation der bevorzugt die Basalganglien des Zwischen- und Endhirns betreffenden Veränderungen und die mögliche Inbeziehungsetzung insbesondere der Erweiterung des 3. Ventrikels zu bestimmten klinischen, als diencephal bedingt aufgefaßten Symptomgruppen, von denen die schizophrenen Leibgefühlstörungen und die vegetativen Symptome unter besonderer Berücksichtigung ihrer phänomenologischen Verwandtschaft mit entsprechenden Erscheinungen bei organischen Zwischenhirnaffektionen eingehender dargestellt wurden (s. S. 179 ff.). Als vierte Unterform der Schizophrenie wurde dabei die klinisch-psychopathologisch durch eine leibhypochondrische Symptomatik und pneumencephalographisch durch atrophische Veränderungen an den inneren Liquorräumen und bevorzugt am 3. Ventrikel gekennzeichnete coenaesthetische Schizophrenie hervorgehoben, die zusammen mit dem „asthenischen" Typus der schizophrenen Persönlichkeitsveränderung (s. S. 119 ff.) den „organischen Pol" innerhalb der Schizophreniegruppe bildet. Unsere Befunde weisen darauf hin, daß der lokalisatorisch aussichtsreichste Ansatzpunkt für künftige naturwissenschaftliche Hirnforschung bei den endogenen Psychosen im Diencephalon zu suchen ist, wie es EWALD auf Grund seiner Schizophrenietheorie vertritt.

Eine strenge und direkte Beweisführung, daß die pneumencephalographisch nachzuweisenden Hirnveränderungen bei der Schizophrenie und ihr nahestehender

---

[1] Wir sind mit unserem somatologischen Ansatz auch keinesfalls imstande, das Gesamtphänomen der schizophrenen Weltbildung und -verwandlung zu erfassen; ein solcher Versuch muß anderen, insbesondere anthropologisch gerichteten Betrachtungsweisen vorbehalten bleiben.

Erkrankungen aus dem Formenkreis der endogenen Psychosen ein Korrelat der Prozeßpsychose darstellen, sei es im Sinne einer prozeßbedingten Hirnatrophie oder einer anlagemäßigen, zur Schizophrenie disponierenden Hypoplasie im Bereich bestimmter cerebraler Systeme, ist beim heutigen Stand unserer Kenntnisse und mit den heute vorhandenen Methoden nicht möglich. Die angeführten Fakten können nicht unmittelbar einen Zusammenhang beweisen, sondern nur indirekt einen Schluß auf das Bestehen eines solchen zulassen. Die durch die bisherigen, hier mitgeteilten Untersuchungen geschaffene Erfahrungsgrundlage ist noch nicht ausreichend und bedarf in mancher Hinsicht einer Ergänzung und Verbreiterung. Zwar ist nicht zu erwarten, daß die bis jetzt gewonnenen pneumencephalographischen Ergebnisse bei weiterer Anhäufung von Material eine wesentliche Veränderung erfahren, sofern es sich um an einem *Klinik*krankengut erhobene Befunde handelt. Doch fehlen noch *unter den gleichen Gesichtspunkten* durchgeführte Untersuchungen an einem genügend großen Material *schwerer Defektschizophrenien*[1], wie es nur in einer Heilanstalt zu erhalten ist. Vor allem aber stehen noch klinisch-pneumencephalographische *Längsschnittuntersuchungen* an einem größeren Krankengut aus, durch die der einzelne Fall *vor* und *nach* Ausbildung sowie nach Progredienz des schizophrenen Defektes erfaßt wird.

Unsere defektfreien Schizophrenien der Gruppe I und die leichten Defektschizophrenien der Gruppe II müßten katamnestisch über lange Zeiträume weiter verfolgt werden und diejenigen Fälle, bei welchen sich nach Jahren ein schizophrener Defekt ausbildet bzw. verstärkt hat, pneumencephalographisch *nachuntersucht* werden. Nur auf diese Weise, also durch klinisch-psychopathologisch-pneumencephalographische Längsschnittuntersuchungen, läßt sich ein letzter Beweis für die Annahme einer prozeßbedingten Hirnatrophie, d. h. der Entstehung hirnatrophischer Veränderungen im Verlauf des schizophrenen Prozesses und in zeitlicher Korrelation mit der Ausbildung der schizophrenen Persönlichkeitsveränderung, erbringen.

Die hier vorliegende Untersuchung kann so in mancher Hinsicht *erst ein Anfang* sein und wirft eine Reihe von Fragen auf, die erst durch weitere systematische Untersuchungen einer Klärung zugeführt werden können. Es zeigt sich, daß die Möglichkeiten des pneumencephalographischen Verfahrens bei den endogenen Psychosen auch nach Vorliegen der hier mitgeteilten größeren Untersuchungsreihe noch keineswegs ausgeschöpft sind und daß in enger Verbindung mit der Klinik noch manches zu tun übrig bleibt, ehe diese alte Methode als für die somatische Schizophrenieforschung unergiebig angesehen werden darf und nur noch von anderen, neuartigen Methoden neue Erkenntnisse zu erwarten sind — und damit u. U. ein direkter Nachweis einer Somatose bei der Schizophrenie oder wenigstens *einem Teil* der heute zu dieser Krankheitsgruppe gerechneten Fälle.

Jetzt schon kann das Resultat unserer Untersuchung die weit verbreitete Ansicht, die Grundlagen der Schizophrenie dürften nicht mehr in einer Hirnkrankheit gesucht werden, zumindest wieder in Frage stellen. Die Ergebnisse unserer pneumencephalographischen Phänomenologie der endogenen Psychosen können, auch wenn man die Zugehörigkeit zur endogenen Psychose im Sinne einer prozeßbedingten Hirnatrophie nicht anerkennt, bei der Grundlagenforschung nicht übersehen werden; auch bei Auffassung der Befunde als angeboren würde

---

[1] Der größte Teil unseres Krankengutes (168 Fälle) bestand aus defektfrei oder mit leichtem Defekt remittierten Psychosen (141 Schizophreniefälle und 27 Fälle atypischer endogener Psychosen), denen nur 54 Fälle stärkerer und schwerer schizophrener Defekte gegenüberstanden.

ihnen im Sinne einer anlagemäßigen, bestimmte zentralnervöse Systeme bevorzugt betreffenden und eine „besondere Hirndisposition zur Schizophrenie" (E. BLEU-LER) bedingenden „systematischen" Hirnhypoplasie eine Bedeutung zukommen (s. S. 160 ff.). So oder so können sie erstmals eine somatische Fundierung der KLEISTschen Theorie einer „Anlageschwäche bestimmter extrapyramidaler Hirn-teile und Hirnsysteme" wie auch der EWALDschen Annahme eines „vorzeitigen funktionalen Versagens gewisser vegetativer Zwischenhirnsysteme" darstellen. Die Auswertung des gesamten hier mitgeteilten Tatsachenmaterials pneumence-phalographischer, klinischer und psychopathologischer Befunde macht es — wie gezeigt wurde — sehr wahrscheinlich, daß die festgestellten und in der pneum-encephalographischen Phänomenologie beschriebenen Hirnveränderungen mit ihrem Schwerpunkt in den Basalganglien des Zwischenhirnes nicht unabhängig von der endogenen Prozeßpsychose bestehen, auch wenn sich über ihre Ätiologie und das Wesen der als zugrundeliegend gedachten regressiven Hirnvorgänge nichts Sicheres aussagen läßt. Einerseits konnten andersartige, von der Schizo-phrenie unabhängige Verursachungen der Hirnbefunde weitgehend ausgeschlossen werden (s. Abschn. C, I., 1. u. 2.), andererseits ließen sich positiv einige gewichtige Indizien gewinnen (s. Abschn. C, II.), die in ihrer Gesamtheit eine Zugehörigkeit der leidlich charakteristischen pneumencephalographischen Veränderungen zur endogenen Prozeßpsychose außerordentlich nahelegen. Schon heute, noch ehe durch weitere notwendige Untersuchungen neue Unterlagen geliefert sind, scheint uns das Ergebnis der Untersuchung nicht nur allgemein eine starke Stütze für *das Krankheitspostulat bei den endogenen Psychosen oder wenigstens einem Teil der heute hierher gerechneten Fälle* zu sein, sondern auch für die Auffassung der Schizo-phrenie als *primär encephalogene* Erkrankung und darüber hinaus für die *dience-phale Theorie* der Schizophrenie.

Literatur

ARNOLD, O. H., u. H. HOFF: Die Krise in der Psychiatrie. Wien. Z. Nervenheilk. **12,** 1 (1955).

ASTWAZATUROW, M.: Über paraesthetische Neuralgien und eine besondere Form derselben. Notalgia paraesthetica. Dtsch. Z. Nervenheilk. **113,** 188 (1934).

BACH, W.: Wert und Unwert des Encephalogramms bei stumpfen Kopftraumen. Nervenarzt **23,** 143 (1952).

BAEYER, W. v.: Zur Pathocharakterologie der organischen Persönlichkeitsveränderungen. Nervenarzt **18,** 21 (1947).

— Die moderne psychiatrische Schockbehandlung. Stuttgart 1951.

— Zur Psychopathologie der endogenen Psychosen. Nervenarzt **24,** 316 (1953).

BERINGER, K.: Rhythmischer Wechsel von Enthemmtheit und Gehemmtheit als diencephale Antriebsstörung. Nervenarzt **15,** 225 (1942).

— u. R. MALLISON: Vorzeitige Versagenszustände. Allg. Z. Psychiatr. **124,** 100 (1949).

BERS, N., u. K. CONRAD: Die chronische taktile Halluzinose. Fortschr. Neur. **22,** 254 (1954).

BESSALKO, S.: Trouvailles macroscopiques dans 200 cas d'autopsies de schizophréniques. Sovet. Psichouev. **15,** Nr. 2, 75 (1939) (Russisch). Ref.: Zbl. Neur. **94,** 605 (1939).

BETZ, K.: Periodische diencephale Gehemmtheitszustände mit anfallsweiser Blutdrucksteigerung. Arch. Psychiatr. u. Z. Neur. **183,** 664 (1950).

BING, R.: Lehrbuch der Nervenkrankheiten. 9. Aufl. Basel 1952.

BLEULER, E.: Dementia praecox oder Gruppe der Schizophrenien. Im Handb. der Psychiatrie. Hrsg. v. G. ASCHAFFENBURG. Spez. Teil. 4. Abt. Leipzig und Wien 1911.

BLEULER, M.: Forschungen und Begriffswandlungen in der Schizophrenielehre 1941—1950. Fortschr. Neur. **19,** 385 (1951).

BOENING, H.: Zur Kenntnis des Spielraums zwischen Gehirn und Schädel. Z. Neur. **94,** 72 (1925).

— u. TH. KONSTANTINU: Encephalographische und erbbiologische Untersuchungen an genuinen Epileptikern. Arch. Psychiatr. (D.) **100,** 171 (1933).

BONHOEFFER, K.: Der Stand der Sehhügellokalisation. Mschr. Psychiatr. **91,** 1 (1935).

BOOR, W. DE: Psychopathologische Syndrome nach Karotisligaturen. Klin. Wschr. **1950,** 88.

BOREL, J., et P. POUJOL: Traitement de la schizophrénie par la soustraction massive de liquide céphalo-rachien suivie d'injection d'air. Encéphale (Paris) **38,** 108 (1949).

BORREGUERO, A. D.: Tödliche Katatonie, Diencephalon, Elektroschock. Rev. clin. españ. **27,** 161 (1947).

— La patologia diencefalica en psiquiatria. Med. españ. **25,** 443 (1951). Ref.: Zbl. Neur. **120,** 193 (1952).

BOUTTIER, M. M. H., J. BERTRAND et ANDRÉ PIERRE MARIE: Sur un cas anatomo-clinique de Syndrome Thalamique dissocié. Revue neur. **1922,** 1492.

BRÄUTIGAM, W.: Extrapyramidale Symptome und umweltabhängige Verhaltensstörung. Nervenarzt **27,** 97 (1956).

BRENNER, W.: Röntgenologie des Hydrocephalus im Kindesalter unter besonderer Berücksichtigung der Grenze des Normalen. Fortschr. Neur. **20,** 446 (1952).

BRONISCH, F. W.: Über die Mikroventrikulie (KEHRER). Nervenarzt **22,** 55 (1951).

— Hirnatrophische Prozesse im mittleren Lebensalter und ihre psychischen Erscheinungsbilder. Stuttgart 1951.

— Über das 24 Stunden-Encephalogramm. Weitere Ergebnisse. Nervenarzt **23,** 188 (1952).

BROSER, K.: Hirngewicht und Hirnprozeß bei Schizophrenie. Arch. Psychiatr. u. Z. Neur. **182,** 439 (1949).

Brun, R.: Gehirn. Handb. d. inn. Med. 4. Aufl. Redig. v. R. Jung, Bd. V, 1., S. 783. Berlin-Göttingen-Heidelberg 1953.
Bürger, H., u. W. Mayer-Gross: Schizophrene Psychosen bei Encephalitis lethargica. Z. Neur. **106**, 438 (1926).
Büssow, H.: Zur Frage der psychischen⁻Störungen bei Zwischenhirntumoren. Allg. Z. Psychiatr. **124**, 161 (1949).
Bumke, O.: Lehrbuch der Geisteskrankheiten. 7. Aufl. München 1948.
Cairns, H., R. C. Oldfield, J. B. Pennybacker and D. Whitteridge: Acinectic mutism with an epidermoid cyst of the 3rd ventricle. Brain **64**, 273 (1941).
Chiray, M. M., Foix et Nicolesco: Hemitremblement du type de la Sclérose en plaques par lésion rubro-thalamo sous thalamique. Syndrome de la région supéro-externe du Noyau rouge, avec atteinte silencieuse ou non du thalamus. Revue neur. **1923** I, 305.
Chodoff, P., A. Simon and W. Freeman: Pneumoencephalographic diagnosis in the presenile dementias. Amer. J. Roentgenol. **59**, 311 (1948). Ref.: Zbl. Neur. **107**, 320 (1949).

Davidoff, L. M., and C. G. Dyke: The Normal Encephalogram. Philadelphia 1946.
Delay, J.: L'électro-choc et la psycho-physiologie. Paris 1946.
Dufour: Zit. n. E. Kraepelin: Psychiatrie. Ein Lehrbuch für Studierende und Ärzte. 8. Aufl., III. Bd., S. 751. Leipzig 1913.
Dupré, E., et P. Camus: Les Cénesthopathies. Encéphale (Paris) **1907**, 616.

Eberhard, W.: Encephalographische Untersuchungen bei chronischen Geisteskranken. Med. Diss. Münster i. W. 1930.
Edinger, L.: Giebt es central entstehende Schmerzen? Dtsch. Z. Nervenheilk. **1**, 262 (1891).
Engel, G. L., and Ch. D. Aring: Hypothalamic attacks with thalamic lesions. Arch. of Psychiatr. Neur. **54**, 37 (1945).
Evaerts: J. Nerv. Dis. **45** (1917).
Ewald, G.: Zur Theorie der Schizophrenie und der Insulinschockbehandlung. Allg. Z. Psychiatr. **110**, 153 (1939).
— Vegetatives System und Psychiatrie. Fschr. Neur. **18**, 577 (1950).
— Lehrbuch der Neurologie und Psychiatrie 3. Aufl. München-Berlin 1954.
— Zur Theorie der Schizophrenie. Dtsch. med. Wschr. **1954**, 1813.

Ferraro, A.: Histopathological findings in two cases clinically diagnosed dementia praecox. Amer. J. Psychiatr. **13**, 883 (1934).
Fischer, M.: Grenzen und Möglichkeiten der Encephalographie. Arch. Psychiatr. (D.) **79**, 96 (1927).
Foerster, O.: Die Leitungsbahnen des Schmerzgefühls und die chirurgische Behandlung der Schmerzzustände. Bruns Beitr. **136**, Sonderband 1927.
— Symptomatologie der Erkrankungen des Großhirns: Sensible corticale Felder. Handb. d. Neurologie. Hrsg. v. O. Bumke u. O. Foerster, Bd. VI. Berlin 1936.
Foix et Hillemand: Presse méd. 1924. Zit. n. Schuster.
Forster: Cytologische und encephalographische Befunde bei Schizophrenie und anderen organischen Psychosen. Ref.: Zbl. Neur. **68**, 285 (1933).
Frowein, R., u. G. Harrer: Über Grundumsatzsteigerungen nach Hirnverletzungen und deren Beziehungen zur Größe des 3. Ventrikels und zum Commotionssyndrom. Klin. Wschr. **1948**, 79.
Fünfgeld, E.: Klinisch anatomische Untersuchung über die depressiven Psychosen des Rückbildungsalters. J. Psychol. u. Neur. **45**, 1 (1933).

Gagel, O.: Einführung in die Neurologie. Berlin 1949.
Gjessing, R.: Beiträge zur Kenntnis der Pathophysiologie des katatonen Stupors usw. Arch. Psychiatr. (D.) **96**, 319, 393 (1932); **104**, 355 (1936); **109**, 525 (1939).
Glees, P.: Gibt es eine neurophysiologische Grundlage für schizophrene Halluzinationen? Dtsch. med. Wschr. **1955**, 1381.
Göllnitz, G.: Die Bedeutung der frühkindlichen Hirnschädigung für die Kinderpsychiatrie. Leipzig 1954.
Goette, K.: Über die Darstellung des Encephalogramms und seine Grenzen des Normalen und Pathologischen. Dtsch. Z. Nervenheilk. **110**, 9 (1929).

GOSLING, R. H.: The association of dementia with radiologically demonstrated cerebral atrophy. J. of Neur. **18**, 2 (1955).

GOTTSCHICK, J.: Die Leistungen des Nervensystems. 2. Aufl. Jena 1955.

GRÜNTHAL, E.: Zum Problem der schizophrenen Erkrankung. Mschr. Psychiatr. **124**, 258 (1952).

— Referat über W. SCHULTE: Hirnorganische Dauerschäden nach schwerer Dystrophie. München 1953. — Mschr. Psychiatr. **127**, 176 (1954).

— Referat über O. SCHIERSMANN: Einführung in die Encephalographie. Stuttgart 1952. — Mschr. Psychiatr. **128**, 274 (1954).

GRUHLE, H. W.: Die Schizophrenie. Theorien. Handb. der Geisteskrankheiten. Hrsg. v. O. BUMKE. Bd. IX. Berlin 1932.

— Die Schizophrenie. Die Psychopathologie. Handb. der Geisteskrankheiten. Hrsg. v. O. BUMKE. Bd. IX. Berlin 1932.

GUERNER, FAUSTO, JOSÉ FAJARDO, M. YAHN u. C. P. DA SILVA: Encephalographische Studien an Schizophrenen. Mem. Hosp. Juquery (Bras.) **11/12**, 195 (1935) (Portugiesisch). Ref.: Zbl. Neur. **80**, 502 (1936).

GUIRAUD, P.: Psychologie des délires. Paris 1950. Congrès international de psychiatrie I.

GUTTMANN, L.: Störung der Liquorzirkulation und Liquorresorption bei Psychosen. Dtsch. Z. Nervenheilk. **111**, 159 (1929).

HALLERVORDEN, J.: Entwicklungsstörungen und frühkindliche Erkrankungen des Zentralnervensystems. Handb. d. inn. Med., 4. Aufl. Redig. v. R. JUNG. Bd. V, 3., S. 905. Berlin-Göttingen-Heidelberg 1953.

HARBAUER, H.: Das Syndrom des Dermatozoenwahns. Nervenarzt **20**, 254 (1949).

HEAD and HOLMES: Brain **34** (1911). Zit. n. SCHUSTER.

HEIDRICH, R.: Planimetrische Hydrocephalus-Studien. Halle 1955.

HEINRICH, A.: Alternsvorgänge im Röntgenbild. Leipzig 1941.

HEMPEL, J.: Über die Bedeutung eines gewissen Typs des encephalographischen Ventrikelbildes. Z. Neur. **169**, 522 (1940).

HESS, W. R.: Über die Wechselbeziehungen zwischen psychischen und vegetativen Funktionen. I. Mitteilung: Schweiz. Arch. Neur. **15**, 260 (1924); II. Mitteilung: Schweiz. Arch. Neur. **16**, 36 (1925).

— Das Zwischenhirn. Syndrome. Lokalisationen, Funktionen. 2. erw. Aufl. Basel 1954.

HEYCK, H.: Kritischer Beitrag zur Frage anatomischer Veränderungen im Thalamus bei Schizophrenie. Mschr. Psychiatr. **128**, 106 (1954).

HIRSCHMANN, J.: Pathologischer Appetenzwandel. Arch. Psychiatr. u. Z. Neur. **192**, 369 (1954).

HOMBURGER, A.: Die Schizophrenie. Motorik. Handb. d. Geisteskrankh. Hrsg. v. O. BUMKE, Bd. IX. Berlin 1932.

HUBER, G.: Zur Frage der mit Hirnatrophie einhergehenden Schizophrenie. Arch. Psychiatr. u. Z. Neur. **190**, 429 (1953).

— Das Pneumencephalogramm am Beginn schizophrener Erkrankungen. Arch. Psychiatr. u. Z. Neur. **193**, 406 (1955).

— Zur nosologischen Differenzierung lebensbedrohlicher katatoner Psychosen. Schweiz. Arch. Neur. **74**, 216 (1954).

— Schizophrene Katatonie und atypische Enzephalitis. Vortrag auf der 5. Tagung der Vereinigung deutscher Neuropathologen in Hamburg 1954. Ref.: Zbl. Neur. **130**, 191 (1954).

— Das Wahnproblem (1939—1954). Fortschr. Neur. **23**, 6 (1955).

JABUREK, L.: Über das Gewebslückensystem des Großhirns und seine Bedeutung für die Ausbreitung verschiedener pathologischer Prozesse (Ödeme, Blutungen, Abscesse, Geschwülste und Entmarkungskrankheiten). Arch. Psychiatr. (D.) **105**, 121 (1936).

JACOB, H.: Pathologisch-anatomisches Substrat und klinisches Bild in der Neurologie und Psychiatrie. Z. Neur. **171**, 629 (1941).

JACOBI, W., u. H. WINKLER: Encephalographische Studien an chronisch Schizophrenen. Arch. Psychiatr. (D.) **81**, 299 (1927).

— Encephalographische Studien an Schizophrenen. Arch. Psychiatr. (D.) **84**, 208 (1928).

JANTZ, H.: Die Röntgendiagnostik der Hirn- und Rückenmarksräume. Handb. d. inn. Med. Hrsg. v. G. v. BERGMANN, W. FREY, H. SCHWIEGK. 4. Aufl. Redig. v. R. JUNG. Bd. V, 1. Berlin-Göttingen-Heidelberg 1953.
— Die Fortschritte der Röntgendiagnostik der Hirn- und Rückenmarksräume 1935—1942. Fortschr. Neur. **16**, 106 (1944).
— u. K. BERINGER: Das Syndrom des Schwebeerlebnisses unmittelbar nach Kopfverletzung. Nervenarzt **17**, 197 (1944).
JASPERS, K.: Allgemeine Psychopathologie. 4. Aufl. Berlin u. Heidelberg 1946.
JOSEPHY, H.: Die Anatomie der Psychosen. Dementia praecox. Handb. der Geisteskrankheiten. Hrsg. v. O. BUMKE. Bd. XI. Berlin 1930.

KAUTZKY, R., u. K. J. ZÜLCH: Neurologisch-neurochirurgische Röntgendiagnostik und andere Methoden zur Erkennung intrakranialer Erkrankungen. Berlin-Göttingen-Heidelberg 1955.
KEHRER, H. E.: Der Hydrocephalus internus und externus. Seine klinische Diagnose und Therapie. Basel-New York 1955.
— Zur „Anatomie" hypochondrischer Zustände. Arch. Psychiatr. u. Z. Neur. **190**, 449 (1953).
KEYSERLINGK, H. V.: Vegetative Funktionsprüfung in ihrer besonderen Bedeutung für die psychiatrische Diagnostik. Psychiatrie, Neurol. u. med. Psychol. **3**, 349 (1951).
KISIMOTO, K.: Beiträge zur Encephalographie der Schizophrenie, einschließlich der Resultate der fraktionierten Liquoruntersuchungen und der Einflüsse der Encephalographie auf das vegetative Nervensystem. Psychiatr. et Neur. japonica **40**, 1 (1936) (Japanisch). — Ref.: Zbl. Neur. **81**, 69 (1936).
KLAGES, W.: Körpermißempfindungen bei Thalamuskranken und bei Schizophrenen. (Eine vergleichend psychopathologische Studie.) Arch. Psychiatr. u. Z. Neur. **192**, 130 (1954).
KLEIST, K.: Gehirnpathologie. Leipzig 1934.
KLOOS, G.: Über kataplektische Zustände bei Schizophrenien. Nervenarzt **9**, 57 (1936).
KOCH, H.: Die Bedeutung der Konstitutionsuntersuchung Jugendlicher. Z. menschl. Vererbgs.- u. Konstit.lehre **29**, 1 (1948).
KÖRNYEY, ST.: Symptomatologie des verlängerten Marks, der Brücke, des Mittelhirns und des Sehhügels. Im Handb. der Neurologie. Hrsg. v. O. BUMKE u. O. FOERSTER. Bd. V. S. 469. Berlin 1936.
KÖTTGEN, H. U.: Encephalographische Untersuchungen bei der Spina bifida cystica. Dtsch. med. Wschr. **1949**, 307.
KRAEPELIN, E.: Psychiatrie. Ein Lehrbuch für Studierende und Ärzte. 8. Aufl. Bd. III, 2. Leipzig 1913.
KRETSCHMER, E.: Die Orbitalhirn- und Zwischenhirnsyndrome nach Schädelbasisfraktur. Arch. Psychiatr. u. Z. Neur. **182**, 452 (1949).
— Der soziale und moralische Defekt als biologisches Problem. Münch. med. Wschr. **1953**, 32.
— Der triebhafte Verbrecher und seine Diagnostik. Arch. Psychiatr. u. Z. Neur. **191**, 1 (1953).
KRISCHEK, J.: Über die Bedeutung des gleichmäßig-symmetrischen Hydrocephalus bei psychiatrischen und neurologischen Krankheitsbildern. Dtsch. Z. Nervenheilk. **174**, 61 (1955).
KÜPPERS, E.: Über den Begriff der Grundstörung und seine Bedeutung für die Einteilung und die Lokaldiagnose der Geisteskrankheiten. Arch. Psychiatr. (D.) **99**, 1 (1933).
KUFS, H.: Schizophrenes Krankheitsbild bei chronischer (stationärer) Paralyse mit einer Verlaufsdauer von mehr als 3 Jahrzehnten. Arch. Psychiatr. (D.) **96**, 197 (1932).
KURE, S., and M. SHIMODA: On the brain of dementia praecox. J. of nerv. a. ment. dis. **58**, Nr. 4, 338 (1923). Ref.: Zbl. Neur. **36**, 111 (1924).

LAIGNEL-LAVASTINE: Zit. n. F. STERN: Die epidemische Encephalitis. Berlin 1928.
LEMKE, R.: Untersuchungen über die soziale Prognose der Schizophrenie unter besonderer Berücksichtigung des encephalographischen Befundes. Arch. Psychiatr. (D.) **104**, 89 (1936).
LHERMITTE, J., L. MARCHAND et P. GUIRAUD: Histopathologie générale structurale de la schizophrénie. Atti 1. Congr. internaz. Istopat. Sistema nerv. **1**, 465 (1954). Ref.: Zbl. Neur. **133**, 166 (1955).
LINDGREN, E.: Pneumographie des Schädels. Im Lehrbuch der Röntgendiagnostik. Hrsg. v. H. R. SCHINZ, W. E. BAENSCH, E. FRIEDL, E. UEHLINGER. Bd. II, S. 1567. Stuttgart 1952.
LINGJAERDE, O.: Beiträge zur somatologischen Schizophrenieforschung. Arch. Psychiatr. u. Z. Neur. **191**, 114 (1953).

Lotmar, F.: Die Stammganglien und die extrapyramidal-motorischen Syndrome. Berlin 1926.
Lovell, H. W.: Encephalography in schizophrenia. J. nerv. Dis. 86, 75 (1937). Ref.: Zbl.
  Neur. 87, 525 (1938).
Lüdecke, E.: Zur Symptomatologie der Erkrankungen der Ventrikel (insbesondere des
  3. Ventrikels und der Seitenventrikel). Dtsch. Z. Nervenheilk. 98, 193 (1927).

Marburg, O.: Cyclopia, arhinencephalia and callosal defekt. Cranium bifidum anterius and
  telencephaloschisis. J. Nerv. Dis. 107, 430 (1948). Ref.: Zbl. Neur. 111, 5 (1950/51).
Marie, P.: Etudes sur les troubles de la sensibilité dans les syndromes thalamiques. Libro en
  honor de Ramón y Cajal, Vol. 2, p. 129. Madrid 1922.
Mauz, F.: Die Prognostik der endogenen Psychosen. Leipzig 1930.
Mayer-Gross, W.: Die Schizophrenie. Die Klinik. Im Handb. Geisteskrankheiten. Hrsg. v.
  O. Bumke, Bd. IX. Berlin 1932.
Moore, M. T., D. Nathan, A. R. Elliot and Ch. Laubach: Encephalographic Studies in
  Schizophrenia (Dementia praecox). Amer. J. Psychiatr. 89, 801 (1933).
— Encephalographic Studies in mental disease. Amer. J. Psychiatr. 92, 43 (1935).
— Merrill and W. G. Lennox: Studies in epilepsy. XXII. A comparison of the weights
  of brain, liver heart, spleen and kidneys of epileptic and schizophrenic patients. Amer. J.
  Psychiatr. 92, 1439 (1936). Ref.: Zbl. Neur. 83, 338 (1937).
Morel, F., et E. Wildi: Les ventricules cérébraux dans la démence précoce. Mschr. Psychiatr.
  127, 1 (1954).

Nagel, W.: Vegetative Regulationen und schizophrene Psychose. (Experimenteller Beitrag
  zur Pathophysiologie der Schizophrenie.) Schweiz. Arch. Neur. 52, 55 (1943).
Nicolesco: Thèse de Paris 1924. Zit. n. Schuster.
Nonne, M.: Zum Kapitel der epidemisch entstehenden Bulbärmyelitis und Encephalitis des
  Hirnstamms. Dtsch. Z. Nervenheilk. 64, 185 (1919).
Nürnberger, S., u. G. Schaltenbrand: Messungen am Encephalogramm. Ein Beitrag zum
  Begriff des „normalen Encephalogramms". Dtsch. Z. Nervenheilk. 174, 1 (1955).
Opitz: Profile der Sella turcica innerhalb der Familie. Autoreferat Zbl. Neur. 116, 343 (1952).
Ostertag, B.: Über ererbte und erworbene Konstitution vom Standpunkt des Pathologen.
  Z. menschl. Vererbgs.- u. Konstit.lehre 29, 157 (1949).

Pap, Z. v.: Ein Fall von Thalamussyndrom mit Störungen des Körperschemas. Mschr. Psychiatr. 89, 336 (1934).
Patzig, B. u. O. Vogt: Zit. n. Peters: Spezielle Pathologie der Krankheiten des zentralen
  und peripheren Nervensystems. S. 165. Stuttgart 1951.
Paulian, D., et M. Chiliman: Syndrome schizophrénoide guéri par la pneumothérapie céré-
  brale. Arch. Neur. (Bukarest) 4, 105 (1940). Ref.: Zbl. Neur. 98, 422 (1941).
Penfield, W., and E. Boldrey: Somatic motor and sensory representation in the cerebral
  cortex of man as studies by electrical stimulation. Brain 60, 389 (1937).
Peters, G.: Spezielle Pathologie der Krankheiten des zentralen und peripheren Nerven-
  systems. Stuttgart 1951.
— Möglichkeiten und Grenzen der Gehirnforschung in der Neurologie und Psychiatrie. Dtsch.
  med. Wschr. 1955, 433.
Pfister: Berl. klin. Wschr. 1903. Zit. n. Rosenthal.
Pichler, E.: Nykturie bei Schußverletzungen des Zwischenhirns. Nervenarzt 18, 511 (1947).
Pötzl, O.: Hirnpathologie der Schwebesensationen. Wien. klin. Wschr. 1942, 921.
— Über Anfälle vom Thalamustypus. Z. Neur. 176, 793 (1943).
— u. H. Hoff: Reinhold-Festschrift. 164. Brünn 1936.

Reichardt, M.: Hirnstamm und Seelisches. Fortschr. Neur. 16, 81 (1944).
Rennert, H.: Grundsätzliches zur Planimetrie des Encephalogramms sowie zur einfachen
  Betrachtung von Schädelröntgenbildern. Arch. Psychiatr. u. Z. Neur. 188, 390 (1952).
Riebeling, C.: Zur Pathophysiologie der Psychosen (1950—1951). Fortschr. Neur. 19, 452
  (1951).
Rinaldi, F., u. H. E. Himwich: Ref.: Dtsch. med. Wschr. 1955, 1777.
Röder-Kutsch, T., u. J. Scholz-Wölfling: Schizophrenes Siechtum auf der Grundlage
  ausgedehnter Hirnveränderungen nach Kohlenoxydvergiftung. Z. Neur. 173, 702 (1941).

ROSENTHAL, C.: Über die krankhaften Dissoziationszustände bei der echten Narkolepsie und dem verzögerten psychomotorischen Erwachen (Wachanfälle). Arch. Psychiatr. (D.) **84**, 120 (1928).

RUPP, CH., and G. WILSON: General pathologic findings associatet with cases of so-calles functional psychoses. J. Nerv. Dis. **110**, 419 (1949). Ref.: Zbl. Neur. **111**, 144 (1950/51).

RUSSEL, D. S.: Observations on the Pathology of Hydrocephalus. Med. Res. C. No. 265. London 1949.

SANTAGATI, F., e T. DE SANCTIS: Ricerche encefalografiche nella Schizofrenia. Riv. sper. Freniatr. **76**, 603 (1952). Ref.: Zbl. Neur. **123**, 349 (1953).

SATTA, A.: Qualche dato encefalografico sulla schizofrenia. Ann. Osp. psichiatr. Prav Genova **8**, 105 (1936). Ref.: Zbl. Neur. **90**, 472 (1938).

SCHATZKY, R., D. H. BAXTER and C. E. TROLAND: Second day encephalography with particular reference to size of ventricles. New England J. Med. **236**, 419 (1947).

SCHEID, K. F.: Febrile Episoden bei schizophrenen Psychosen. Eine klinische und pathologische Studie. Leipzig 1937.

SCHIERSMANN, O.: Einführung in die Encephalographie. 2. Aufl. Stuttgart 1952.

SCHIFFER, K.-H.: Die Formveränderungen des III. Ventrikels in ihrer konstitutionsbiologischen Bedeutung. Z. menschl. Vererbgs.- u. Konstit.lehre **29**, 174 (1949).

— Zur Auswertung von Ventrikelbildern am Encephalogramm. Fortschr. Röntgenstr. **75**, 50 (1951).

— Konstitutionsbiologische Korrelationen von Schädelbasis- und Encephalogrammbefunden. Z. menschl. Vererbgs.- u. Konstit.lehre **32**, 345 (1954).

SCHILDER, P.: Das Körperschema. Ein Beitrag zur Lehre vom Bewußtsein des eigenen Körpers. Berlin 1923.

SCHMIDT, G.: Zum Wahnproblem. Z. Neur. **171**, 570 (1951).

SCHMIEDER, F.: Das Encephalogramm nach Fleckfieber. Klin. Wschr. **1948**, 14.

SCHNEIDER, KURT: Die psychopathischen Persönlichkeiten. 9. neubearb. Aufl. Wien 1950.

— Zur Frage der Psychotherapie der endogenen Psychosen. Dtsch. med. Wschr. **1954**, 873.

— Klinische Psychopathologie. 4. erw. Aufl. Stuttgart 1955.

— KRAEPELIN und die gegenwärtige Psychiatrie. Fortschr. Neur. **24**, 1 (1956).

SCHOLZ, W.: Erwartungen, Ergebnisse und Ausblick in der pathologischen Anatomie der Geisteskrankheiten. Allg. Z. Psychiatr. **105**, 64 (1937).

— Die Krampfschädigungen des Gehirns. Berlin: Springer 1951.

— u. H. HAGER: Epilepsie. Handb. d. spez. patholog. Anatomie u. Histologie. Hrsg. v. O. LUBARSCH, F. HENKE, R. RÖSSLE. Bd. XIII. Berlin-Göttingen-Heidelberg 1956.

SCHRÖDER, P.: Über die Halluzinose und vom Halluzinieren. Mschr. Psychiatr. **49**, 189 (1921).

SCHULTE, W.: Hirnorganische Dauerschäden nach schwerer Dystrophie. München-Berlin 1953.

SCHUSTER, P.: Beiträge zur Pathologie des Thalamus opticus. I. Mitteilung: Arch. Psychiatr. (D.) **105**, 358 (1936); II. Mitteilung: Arch. Psychiatr. (D.) **105**, 550 (1936); III./IV. Mitteilung: Arch. Psychiatr. (D.) **106**, 13 (1937); **106**, 201 (1937).

SEITELBERGER, F.: Über Phantomerscheinungen bei Thalamuserkrankungen. Wien. Z. Nervenheilk. **4**, 259 (1952).

SIEBECK, R.: Begriff und Stellung der Medizin. Lehrbuch der inneren Medizin. Hrsg. v. H. SCHWIEGK, A. JORES. Bd. 1. Berlin-Göttingen-Heidelberg 1949.

SPATZ, H.: Physiologie und Pathologie der Stammganglien. Im Handb. der normalen u. patholog. Physiologie. Hrsg. v. A. BETHE, G. v. BERGMANN u. a. Bd. X. Berlin 1927.

— Die „systematischen Atrophien". Arch. f. Psychiatr. **108**, 1 (1938).

— Pathologisch-anatomische Befunde bei den Psychosen des Rückbildungs- und Greisenalters. In Lehrbuch der Geisteskrankheiten. Hrsg. v. O. BUMKE. 7. Aufl., S. 438. Berlin-Göttingen-Heidelberg 1948.

SPIELMEYER, W.: Die Anatomie der Psychosen. Die anatomische Krankheitsforschung in der Psychiatrie. Im Handb. d. Geisteskrankheiten. Hrsg. v. O. BUMKE, Bd. XI. Berlin 1930.

STAEHELIN, J. E.: Psychopathologie der Zwischen- und Mittelhirnerkrankungen. Schweiz. Arch. Neur. **53**, 374 (1944).

STECK, H.: Psychopathologie des Wahns. Schweiz. Arch. Neur. **67**, 86 (1951).

STEINER, G., u. A. STRAUSS: Die Schizophrenie. Die körperlichen Erscheinungen. Im Handb. d. Geisteskrankheiten. Hrsg. v. O. BUMKE. Bd. IX. Berlin 1932.

STENVERS, H. W.: Röntgendiagnostik. Allgem. Neurologie. Handb. der Neurologie. Hrsg. v. O. BUMKE u. O. FOERSTER. Bd. VII, 2. Berlin 1936.

STERN, F.: Die epidemische Encephalitis. 2. Aufl. Berlin 1928.

STERTZ, G.: Über den Anteil des Zwischenhirns an der Symptomgestaltung organischer Erkrankungen des Zentralnervensystems: Ein diagnostisch brauchbares Zwischenhirnsyndrom. Dtsch. Z. Nervenheilk. 117/119, 630 (1931).

STÖRRING, G. E.: Zur Psychopathologie des Zwischenhirns (Thalamus und Hypothalamus). Arch. Psychiatr. (D.) 107, 786 (1938).

— Über psychiatrische Zwischenhirnprobleme, gleichzeitig ein Beitrag zur Psychopathologie und Psychologie des Phänomens der Besinnung. Allg. Z. Psychiatr. 125, 199 (1949).

STUTTE, H.: Zur Klinik des chronischen Hydrocephalus internus im Kindes- und Jugendalter. Z. Neur. 173, 495 (1941).

TROSTDORF, E.: Vegetativ-thalamische Erscheinungen bei akuter Porphyrie. Dtsch. Z. Nervenheilk. 170, 130 (1953).

ULRICH, H.: Veränderungen des Liquorbildes und des Encephalogramms durch Cardiazolschock und Elektrokrampf. Psychiatr., Neurol. u. med. Psychol. 1, 93 (1949).

VILLINGER, W.: Abnorme seelische Reaktionen im Kindesalter. (Zum Problem: Psychopathie-Neuropathie-Neurose.) Mschr. Kinderheilk. 99, 93 (1951).

VOGT, C., u. O. VOGT: Über anatomische Substrate. Bemerkungen zu pathoanatomischen Befunden bei Schizophrenen. Ärztl. Forsch. 2, 101 (1948).

WALTHER, H.: Über einen Dämmerzustand mit triebhafter Erregung nach Thalamusschädigung. Mschr. Psychiatr. 111, 1 (1945).

WEINTRAUB, W.: Étude des variations de la capacité des ventricules cérébraux. Paris 1953.

WEITBRECHT, H.-J.: Zur Frage der paranoiden Rückbildungspsychosen. Nervenarzt 12, 329 (1939).

— Zur Psychopathologie der zyklothymen Depression. Arbeiten zur Psychiatrie, Neurologie und ihren Grenzgebieten. Festschrift für KURT SCHNEIDER. Willsbach u. Heidelberg 1947, S. 139.

— Über Hypochondrie. Dtsch. med. Wschr. 1951, 312.

— Zyklothymes Syndrom und hirnatrophischer Prozeß. Nervenarzt 24, 489 (1953).

WEIZSÄCKER, V. v.: Untersuchung der Sensibilität. Handb. d. Neurologie. Hrsg. v. O. BUMKE u. O. FOERSTER. Bd. III. Berlin 1937.

— Angst, Symptom und Krankheit. Dtsch. med. Wschr. 1933 II, 1204.

WESTPHAL, A.: Über Pupillenphänomene bei Katatonie, Hysterie und myoklonischen Symptomenkomplexen. Mschr. Psychiatr. 47, 187 (1920).

WHITAKER, A. E. de: Über die Vorteile der systematischen pneumencephalographischen Untersuchung bei Schizophrenen. Arqu. Assistência Psicopatas S. Paulo 1, 179 (1936). Ref.: Zbl. Neur. 87, 525 (1938). — Arqu. Assistência Psicopatas S. Paulo 1, 179 (1937). Ref.: Zbl. Neur. 92, 515 (1939).

WHITE, J. C.: Autonomic discharge from stimulation of the hypothalamus in man. Res. Publ. Ass. nerv. ment. Dis. 20, 854 (1940). Zit. n. HESS.

WIMMER: Zit. n. STERN: Die epidemische Encephalitis. 8. Aufl., S. 176. Berlin 1928.

WINKELMANN, N. W., and M. H. BOOK: Observations on the histopathology of schizophrenia. I. The cortex. Amer. J. Psychiatry 105, 889 (1949).

WITTER, H.: Pneumencephalogene und traumatische Hirnleistungsschwäche nach leichten, gedeckten traumatischen Hirnschädigungen. Nervenarzt 23, 89 (1952).

WOLFF, H., u. L. BRINKMANN: Das normale Encephalogramm. Dtsch. Z. Nervenheilk. 151, 1 (1940).

YAHN, M., u. C. P. DA SILVA: Pneumencephalographische Prognose der Schizophrenie. Arqu. Assistencia Psicopatas S. Paulo 4, 419 (1939). Ref.: Zbl. Nr. 98, 594 (1941).

YAMAMOTO, S.: Über das Encephalogramm der Schizophrenen. Fukuoka Acta med. 33, 4 (1940). Ref.: Zbl. Neur. 98, 438 (1941).

ZUTT, J.: Referat über W. DE BOOR: Psychiatrische Systematik. Ihre Entwicklung in Deutschland seit Kahlbaum. Berlin-Göttingen-Heidelberg 1954. — Nervenarzt 27, 48 (1956).

Sachverzeichnis[1]

---

[1] Eingeklammerte Seitenzahlen bedeuten, daß die Sache auf der betreffenden Seite nur kurz erwähnt ist, z.T. ohne Nennung des Stichwortes.